dtv

»Was kann man überhaupt noch essen?« Immer mehr Menschen stellen angesichts der ständigen Krisen um unsere Nahrung diese Frage. Doch medienwirksame Skandale wie die BSE-Krise oder der Schweinemastskandal sind nur die Spitze des Eisbergs. Industrielle Verarbeitung, Zusatzstoffe, Gentechnik und Umweltbelastung haben unsere tägliche Nahrung so sehr verändert, daß man kaum noch weiß, was man unbesorgt einkaufen und essen kann. Überdies sorgt die meist einseitige, falsch zusammengestellte tägliche Kost für den ständigen Anstieg der ernährungsbedingten Krankheiten. »Gesundes Essen« ist ein vielbenutztes Schlagwort, doch wer weiß schon, was damit wirklich gemeint ist?

›Das neue Handbuch der gesunden Ernährung‹ behandelt von A bis Z alle Aspekte und Hintergründe unserer Ernährung – warenkundliche, ernährungswissenschaftliche, lebensmittelchemische ebenso wie medizinische, ethische, wirtschaftliche und politisch-ökologische. Es ist Nachschlagewerk und Ratgeber zugleich, denn gesundes Essen beginnt mit dem Wissen über die Nahrung, die wir täglich zu uns nehmen.

Franz Binder, geboren 1952, lebt und arbeitet in München als freier Schriftsteller, Journalist und Grafiker. Bisher veröffentlichte er bei verschiedenen Verlagen über 20 Bücher in den Bereichen Belletristik und Sachbuch.
Josef Wahler, geboren 1954, ist staatlich geprüfter Lebensmittelchemiker in München. Neben langjährigem Engagement in der öffentlichen Ernährungs- und Gesundheitsberatung mit zahlreichen Veröffentlichungen ist er als Gutachter, Marketing- und Unternehmensberater tätig.
Vom Autorenteam Binder/Wahler ist eine Reihe Bücher über gesunde Ernährung erschienen, z.B. ›Zucker nein Danke‹, ›Das übergewichtige Kind‹, ›Zuckerblocker‹.

Franz Binder · Josef Wahler

Das neue Handbuch der gesunden Ernährung

Deutscher Taschenbuch Verlag

Originalausgabe
1. Auflage November 1993
3., komplett überarbeitete und aktualisierte Neuauflage Mai 2002
© 1993 Deutscher Taschenbuch Verlag GmbH & Co. KG, München
Das Werk ist urheberrechtlich geschützt. Sämtliche, auch
auszugsweise Verwertungen bleiben vorbehalten.
www.dtv.de
Umschlagkonzept: Balk & Brumshagen
Umschlaggestaltung: Stephanie Weischer
unter Verwendung von Fotografien von © photonica
Satz: IBV Satz- und Datentechnik GmbH, Berlin
Druck und Bindung: Druckerei C. H. Beck, Nördlingen
Gedruckt auf säurefreiem, chlorfrei gebleichtem Papier
Printed in Germany · ISBN 3-423-36275-8

Inhalt

Vorwort 7

Ernährung und Gesundheit 9

Schnell und gezielt zur
gewünschten Information 12

Stichwortverzeichnis 14
nach Themengruppen

Die Stichwörter von A bis Z 31

Saisonkalender für Obst
und Gemüse 438

Tabelle der Lebensmittelzusatzstoffe 440

Vorwort

Als dieses ›Handbuch der gesunden Ernährung‹ im Jahre 1993 in der 1. Auflage herauskam, schien sich ein allmählicher Wandel im Ernährungsverhalten vieler Bundesdeutscher anzudeuten. Aufgerüttelt von verschiedenen Nahrungsmittelskandalen und sensibilisiert von der noch lebendig erinnerten Katastrophe von Tschernobyl war es nicht mehr genug, einfach nur zu fragen: »Schmeckt das?«, sondern immer häufiger wollte man wissen: »Ist das auch gesund?«. Zudem begann die Naturkostbranche ihr anfänglich etwas unprofessionelles Alternativimage abzulegen und etablierte sich in einer kleinen, aber wachsenden Nische zwischen den marktbeherrschenden Giganten der Nahrungsmittelindustrie. Doch die Verbraucher schienen sich bald an die regelmäßigen Katastrophenmeldungen zu gewöhnen und für eine neue Generation mit ihren auf Karriere, Erfolg und Spaß ausgerichteten Lebenszielen war »Öko« nicht mehr attraktiv. Auch Umweltthemen traten im Laufe der 90er Jahre in der öffentlichen Diskussion zunehmend in den Hintergrund. Fast Food, Fertignahrung aus der Mikrowelle und prestigeträchtiges Luxusessen schienen weit besser zum schnellebigen High-Tech-Zeitalter von Handy, Internet und Multimedia zu passen als Vollkorn und Ökokiste.

Es bedurfte der Krisen um BSE und Maul- und Klauenseuche mit ihren ständig in den Medien präsenten Horrorbildern brennender Tierkadaver, um den Menschen schmerzlich ins Bewußtsein zu rufen, daß auch im beginnenden 3. Jahrtausend die moderne Wissenschaft und Technik längst nicht alles problemlos im Griff hat. Plötzlich wurde klar, daß die industrielle Massenerzeugung möglichst billiger Nahrungsmittel letztlich sehr teuer zu stehen kommt. Millionen sinnlos geschlachteter Nutztiere, ruinierte Landwirte, hysterische Panikreaktionen bei Politikern, Medien und Verbrauchern und schließlich der Ruf nach einer »Wende« in der Landwirtschaft sind das vorläufige Fazit dieser bislang schwersten Krisen im Ernährungsbereich. Plötzlich befürworten »Verbraucherschutzminister« öffentlich den Öko-Landbau und auf einmal ist auch das Thema »Ernährung« wieder in aller Munde – zumindest solange die Medien darüber berichten.

Die Lehren und Erkenntnisse, die nun viele Politiker und Verbraucher zwangsweise aus diesen Geschehnissen ziehen, waren allesamt vor Jahren schon in der 1. Auflage dieses Buches nachzulesen. Doch es geht jetzt nicht um Rechthaberei, sondern darum, das neu geweckte Interesse vieler Menschen an gesunder Ernährung mit praktischen, industrieunabhängigen, auf den neuesten Stand gebrachten Informationen zu versorgen.

Die bei der Überarbeitung dieses Buches gerade akute BSE-Krise ist bei weitem nicht das einzige Problem bei der Erzeugung von Nahrungsmitteln. Bei der Redaktion unseres Handbuches ist uns aufgefallen, daß viele der

Vorwort

Probleme, die zur Zeit der Erstauflage drückend waren, ihre brennende Aktualität nicht verloren haben, zum Beispiel die gesundheitlichen Folgen genereller Fehlernährung, die Schadstoffe in unserer Nahrung, der Mißbrauch von Gesundheitsfeinden wie Zucker, Fabrikfett, Salz und Alkohol und vieles mehr. Andere Themen, wie etwa Gentechnik oder Designer Food, haben seither noch an Brisanz gewonnen. Was vor einigen Jahren gerade im Entstehen war, ist heute zu einer realen Gefährdung von Umwelt und Gesundheit geworden.

Wissen über das, was wir täglich zu uns nehmen, ist der beste Weg zu einer gesünderen Ernährung für die ganze Familie. Und eben diese Informationen über alle Ernährungsfragen soll dieses Buch auf schnelle, engagiert-kritische und allgemeinverständliche Art liefern. Die vorliegende Neuauflage wurde komplett überarbeitet, auf den neuesten Stand gebracht und durch zahlreiche neue Stichwörter ergänzt. Wir hoffen, daß das Buch in dieser aktualisierten, erweiterten Form zu einem noch besseren Leitfaden für eine vernünftige und gesunde Ernährung wird.

München, im Mai 2002

Franz Binder
Josef Wahler

Ernährung und Gesundheit

Hausmannskost oder Fast Food, Feinschmeckerküche oder Menü aus der Dose, Naturkost oder Kantinenfraß, Supermarktnahrung oder Hollywooddiät, süße Pause oder fernöstliche Genüsse – in unserer Wohlstandsgesellschaft gibt es viele Möglichkeiten, das Grundbedürfnis Essen zu befriedigen. Etwa 60 Tonnen Nahrungsmittel – 20 Tonnen feste Nahrung, 40 Tonnen Getränke – konsumiert der Durchschnittsdeutsche in seinem Leben. Für viele der wohlgesättigten Menschen an den reich gedeckten Tischen der modernen Industrienationen wurde die tägliche Ernährung jedoch zur Ursache von Krankheit und chronischen Leiden. Minderwertige Ernährung führt selbst bei überreichlicher Versorgung mit Kalorien zu Mangel- und Krankheitserscheinungen für Körper und Geist. Vollwertige Ernährung läßt das komplexe System aus Zellen, Geweben und Organen, aus dem der menschliche Körper besteht, reibungslos funktionieren.

Obwohl bei Umfragen Gesundheit vor allen materiellen Gütern, vor Erfolg und Wohlstand, an erster Stelle der Wunschliste steht, ernähren und verhalten sich mehr als zwei Drittel der Bevölkerung grob gesundheitswidrig, meist aus Unwissenheit über die Grundprinzipien einer guten und vernünftigen Lebensweise. Im Schlaraffenland der Supermärkte, Delikateßgeschäfte und Süßwarenläden geht Lust vor Vernunft, und die Nahrungsmittelindustrie unternimmt vieles, um unseren falschen Gewohnheiten zu entsprechen, ja sie programmiert sie durch Werbung und Angebot häufig sogar vor. »Wir essen zu viel, zu fett, zu süß und zu salzig« faßt der Ernährungsbericht der Deutschen Gesellschaft für Ernährung die Grundfehler unserer Ernährungsweise zusammen.

Dabei redet heute jeder übers Essen, und Umfragen zufolge glauben sich die meisten Zeitgenossen ausreichend über Ernährung informiert. Doch was wissen wir wirklich über unsere tägliche Ernährung? Zwar sind Schlagworte wie »gesundes Essen« oder »Vollwerternährung« in aller Munde, zwar wird eine Flut von Büchern, Diäten und Ernährungsweisen angeboten, doch für die meisten von uns wird der tägliche Speiseplan nach wie vor von alten Gewohnheiten, Vorurteilen, Halbwahrheiten und Fehlmeinungen bestimmt, und von der sogenannten modernen Zivilisationskost, die bei aller scheinbaren Vielfalt und einem Überfluß an Kalorien dem Körper die lebensnotwendigen Nähr- und Vitalstoffe nicht in der optimalen Menge zuführt. Unsere Ernährungsweise ist also nur so gut wie unser Wissen über die tägliche Ernährung. Fundiertes Wissen über die Nahrung, die man täglich zu sich nimmt, und Bewußtheit über den Zusammenhang von Ernährung und Gesundheit sind die ersten Schritte auf dem Weg zur gesunden Ernährung.

Dieses Buch liefert das notwendige Grundwissen in allgemein verständlicher und praxisorientierter Form und zeigt, wie man auf ganz individuelle

Ernährung und Gesundheit

Art, ohne starres System, zu einer vernünftigen, gesunden und wohlschmeckenden Ernährung kommen kann. Es informiert über das ganze weitgefächerte Kaleidoskop der verschiedenen, eng miteinander vernetzten Aspekte der Ernährung: über die Grundbausteine unserer Nahrung, über Nähr- und Vitalstoffe, über Schad- und Zusatzstoffe, über Herstellung, Verarbeitung, Zubereitung, Lagerung und Qualität, über Diäten und Ernährungsformen und über die einzelnen Warengruppen wie Fisch, Fleisch, Milch, Obst, Fertignahrung, Naturkostprodukte etc.

Es informiert über die Konsequenzen falscher Ernährung, über ernährungsbedingte Krankheiten und über ökologische, wirtschaftliche, politische und soziale Auswirkungen unseres Ernährungsverhaltens. Praktische Tips für die Vollwert-Mischkost als gesunde und für jedermann auf individuelle Weise praktikable Alternative und Ergänzung zur herkömmlichen Ernährungsweise runden das Buch ab. Nur ein solch ganzheitlicher Ansatz wird diesem Thema wirklich gerecht, denn Ernährung ist weit mehr als das Rechnen mit Kalorien und Grundbausteinen der Nahrung, wie das in der klassischen Ernährungswissenschaft lange Zeit geschah. Diese hat den Sinn für die Ganzheit des Lebens verloren und behandelt Natur und Ernährung in vielen Fällen noch immer als mechanisches, maschinengleiches System, das man nach Belieben in seine Einzelteile zerlegen und wieder zusammensetzen kann. »Falls wir uns nach der klassischen Ernährungslehre ernährt hätten, wären wir längst gestorben«, meinte der finnische Nobelpreisträger A. J. Virtanen.

Nahrung ist Leben, und Leben als Ganzes ist weit mehr als die Summe wissenschaftlich analysierbarer Teile. Die Irrmeinung, die Natur und somit auch unsere Ernährung ruhe sicher im Griff von Wissenschaft und Technik, hat viel Unheil gebracht. Die zunehmende Zerstörung und Verseuchung der Umwelt, die Bedrohung durch lebensfeindliche Technologien, das letztendliche Versagen der hochspezialisierten Schulmedizin, die bloß mehr Symptome bekämpft und nur noch einen geringen Teil aller Krankheiten ursächlich zu heilen vermag, das Schwinden echter Lebensqualität in unserer übertechnisierten Zivilisation, die lange Liste ernährungsbedingter Krankheiten und vieles andere sind die Quittung für solch ungebrochenen Fortschrittsglauben.

Vor allem im Bereich Ernährung und Gesundheit sind wir von zahlreichen negativen Auswirkungen dieser Einstellung betroffen. Unsere durch das Übergreifen hochtechnisierter Verfahren auf Herstellung, Verarbeitung, Lagerung und Verteilung der Lebensmittel entstandene heutige Zivilisationskost, die wir gedankenlos täglich zu uns nehmen, ist zu einer Mangelernährung geworden, die der Nahrungsmittelindustrie zwar riesige Gewinne beschert, für den Verbraucher aber zur Zeitbombe für zahllose Krankheiten und Leiden geraten ist. In unserer Zeit aber, in der wir mit hohen Belastungen durch Streß und Umweltschäden umgehen müssen, ist vollwertige Ernährung ein wesentlicher Faktor für Gesundheit und Lebensqualität. Gerade auf dem Gebiet der täglichen Ernährung kann der Einzelne viel bewirken. Er kann in seinem persönlichen Umkreis vielen schädlichen Einflüssen gegensteuern und zu einer Lebensqualität finden, die sich in allen Bereichen positiv auswirkt. Mit Fanatismus, strikten Ge- und Verboten oder freudloser »Körnerfresserei« hat gesunde Ernährung nichts zu tun. Spaß am Essen, Abwechslung, liebevolle Zubereitung und Kreativität sollten in Küche und Eßzimmer das Sagen haben. Um zu einer besseren Ernährung zu finden, müssen Sie selbst aktiv werden. Der erste Schritt ist Wissen über Ernährung, der zweite die praktische Umsetzung dieses Wissens entsprechend Ihren individuellen Gegebenheiten. Der Weg zu einer besseren Ernährungsweise beginnt in Ihrer Küche.

Schnell und gezielt zur gewünschten Information

Die Artikel des Buches sind alphabetisch geordnet. Wenn Sie »Ihr« Stichwort nicht gleich finden oder ein bestimmtes Wissensgebiet vertiefen wollen, dann informieren Sie sich über das »Stichwortverzeichnis nach Themengruppen«, das in 20 Abschnitte unterteilt ist:

1. Qualität / Einkauf
2. Verarbeitung / Zubereitung
3. Zusatzstoffe / Schadstoffe
4. Bio / Öko / Naturkost / Diät
5. Fisch und Fischprodukte
6. Fleisch und Fleischprodukte
7. Geflügel / Eier
8. Milch und Milchprodukte
9. Getreide und Getreideprodukte
10. Gemüse und Obst
11. Fette und Öle
12. Salz / Gewürze
13. Zucker / Süßstoffe / Süßwaren
14. Wasser / Getränke
15. Fertignahrung / Restaurants / Fast Food
16. Grundbausteine der Nahrung
17. Ernährungsbedingte Krankheiten / Die Nahrung im Körper
18. Diäten / Übergewicht / Schlankheitskuren / Ernährungslehren
19. Politische, ökologische und soziale Aspekte der Ernährung
20. Sonstiges

Unter jeder Themengruppe sind alle einschlägigen Stichworte aufgelistet. Auf diese Weise haben Sie alle Begriffe zu einer bestimmten Warengruppe oder einem bestimmten Thema im Überblick und können dann das Stichwort nachschlagen, das Ihre Frage beantwortet, oder verwandte Begriffe heraussuchen. So finden Sie auch speziellere Stichworte oder Begriffe, die Sie im alphabetischen Teil eventuell unter einem anderen Namen vergeblich gesucht haben.

Weitere Hinweise

- Produktnamen und einzelne Sorten, z.B. Äpfel, Birnen, Karotten, werden nicht als einzelne Stichwörter aufgeführt, sondern sind zu Gruppen zusammengefaßt, z.B. »Obst« oder »Gemüse«, da sich Qualitätskriterien, Schadstoffhinweise, praktische Tips und andere Informationen sonst nur unnötig wiederholen würden.

- Die Umlaute ä, ö und ü wurden in der alphabetischen Reihenfolge wie a, o und u eingeordnet.

Dieses Buch ist kein Lexikon im herkömmlichen Sinn. Es definiert nicht nur Begriffe, sondern dient vor allem als praktischer Ratgeber mit vielen Tips für die tägliche Einkaufs- und Küchenpraxis.

Stichwortverzeichnis nach Themengruppen

1. Qualität / Einkauf
Anbauverbände
Belastung
Bio
Bio-Dachverbände
Bio-Schwindel
Biologisch-dynamisch
Einkaufsquellen
Etikettenschwindel
Etikettierung
Feinkostgeschäfte
Frische
Geschmacksempfinden
Handelsklassen
Kaufverhalten
Kennzeichnung
Lagerung
Lebensmittel
Lebensmittelhandel
Lebensmittelüberwachung
Lebensmittelverarbeitung
Lebensqualität
Märkte
Nahrungsmittel
Naturbelassenheit
Naturkost
Naturkosthaus
Ordnung der Nahrung
Preise
Qualität
Qualitätskriterien
Qualitätssiegel
Reformhäuser
Reife
Slow Food
Sonderangebote
Supermärkte
Täuschung
Verbraucherschutz
Verbraucherzentralen
Verderb
Verfälschung von Lebensmitteln
Verpackung
Versorgung beim Erzeuger
Vollwertigkeit
Zubereitung
Zutatenliste

2. Verarbeitung / Zubereitung
Auspressen
Backen
Backverfahren
Bleichung
Braten
Dämpfen
Darren
Denaturierung
Designer Food
Desodorierung
Dörren
Dosennahrung
Druckgaren
Dünsten
Entlezithinisierung
Entsäurung
Entschleimung
Extraktion
Fertignahrung
Fritieren
Functional Food
Garziehen
Gefriertrocknung

Stichwortverzeichnis

Gentechnik
Grillen
Haltbarmachung
Härtung
Homogenisieren
Hydrierung
Kalträucherung
Kochen
Lagerung
Lebensmittelbestrahlung
Lebensmittelverarbeitung
Mikrowelle
Pasteurisieren
Pökeln
Prebiotisch
Probiotisch
Räuchern
Schmoren
Schönung
Schwefeln
Sprühtrocknung
Sterilisierung
Tiefgefrieren
Tiefkühlkost
Ultrahocherhitzung
Verfälschung von Lebensmitteln
Verpackung
Wärmekiste
Wasserbehandlung
Wasser-Energetisierung
Winterisieren
Zubereitung

3. Zusatzstoffe / Schadstoffe

ADI-Wert
Aflatoxine
Agrargifte
Allergien
Aluminium
Anabolika
Antibiotika
Antioxidantien
Aromastoffe
Arsen
Arzneimittel
Backferment
Backhilfsmittel
Backtriebmittel
Begasungsmittel
Becquerel
Belastung
Bindemittel
Blei
Bleichmittel
BST
Cadmium
Chlorierte Kohlenwasserstoffe
Chlorogensäure
Chlorophyll
Cholesterin
Coffein
DDT
Dioxine
Düngemittel
Emulgatoren
Fettaustauschstoffe
Feuchthaltemittel
Filterhilfsmittel
Fleisch-Teufelskreis
Fungizide
Gelatine
Gentechnik
Genußgifte
Gerbstoffe
Geschmacksstoffe
Geschmacksverstärker
Getreide-Teufelskreis
Gifte
Glutamat
Glykoside
Grenzwerte
Gülle
Halbwertzeit
Hormone
Insektizide
Kennzeichnung

Stichwortverzeichnis

Klärhilfsmittel
Klärschlamm
Kutterhilfsmittel
Lebensmittelbestrahlung
Lebensmittelzusatzstoffe
Lebensmittelverarbeitung
Mikroorganismen
Natürliche Gifte in Lebensmitteln
Nitrate
Nitrit
Nitritpökelsalze
Nitrosamine
Oberflächenbehandlungsmittel
Oxalsäure
Oxycholesterin
Pestizide
Pflanzenschutzmittel
Phaseolin
Phosphate
Phosphorsalze
Phytinsäure
Purinbasen
Quecksilber
Radikale
Radioaktivität
Rinderwachstumshormon
Salmonellen
Säureregulatoren
Saxitoxine
Schädlingsbekämpfungsmittel
Schadstoffe
Schaumstabilisatoren
Schimmel
Schleimstoffe
Schwermetalle
Solanin
Stabilisatoren
Stärke
Strahlenbelastung
Sutoxine
Technische Hilfsstoffe
Teigkonditionierungsmittel
Tetrodotoxin

Theobromin
Theophyllin
Tierbehandlungsmittel
Trichinen
Überzugsmittel
Umweltbelastung
Umweltzerstörung
Verdickungsmittel
Verfälschung von Lebensmitteln
Wachse
Wasserbehandlung
Wirkstoffe
Zinn
Zusatzstoffe
Zutatenliste

4. Bio / Öko / Naturkost / Diät

Adzuki
Agar-Agar
Agavendicksaft
Ahorncreme
Ahornsirup
Alfalfa
Algen
Amazake
Anbauverbände
ANOG
Apfeldicksaft
Apfelessig
Apfelkraut
Arame
Arrowroot
Backferment
Bancha-Tee
Bardan-Kaffee
Bifun
Bio
Bio-Dachverbände
Bio-Schwindel
Biobin
Biodyn
Bioghurt
Biokreis

Stichwortverzeichnis

Bioland
Biologisch-dynamisch
Biopark
Bioprodukte
Bircher Müsli
Birnendicksaft
BÖW
Brauner Zucker
Brotaufstriche
Brottrunk
Carob
Cassava
Crunchy
Daikon
Dattelmark
Demeter
Diätetische Nahrungsmittel
Diätische Erfrischungsgetränke
Diätsalze
Drei-Jahres-Tee
Ecovin
Frischkornbrei
Fruchtkaffee
Fruchtmus
Gäa
Genmai Koji
Genmai Miso
Genmai Su
Getreidekaffee
Getreidemühle
Gomasio
Granola
Hatomugi
Hatomugi Cha
Hiziki
Hojicha-Tee
Hummous
IFOAM-Richtlinien
Kaffee-Ersatz
Kascha
Keimlinge
Kelp
Kleie

Koji
Kokoh
Kombu
Kombucha
Kräutertees
Kruska
Kukicha-Tee
Kuzu
Kwaß
Maniok
Mate
Meboshi-Pflaume
Meersalz
Mekabu
Melasse
Mirin
Miso
Mu-Tee
Mungbohne
Müsli
Nahrungsergänzungen
Natto
Naturkost
Naturkosthaus
Naturland
Neuform
Nigari
Nori
Nußmuse
Obstessig
Obstkraut
Okara
Öko-Bier
Ökologischer Landbau
Ökosiegel
Propolis
Qualitätssiegel
Reformhäuser
Reiswaffeln
Rohkost
Rooibush-Tee
Sanddorn
Sechskorn

Stichwortverzeichnis

Seitan
Sencha
Shoyu
Sojafleisch
Sojaflocken
Sojakaffee
Sojamilch
Sojaquark
Spirulina
Tahin
Takuan
Tamari
Tapioka
Tekka
Tempeh
Thermogetreide
Tofu
Topinambur
TVP
Ume-Su
Umeboshi
Wakame
Weizenkeime
Yannoh
Yerba
Yogi-Tee

5. Fisch und Fischprodukte
Anchosen
Bratfische
Fisch
Fischerzeugnisse
Fischhalbkonserven
Fischmehl
Fischstäbchen
Fischvollkonserven
Kaviar
Kochfischwaren
Krebstiere
Lebertran
Marinaden
Meeresfrüchte
Muscheln

Nahrungskette
Quecksilber
Räucherfisch
Räuchern
Salzfische
Schalentiere
Schnecken
Seetieröle
Surimi
Tierbehandlungsmittel
Tran
Treibnetzfischen
Trockenfisch
Weichtiere

6. Fleisch und Fleischprodukte
Antibiotika
Bestandsobergrenzen
Brühwürste
BSE
BST
DFD-Fleisch
Fast Food
Fleisch
Fleisch-Teufelskreis
Fleischerzeugnisse
Fleischkonserven
Formfleisch
Hamburger
Hormone
Innereien
Insekten
Kalträucherung
Kochwürste
Lammfleisch
Massentierhaltung
Milchaustauscher
MKS (Maul- und Klauenseuche)
Nahrungskette
Nitritpökelsalze
Pasteten
Pferdefleisch
Pökeln

Stichwortverzeichnis

PSE-Fleisch
Räuchern
Räucherwaren
Rinderwachstumshormon
Rohwürste
Schaffleisch
Schinken
Schnecken
Schweinefleisch
Schweinepest
Separatorenfleisch
Speck
Tierbehandlungsmittel
Tiermehl
Tiertransporte
Trichinen
Veredelungsverluste
Wild
Wurst

7. Geflügel / Eier
Bodenhaltung
Cholesterin
Eier
Ente
Fischmehl
Flugenten
Flüssigei
Formfleisch
Freilandhaltung
Geflügel
Hähnchen
Hühner
Käfighaltung
Salmonellen
Tiermehl
Tierbehandlungsmittel
Veredelungsverluste

8. Milch und Milchprodukte
Bioghurt
BST
Butter
Buttermilch
Butterschmalz
Eiscreme
Frischkäse
Fruchtjoghurt
H-Milch
Hartkäse
Homogenisieren
Joghurt
Kaffeesahne
Käse
Käsezubereitungen
Kefir
Kochbutter
Kondensmilch
Kumys
Labkäse
Laktose
Landbutter
Magermilch
Milch
Milchmischerzeugnisse
Milchprodukte
Milchsäure
Milchzucker
Molke
Molkenkäse
Muttermilch
Pasteurisieren
Rohmilch
Rohmilchkäse
Sahne
Sauermilcherzeugnisse
Sauerrahmbutter
Schlagsahne
Sojamilch
Sojaquark
Speiseeis
Sterilisierung
Sterilmilch
Süßrahmbutter
Trockenmilch
Vorzugsmilch

Stichwortverzeichnis

Weichkäse
Ziegenmilch

9. Getreide und Getreideprodukte

Aleuronschicht
Amaranth
Arrowroot
Ausmahlungsgrad
Auszugsmehle
Backferment
Backhilfsmittel
Backtriebmittel
Backverfahren
Bircher Müsli
Brot
Buchweizen
Bulgur
Cerealien
Corn-Flakes
Couscous
Darren
Dauerbackwaren
Dinkel
Dunst
Durum
Feinbackwaren
Flocken
Frischkornbrei
Gebäck
Gerste
Getreide
Getreideflocken
Getreidekaffee
Getreidemühle
Getreideschleim
Getreide-Teufelskreis
Gluten
Glykämischer Index
Grahambrot
Granola
Graupen
Grieß
Grits

Grünkern
Grütze
Hafer
Haferflocken
Hafergrütze
Hartweizen
Hatomugi
Hatomugi Cha
Hirse
Hirseflocken
Hybridweizen
Kascha
Klebereiweiß
Kleie
Kleingebäck
Knabberwaren
Knäckebrot
Kokoh
Kruska
Kuchen
Kukuruz
Kuzu
Leinsamen
Mais
Manniok
Mehl
Mehlkörper
Mehltypen
Modifizierte Stärke
Müsli
Mutterkorn
Nudeln
Polenta
Popcorn
Quinoa
Reis
Reisflocken
Reiswaffeln
Roggen
Roggenflocken
Sauerteig
Schrot
Sechskorn

Stichwortverzeichnis

Sesam
Sojaflocken
Sorghum
Spezialbrote
Stärke
Tapioka
Teigwaren
Thermogetreide
Vollkornbrot
Weizen
Weizenkeime
Wilder Reis
Zwieback

10. Gemüse und Obst

Adzuki
Alfalfa
Algen
Apfel
Apfelmus
Arame
Bataten
Beerenobst
Blattgemüse
Blattstielgemüse
Blütengemüse
Blütenpollen
Cassava
Daikon
Essiggemüse
Fenchel
Fertigsalate
Flügelbohne
Früchte
Fruchtgemüse
Fruchtkaffee
Fruchtmus
Fruchtsaft
Fruchtsaftgetränke
Gärungsgemüse
Gemüse
Gemüsebrühe
Gemüseerzeugnisse

Gemüsekonserven
Gemüsemark
Gemüsepulver
Gemüsepüree
Gemüsesaft
Gemüsetrunke
Hiziki
Hülsenfrüchte
Kartoffel
Kartoffelerzeugnisse
Keimlinge
Kelp
Kernobst
Knoblauch
Knollengemüse
Kombu
Küchenkräuter
Meboshi-Pflaume
Mekabu
Milchsaures Gemüse
Mungbohne
Obst
Obsterzeugnisse
Obstkonserven
Obstkraut
Orangeat
Pilze
Reife
Sanddorn
Sauerkraut
Schalenobst
Seaphire
Shiitake
Sojabohne
Sprossen
Sproßknollengemüse
Steinobst
Stengelgemüse
Südfrüchte
Topinambur
Trüffel
Umeboshi
Wakame

21

Stichwortverzeichnis

Wildfrüchte
Wildgemüse
Wurzelgemüse
Wurzelknollengemüse
Zichorie
Zitronat
Zitrusfrüchte
Zwiebelgemüse
Zwiebeln

11. Fette und Öle

Arachidonsäure
Auspressen
Babassu-Öl
Bleichung
Blutfette
Butter
Butterschmalz
Cholesterin
Depotfett
Desodorierung
Distelöl
Entlezithinisierung
Entsäuerung
Entschleimung
Extraktion
Färberdistelöl
Fett
Fett in der Ernährung
Fettaustauschstoffe
Fettreiche Diäten
Fettsäuren
Fleisch
Fritieren
Fuselöle
Grundbausteine der Nahrung
Halbfettmargarine
Härtung
HDL-Cholesterinspiegel
Hydrierung
Käse
Kochbutter
Landbutter

Light-Produkte
Linolsäure
Lipasen
Lipide
Lipoide
Margarine
Markenbutter
Milch
Öle
Olivenöl
Omega-3- und Omega-6-Fettsäuren
Pflanzenöle
Plattenfette
Sahne
Schlachttierfette
Schönung
Seetieröle
Speck
Speisefett
Talg
trans-Fettsäuren
Winterisieren
Wurst

12. Salz / Gewürze

Anis
Apfelessig
Basilikum
Beifuß
Bohnenkraut
Borretsch
Cayennepfeffer
Chili
Cumin
Curry
Dill
Essig
Estragon
Fenchel
Garam Masala
Gelbwurzel
Gewürze
Gewürzsalze

Glaubersalz
Gomasio
Halbsalz
Hefe
Hirschhornsalz
Ingwer
Jodsalz
Kalmus
Kardamom
Karlsbader Salz
Kerbel
Knoblauch
Kochsalz
Koriander
Kräutersalze
Kresse
Kreuzkümmel
Küchenkräuter
Kümmel
Kurkuma
Laos
Lavendel
Liebstöckl
Löffelkraut
Lorbeer
Lotuswurzel
Magenwurz
Maggikraut
Majoran
Meerrettich
Meersalz
Melisse
Miso
Muskat
Natrium
Nelken
Obstessig
Oregano
Paprika
Pesto
Petersilie
Pfeffer
Pfefferminze

Piment
Pimpinelle
Portulak
Quendel
Rosmarin
Safran
Salbei
Sauerampfer
Schnittlauch
Sellerie
Senf
Sesam
Shoyu
Siedesalz
Soda
Sojasoße
Speisewürzen
Steinsalz
Tahin
Tamari
Tekka
Thymian
Trüffel
Ume-Su
Vanille
Wacholder
Würzsoßen
Ysop
Zimt
Zitronenmelisse
Zwiebeln

13. Zucker / Süßstoffe / Süßwaren

Acesulfam
Agavendicksaft
Ahornsirup
Apfeldicksaft
Apfelkraut
Aspartam
Basterdzucker
Birnendicksaft
Blutzucker
Brauner Zucker

Stichwortverzeichnis

Carob
Dattelmark
Dextrose
Diabetes mellitus
Dicksaft
Disaccharide
Dulcin
Einfachzucker
Einmachzucker
Eiscreme
Farin
Fruchtzucker
Fruktose
Galaktose
Gelees
Gelierzucker
Geschmacksempfinden
Glukoneogenese
Glukose
Glukosesirup
Glykämischer Index
Glykogen
Hagelzucker
Hexosen
Honig
Honigtau
Hypoglykämie
Instantzucker
Insulin
Inulin
Invertzucker
Isoglukose
Isomaltose
Kandiszucker
Karamel
Karies
Konfitüren
Kunsthonig
Laktose
Maissirup
Maltit
Maltose
Malzextrakt
Malzsirup
Malzzucker
Mannit
Marmelade
Melasse
Milchzucker
Monosaccharide
Neohesperidin
Obstkraut
Polysaccharide
Pudding
Puderzucker
Raffinade
Raffinose
Rohrzucker
Rübenkraut
Rübenzucker
Saccharin
Saccharose
Schokolade
Sorbit
Speiseeis
Stärkezucker
Stevia
Steviosid
Süßkraft
Süßstoffe
Süßwaren
Tafelsüße
Thaumatin
Traubenzucker
Ursüße
Vanillezucker
Vanillinzucker
Vielfachzucker
Weißzucker
Xylit
Zuckeraustauschstoffe
Zuckercouleur
Zuckerrohrsaft
Zweifachzucker

14. Wasser / Getränke
Alkohol
Amazake
Babytees
Bancha-Tee
Bardan-Kaffee
Bier
Brauchwasser
Brausen
Brottrunk
Destilliertes Wasser
Diätische Erfrischungsgetränke
Drei-Jahres-Tee
Durst
Elektrolytgetränke
Energy-Drinks
Früchtetee
Fruchtkaffee
Fruchtsaft
Fruchtsaftgetränke
Gemüsesaft
Gemüsetrunke
Grüner Tee
Härtegrade
Heilwasser
Heißgetränke
Isotonische Getränke
Kaffee
Kaffee-Ersatz
Kakao
Kaltgetränke
Kombucha
Kräutertees
Kukicha-Tee
Kumys
Kwaß
Limonade
Löwenzahnwurzelkaffee
Malzkaffee
Meerwasser
Milch
Mineralarmes Wasser
Mineraldrinks
Mineralwasser
Mischsäfte
Molke
Mu-Tee
Muttermilch
Öchslegrade
Öko-Bier
Oolong Tee
Quellwasser
Säfte
Saftkuren
Sake
Sencha
Sojakaffee
Sojamilch
Sole
Spirituosen
Süßmost
Tafelwasser
Tee
Trinkwasser
Umkehrosmose
Walthari-Wein
Wasserbehandlung
Wasser-Energetisierung
Wein
Yannoh
Yerba
Yogi-Tee
Zichorie
Ziegenmilch

15. Fertignahrung / Restaurants / Fast Food
Babynahrung
Babytees
Brotaufstriche
Convenience-Produkte
Designer Food
Dosennahrung
Eiscreme
Fast Food
Fertignahrung

Stichwortverzeichnis

Fertigsalate
Fertigsoßen
Functional Food
Gastronomie
Hamburger
Instantprodukte
Junk Food
Kalorienarme Fertigprodukte
Kantine
Kindernahrung
Knabberwaren
Lebensmittelzusatzstoffe
Lebensmittelverarbeitung
Light-Produkte
Mikrowelle
Novel Food
Ordnung der Nahrung
Restaurants
Slow Food
Sojafleisch
Speiseeis
Sportnahrung
Surimi
Tiefkühlkost
Vollkonserven

16. Grundbausteine der Nahrung
Aminosäuren
– Alanin
– Arginin
– Asparaginsäure
– Carnitin
– Cystin
– Glutaminsäure
– Glycin
– Glykokoll
– Histidin
– Hydroxyglutaminsäure
– Hydroxyprolin
– Isoleucin
– Leucin
– Lysin
– Methionin
– Norleucin
– Ornithin
– Phenylalanin
– Prolin
– Serin
– Taurin
– Threonin
– Tryptophan
– Tyrosin
– Valin
Brennwert
Broteinheiten
Eiweiß
Elektrolyte
Energiebedarf
Energiegehalt von Nahrungsmitteln
Energieumsatz
Enzyme
– Amylasen
– Bromelin
– Lipasen
– Papain
– Pepsin
– Proteasen
– Verdauungsenzyme
Faserstoffe
Fett
Fettsäuren
Information der Nahrung
Joule
Kalorien
Kohlenhydrate
Lezithin
Lipide
Lipoide
Mikroorganismen
Mineralstoffe
– Calcium
– Chlor
– Chrom
– Eisen
– Fluor

Stichwortverzeichnis

- Germanium
- Jod
- Kalium
- Kobalt
- Kupfer
- Lithium
- Magnesium
- Mangan
- Molybdän
- Natrium
- Nickel
- Phosphor
- Schwefel
- Selen
- Silicium
- Vanadium
- Zink

Nährstoffe
Nahrungsenergie
Pflanzenhormone
pH-Wert
Protein
Provitamine
Rohfasern
Säure-Basen-Gleichgewicht

Sekundäre Pflanzenstoffe
- Carotinoide
- Flavonoide
- Phytoöstrogene
- Phytosterine
- Polyphenole
- Saponine
- Sulfide
- Terpene

Spurenelemente
trans-Fettsäuren
Vitalstoffe

Vitamine
- α-Liponsäure
- Aneurin
- Ascorbinsäure
- Bioflavonoide
- Bios I
- Biotin
- Calciferol
- Cholecalciferol
- Cholin
- Coenzym Q
- Cyanocobalamin
- Ergocalciferol
- Folsäure
- Hesperidin
- Inosit
- Laetril
- Niacin
- Nicotinsäure
- Orotsäure
- Para-Aminobenzoesäure
- Pangaminsäure
- Pantothensäure
- Phyllochinon
- pp-Faktor
- Provitamine
- Pyridoxin/Pyridoxal
- Q10
- Retinol
- Riboflavin
- Rutin
- Thiamin
- Thioctsäure
- Tocopherole
- Ubichinon
- Vitamin A
- Vitamin B1
- Vitamin B2
- Vitamin B3
- Vitamin B5
- Vitamin B6
- Vitamin B10
- Vitamin B12
- Vitamin B13
- Vitamin B15
- Vitamin B17
- Vitamin C
- Vitamin D2
- Vitamin D3

Stichwortverzeichnis

- Vitamin E
- Vitamin F
- Vitamin Folsäure
- Vitamin H
- Vitamin K
- Vitamin P
- Vitamin Thioctsäure
- Vitamin Ubichinon
Wasser

17. Ernährungsbedingte Krankheiten / Die Nahrung im Körper

Adipositas
Allergien
Appetit
Arteriosklerose
Arthritis
Arzneimittel
Bifidus-Faktor
Blähungen
Blutdruck, erhöhter
Blutfette
Blutzucker
Brennwert
Bulimie
Candida
Cholesterin
Colitis
Darmflora
Darmreinigung
Depotfett
Depressionen
Diabetes mellitus
Divertikulitis
Energiebedarf
Energiegehalt von Nahrungsmitteln
Energieumsatz
Ernährungsbedingte Krankheiten
Eßstörungen
Fehlernährung
Fettleibigkeit
Geschmacksempfinden
Gicht

Glykämischer Index
Haaranalyse
Harnsäure
HDL-Cholesterinspiegel
Herz-Kreislauf-Krankheiten
Hyperaktivität
Hypoglykämie
Immunsystem
Information der Nahrung
Insulin
Kalorien
Karies
Krebs
Magen
Magersucht
Megadosierung
Mikroorganismen
Morbus Crohn
Nährstoffe
Nahrungsenergie
Nahrungsergänzungen
Nährwert
Neurodermitis
Osteoporose
Parodontose
Pellagra
pH-Wert
Purinbasen
Radikale
Resorption
Sättigung
Säure-Basen-Gleichgewicht
Schwangerschaft
Skorbut
Stoffwechsel
Stoffwechseldefekte
Strahlenbelastung
Übergewicht
Übersäuerung
Verdauung
Verdauungsleukozytose
Verdauungsstörungen
Verstopfung

Stichwortverzeichnis

Zähne
Zivilisationskrankheiten

18. Diäten / Übergewicht / Schlankheitskuren / Ernährungslehren
Abführmittel
Abspecken in der Gruppe
Adipositas
Anthroposophische Ernährungslehre
Appetit
Appetitzügler
Blutgruppendiät
Body Mass Index
Brennwert
Brigitte-Diät
Broca-Formel
Bulimie
Chirurgische Methoden zum Abnehmen
Darmreinigung
Depotfett
Diätetische Nahrungsmittel
Diätische Erfrischungsgetränke
Eiweißreiche Diäten
Entschlackungssalze
Ernährungsformen
Eßstörungen
Fasten
Fett
Fettleibigkeit
Fettreiche Diäten
Formula-Diäten
»Friß die Hälfte«
Gewichtsreduktion
Hay'sche Trennkost
Heilfasten
Hunger
Idealgewicht
Joule
Kalorien
Kalorienarme Fertigprodukte
Kalorienblocker

Kohlenhydratreiche Diäten
Light-Produkte
Magersucht
Makrobiotik
Mazdaznan-Ernährung
Normalgewicht
Null-Diät
Pseudo-Schlankheitsmittel
Saftkuren
Sättigung
Sauna
Schlafkur
Schlankheitsdiäten
Schnitzer-Intensiv-Kost
Schonkost
Übergewicht
Vegetarismus
Vollwert-Mischkost
Vollwerternährung
Waerland-Diät
Weight-Watchers
Wohlfühlgewicht

19. Politische, ökologische und soziale Aspekte der Ernährung
CMA
Dritte Welt
Ernährungswissenschaft
EU (Europäische Union)
Fast Food
Fleisch-Teufelskreis
Gentechnik
Getreide-Teufelskreis
Klimaveränderung
Landwirtschaft
Lebensmittelhandel
Lebensqualität
Marketing für Nahrungsmittel
Massentierhaltung
Nahrungsmittelskandale
Nahrungsmittelvernichtung
Ökologie der Nahrung
Ökologischer Landbau

Stichwortverzeichnis

Regenwald
Tiertransporte
Treibhauseffekt
Treibnetzfischen
Überschußproduktion
Umweltbelastung
Umweltzerstörung
Unterernährung
Verbraucherschutz
Verbraucherzentralen
Veredelungsverluste
Welternährung
Werbung

20. Sonstiges

ADI-Wert
Arzneimittel
Babynahrung
Bio
Biologische Wertigkeit
Biophotonen-Analytik
Bio-Schwindel
Deklaration
Designer Food
Ernährungsberatung
Ernährungswissen
Ernährungswissenschaft
Etikettenschwindel
Etikettierung
Fehlernährung
Fischmehl
Functional Food
Futtermittel
Gastronomie
Gentechnik
Geschmacksempfinden
Gluten
Glykämischer Index
Haaranalyse
Handelsklassen
Information der Nahrung
Insekten
Kennzeichnung
Klärschlamm
Kollath
Krankenhauskost
Landwirtschaft
Lebensmittelhandel
Lebensmittelrecht
Lebensmittelüberwachung
Lebensmittelverarbeitung
Massentierhaltung
Megadosierung
Mikroorganismen
Mikrowelle
Nahrungsergänzungen
Nahrungskette
Nahrungsmittelindustrie
NPU
Ökologischer Landbau
Ordnung der Nahrung
pH-Wert
Prebiotisch
Preise
Probiotisch
Qualitätssiegel
Restaurants
Rezeptbücher
Säure-Basen-Gleichgewicht
Schwangerschaft
Slow Food
Sportnahrung
Tabakwaren
Täuschung
Tiermehl
Verfälschung von Lebensmitteln
Welternährung
Zutatenliste

A

α-Liponsäure →Vitamin Thioctsäure.

Abführmittel. Mit einem Jahresumsatz von über 100 Millionen Packungen gehören die Abführmittel zu den am meisten verkauften →Arzneimitteln. 1997 gaben die Bundesbürger über 175 Millionen Euro für Abführmittel aus. Diese Medikamente werden auch zum Zwecke des Schlankwerdens oder der »Entschlackung« angeboten. Abführmittel bekämpfen allerdings nur Symptome. Da diese Medikamente die Darmsekretion und -kontraktion fördern, machen sie auf Dauer den Darm träge, was schließlich zu Verstopfungen führt, genau zu dem also, was man mit diesen Mitteln bekämpfen möchte. Zu anderen schweren Nebenwirkungen gehören Herz-, Skelett- und Muskelschäden. Außerdem können manche Abführmittel Abhängigkeit erzeugen.

Die eigentlichen Gründe für →Verstopfung sind Fehlernährung (faserstoffarme Kost bei hoher, qualitativ häufig minderwertiger Nährstoffdichte), Bewegungsarmut, psychologische Faktoren, Streß, andere Medikamente wie Psychopharmaka oder Schlafmittel und nicht selten auch eine gestörte →Darmflora. Abführmittel können nach ihren Wirkmechanismen eingeteilt werden in:

– Quellmittel. Das sind faserstoffreiche Präparate und Quellstoffe, die durch stärkere Dehnung der Darmwand eine verstärkte Darmtätigkeit und eine schnellere Darmentleerung bewirken.

– Weichmacher und Gleitmittel, die durch Erweichung des Darminhaltes die Darmentleerung erleichtern. Gegen die enthaltenen Paraffinöle bestehen erhebliche gesundheitliche Bedenken. Sie werden bei längerer Verwendung auch mit Darmkrebs in Verbindung gebracht.

– Darmreizende Mittel wie etwa Rizinusöl, das relativ häufig zu Hautallergien führt und auch die Darmschleimhaut schädigen kann. Auch andere Wirkstoffe in solchen Abführmitteln können zu allergischen Reaktionen oder zu Magenstörungen führen. Zu dieser Gruppe gehören sowohl manche Kräutermischungen wie auch verschreibungspflichtige synthetische Wirkstoffe.

– Wasserbindende Mittel wie Glaubersalz, Bittersalz, Karlsbader Salz können bei dauerhafter Verwendung zu schweren gesundheitlichen Schäden wie Stoffwechselstörungen, Herzrasen, Nervosität, Beinvenenthrombosen führen sowie ein verschobenes Verhältnis der Blutsalze bewirken, was Herzrhythmusstörungen verursachen kann. Sie verflüssigen den Darminhalt und steigern den Füllungsdruck im Darm, was eine Entleerung bewirkt. Solche Mittel entziehen dem Körper nur Wasser (bis hin zu einem gefährlichen Flüssigkeitsverlust). Zu den wasserbindenden Mitteln gehören auch →Mannit und →Sorbit.

Bei einer gesunden Vollwert-Mischkost mit ausreichend Faserstoffen sind solche Mittel überflüssig. Für den Kampf gegen überflüssige Pfunde sind Abführmittel völlig ungeeignet, denn sie beschleunigen die Verdauung, aber nicht den Fettabbau. →Schlankheitsdiäten.

Abspecken in der Gruppe. Für Menschen, die in ihrem Bemühen, Gewicht zu verlieren, immer wieder der Versuchung von Kühlschrank, Ladenregal oder Speisekarte anheimfallen, stehen Organisationen und Selbsthilfegruppen zur Verfügung, um den Umgang mit dem Problem →Übergewicht zu lernen. Volkshochschulen, Verbraucherzentralen, Beratungsstellen und Selbsthilfeorganisationen bieten unterschiedlich einzuschätzende Programme an, die auch Aufklärungsarbeit über gesunde Ernährung im allgemeinen leisten und Einstiegshilfen in eine bessere und vollwertige Ernährungsweise bieten können. Ein Begriff sind mittlerweile die in den USA gegründeten »Weight-Watchers«, von denen es in der Bundesrepublik mehr als 1000 Gruppen an mehr als 700 Orten gibt. Die dort angebotenen Kurse sind allerdings nicht ganz billig. Dem Fett wird hier mit wöchentlich zusammengestellten energiearmen Mischkost-Plänen, Gruppengesprächen und positivem Denken zu Leibe gerückt. Aber auch die »Weight-Watchers« können trotz Werbeversprechungen, ausgeklügeltem System und starkem Gruppendruck keine Erfolgsgarantie bieten, wenn die eigene Motivation fehlt und das eigene Wissen über Ernährung nicht entscheidend verbessert wird. Auch für übergewichtige Kinder gibt es in manchen Städten spezielle Gruppen, die von Kinderärzten, Pädagogen und anderen Fachleuten geleitet werden. →Schlankheitsdiäten.

Acesulfam ist ein seit 1990 in Deutschland zugelassener künstlicher Süßstoff. Acesulfam ist kalorienfrei und ca. 200mal süßer als Haushaltszucker. Dieser Süßstoff ist wasserlöslich und hitzestabil, sein →ADI-Wert pro Tag pro kg Körpergewicht beträgt 9,0 mg. →Süßstoffe.

ADI-Wert. ADI = Acceptable Daily Intake – englisch für akzeptierbare tägliche Dosis, betreffend →Lebensmittelzusatzstoffe. Alle Zusatzstoffe müssen vom Gesetzgeber für die Verwendung in Nahrungsmitteln zugelassen werden. In vielen Fällen gilt die Zulassung nur für bestimmte Nahrungsmittel, und es werden Höchstmengen vorgeschrieben. Manche Stoffe allerdings dürfen auch ohne Mengenbegrenzung in allen Nahrungsmitteln verwendet werden. Der ADI-Wert soll die Dosis bezeichnen, in der Zusatzstoffe für Menschen angeblich unschädlich sind. Doch über die Frage, wann Zusatzstoffe zu Schadstoffen werden, gibt es unterschiedliche Meinungen. Industrie und Behörden schwören auf den ADI-Wert, für viele Ernährungswissenschaftler hingegen hat der ADI-Wert nur die Bedeutung, verunsicherte Verbraucher durch Pseudowissenschaftlichkeit zu beruhigen.

Bevor eine Substanz zugelassen wird, muß sie eine Reihe von Biotests und Tierversuchen durchlaufen. Die Ergebnisse dieser Versuche werden dann auf den Menschen übertragen und im ADI-Wert festgeschrieben. Die Ermittlung dieses Wertes gleicht aber eher einem Lotteriespiel als einer exakten Bewertung des gesundheitlichen Risikos eines Zusatzstoffes. Die Forscher prüfen, wieviel des Zusatzstoffes ein Versuchstier (Maus, Ratte, Schwein etc.) gerade noch ohne feststellbare Gesundheitsschäden verträgt (NEL-Wert – No Effect Level). Diese Dosis wird durch den »Sicherheitsfaktor« 100 geteilt. Das soll dann die für den Menschen unbedenkliche Dosis ergeben. Diese wissenschaftliche Milchmädchenrechnung, bei der es keine verbindlichen, international gültigen Standards gibt, läßt aber eine Reihe wichtiger Faktoren außer acht:

– Die Bewertung eines Verdachts auf Gesundheitsschädlichkeit richtet sich nach dem jeweiligen Stand der Wissenschaft und der Art der Versuchsdurchführung. Die meisten toxikologischen Prüfungen dürfen von den Herstellerfirmen der Zusatzstoffe in Eigenregie durchgeführt werden. Die ermittelten Ergebnisse werden nicht selten so interpretiert, daß sie dem eigenen wirtschaftlichen Nutzen dienen. Schon die Veränderung weniger Parameter kann den Befund ins Gegenteil verkehren. Das ist der Grund, warum viele der bereits zugelassenen (und in der Nahrung verwendeten) Zusatzstoffe nach Überprüfung durch unabhängige Labors einige Jahre später wieder verboten wurden. So durften in der EU im Jahre 1967 45 verschiedene Farbstoffe eingesetzt werden, neun Jahre später waren acht davon verboten – in anderen Ländern wurden sogar alle synthetischen Farbstoffe wegen ihrer Gesundheitsschädlichkeit verboten.

– Die gesundheitsschädliche Dosis schwankt je nach Versuchsbedingung und Versuchstierart.

– Die Ergebnisse von Tierversuchen sind mit großer Unsicherheit behaftet. Beim Menschen krebserregende Stoffe beispielsweise erzeugen nur mit 85 prozentiger Wahrscheinlichkeit auch im Tierversuch Tumore. Die Ergebnisse aus Tierversuchen lassen sich, wie seit langem bekannt, nicht mit Sicherheit auf den Menschen übertragen. Außerdem geben sie kaum Aufschluß über Langzeitwirkungen der chemischen Stoffe, da nur der meßbare Schaden einer Substanz in einem relativ geringen Zeitraum ermittelt wird. Tierversuche sind zudem grausam. Es stehen mittlerweile effizientere Alternativen, wie Pollenkeimhemmung und Bestimmung der toxischen Wirkungen auf Zellkulturen, zur Verfügung.

– Die aufsummierende Wirkung mancher Stoffe bleibt ebenso unbeachtet wie das Zusammenwirken verschiedener Schadstoffe, das weitere gesundheitliche Schäden hervorrufen kann, denn meist werden Stoffe im Tierversuch isoliert getestet. Die tägliche Nahrung enthält aber bereits schon mindestens vier bis zehn Zusatzstoffe. Dazu kommt, daß in vielen Fällen die Wechselbeziehung der verschiedenen Stoffe nicht nur eine additive Verstärkung bewirkt, sondern eine potenzierende. So kann beispielsweise die Wechselwirkung von sechs verschiedenen Stoffen nicht bloß die sechsfache Wirkung haben, sondern eine Wirkung von zwei hoch sechs. Untersuchungen dieser Phänomene sind sehr aufwendig und werden daher bei den Zulassungsverfahren nicht durchgeführt.

– Außer acht gelassen wird auch die Individualität des Menschen. So können bei einem empfindlichen Allergiker schon wenige Moleküle einer bestimmten Substanz Reaktionen hervorrufen, während andere Menschen selbst größere Dosen scheinbar unbeschadet vertragen. Auch Personen mit besonderen Verzehrgewohnheiten, erhöhter Empfindlichkeit oder Schwangere und Säuglinge bleiben unberücksichtigt. Die offiziellen Höchstmengen sind für den gesunden »Durchschnittsmenschen« berechnet.

– Höchstmengen werden meist nur für den Wirkstoff selbst, nicht aber für die häufig langlebigeren und giftigeren Abbauprodukte festgelegt.

– Die nicht zulassungspflichtigen Stoffe werden toxikologisch überhaupt nicht untersucht, obwohl viele von ihnen ebenfalls schädliche Wirkungen haben können. So wurde festgestellt, daß von den 48 Fruchtaromen mit naturidentischen Aromastoffen 21 im Bakterientest erbgutverändernd wirkten. →Lebensmittelzusatzstoffe, →Schadstoffe.

Adipositas bezeichnet als medizinischer Begriff unabhängig vom jeweils geltenden Schönheitsideal die übermäßige und krankhafte Anhäufung von Fett im Körper. →Übergewicht, → Body Mass Index.

Adzuki, rote Sojabohne, die in Ostasien (Japan, Korea, China) schon seit Jahrtausenden angebaut wird. Wegen ihres hohen Nähr- und Vitalstoffgehalts – die Adzuki-Bohne enthält ca. 25 % Eiweiß sowie B-Vitamine, Mineralstoffe und Spurenelemente – wird diese vor allem im Naturkosthandel erhältliche Bohne in der Vollwertküche sehr geschätzt. Adzukis sind die am leichtesten verdaulichen Bohnen.

Aflatoxine sind eine Gruppe von Stoffwechselprodukten von einigen Schimmelpilzen, besonders von Aspergillus flavus, und zählen zu den stärksten Giften, die in der Natur vorkommen, Sie sind hochgradige Krebserreger. Sie schädigen Leber und Nervensystem und können zu Wachstumsstörungen führen. Aflatoxine sind hitzestabil und werden beim Kochen nicht zerstört. Daher ist bei verschimmelten Lebensmitteln höchste Vorsicht geboten. Angeschimmelte Nahrungsmittel müssen unbedingt weggeworfen werden. →Schimmel.

Agar-Agar, rein pflanzliches Gelier- und Dickungsmittel aus Rot- oder Braunalgenarten, die fein vermahlen werden. Erhältlich in Stangen- oder Flockenform. Gegenüber der aus Tierknochen hergestellten Gelatine weist Agar-Agar bei kleinen Mengen eine weit bessere Quellfähigkeit und eine bessere Gelierkraft auf. Allerdings werden mit Agar-Agar gelierte Speisen trüber. Das geschmacksneutrale und kalorienfreie Agar-Agar enthält etwa 3,5 % Mineralstoffe und wird zum Steifen von Gelees, Fruchtsülzen, Cremespeisen und zum Andicken von Saucen verwendet. Agar-Agar findet sich auch in vorbereiteten konventionellen Nahrungsmitteln.

Agavendicksaft ist ein relativ neues alternatives Süßmittel, das vor allem im Naturkosthandel angeboten wird. Der konzentrierte Saft der Agave, einer mittelamerikanischen Kakteengattung, die schon von den Azteken und Mayas genutzt wurde, enthält ca. 77 % Zucker, vorwiegend → Fruktose. Im Gegensatz zu anderen Süßmitteln wie etwa → Ahornsirup hat Agavendicksaft einen neutraleren Geschmack und verändert das Eigenaroma der damit gesüßten Speisen nur geringfügig. In den USA wird der Dicksaft der Agave bereits industriell zum Süßen von Bier, Eis und isotonischen Getränken eingesetzt. In Deutschland kommt er zunehmend bei Naturkostprodukten zum Einsatz. Wegen des hohen Zuckergehalts sollte er, ähnlich wie Honig, in der gesunden Küche nur sparsam verwendet werden.

Agrargifte. Neben Schadstoffen, die aus industrieller Produktion und dem Kfz-Verkehr entstehen, bringt der Mensch eine Reihe von Giften absichtlich mit seiner Nahrung in Berührung. Das beginnt bereits bei der Produktion von Nahrungsmitteln in der Landwirtschaft. → Massentierhaltung und Monokultur als Mittel der Ertragssteigerung kennzeichnen die heutige Landwirtschaft, haben das ökologische Gleichgewicht weitgehend durcheinandergebracht und dem Menschen und der Natur gewaltige Schäden zugefügt. Solche unnatürlichen Produktionsformen können nur mit Hilfe massiver chemischer Unterstützung betrieben werden, die dem Erzeuger finanzielle Vorteile vorspiegeln, dem Verbraucher aber schwerwiegende gesundheitliche Nachteile bringen. Kunstdünger, Oberflächenbehandlungsmittel und → Pflanzen- und → Tierbehandlungsmittel werden tonnenweise bei der Produktion von landwirtschaftlichen Erzeugnissen eingesetzt und gelangen in die Nahrungsketten, an deren Ende immer der Mensch steht. So sinkt die → Qualität der Nahrungsmittel und der Gesundheitszustand der Bevölkerung offenkundig im gleichen Maße, wie die chemisierten Ernteerträge steigen. Industrie und Behörden wollen dem Verbraucher einreden, daß ohne Chemie in der Landwirtschaft die Versorgung der Bevölkerung nicht gesichert wäre. Es wird darauf verwiesen, daß etwa 15 bis 20 % der Ernten von Schädlingen vernichtet würden. Zugleich aber wird verschwiegen, daß die landwirtschaftliche Überproduktion, die den Steuerzahler allein im Jahr 1987 28,5 Milliarden Euro (!) für Ankauf, Lagerung und Vernichtung der Überschüsse kostete, etwa 40% beträgt (→EU). Der chemische Krieg auf den Äckern mit all seinen negativen Auswirkungen auf die Umwelt, auf die Qualität der Nahrung und auf die Gesundheit des Verbrauchers wäre also nicht nötig. Der einzige Nutznießer dieses Teufelskreises ist die chemische Industrie.

Angesichts der regelmäßigen Vernichtung von landwirtschaftlichen Produkten in den Industrieländern, die zudem Milliardensummen verschlingt, ist das Streben nach immer mehr Ertrag durch immer stärkere Spritz- und Düngemittel unverständlich. Der Verbraucher zahlt für die gutaussehenden, aber qualitativ oft minderwertigen Produkte auf dreifache Weise: Er bezahlt die künstlich hochgehaltenen Preise, er bezahlt mit seinen Steuern die Vernichtung und Lagerung überschüssiger Produktion, und er bezahlt mit seiner Gesundheit. →Ökologischer Landbau, →Pestizide, →Düngemittel, →Schadstoffe, →Qualität.

Ahornsirup ist der eingedickte Saft des Zuckerahornbaumes (Acer Saccharum) und wird aus Kanada oder den USA importiert. Schon die Indianer, denen Rohr- oder Rübenzucker unbekannt war, beherrschten die Kunst, den süßen Sirup zu gewinnen. Er wird heute noch im wesentlichen auf die gleiche Art erzeugt: Ahornbäume, die mindestens 40 Jahre alt sind, werden von Ende Februar bis Anfang April angezapft. Der süße Nährsaft der Bäume wird bis zu 50 Mal gekocht und dadurch eingedickt. Der hohe Preis von Ahornsirup ist durch die aufwendige Herstellung bedingt: 40 bis 50 Liter Saft ergeben ca. 1 Liter Sirup. Die unterschiedlichen Farben und Geschmacksqualitäten, die von der Zeit der Ernte und der Verarbeitung abhängen, werden durch sogenannte »Grade« angegeben. Der hellere, klare und mild schmeckende Sirup Grad A beispielsweise wird zu Beginn der Ernteperiode gewonnen und muß wegen seines höheren Zuckergehaltes weniger eingekocht werden als die später gewonnenen, dunkleren und kräftiger schmeckenden Grade, die einen höheren Mineralstoffgehalt aufweisen. Auf dem europäischen Markt sind in der Regel nur die in Kanada staatlich getesteten Grade A, B und C zu haben. Bevorzugen sollte man Ahornsirup aus Kanada von wildwachsenden Ahorn-Bäumen.

In den USA werden nämlich bei der Herstellung mitunter Chemikalien zur Verhinderung der Schaumbildung beim Einkochen eingesetzt. Ahornsirup ist nur begrenzt haltbar und sollte nach dem Öffnen im Kühlschrank aufbewahrt werden, um eine Gärung zu vermeiden. Ahornsirup wird gerne als gesunde Alternative zum Fabrikzucker angepriesen. Sicherlich ist er aufgrund seines Mineralstoffgehalts weit wertvoller als Zucker, doch besteht auch Ahornsirup zu etwa 65% aus → Zucker und sollte in einer gesunden Küche nur sehr sparsam verwendet werden. Das gleiche gilt für die aus Ahornsirup hergestellte Ahorn-Creme.

Alanin. L-Alanin zählt zu den wichtigsten → Aminosäuren und ist Bestandteil fast aller Eiweißmoleküle im Körper. →Eiweiß.

Aleuronschicht, wertvolle Schicht des Getreidekorns. →Getreide.

Alfalfa. Hierzulande wird Alfalfa unter dem Namen Luzerne vor allem als Viehfutter angebaut. Aus den Alfalfa-Samen lassen sich aber köstliche →Keimlinge ziehen, die einen hohen Gehalt an Vitaminen, Mineralstoffen und Spurenelementen aufweisen, sowie einen Eiweißanteil von ca. 35%. Alfalfa-Sprossen gelten als die wertvollsten Sprossen.

Algen. Schon seit Jahrtausenden werden diese Meerespflanzen als gesundes Lebensmittel verwendet. In der traditionellen japanischen Küche spielen sie eine tragende Rolle, vergleichbar mit unserem Gartengemüse. Deshalb trifft die Bezeichnung »Meeresgemüse« auf diese vegetabilen Genüsse aus dem Ozean genau zu. Bei uns wurden die verschiedenen Meeresgemüse vor allem durch die Ernährungslehre der →Makrobiotik bekannt. Algen weisen zum Teil hohe Anteile an Eiweiß sowie wertvolle →Vitamine (A1, B1, B2, B12, C, E) und →Mineralstoffe bzw. Spurenelemente auf. Hervorzuheben ist auch der Gehalt an →Jod. Allerdings wird der Gesundheitswert des Meeresgemüses durch die Verschmutzung der Ozeane zunehmend eingeschränkt. Daher sollte auf saubere Herkunft geachtet werden. Die gängigen Algensorten Arame, Hijiki (Hiziki), Kombu, Nori, Wakame und Mekabu sind getrocknet erhältlich und müssen vor Gebrauch eingeweicht werden. Das dezente bis intensive Aroma von Meeresgemüsen kommt vorzüglich in Suppen, Salaten, Getreide- und Gemüsegerichten zur Entfaltung. →Spirulina.

Alkohol oder genauer gesagt Äthylalkohol oder Äthanol ist eine Droge. Diese Aussage will niemandem den Schoppen Wein zum guten Essen oder das Glas Bier zur Brotzeit verderben, doch angesichts der 4,4 Millionen Alkoholkranken in der Bundesrepublik (davon 10% Jugendliche) und des steigenden Konsums alkoholischer Getränke kann man auf die Gefahren dieses staatlich konzessionierten Rauschmittels nicht eindringlich genug hinweisen. Rund 65 000 Menschen sterben jährlich an den Folgen des Alkoholkonsums. Im Vergleich dazu nehmen sich die etwa 2000 Drogentoten eher bescheiden aus. 127 Liter →Bier, 23 Liter →Wein, 4,8 Liter Sekt und 2,3 Liter →Spirituosen wurden 1997 in der BRD durchschnittlich pro Kopf getrunken. Das entspricht einer Menge von über 21 Liter reinen Alkohols pro Kopf und pro Jahr. 56% der Männer und 21% der Frauen trinken täglich oder fast täglich, zwei bis drei Prozent der Bevölkerung sind Alkoholiker. Schon 50% der 12- bis 14jährigen trinken gelegentlich, verführt von der Werbung für alkoholische Getränke, die noch immer ungehindert über Kinoleinwände flimmert oder auf Großplakaten die Suchtdroge Nr. 1 als Stimmungsmacher, Seelentröster oder flottes Lifestyle-Symbol anpreist. Regelmäßiger Alkoholgenuß hat fatale gesundheitliche Folgen. Bei täglichem Konsum können bereits 0,5 l Bier, 3 Gläser (à 0,2 l) Wein oder 1,5 Glas (à 2 cl) Spirituosen körperliche Schäden wie chronische Magenentzündung oder alkoholische Leberzirrhose hervorrufen. Erkrankungen des Nervensystems, Funktionsstörungen des Verdauungssystems, Schädigung der Nieren, der Keimdrüsen und des Herzmuskels, nachhaltige Zellvernichtung im Großhirn sowie Fettleibigkeit sind weitere mögliche Folgen chronischen Alkoholgenusses. Das Risiko einer Fehlgeburt ist bei schwangeren Alkoholikerinnen fast doppelt so hoch wie bei Nicht-Alkoholikerinnen. Auf die schweren psychischen und sozialen Probleme der Alkoholabhängigen, die bis zum völligen Abbau der Persönlichkeit reichen, kann an dieser Stelle nur hingewiesen werden. Nicht vergessen werden sollen auch die über 44 000 Verkehrsunfälle mit Personenschäden, die jedes Jahr in der Bundesrepublik durch Alkohol verursacht werden. Pro Stunde werden nur etwa 0,15 Promille Alkohol im Blut abgebaut. Der Einfluß von Alkohol wirkt also lange nach.

Durch seinen hohen →Brennwert (1 Gramm Alkohol entspricht 7,1 kcal bzw. 30 kJ) trägt der Konsum von alkoholischen Getränken wesentlich zur Entstehung von →Übergewicht bei. Zwar wird Alkohol nicht selbst zu Fett umgewandelt, da er aber schneller zu Energie umgewandelt wird, werden bei gleichzeitiger Nahrungsaufnahme andere Nährstoffe verstärkt zur Fettbildung herangezogen. Daher sind alkoholische Getränke nicht nur wegen ihres Alkoholgehalts ernährungsphysiologisch ungünstig zu bewerten. Wenn sie in größeren Mengen getrunken werden, verdrängen sie andere, wichtige Lebensmittel in der täglichen Kalorienbilanz.

Eine besondere Form des Alkoholkonsums ist der Verzehr von alkoholhaltigen Nahrungsmitteln →Fertiggerichte aller Art, Essig- und Sauerkonserven, Süßwaren. Sie können zu »Einstiegsdrogen« oder, für alkoholkranke oder alkoholgefährdete Menschen, zu Konfliktverstärkern und Anlässen zum Rückfall werden.

Auch bei alkoholhaltigen »Aufbaugetränken« ist Vorsicht geboten. Manche dieser Tonika werden für Schwangere und Stillende empfohlen, denen der Alkoholgehalt dieser Getränke schaden kann. Die meisten Extrakte, Pflanzenauszüge und Vitaltrunke, die in Reformhäusern und Apotheken zur Vorbeugung verschiedener Beschwerden, für Senioren und zur Stärkung von Körperfunktionen angeboten werden, »wirken« meist nicht wegen der häufig viel zu gering konzentrierten Wirkstoffe, sondern wegen ihres teilweise hohen Alkoholgehalts. Auf diese übertcuerten, als »gesund« maskierten →Spirituosen sollte man besser verzichten, zumal die Pflanzenauszüge meist auch in gesundheitlich unbedenklichen →Kräutertees angeboten werden. Nicht selten dienen die als »gesund« oder als »Medizin« angebotenen alkoholischen Erzeugnisse dazu, mit gutem Gewissen Alkohol zu trinken. Mit einer gesunden Lebens- und Ernährungsweise läßt sich Alkohol nicht vereinbaren. Trotzdem ist es nicht nötig, zum fanatischen Abstinenzler zu werden. Ein gelegentliches Glas Wein oder Bier zu einem besonderen Anlaß ist ein Genuß, den man sich ohne Reue auch in der Vollwerternährung gönnen kann. Obige Tabelle gibt einen Einblick in Alkoholgehalt und Wirkung einiger alkoholischer Getränke.

Gelenkschwellungen, Beeinträchtigungen des Herz-Kreislauf-Systems hervorzurufen. Viele Nahrungsmittel-Allergien sind in Wirklichkeit eine Reaktion auf begleitende Mikroorganismen wie Schimmelpilze. Allergieauslöser oder Allergene können auch viele der 60 000 weltweit hergestellten Chemikalien sein, mit denen wir direkt über die Umwelt oder indirekt über Nahrung, Wasser, Kosmetika, Textilien, Kochgeschirr oder Modeschmuck in Berührung kommen. Besonders erwähnenswert in diesem Zusammenhang sind neben der Schwefelung die in der Lebensmittelindustrie verwendeten technischen →Enzyme, die bei der Erzeugung vieler Fertigprodukte verwendet werden und die häufig aus Schimmelpilzkulturen gewonnen werden. Die technologisch verwendeten Enzyme müssen aber nicht in der Zutatenliste erscheinen, weil sie als »Verarbeitungshilfen« in technisch unvermeidbaren Rückständen vorhanden sein dürfen. Vor allem bei Kindern mit Neurodermitis werden die Reaktionen nicht durch ein Lebensmittel an sich, sondern vor allem durch verarbeitete Nahrungsmittel ausgelöst. Das Problem dabei ist, daß der →Fertignahrung wie Konserven,

Menge Art	Vol in %	Alkohol in Gramm	Kilokalorien	Promille Mann (75 kg)	Promille Frau (60 kg)
0,5 l Weißbier	3 %	13 g	92	0,25	0,39
0,2 l Wein	10 %	16 g	113	0,31	0,48
0,1 l Likör	35 %	29 g	206	0,57	0,88

Allergien sind eine übertriebene Abwehrreaktion des Immunsystems auf an sich harmlose Substanzen bei besonders sensibilisierten Menschen, die zu einer Selbstschädigung des Organismus sowie zu Intoleranzreaktionen führen kann. Die allergischen Krankheiten sind stark zunehmend. Gemäß dem Jahresbericht des Umweltbundesamtes sollen bereits 24 bis 31 Millionen Bundesbürger allergisch vorbelastet sein. Bei den Nahrungsmittelallergikern genügen geringste Spuren eines Lebensmittels, Zusatzstoffes oder Schadstoffes, um krankhafte Reaktionen wie Hautausschläge, Ekzeme, Schnupfen, Asthma, Bauchschmerzen, Verdauungsstörungen, Erbrechen, Hyperaktivität,

Aluminium

Fertiggerichten, Sojafleisch, Tiefkühlmenüs etc. nicht anzusehen ist, wie sie zubereitet wurde. Es ist schwer, über einzelne Kategorien von →Zusatzstoffen allgemeingültige Aussagen im Hinblick auf Allergien zu machen. Zwar sind diese Zusatzstoffe nach dem Gesetz gesundheitlich unbedenklich, doch der Körper reagiert nun einmal nicht gemäß gesetzlicher Richtlinien. Wer Konserven und Fertignahrung zu sich nimmt, muß mit der Tatsache leben, daß er dadurch eine Menge chemischer Zusätze aufnimmt, auf die sein Körper möglicherweise allergisch reagiert. Naturbelassene Lebensmittel hingegen brauchen keine synthetischen Zusatzstoffe. Auch wenn es in der Praxis kaum gelingen wird, alle diese Stoffe zu vermeiden, ist die Bevorzugung natürlicher Nahrung ein wichtiger prophylaktischer Schritt zur Vermeidung von Allergien und anderen gesundheitlichen Problemen.

Die Neurodermitis bei Kleinkindern beginnt meist in dem Augenblick, in dem statt Muttermilch Kuhmilch verabreicht wird. Als Auslöser der Allergie wird die artfremde Eiweißart der Kuhmilch angesehen. Häufig treten Allergene in Gesellschaft auf, so daß beispielsweise mit Hilfe einer »Suchdiät« oder »Eliminierungsdiät« erst mühsam über Wochen hinweg die Nahrungsmittel herausgefunden werden können, durch die eine allergische Reaktion hervorgerufen wird. Der Wirkstoff Cortison, mit dem allergische Reaktionen gedämpft werden sollen, ist aufgrund seiner schwerwiegenden Nebenwirkungen nicht als Dauermedikament geeignet. Für den Allergiker stehen neben der Erkennung und Vermeidung von Allergenen Maßnahmen zur Verminderung der Schadstoffaufnahme, die Stärkung des Immunsystems, die Wiederherstellung einer gesunden →Darmflora und die verstärkte Zufuhr von →Vitalstoffen im Vordergrund.

Aluminium kann bereits in Spuren als giftig bezeichnet werden. Dieses Metall steht im Zusammenhang mit der Entstehung von Gedächtnis- und Sprachstörungen und der Alzheimerschen Krankheit. Dem Organismus wird Aluminium über Trinkwasser, aluminiumhaltiges Kochgeschirr in Verbindung mit säurehaltigen Nahrungsmitteln zugeführt, ferner als Bestandteil von Magensäure-Bindemitteln und Wasserbehandlungsmitteln, in Form von technisch bedingten Rückständen in Backpulver, Schmelzkäse und bei der Bier- und Weinherstellung, in Kosmetika, Deodorantien und Zahnpasten. Aluminium kann durch Haaranalyse oder im Blut nachgewiesen werden.

Amaranth, Getreidesorte aus Mittelamerika, die schon vor 3000 Jahren Hauptnahrungsmittel der Azteken und Inkas war. Amaranth gehört zu den ältesten vom Menschen kultivierten Getreidesorten. Amaranthsorten werden auch in manchen Gegenden Asiens angebaut. Herausragend bei Amaranth ist der hohe Eiweißgehalt von ca. 16 % mit hoher →biologischer Wertigkeit und wichtigen essentiellen →Aminosäuren. Die sehr kleinen, nußartig schmeckenden Amaranthsamen lassen sich für die Herstellung von Brot und Backwaren mahlen und wie jedes andere Getreide zur Zubereitung vieler Speisen verwenden. »Pop-Corn« aus Amaranth ergibt einen knusprigen Snack, Sprossen aus Amaranthsamen eine köstliche Beigabe zum Salat. In den Ländern, in denen Amaranth angebaut wird, werden die eßbaren Blätter vieler Amaranth-Sorten als Gemüse oder Küchenkräuter verwendet. →Getreide.

Amazake, fermentierter, süßer Vollreisbrei, der als Süßmittel oder, gemischt mit Wasser, als Getränk Verwendung findet.

Aminosäuren, Grundbausteine der Proteine (→Eiweiß). Die Wissenschaft kennt 22 Aminosäuren, die sich zu einer Vielfalt von Kombinationen verknüpfen. Die meisten dieser Aminosäuren, die sogenannten »nicht-essentiellen«, kann der menschliche Organismus selbst produzieren, die acht »essentiellen« Aminosäuren hingegen kann er nicht selbst herstellen; sie müssen ihm über die Nahrung zugeführt werden. Zwei Aminosäuren – die »semi-essentiellen« – können bei Jugendlichen noch nicht und bei gewissen Stoffwechselstörungen nicht mehr vom Organismus produziert werden. Nur Pflanzen und Mikroorganismen können alle Aminosäuren selbst aufbauen. Natürlich vorkommende Aminosäuren liegen in der sogenannten L-Form vor. Die beiden möglichen Konfigurationen, die »L-« oder »D-Form«, ergeben sich aus asymmetrischen Molekülstrukturen. Darüber hinaus lassen sich Aminosäuren hinsichtlich ihres optischen Verhaltens (Fähigkeit, polarisiertes Licht nach rechts (+) oder links (-) zu drehen) klassifizieren. Die *essentiellen* Aminosäuren sind: →Isoleucin, →Leucin, →Lysin, →Methionin, →Phenylalanin, →Threonin, →Tryptophan, →Valin. Die *semi-essentiellen* Aminosäuren sind: →Arginin und →Histidin. Die *nicht-essentiellen* Aminosäuren sind: →Alanin, →Asparaginsäure, →Cystin, →Glutaminsäure, →Glycin (Glykokoll), →Hydroxyglutaminsäure, →Hydroxyprolin, →Norleucin, →Ornithin, →Prolin, →Serin, →Tyrosin. Die richtige Kombination und Konzentration im Organismus spielt für die Erhaltung der Gesundheit eine wichtige Rolle. Ein zu geringes Angebot oder Fehlen im Organismus hat eine Störung der Eiweißsynthese in den Zellen zur Folge, was zu schweren Stoffwechselstörungen und Zellschäden führt. Zur Leistungssteigerung werden Hydrolysate aus schnell verwertbaren Aminosäurelösungen angeboten, die allerdings nur eine →biologische Wertigkeit von 11-18 aufweisen. Im Bedarfsfall sind freie Aminosäuren vorzuziehen, die eine →NPU von bis zu 99% erreichen.

Amylasen sind kohlenhydratabbauende →Enzyme, u. a. im Speichel, in den Muskeln, in der Bauchspeicheldrüse, Leber und im Darm, die beispielsweise →Stärke und →Glykogen auf- oder abbauen. Zur lebensmitteltechnischen Verwendung werden Amylasen aus Kartoffeln, Gerste, vor allem aber aus Schimmelpilzkulturen (→Allergien) gewonnen und besonders bei der Herstellung von alkoholischen Getränken, Backhilfsmitteln, diätetischen Nahrungsmitteln etc. eingesetzt. →Gentechnik.

Anabolika, Medikamente, die den Geschlechtshormonen nahestehende Verbindungen (androgene Steroide) enthalten und den Aufbaustoffwechsel, zum Beispiel von Muskelgewebe, fördern. Dazu gehört auch das erst seit wenigen Jahren gentechnisch herstellbare Somatropin (→Rinderwachstumshormon). Im Hochleistungs- und Kraftsport kommt es zu mißbräuchlichem Einsatz von Testosteronen (Doping), was zu unnatürlich gesteigertem Muskelaufbau mit dem Risiko bleibender Leberschäden führt. Auch in der →Massentierhaltung wird verbotenerweise mit diesen Medikamenten gearbeitet. Krebserregende Wirkungen sind bekannt. →Hormone, →Tierbehandlungsmittel.

Anbauverbände. Vor der Einführung gesetzlich geregelter Mindestanforderungen für ökologisch erzeugte Landwirtschaftsprodukte entstanden unter der Initiative verschiedener »Bio-Erzeuger« mehrere Anbauverbände, um gemeinsame Qualitätsrichtlinien festzuschreiben und zu kontrollieren. Die Verbände garantieren für die hohe Qualität der Erzeugnisse, die unter ihrem Siegel in den Verkauf kommen. Sie legen Mindestrichtlinien für den ökologischen Anbau, für Nutztierhaltung und für Verarbeitung und Handel fest und kontrollieren deren Umsetzung bei ihren Mitgliedern. Die Anbauverbände bilden die Landwirte aus, die zur Umstellung von konventioneller auf ökologische Landwirtschaft bereit sind, überwachen die Umstellung und verpflichten die Landwirte vertraglich zur Einhaltung der Richtlinien. Erst nach einer Umstellungsphase von mehreren Jahren wird die Anerkennung durch den Verband erteilt. Erst dann können die Produkte des Landwirts unter dem Verbandssiegel verkauft werden. Die Einhaltung der Richtlinien wird durch mindestens jährliche Kontrollen überprüft, bei denen der Inspektor Zugriff auf alle Bereiche des Betriebes hat. Obwohl sich selbst bei diesem strengen Kontrollsystem schwarze Schafe, die nur auf der lukrativen Öko-Welle mitschwimmen wollen, nicht immer ausschließen lassen, sind die Siegel der Anbauverbände eine verläßliche Garantie für qualitativ hochwertige Bioware. Die Qualitätsmaßstäbe der »klassischen« Anbauverbände →Demeter, →Bioland, →Biokreis, →ANOG und →Naturland, die seit vielen Jahren beste Bio-Qualität garantieren, und der anderen der insgesamt neun von der Dachorganisation SÖL (Stiftung Ökologischer Landbau) anerkannten Verbände →Ecovin, →Ökosiegel, →Gäa und →Biopark übersteigen die von der EU eingeführten Mindestrichtlinien für Öko-Erzeugnisse bei weitem. Viele ausländische Anbauverbände genügen nur den EU-Mindestanforderungen oder den Basisrichtlinien des Welt-

Dachverbandes →IFOAM und erreichen nicht den Qualitätsstandard der deutschen Anbauverbände.

Die »Arbeitsgemeinschaft Ökologischer Anbau« (AGÖL) ist eine weitere Dachorganisation, gegründet von der SÖL und den Anbauverbänden, um die Einhaltung der Richtlinien bei den Verbänden zu überprüfen und die Rahmenrichtlinien weiterzuentwickeln. Die AGÖL befaßte sich auch mit der Durchsetzung eines gemeinsamen Gütesiegels, zuletzt 1998 sogar in Zusammenarbeit mit der →CMA. Dieses Siegel konnte sich aber in der Flut verschiedener Kennzeichen, Herstellerlogos und Prüfzeichen im Handel nicht durchsetzen (→Qualitätssiegel). Als die AGÖL als politischer Sprecher der Anbauverbände in der Krisenzeit von →BSE und →MKS versagte, traten Anfang des Jahres 2001 die beiden größten Anbauverbände →Bioland und →Demeter, die zwei Drittel der Öko-Betriebe unter ihrem Dach vereinigen, aus der AGÖL aus.

Durch nicht geschützte und nicht durch EU oder Anbauverbände kontrollierte Bezeichnungen und Werbeaussagen versucht aber noch immer eine Reihe konventioneller Erzeuger durch Täuschung des Verbrauchers die steigende Nachfrage nach Öko-Produkten zu nutzen. →Bio-Schwindel.

Anchosen sind süß-säuerlich zubereitete Fischerzeugnisse, die mit Zucker, Gewürzen und Nitrat reifen, meist mit Konservierungsmitteln versetzt und in Aufguß oder Öl eingelegt sind.

Aneurin →Vitamin B1.

Anis, Gewürz aus dem östlichen Mittelmeerraum. Erhältlich in ganzen Körnern oder gemahlen. Anissamen schmecken süßlich-würzig und vertragen sich wegen ihres eigenwilligen Geschmacks kaum mit anderen Gewürzen. Anis findet Verwendung in Gemüse (Rotkraut, Karotten, Kürbis), Süßspeisen (Kompotte, Apfelmus, Pudding, Obstsuppen) und Gebäcke. Anis wird zudem zur Herstellung von Hustensaft, Likören (z.B. Ouzo, Pernod), Branntweinen und Aperitifs eingesetzt.

ANOG, Arbeitsgemeinschaft für naturnahen Obst-, Gemüse- und Feldfruchtanbau. Einer der in Deutschland anerkannten →Anbauverbände für biologischen Landbau, besteht seit 1962. Die ANOG-Erzeugerrichtlinien enthalten auch sehr detaillierte Vorschriften für eine artgerechte Tierhaltung. ANOG-Produkte müssen eine Kontrollnummer aufweisen, mit der sich die genaue Herkunft der Waren feststellen läßt. Waren aus Betrieben, die sich gerade in der Umstellungsphase befinden, sind gesondert gekennzeichnet.

Anthroposophische Ernährungslehre. Diese Diätform geht auf den Begründer der Anthroposophie, Rudolf Steiner (1861–1925), zurück, der auch auf vielen anderen Gebieten wie Medizin, Erziehung (Waldorf-Schulen) und Landwirtschaft (biologisch-dynamische Bewirtschaftung, →Demeter) wesentliche Impulse gesetzt hat. Die Ernährungsform bedarf zwar der Auseinandersetzung mit ihrem weltanschaulichen Hintergrund, ist aber als vollwertige, lacto-vegetarische Kostform durchaus für die tägliche Ernährung geeignet.

Antibiotika. Die →Massentierhaltung birgt das Risiko einer Masseninfektion der Tiere mit Krankheitserregern. Aus diesem Grund können gesetzlich zulässig prophylaktisch, also ohne vorhergehende Diagnose einer Krankheit, in großem Umfang Antibiotika dem Tierfutter beigemischt werden. Lebensmittel tierischen Ursprungs stammen zu etwa 80% von Tieren, die antibiotikahaltiges Futter erhalten. Der illegale Einsatz von Antibiotika, die über den grauen und schwarzen Markt (»Autobahn-Tierärzte«) bezogen werden, ist aus finanziellen Erwägungen der Züchter heraus weit verbreitet. In Deutschland werden in der Tiermast pro Jahr etwa 1500 Tonnen Antibiotika legal verwendet, illegal schätzungsweise noch einmal soviel. Antibiotika wirken nicht nur therapeutisch, sondern auch als sogenannte Leistungsförderer. Sie sorgen für bessere Futterverwertung und haben – wie Sexualhormone – eine anabole Wirkung, sorgen also für schnelleren Fleischansatz und raschere Gewichtszunahme. :Hormone, →Tierbehandlungsmittel.

Im Zusammenhang mit dem massiven Einsatz von Antibiotika in der Massentierhaltung wird immer wieder auf den Anstieg der Resistenz von Bakterien gegen beim Menschen therapeutisch eingesetzte Antibiotika sowie auf eine Zunahme von →Allergien hingewiesen.

Die Massentierhaltung ist ein gigantischer Pool für übertragbare Antibiotika-Resistenzen. Die resistenten Bakterien gelangen über Fleisch aus industrieller Tiermast, Abwasser und Gemüse in die menschliche Nahrungskette. Die artgerechte ökologische Tierhaltung verzichtet auf den Einsatz von Antibiotika.

Antioxidantien, →Lebensmittelzusatzstoffe, die der Oxidation und dem Verderb von Lebensmitteln entgegenwirken. Sie verhindern beispielsweise die negativen Einwirkungen von Luftsauerstoff wie das Ranzigwerden von Fetten, die Zerstörung von Vitaminen und Aromastoffen. Zu den synthetischen Antioxidantien gehören vor allem die Gallate, Butylhydroxyanisol und andere. Diese Stoffe dürfen u. a. in folgenden Nahrungsmitteln eingesetzt werden: Suppen, Brühen, Bratensoßen, Würzsoßen, Kartoffeltrockenerzeugnissen, Knabbererzeugnissen auf Getreidebasis, Marzipan und anderen Erzeugnissen aus Ölsamen, Aromen, Kaugummi, Walnußkernen.

Bei den synthetischen Antioxidantien bestehen gesundheitliche Bedenken hinsichtlich allergischer Reaktionen.

Ascorbinsäure (→Vitamin C), →Vitamin E, Glutathion, →Polyphenole, negativ geladene Wasserstoffionen und andere sind natürliche antioxidativ wirkende Stoffe, die freie →Radikale unschädlich machen. Über 80% aller Krankheiten stehen mit dem Vorhandensein freier Radikale in Zusammenhang. Daher kommt natürlichen Antioxidantien große Bedeutung für fehlerfrei funktionierendes Stoffwechselgeschehen zu.

Apfel →Kernobst.

Apfeldicksaft, Süßmittel, das durch Erhitzen und Eindicken von Apfelsaft hergestellt wird. Zwar gehen die meisten Vitamine im Herstellungsprozeß verloren, doch macht der relativ hohe Anteil an Mineralstoffen diesen konzentrierten Sirup zu einer gesünderen Süße als Fabrikzucker – wenn er sparsam dosiert wird.

Apfelessig entsteht durch einen Gärungsprozeß. Der typische Geschmack wird durch den Anteil an Fruchtsäure geprägt. Am besten ist Apfelessig aus ganzen Äpfeln (nicht nur aus den Gehäusen). Apfelessig läßt sich auch selbst herstellen und mit verschiedenen Kräutern aromatisieren. Er dient nicht nur als milde Alternative zum herkömmlichen Weinessig in Salaten und Rohkost, sondern wird gerne auch als Getränk (mit Mineralwasser und Honig), zum Einreiben und als Badezusatz verwendet.

Apfelkraut, rheinische Spezialität, die aus dem eingedickten Saft von Äpfeln gewonnen wird und als Süßmittel oder Brotaufstrich dient. Beim konventionellen Apfelkraut darf bis zu 40% Fabrikzucker zugesetzt werden; Apfelkraut aus dem Naturkosthandel hingegen wird meist ohne Zuckerzusatz aus ökologisch angebauten Äpfeln hergestellt (→Anbauverbände). Doch die Konzentration von natürlichem Fruchtzucker ist bereits so hoch, daß man Apfelkraut mit Vorsicht genießen sollte. Hervorzuheben ist aber der relativ hohe Anteil an Mineralstoffen. Erhältlich sind auch Mischungen mit Birnenkraut, das im gleichen Verfahren erzeugt wird.

Apfelmus →Fruchtmus.

Appetit. Zeigt →Hunger das berechtigte Verlangen des Körpers nach Nahrung an, so ist Appetit der Wunsch zu essen, die Lust auf bestimmte Nahrungs- oder Genußmittel, auch wenn kein echter Hunger vorhanden ist. In vielen Fällen ist Hunger nur die Ausrede, um den Appetit, die Eßlust zu befriedigen. Allerdings wäre ohne Appetit das Essen eine recht freudlose Angelegenheit, wie wohl jeder schon einmal in Tagen der Krankheit oder Niedergeschlagenheit erfahren hat. Angeregt wird der Appetit durch die Sinnesorgane, zum Beispiel durch Anblick und Duft einer schön angerichteten, wohlriechenden Mahlzeit, aber auch schon Bilder, sei es in einem Kochbuch oder in unserer Vorstellung, können uns »das Wasser im Munde zusammenlaufen lassen«. Diese Absonderung von Verdauungssäften regt den Appetit ebenso an wie ein sinkender Blutzuckerspiegel. Bei manchen »kommt der Appetit mit dem Essen«, das heißt Geschmack oder Konsistenz der Nahrung sind so angenehm, daß man immer mehr davon zu sich nehmen möchte, auch wenn der Hunger schon gestillt ist. Auch nach einer ausreichenden Mahlzeit kann daher der Appetit auf bestimmte Nahrungsmittel wie beispielsweise Kuchen oder Süßspeisen ungebrochen sein. Mehr noch als beim Hunger beeinflussen psychische Abläufe den Appetit, verursachen entweder Ap-

Appetitzügler

petitlosigkeit, obwohl der Körper hungrig ist, oder aber einen im Extremfall bis ins Grenzenlose wachsenden Appetit ohne echten Nahrungsbedarf. Auch äußere Umstände, wie die Anwesenheit anderer Personen, Gespräche und Ablenkung beim Essen, der Ort der Nahrungsaufnahme und die Tageszeit spielen eine Rolle dabei, ob der Appetit größer oder kleiner ist.

Appetitzügler und andere Schlankheitsmedikamente verheißen bequemes Abnehmen ohne eigenes Zutun und ohne Umstellung der Ernährungsgewohnheiten. Doch solche Erwartungen stellen sich stets als Illusionen heraus. Appetitzügler machen nämlich eher krank als schlank. Sie enthalten in der Regel suchtauslösende Substanzen, wie Amphetamine, die auf das zentrale Nervensystem wirken und erhebliche Nebenwirkungen wie Konzentrationsstörungen, Leistungsschwäche, Erregungszustände, Schlafstörungen, Erschöpfungszustände, Herz- und Kreislaufbeschwerden, Lungenhochdruck und andere verursachen können. Bei Dauergebrauch können sie psychische Abhängigkeit bis hin zur Sucht erzeugen. Es gibt viele Suchtkranke, die von Appetitzüglern abhängig sind. Diese rezeptfreien Mittel können zu schweren Bewußtseins- und Persönlichkeitsstörungen führen. Trotzdem macht die Pharmaindustrie in Deutschland mit Appetitzüglern mehr als 50 Millionen Euro Umsatz pro Jahr. Zu 80% werden sie von Frauen gekauft.

Appetitzügler wie Fenfluramin und Dexfenfluramin wirken auf den Serotoninspiegel im Gehirn, der unter anderem auch das Sättigungsgefühl beeinflußt. Diese Appetitzügler dämpfen somit im Gehirn die Hungergefühle und sollen auf diese Weise beim Abnehmen helfen. Doch der Neurotransmitter Serotonin steuert im Körper nicht nur das Sättigungsgefühl, sondern wirkt auch auf die sexuelle Lust, die allgemeine Stimmung des Menschen und den Schlaf. Appetitzügler können lebensbedrohliche Nebenwirkungen haben. Jodhaltige Appetitzügler können wie ein Stoffwechselturbo wirken. Sie bauen kein Fett, sondern lebenswichtiges Gewebe ab. Schilddrüsenpatienten riskieren eine Überfunktion des Organs. Amphetamine sind ebenso wie die oben genannten Appetitzügler rezeptpflichtig. Die Aufputschmittel machen wach und bremsen das Hungergefühl. Schon nach kurzer Zeit können sie seelisch abhängig machen und längerfristig Depressionen verursachen. Sie erhöhen den Blutdruck, außerdem kann es mit der Zeit zu Halluzinationen und Sinnestäuschungen kommen.

In bezug auf Appetitzügler kann es nur den Rat geben, der für alle Drogen gilt: Finger weg – nicht einmal aus Neugierde ausprobieren. Leider verschreiben auch manche Ärzte aufgrund mangelhafter Kenntnisse über Ernährung Appetitzügler.

Arachidonsäure ist wie →Linolsäure und →Linolensäure eine essentielle hochungesättigte →Fettsäure; bekannt als →Vitamin F.

Arame ist eine mild, delikat und leicht süßlich schmeckende Algenart. Sie gilt als das geeignete Meeresgemüse für »Einsteiger«, paßt zu Gemüse, Tofu, Getreide oder dient als schmackhafte Zutat für Suppen und Salate. →Algen.

Arginin. L-Arginin wird als semiessentielle →Aminosäure bezeichnet, die für jugendliches Aussehen verantwortlich ist. Es steuert die Wachstumshormone im Körper, stimuliert das Immunsystem, wirkt auf die Fruchtbarkeit, erhöht die Lymphozytenzahl im Blut und verlangsamt die Alterungsprozesse. Allerdings wird Arginin auch vom Herpes-simplex-Virus zur Vermehrung benötigt. Schokolade ist reich an dieser Aminosäure und sollte von Menschen, die von Herpes simplex betroffen sind, gemieden werden. Auch als →Nahrungsergänzung einsetzbar.

Aromastoffe zählen zu den →Vitalstoffen und sorgen für den appetitanregenden Geschmack und Geruch von Lebensmitteln. Die große Familie der →Gewürze zählt dazu, doch kommen Aromastoffe in allen naturbelassenen Lebensmitteln vor und machen deren Eigengeschmack aus. Bei der industriellen Verarbeitung von Nahrungsmitteln werden Aroma- und Geschmacksstoffe zugesetzt, um bestimmte Geschmacksnoten zu erzielen oder um die im industriellen Herstellungsprozeß verlorengegangenen natürlichen Geschmacksstoffe zu ersetzen. Es lassen sich drei Gruppen dieser Zusatzstoffe unterscheiden:

1. Natürliche Aromastoffe, die aus Naturprodukten (z. B. aus Zitronen, Vanille etc.) gewonnen werden.

2. Naturidentische Aromastoffe. Das sind chemisch hergestellte Substanzen, die natürlich vorkommenden Aromen nachempfunden sind und deren chemische Struktur mit den Vorbildern identisch ist. Der Nahrungsmittelindustrie ist es mittlerweile gelungen, über 2000 einzelne naturidentische Aromastoffkomponenten nachzustellen. Sie müssen auf der Zutatenliste nicht einzeln aufgeführt werden (die Bezeichnung »naturidentische Aromastoffe« genügt) und müssen nicht einmal von Toxikologen geprüft werden, bevor sie in den Handel kommen. Entsprechend wenig ist über ihre Wirkung auf den Organismus bekannt.

3. Künstliche Aromastoffe sind Phantasieprodukte der Nahrungsmittelindustrie und haben in der Natur kein Vorbild (z. B. Äthylmaltol, Äthylvanille etc.). 18 dieser synthetischen Substanzen sind in der Bundesrepublik bei folgenden Nahrungsmitteln zugelassen: künstliche Heiß- und Kaltgetränke, Brausen, Tee, Cremespeisen, Pudding, Geleespeisen, rote Grütze, süße Soßen und Suppen, Kunstspeiseeis, Backwaren, Teigmassen und deren Füllungen, Zuckerwaren, Brausepulver, Füllungen für Schokoladenerzeugnisse, Kaugummi. Auch die künstlichen Aromastoffe müssen auf der Zutatenliste nicht einzeln aufgeführt werden. Der Sammelbegriff genügt. Der Zusatz von künstlichen Aromastoffen setzt eine von der Industrie gewollte »Futterprägung« in Gang: Konzentrierte Aromen lösen auf den Papillen der

Zunge suchtartiges Verlangen nach mehr aus.

Für die Bereiche süß, sauer und salzig gibt es zusätzliche Geschmacksstoffe (→Süßstoffe). Für die sauer schmeckenden Nahrungsmittel sind folgende Zusätze zugelassen: Orthophosphorsäure, Essigsäure, Milchsäure, Zitronensäure, Weinsäure, Äpfelsäure, Bernsteinsäure, Fumarsäure, Adipinsäure. Zu den Stoffen, die den süßen Geschmack beeinflussen, gehört das karamelartig schmeckende Maltol. Um den beim Verbraucher angeblich so beliebten Einheitsgeschmack »übersüß« oder »übersalzig« zu erzeugen, werden von der Industrie natürlich auch riesige Mengen →Zucker und →Kochsalz eingesetzt, die nicht unter die Gruppe Geschmacksstoffe fallen. →Lebensmittelzusatzstoffe.

Arrowroot, handelsübliche Bezeichnung für Pfeilwurzel. Pulverfeines Stärkemehl, das als Bindemittel, beispielsweise für Soßen und Puddings dient. Sammelbezeichnung für verschiedene Stärkearten aus Wurzeln und Knollen tropischer Pflanzen. Die bekannteste Art ist die St. Vincent-Arrowroot oder Maranta-Stärke.

Arsen gehört zu den Schwermetallen, die wir als Schadstoffe über die Nahrung aufnehmen können, ist aber in sehr geringen Mengen ein →Spurenelement. Obwohl Arsen im Gegensatz zu den anderen Schwermetallen kaum im Körper gespeichert wird, ist es ein ernstzunehmendes, krebserregendes Gift, das wir vor allem durch belastetes Trinkwasser, Innereien und Meerestiere zu uns nehmen können. Wie →Quecksilber gelangt auch Arsen über den Fischmehlanteil in Futtermitteln oft auch in Hühnereier aus Massenproduktion. Toxische Konzentrationen sind jedoch im allgemeinen nicht zu erwarten.

Arteriosklerose (Arterienverkalkung) ist eine chronische, fortschreitende, degenerative Erkrankung vor allem der inneren Arterienwandschichten, für deren Entstehung verschiedene Risikofaktoren wie beispielsweise Störungen im Fettstoffwechsel, Rauchen, Übergewicht, Bluthochdruck u. a. eine Rolle spielen. Häufigste Folgen der Gefäßveränderungen durch Pfropfenbildung und Gefäßverschluß sind Herzinfarkt und Schlaganfall. Sie stehen als typische Zivilisationskrankheit, ausgelöst durch falsche Ernährungs- und Lebensgewohnheiten, an erster Stelle der Todesstatistiken in den westlichen Ländern. Als verursachende Ernährungsbestandteile stehen raffinierter Zucker, tierisches Eiweiß, freie →Radikale und gesättigte Fette im Vordergrund. Die Aufnahme von →Cholesterin steht im Gegensatz zu früheren Meinungen in keinem ursächlichen Zusammenhang. →Ernährungsbedingte Krankheiten.

Arthritis, entzündliche Gelenkerkrankungen, für deren Entstehung falsche Ernährungsgewohnheiten eine ausschlaggebende Rolle spielen. →Ernährungsbedingte Krankheiten, →Gicht.

Arzneimittel. Eigenschaften, Herstellung, Prüfung, Kennzeichnung und Weitergabe von Arzneimitteln unterliegen den Bestimmungen des Arzneimittelgesetzes. Arzneimittel werden von den Lebensmitteln und auch von Nahrungsergänzungsmitteln und diätetischen Lebensmitteln abgegrenzt, weil sie keine Nährstoffe zuführen, sondern überwiegend als Mittel zur Heilung, Linderung, Beseitigung oder Verhütung von Krankheiten oder Beeinflussung von Körperformen dienen. Aus diesem Grund unterliegen Lebensmittel dem Verbot der krankheitsbezogenen Werbung, das heißt, es darf für sie nicht mit Aussagen über Heilwirkungen geworben werden. Auch fast ausschließlich durch falsche Ernährung verursachte Mangelerscheinungen (z. B. Vitamin- oder Mineralmangel), Funktionsanomalien (z. B. Verstopfung, erhöhter Blutfettspiegel), Allergien etc. werden vom Gesetzgeber den Krankheiten zugeordnet. Ernährung und Arzneimittel beeinflussen sich auch gegenseitig, wobei die Wechselwirkung oft schwerwiegende Folgen haben kann. Häufig beeinträchtigen Arzneimittel die Absorption von Nährstoffen und die Funktion von Organen. Auch umgekehrt können Nahrungsbestandteile und Alkohol die Wirkung von Arzneimitteln beeinflussen und unerwünschte Nebenwirkungen hervorrufen. Der Einsatz von Arzneimitteln in der Tiermast (→Tierbehandlungsmittel, →Massentierhaltung) ist problematisch für die menschliche Gesundheit. Zudem sind dort Gesetzesverstöße an der Tagesordnung und die unzulänglichen Kontrollmöglichkeiten und Schwierigkeiten im Nachweis und in der lebensmittelrechtlichen Beurteilung besorgniserregend.

Ascorbinsäure →Vitamin C.

Asparaginsäure. L-Asparaginsäure zählt zu den nicht-essentiellen →Aminosäuren. Unterstützt die Umwandlung von Kohlenhydraten in Muskelenergie sowie den Aufbau von Immunglobulinen und Antikörpern des Immunsystems. Ist in größeren Mengen vor allem in →Keimlingen enthalten.

Aspartam. Der 1965 entwickelte künstliche Süßstoff besteht u. a. aus den →Aminosäuren Asparaginsäure und Phenylalanin. Personen mit der Stoffwechselkrankheit Phenylketonurie müssen auf diesen Süßstoff verzichten. Entsprechende Warnungen müssen auf Produkten, die mit Aspartam gesüßt sind, zu finden sein. Der →ADI-Wert liegt bei 40 mg pro Tag pro kg Körpergewicht. Die Süßkraft ist 200mal höher als die von Haushaltszucker, baut sich jedoch ab einer Temperatur von 180 Grad, zum Beispiel beim Backen, ab. Durch die hohe Süßkraft fällt der Brennwert von 4 kcal/g kaum ins Gewicht. Aspartam wird zunehmend bei →Fertignahrung eingesetzt. →Süßstoffe.

Ausmahlungsgrad. Der Ausmahlungsgrad von Mehlen gibt den Grad der →Denaturierung des Mehles an. Je niedriger der Ausmahlungsgrad ist, desto weniger wertvolle Bestandteile des vollen Korns sind im Mehl enthalten, desto heller und stärkereicher ist das Mehl. Der Ausmahlungsgrad gibt an, wieviel Prozent des ganzen Getreidekorns mit ins Mehl gelangten, das heißt, in wel-

Auspressen

Mahlerzeugnis	Mehltype	Ausmahlungsgrad
Weizen		
Auszugsmehl	405	10–54 %
Helles Semmelmehl	550	64–71 %
Dunkles Semmelmehl	812	76–79 %
Brotmehl	1050	82–85 %
Backschrot	1700	92–100 %
Roggen		
Helles Brotmehl	997	74–78 %
Graubrotmehl	1150	78–82 %
Kommißmehl	1370	83–87 %
Backschrot	1800	91–100 %

chem Ausmaß beim Mahlen die wertvollen Randschichten entfernt wurden. Mit steigendem Ausmahlungsgrad erscheint das Mehl dunkler. Roggenmehle sind von Natur aus dunkler als Weizenmehle. Diese Eigenschaft machen sich viele Bäckereien zunutze, um qualitativ minderes Brot aus Auszugsmehlen durch die dunklere Färbung »gesünder« oder »vollwertiger« erscheinen zu lassen. Obenstehend einige gängige Beispiele für Mehltypen, die in Bäckereien verwendet werden.

Gemäß dem Ausmahlungsgrad werden die Mehltypen gesetzlich festgelegt. Sie müssen auf der Verpackung angegeben werden. Die am extremsten denaturierte Mehltype Weizenmehl Typ 405, das hinlänglich bekannte weiße Pudermehl, hat einen Ausmahlungsgrad von 10 bis 54 % und ist für die Ernährung praktisch wertlos. Den Gegenpol bildet das Vollkornmehl mit einem Ausmahlungsgrad von 100 % und dem vollen Gehalt an lebenswichtigen Vital-, Ballast- und Nährstoffen. Dazwischen gibt es eine Reihe weiterer Mehltypen, die alle nicht die volle Kraft des Korns beinhalten. Die Nummern der Mehltypen geben den Gehalt von Mineralstoffen in 100 Gramm Mehl oder Schrot an, der zurückbleibt, wenn das Mehl zu Asche verbrannt wird. 100 Gramm Mehl Typ 405 hat beispielsweise 405 Milligramm unverbrennbare Mineralstoffe. →Getreide.

Auspressen, traditionelle, schonende Art der Ölgewinnung. Die qualitativ besten Öle stammen aus einer kalten Pressung. Sie werden als kaltgepreßt oder kaltgeschlagen bezeichnet. Diese Öle enthalten noch die ursprünglichen fettlöslichen Vitamine und ungesättigten Fettsäuren, die neben den übrigen Fettbegleitstoffen den Wert eines Öls ausmachen. Nach der Klarfiltration dürfen diese Öle nicht weiter raffiniert oder bearbeitet werden. Das setzt eine besonders sorgfältige Auswahl der Rohware voraus. Kontrolliert ökologisch angebaute Rohware ist am hochwertigsten. →Speisefett, →Olivenöl.

Auch Obst und Gemüse lassen sich auspressen. →Obstsaft, →Gemüsesaft.

Auszugsmehle. Bei uns wurde bis Anfang des 20. Jahrhunderts das Mehl für Brot fast ausschließlich aus Vollkorn hergestellt. Nur die Reichen konnten sich »feinere« weiße und graue Mehlsorten und daraus hergestellte Backwaren leisten. Bereits in antiken Hochkulturen wurde Vollkornmehl für die Reichen »verfeinert« und galt als Symbol für Luxus und gehobenen Lebensstandard. Während die römischen Legionäre ihre täglichen Gerstenrationen auf mitgeführten Mühlen zu Frischkornbrei verarbeiteten, waren Backwaren aus weißem Mehl für die reichen Bürger der Städte selbstverständlich.

Erst mit Einführung industrieller Ausmahlverfahren wurde das weiße, das Auszugsmehl, zur Massenware und zu einem der Hauptgründe für die moderne Mangelernährung mit ihren zahlreichen negativen gesundheitlichen Konsequenzen.

Bei der Herstellung von Auszugsmehl werden Getreidekeim, Samen- und Fruchtschale sowie →Aleuronschicht mitsamt ihren lebenswichtigen Inhaltsstoffen vor dem Mahlen abgetrennt, und nur der Mehlkörper wird zu Mehl verarbeitet. Übrig bleibt bei diesem Prozeß eine verhältnismäßig wertlose, pudrige Nährsubstanz, das Ausgangsprodukt für die unzähligen Brote, Teigwaren und Backwaren, die im Handel überwiegend angeboten werden.

Gründe für die Denaturierung des vollen Korns waren die bessere Haltbarkeit (für das Ranzigwerden des Mehles ist der fetthaltige Keimling verantwortlich) und die besseren Backeigenschaften der Auszugsmehle. Diese Merkmale kommen vor allem den industriellen Großbäckereien und Großmühlen zugute, denn Auszugsmehl ist eine gut lager- und transportfähige Ware, die sich außerdem bequem verarbeiten läßt. Auch Getreideschädlinge bleiben dem weißen Mehl fern, denn es bietet ihnen keine Nährstoffe mehr; der Mensch aber soll sich von diesem Mehl ernähren. Der Siegeszug der Auszugsmehle ist zum einen darauf zurückzuführen, daß Weißbrot lange Zeit als Privileg einer reichen Minderheit galt, Vollkornbrot hingegen als Brot der Armen. Zum anderen vertraten maßgebliche Ernährungswissenschaftler bis in unsere Zeit die Kaloriengleichmacherei, nach der minderwertiges Auszugsmehl dem hochwertigen Vollkornmehl gleichgestellt wird, weil es annähernd die gleiche Kalorienmenge liefert. Die wertvollen Randschichten des Getreides dienen gewinnbringend als Viehfutter oder als Zusatz für Reformkostprodukte. Der amerikanische Arzt Dr. Ruben bemerkte angesichts des Toastbrotes auf dem Frühstückstisch eines Bauern und der Weizenkleie im Futtertrog der Schweine vor dem Haus, daß die Schweine des Bauern besser ernährt würden als seine Kinder. →Ausmahlungsgrad.

B

Babassu-Öl. Aus den Nüssen der brasilianischen Babassupalme gewonnenes Öl. Die traubenförmig angeordneten Nüsse gelten als die härtesten Nüsse der Welt und können industriell noch nicht verarbeitet werden, da sie zu hart für die maschinelle Zerkleinerung sind. Das Öl, das aus den in den Nüssen enthaltenen drei bis vier Kernen gewonnen wird, gilt hochwertiger als das Palmkernöl und andere pflanzliche Öle. Es wird künftig noch eine bedeutende Rolle als Öllieferant und pflanzlicher Rohstoff in den Ländern der Dritten Welt spielen.

Babynahrung. Die natürliche und auch ideale Ernährung für Säuglinge ist →Muttermilch. Muttermilch ist die von der Natur angebotene ideale »Fertignahrung«, die vom Säugling zu 98% verwertet wird. Muttermilch ist durch nichts zu ersetzen. Wenn die Mutter nicht stillen kann oder will, wird ersatzweise die adaptierte oder teiladaptierte Säuglingsmilchnahrung gegeben. Diese sättigt jedoch nicht so stark wie Muttermilch, so daß häufiger gefüttert und zugleich stärker auf die Gewichtskontrolle geachtet werden muß. Alle Säuglinge haben eine angeborene Milchverträglichkeit, die bei der Mehrheit der Menschen ab etwa dem fünften Lebensjahr abnimmt. Das zur Verdauung des Milchzuckers notwendige Enzym Laktase wird dabei vom Organismus nicht mehr in ausreichendem Umfang hergestellt (→Allergie).

Die Tatsache, daß die Qualität der verwendeten Rohware nicht überprüfbar ist, macht die Verwendung von fertiger Kindernahrung zu einem Problem. Zwar werben manche Hersteller mit dem Versprechen, besonders hochwertige und speziell geprüfte Rohstoffe für ihre Produkte zu verwenden, doch nichtsdestoweniger kommt es immer wieder zu Skandalen um Kindernahrung, zum Beispiel, als hormonverseuchtes Fleisch in Babykost aus dem Glas entdeckt wurde oder als festgestellt wurde, daß manche Kindertees zu über 90% aus Fabrikzucker bestehen und für die Karieskatastrophe bei Kleinkindern verantwortlich sind. Salz und Zucker sind neben den Umweltgiften besonders kritische Faktoren in der Kindernahrung. Bereits auf den Entbindungsstationen werden mit isolierten Zuckern gemischte Milchzusatzpräparate oder Zuckerwasser als Zwischenmahlzeit verabreicht. Solche süßen Schöppchen prägen das Geschmacksempfinden des Kindes und können zu frühen gesundheitlichen Störungen, unter anderem zu einer Fehlbesiedelung des Darms führen (→Darmflora, →Candida, →Allergien). Junge Mütter, von der Geburt erschöpft, haben meist nicht die Kraft, sich gegen uneinsichtige Hebammen und Pflegerinnen alter Schule durchzusetzen, die jeden Hinweis auf die Gesundheitsschädlichkeit solcher Praktiken abwehren.

Salz und Zucker werden auch von der Industrie gerne der Kindernahrung beigegeben, obwohl Säuglinge noch gar nicht zwischen gesalzener und ungesalzener Kost unterscheiden können. Der Grund für das unsinnige Salzen und Zuckern ist einfach: Die Mutter, die das Essen vorkostet, beurteilt unbedarft seine Güte nach ihren eigenen geschmacklichen Vorlieben – und die sind von Salz und Zucker geprägt. Die Kinder aber werden durch solche Praktiken auf den süßen oder salzigen Geschmack konditioniert – der spätere »durchschnittliche Verbrauchergeschmack« wird so schon in frühester Jugend vorprogrammiert. In den USA finanzierte die Süßwarenindustrie sogar Forschungsprojekte, in denen untersucht wurde, wie Babykost gesüßt sein und welche Geschmacksbeigaben sie enthalten muß, damit die lieben Kleinen zu Konsumenten einer bestimmten Candy- oder Cornflakes-Marke heranwachsen. Auf Kindernahrung oder Kindergetränke (Tees), die in irgendeiner Form Fabrikzucker oder Kochsalz enthalten, sollte ganz verzichtet werden.

An die Qualität von Kindernahrung müssen besonders hohe Ansprüche gestellt werden, da der zarte, noch im Wachsen befindliche Organismus von Schadstoffen in der Nahrung weit mehr beeinträchtigt wird als der von Erwachsenen. So schadstoffarm wie möglich, am besten aus ökologischem Anbau, lautet die Maxime für Kinderkost. Das beginnt beim Wasser für die Zubereitung des Essens, das nur bei einwandfreiem Trinkwasser aus der Leitung, ansonsten aus der Mineralwasserflasche kommen sollte, bezieht sich auf alle verwendeten Lebensmittel, die nur von bester, ausgesuchter Qualität sein sollten und schließt Zutaten wie Kochsalz und isolierten Zucker ein, auf die überhaupt verzichtet werden sollte. Schonende Zubereitung und die Beachtung der Grundsätze der Vollwerternährung sind weitere Kriterien, die der Gesundheit der Kinder nützen. Industriell gefertigte Kindernahrung muß solch hohen Ansprüchen standhalten. Am ehesten ist dies bei der naturgemäß verarbeiteten Kindernahrung aus kontrolliertem biologischen Anbau der Fall. Instantpulver, die nur mit Wasser angerührt werden müssen, sind in der Regel selten empfehlenswert, da sie meist zu süß, zu kalorienreich und ballaststoffarm sind. Auch die Milch, die in solchen Pulvern enthalten ist, hat meist einen langen Verarbeitungsweg hinter sich. (→Oxycholesterin, →Fertignahrung). Getreide-, Gemüse- und Obstbreie können mit einiger Sorgfalt selbst zubereitet werden.

Babytees, speziell für Kinder im Handel erhältliche Tees, deren Granulat zum Teil bis zu 96% aus Fabrikzucker besteht. Diese stark gezuckerten Tees sind zum großen Teil für die Karieskatastrophe bei Kleinkindern verantwortlich. Daher unbedingt auf gezuckerte Fertigtees verzichten.

Backen. Zubereitungsart, bei der die heiße Luft im Backofen Kuchenteige, Aufläufe und andere Speisen bräunt und bäckt. Je nach Länge der Garzeit kommt es zur Bildung verschiedener spezifischer Geschmacksstoffkomponenten, aber auch zu mittleren bis hohen Vitalstoffverlusten.

Backferment, Treib- und Teiglockerungsmittel auf der Basis von Honig und Getreide, das gebrauchsfertig als Granulat angeboten wird und eine Alternative zu Sauerteig und Hefe darstellt. Backferment eignet sich zum Backen von Brot aus diversen Getreidesorten und Körnermischungen.

Backhilfsmittel. Backeigenschaften von Mehlen sind von Natur aus verschieden. Dies gilt nicht nur für Mehle der verschiedenen Getreidearten, sondern auch innerhalb einer Mehlsorte und Mehltype. Durch den Einsatz von Backhilfsmitteln wie beispielsweise →Backtriebmittel, →Mehlbehandlungsmittel etc. bei der automatisierten Herstellung gelingen Backwaren immer, Gebäckfehler werden vermieden.

Backtriebmittel (Backpulver), wie Mischungen von →Phosphaten, →Soda, →Hirschhornsalz, Pottasche, Weinstein mit Stärke sind technologisch erforderliche →Lebensmittelzusatzstoffe, die Backwaren auflockern, meist durch das Freisetzen von chemisch gebundenem Kohlendioxid.

Backverfahren. Brote werden nach der äußeren Form und dem Backverfahren unterschieden. →Brot.

Ballaststoffe, veraltete Bezeichnung für →Faserstoffe, die leicht falsch verstanden werden kann. Faserstoffe sind alles andere als unnötiger »Ballast«, sondern notwendiger Bestandteil der täglichen Ernährung.

Bancha-Tee gehört zu den grünen Tees und wird auch »Drei-Jahres-Tee« genannt. Gilt aufgrund seines geringen Coffeingehalts von ca. 0,5% als gesünder und in Abhängigkeit vom Röstgrad magenfreundlicher als herkömmliche Teesorten. Bancha-Tee hat einen intensiven Geschmack und wird nicht aufgebrüht, sondern gekocht. Die bis zu drei Jahre alten, unteren Teeblätter werden in der kalten Jahreszeit geerntet – daher der geringere Coffeingehalt. →Ihukicha-Tee, →Tee.

Bardan-Kaffee, →Kaffee-Ersatz aus gerösteten Klettenwurzeln.

Basilikum. Das appetitanregende und verdauungsfördernde Kraut kam über Südasien, Indien und Persien zu uns und gedeiht auch im eigenen Kräutergarten oder im Blumentopf auf dem Fensterbrett. Von dem herb-würzig duftenden und pikant schmeckenden Kraut werden Blätter und Samen verwendet, die sich gut mit Salbei und Rosmarin vertragen. Basilikum kann sehr vielfältig verwendet werden, und zwar für Gemüse (Weißkraut, Erbsen, Linsen, weiße Bohnen, Gurken, Tomaten, Kohlrabi), Suppen, Salate, Fleisch, Fisch und diverse Soßen, Dressings und Essigkonserven.

Bataten oder Süßkartoffeln sind länglich oval oder knollig und werden ähnlich wie die →Kartoffel verwendet. Die Blätter können als Gemüse gegessen werden. Das gelblich bis orangerote Fruchtfleisch der in allen tropischen Ländern vorkommenden Wurzelknollen schmeckt süßlich.

Becquerel (Bq), Maßeinheit, die die Aktivität einer radioaktiven Substanz angibt, das heißt die Anzahl der Atomkerne, die pro Sekunde zerfallen. →Radioaktivität.

Beerenobst, Überbegriff für Erdbeeren, Himbeeren, Brombeeren, sowie Johannisbeeren, Stachelbeeren, Heidelbeeren, Preiselbeeren und andere. Auch Tafeltrauben gehören in diese Gruppe. →Obst.

Begasungsmittel. Die verschiedenen, nicht deklarationspflichtigen Gase werden zur Vermeidung von Fraßschäden und Befall mit Mikroorganismen sowie zur Reifeverzögerung beim Transport oder der Vorratshaltung von pflanzlichen Lebensmitteln eingesetzt. Seit Einführung der →Lebensmittelbestrahlung in den achtziger Jahren werden sie kaum mehr verwendet, weil manche Gase in den Verdacht gerieten, krebserregend zu wirken, z. B. Äthylenoxid und Methylbromid. Benutzt wurden auch Kampfstoffe wie Phosphorwasserstoff und Dichlorphos. Begasungsmittel sind nicht zu verwechseln mit Schutzgasen, die als inaktive Gase in die Zwischenräume von Nahrungsmittelpackungen mit Inhaltsstoffen gefüllt werden, die empfindlich auf Sauerstoff oder mikrobielle Verkeimung reagieren.

Beifuß (Gänsekraut) stammt aus Deutschland. Verwendet werden die Knospen und Blätter, die geschnitten oder in Pulverform im Handel sind. Beifuß fördert die Fettverdauung und wird zum Würzen von Suppen und Fleischgerichten verwendet.

Belastung, eines der vier grundlegenden →Qualitätskriterien. Auch wenn ein Lebensmittel vollwertig, naturbelassen und frisch ist, kann es wertlos oder gar schädlich sein, wenn es durch →Schadstoffe belastet ist. Der Schaden, den die Giftküchen der chemischen Industrie bei vielen unserer Nahrungsmittel anrichten, ist verheerend, von außen aber meist nicht ersichtlich. Hier kommt es vor allem auf die richtigen Einkaufsquellen an, die Lebensmittel aus ökologischem Anbau (→Anbauverbände) und artgerechter Tierhaltung führen.

Bestandsobergrenzen. Die Einführung von Bestandsobergrenzen bei der Viehhaltung ist eine Maßnahme zur Verhinderung der industriellen Massentierhaltung. Vor Eintritt in die EU hatte Österreich als einziges Land Bestandsobergrenzen gesetzlich eingeführt. Davon profitiert die Alpenrepublik noch heute – Österreich blieb weitgehend BSE-frei und noch immer produziert der Großteil der Bauern nach schonenden Methoden der Viehhaltung, 20 % sogar

Bier

nach Bio-Richtlinien (in Deutschland nur 2%). Die Obergrenze für den Viehbestand richtet sich nach der Grundstücksgröße, da die vom Vieh produzierte Güllemenge vom Boden verkraftet werden muß. Die Festsetzung von Bestandsobergrenzen ist eine wichtige ökologische Forderung, gegen die sich die Bauernlobby, die um die Profite der Großzuchtbetriebe fürchtet, allerdings heftig zur Wehr setzt. Die Einführung von Bestandsobergrenzen ist ein wesentlicher Schritt zu einer artgerechten Tierhaltung. →Massentierhaltung.

Bier. Das schäumende Getränk in seinen zahlreichen verschiedenen Sorten ist hierzulande das am meisten konsumierte alkoholische Getränk. Im Jahr 2000 flossen 125,5 Liter durch die Kehle des Durchschnittsdeutschen, etwa zwei Liter weniger als noch 1999. Trotzdem bleibt Deutschland in der weltweiten Rangliste des Bierverbrauchs pro Kopf nach Tschechien und Irland auf Platz 3. Dank dem Reinheitsgebot von 1516 ist Bier in Deutschland frei von Zusatzstoffen, die ausländischen Bieren beigefügt werden dürfen. Konservierungsmittel, Farbstoffe, Schaumstabilisatoren, Trübungsstabilisatoren, Antioxidantien, Nährlösungen für die Hefe, Würzestabilisatoren, Säuren zur Senkung des pH-Wertes der Maische, sowie Mais, Reis und Zucker sind im deutschen Bier tabu. In der Bundesrepublik gebraute Biere werden nur aus Gerste, Hopfen und Malz unter Zuhilfenahme von Wasser und Hefe hergestellt. Mittlerweile ist dieses Reinheitsgebot aber nur mehr eine freiwillige Verpflichtung der deutschen Brauer, denn aufgrund eines EU-Beschlusses darf mit produktionsvereinfachenden Zusatzstoffen versehenes »Chemie-Bier« auch auf dem deutschen Markt angeboten werden. Doch trotz Reinheitsgebots schleichen sich über die verwendeten Rohmaterialien Schadstoffe ins Bier. Ein Bier ist nur so rein wie das Wasser und so schadstoffarm wie Gerste und Hopfen, aus denen es gebraut wurde. Bislang wurden keine Untersuchungsergebnisse über Pestizidrückstände im Bier bekannt, obwohl beim Hopfenanbau Pflanzenbehandlungsmittel massiv eingesetzt werden. Nach Bekanntwerden der Tatsache, daß beim Darren der Gerste Nitrosamine ins Bier gelangen, vor allem in Export- und Starkbiere, änderten die Brauereien das Darrverfahren. Mittlerweile gibt es Bier aus ökologisch angebauten Brauzutaten, die ohne Kunstdünger und Pestizide heranwachsen und mit nitratfreiem Wasser zu Öko-Bier verarbeitet werden. Meist wird es von kleinen Betrieben in alter, handwerklicher Tradition gebraut.

Wer nicht auf sein tägliches Bier verzichten möchte, kann auf alkoholfreies Bier zurückgreifen, das ebenfalls nach dem Reinheitsgebot gebraut wird, aber nur einen sehr geringen Anteil an Alkohol enthält. Allerdings weist dieses Bier einen hohen Puringehalt auf (→Säure-Basen-Gleichgewicht, →Gicht). Nicht verwechseln sollte man alkoholfreies Bier mit den sogenannten »Diätbieren«, die durch den verminderten

Bio-Dachverbände

Kohlenhydratgehalt für Diabetiker geeignet scheinen. »Diätbier« enthält wegen des höheren Vergärungsgrades zwar weniger Kohlenhydrate, aber nicht weniger Kalorien und in vielen Fällen sogar mehr Alkohol.
Bierhefe →Hefe.
Bifidus-Faktor zeigt die Menge der →Polysaccharide in der →Muttermilch an, die für die Besiedlung des Säuglingsdarms mit erwünschten Bakterien (→Darmflora), also für das Wachstum bestimmter Milchsäurebakterien unentbehrlich sind. In Kuhmilch fehlt der Bifidus-Faktor fast ganz.
Bifun, japanische Nudeln aus Reisstärke.
Bindemittel →Verdickungsmittel.
Bio. Diese drei Buchstaben sind seit Jahren Gegenstand heftiger Diskussionen. Mit dem Kürzel werden gewöhnlich Produkte aus sogenanntem Bio-Anbau bezeichnet. Der Trend zu diesen Produkten ist steigend. Auch hat die Bereitschaft zugenommen, für Ökokost mehr zu bezahlen. An Bio-Ware knüpfen die Käufer hohe Erwartungen: sie soll gesundheitlich besser sein, weil sie weniger Schadstoffe, dafür aber mehr wertbestimmende Inhaltsstoffe aufweist, und sie soll zum Tier- und Umweltschutz beitragen.» Alles Schwindel«, sagen die Kritiker, »die einzige Alternative zur konventionellen Giftnahrung«, meinen die Befürworter. Da die Bezeichnungen »Bio« oder »biologisch« (ebenso wie »ökologisch«, »naturnah«, »integriert«, »alternativ«, »organisch« und ähnliche) lange nicht gesetzlich geschützt waren, gab es im Bio-Bereich in der Tat viel Schwindel und Augenwischerei. (→Bio-Schwindel). Es tut not, das Thema differenzierter anzugehen und gewisse Unterscheidungskriterien zu beachten, damit man beim Einkauf von Bio-Ware und →Naturkost keine bösen Überraschungen erlebt. Die Erzeugung und Verarbeitung von echten Bio-Produkten vollzieht sich im Rahmen strenger Richtlinien, deren Einhaltung von anerkannten →Anbauverbänden überwacht wird. Der mittlerweile von gesetzlich zugelassenen Kontroll-Labors überwachte Begriff »ökologisch« sowie die Siegel der anerkannten Anbauverbände garantieren dem Verbraucher, daß er »echte« Bio-Ware einkauft. Die Öko-Kontrollnummer ist auf dem Etikett »echter« Bio-Produkte zu finden und garantiert den von der EU festgelegten Mindeststandard. Zudem findet man die Siegel der anerkannten Anbauverbände, die meist für strengere Qualitätskriterien stehen. →Ökologischer Landbau. →Qualitätssiegel.
Bio-Dachverbände, verbandsübergreifende Organisationen, die versuchen, die Qualität von Bio-Waren zu gewährleisten und unseriösen Bio-Geschäftemachern das Handwerk zu legen, zum Beispiel durch Anerkennen von :Anbauverbänden und das Erstellen von Rahmenrichtlinien für den Öko-Anbau. Wichtige Dachverbände sind die SÖL (Stiftung Ökologischer Landbau), deren Aufgabe in der Vermittlung von Informationen, Wissen, Unterstützung und Anregung von Initiativen in Wissenschaft und Pra-

Bio-Schwindel

xis liegt, und die AGÖL (Arbeitsgemeinschaft Ökologischer Landbau), gegründet von der SÖL und den derzeit neun in Deutschland anerkannten Anbauverbänden, die Rahmenrichtlinien weiterentwickelt und ihre Einhaltung überprüft, die Anerkennung neuer Verbände entscheidet und an einem gemeinsamen Prüfsiegel arbeitet. Die IFOAM (International Federation of Organic Agriculture Movements) ist der Welt-Dachverband, dem mehr als 200 Verbände aus über 50 Ländern angehören. Die IFOAM hat weltweit gültige Mindest-Richtlinien für den ökologischen Landbau und die Produktion von Naturkost aufgestellt. Der BNN (Bundesverbände Naturkost Naturwaren) ist in Deutschland für die Groß- und Einzelhändler zuständig.

Bio-Schwindel. Seit →»Bio« sich einer steigenden Beliebtheit bei den Verbrauchern erfreut, versuchen immer mehr Nahrungsmittelhersteller, sich Anteile an diesem rasch wachsenden Markt zu sichern. Auch Supermärkte, Feinkostgeschäfte, Drogerien und die großen Handelsketten setzen zunehmend auf den magischen Begriff Bio. Solange Begriffe wie »biologisch«, »ökologisch«, »organisch« und ähnliche nicht gesetzlich geschützt waren, konnten sie von Geschäftemachern zur Täuschung des Verbrauchers mißbraucht werden. Im Klartext hieß das: Auch wenn das Gemüse als »biologisch« angepriesen wurde, mußte es nicht heißen, daß es aus *kontrolliert* biologischem Anbau stammte. Auch Werbeaussagen wie »aus eigenverantwortetem biologischem Anbau«, »ungespritzt«, »schadstoffgeprüft«, »naturnah erzeugt« und ähnliche, sowie von Herstellern oder Händlern selbst erfundene »Gütesiegel« haben kaum etwas mit der tatsächlichen Qualität des Angebotenen zu tun und sind kein Hinweis dafür, daß es sich um echte Bioware handelt. Solcher Etikettenschwindel hat zur Folge, daß das Angebot an »Bio-Produkten« in Deutschland etwa zehnmal so hoch war wie die tatsächlich von wirklich kontrolliert ökologisch wirtschaftenden Landwirten erzeugte Nahrungsmenge. Diese wundersame »Bio-Vermehrung« zeigt sich zum Teil auch heute noch in den unzähligen, von Werbestrategen entworfenen Produktnamen und Qualitätssiegeln, die zwar sehr »biologisch« und »natürlich« klingen und aussehen, aber meist nichts mit tatsächlicher kontrolliert biologischer Qualität zu tun haben. Bio-Athletik, Biolabor, Bioforce, Biophar, Biobest, Bio-Korngarten, Naturfarm, Naturkind, Zonnatura, Weideglück, Grünes Land, Alnatura sind nur einige wenige Beispiele aus der Flut der verheißungsvollen Namen, die sich auf dem Markt tummeln. In Deutschland versprechen über 120 Zeichen oder Siegel Bio-Qualität. Sie alle können, müssen aber nicht echte Bio-Qualität bedeuten. In vielen Fällen wird ganz normale Massenware mit einigen Tricks in teure »Bio-Produkte« verwandelt. Nudeln werden braun eingefärbt, um Vollkorn vorzutäuschen, Waren werden im natürlichen Alternativlook abgepackt, damit sie denen im Naturkosthaus ähneln. Selbst →H-Milch, ein restlos denaturiertes Milchprodukt, wird unter der Bezeichnung »Bio-Gold« verkauft. Gutgläubige und schlecht informierte Verbraucher stehen ratlos vor diesem Angebot und kaufen vielfach, was biologisch aussieht, aber nicht ökologisch erzeugt wurde. Seit 1993 gibt es eine EU-Verordnung über den ökologischen Landbau und die entsprechende Kennzeichnung der landwirtschaftlichen Erzeugnisse und Lebensmittel. Kontrolliert biologisch erzeugte Produkte dürfen die gesetzlich geschützte Bezeichnung »ökologisch« tragen. Die Klassifizierung und Kontrolle obliegt zulassungsbedürftigen Labors, die eine Öko-Kontrollnummer vergeben, welche dann auf die Verpackung aufgedruckt wird. Von seiten des Verbraucherschutzministeriums gibt es darüber hinaus Interesse, ein staatlich anerkanntes Prüfsiegel zu schaffen. →Bio, →Anbauverbände, →Qualitätssiegel.

Biobin, pflanzliches Bindemittel aus gemahlenen Johannisbrotkernen und Calciumlaktat. Wird anstelle von Mehl, Stärke, Gelatine oder Eigelb zum Binden verwendet.

Biodyn ist das Markenzeichen für Produkte, deren Erzeuger gerade auf die vom Anbauverband →Demeter kontrollierte biologisch-dynamische Anbauweise umstellen.

Bioflavonoide. Veralteter Begriff für →Flavonoide. →Sekundäre Planzenstoffe.

Bioghurt, Joghurtart, die sich vom normalen Joghurt durch die bei der Herstellung verwendeten Bakterienstämme unterscheidet. Die bei der Erzeugung von Bioghurt eingesetzten Kulturen Lactobazillus acidophilus (erzeugt 50% links- und 50% rechtsdrehende →Milchsäure), Streptococcus thermophilus (erzeugt 100% rechtsdrehende Milchsäure) und Bifidum bifidum (erzeugt 95% rechtsdrehende Milchsäure) produzieren die besser verträgliche rechtsdrehende Milchsäure. Bioghurt schmeckt milder und ist auch unter den Bezeichnungen Sanoghurt und Biogarde im Handel. In Reformhäusern und Naturkostläden ist das »Joghurt-Bio-Ferment« erhältlich, mit dem man Bioghurt selbst herstellen kann.

Biokreis. Dieser 1979 gegründete Verband ist einer der anerkannten →Anbauverbände in Deutschland und versteht sich als Initiative von regionalen Erzeugern und Verbrauchern zur Förderung gesunder Ernährung und ökologischen Land- und Gartenbaus.

Bioland, einer der neun anerkannten →Anbauverbände in Deutschland, gegründet 1971. Das Warenzeichen Bioland steht für Produkte aus kontrolliertem ökologischem Landbau, dessen Prinzipien von dem Botaniker und Agrarpolitiker Dr. Hans Müller in den fünfziger Jahren entwickelt und 1968 von dem Arzt und Mikrobiologen H. P. Rusch auf eine wissenschaftliche Grundlage gestellt wurden. Bioland ist der größte deutsche Anbauverband mit über 3400 angeschlossenen Betrieben, die insgesamt 116 000 Hektar

Biologisch-dynamisch

nach den Bioland-Richtlinien bewirtschaften.
Biologisch-dynamisch →Demeter.
Biologische Wertigkeit. Der Organismus baut aus dem durch die Nahrung zugeführten →Eiweiß das körpereigene Eiweiß auf. Die biologische Wertigkeit eines Proteins bestimmt sich durch den Gehalt und die Zusammensetzung an essentiellen →Aminosäuren. In veralteter Literatur wird dieser Wert häufig noch zur Einschätzung verwendet, wieviel Gramm körpereigenes Protein durch 100 g eines Nahrungsproteins nach einem willkürlich für Ei auf 100 festgelegten Referenzwert aufgebaut werden können. Mischungen kommen sogar auf Werte von über 100. 35 % Eiprotein und 65 % Kartoffeleiweiß erreichen nach dieser Einschätzung eine biologische Wertigkeit von 137, so als ob der Körper mehr Protein herstellen könnte, als ihm tatsächlich zugeführt wird. Erst die Verdaubarkeit, zusammen mit der biologischen Wertigkeit bildet den wirklichen Nährwert von Nahrungseiweisen. Dieser Nährwert wird ausgedrückt in NPU, das ist die Netto-Eiweiß-Verwertung (»Net Protein Utilisation«). »Ideales« Eiweiß hat eine NPU von 100, das bedeutet, daß alle Aminosäuren für den Aufbau von körpereigenem Eiweiß verwendet werden und keine unerwünschten Stickstoff-Abbauprodukte entstehen. Diesen Wert erreichen nur Mischungen aus freien essentiellen Aminosäuren. Nach neueren kontrollierten Studien erreicht Ei eine NPU von 48 %.

Hier einige weitere Werte für verschiedene Nahrungsproteine: Milch 40; Soja 39; Fleisch 37; Fisch 37; Getreidekeimlinge 36; Mais 34; Käse 33; Algen 30; Erdnuß 29; Kartoffel 28; Weizen 27; Eiweiß-Hydrolysate 17.
Biopark ist ein anerkannter →Anbauverband, der 1991 in Mecklenburg/Vorpommern gegründet wurde.
Biophotonen-Analytik. Das relativ neue Verfahren der Biophotonen-Analytik mißt die wenig intensive, aber dauerhafte Lichtabstrahlung aus lebenden Organismen. Durch diese Methode läßt sich die biologische Qualität von Lebensmitteln feststellen: die Intensität der Abstrahlung von Biophotonen hängt von der Bodenqualität, der Sonneneinstrahlung, der Frische, der Schad- und Fremdstoffbelastung, der Dünge- und Anbauvariante der untersuchten Lebensmittel ab. Bei Ware aus kontrolliertem biologischen Anbau sind die Werte in vielen Fällen besser. Dieses Meßverfahren eignet sich besonders zur schnellen Qualitätskontrolle der Gesamtschadstoffbelastung, des mikrobiellen Befalls und der Belastung von Lebensmitteln durch ionisierte Strahlung (→Lebensmittelbestrahlung). →Information der Nahrung.
Bioprodukte →Bio, →Naturkost.
Bios I →Vitamin Inosit.
Biotin →Vitamin H.
Bircher Müsli, von dem Schweizer Arzt und Ernährungsforscher Max Bircher-Benner (1867–1939) zusammengestelltes weltbekanntes Müsli-Rezept. →Müsli.

Birnendicksaft, überwiegend fruktosehaltiges, nur sparsam einzusetzendes Süßmittel aus eingedicktem Birnensaft. →Apfeldicksaft, →Fruktose.

Blähungen entstehen durch »verschluckte« Luft, besonders bei hastigem Essen und mangelhaftem Vorkauen, oder durch Vergärung von Zuckern im Dickdarm, beispielsweise von Süßwaren, Kohl, Hülsenfrüchten, Rohkost oder bei Milchunverträglichkeit. Bei der Umstellung auf →Vollwertkost kann es zu Beginn zu Blähungen kommen, wenn sich die Darmflora umgestaltet. Wenn nach dem Verzehr von →Junk Food, zum Beispiel Hamburgern, keine Blähungen entstehen, ist das ein Hinweis auf eine bereits vorhandene Schädigung der →Darmflora.

Blattgemüse, Überbegriff für die Vielzahl der Salatarten, vom bekannten Kopf- und Endiviensalat bis zu den »modischeren« Sorten wie Batavia, Romana, Eichblatt, Chicoree, Eissalat, Feldsalat und anderen. Zu den Blattgemüsen zählen ferner alle Blattkohlsorten (Wirsing, Grün-, Rot-, Weiß- und Rosenkohl) sowie Spinat und Mangold. Leider weisen die meisten Blattgemüse einen recht hohen Nitratgehalt auf. Besonders Blattsalat ist mit Vorsicht zu genießen, vor allem, wenn er aus dem Treibhaus stammt. Die hohe Schadstoffbelastung steht vor allem beim Kopfsalat einem Minimum an wertgebenden Vitalstoffen gegenüber. →Nitrate, →Gemüse.

Blattstielgemüse. Dazu gehören Bleichsellerie und Rübstiel, die roh oder gekocht verzehrt werden können, sowie Rhabarber, der nur gekocht, zum Beispiel als Kompott, genießbar ist.

Blei. Blei und Bleiverbindungen sind vor allem in gelöster Form (z. B. Tetraäthylblei in Benzin) und als Bleistaub starke Umweltgifte. 337 000 Tonnen Blei werden jährlich verbraucht, zwei Drittel davon zur Herstellung von Batterien und Akkumulatoren, für Kabelummantelungen und Formgußteile. Blei wird durch Metallhütten, Feuerungs- und Müllverbrennungsanlagen sowie durch Kraftfahrzeuge freigesetzt. Als Summationsgift reichert sich Blei vor allem in den Knochen an. Bereits kleinste Mengen von Blei führen im Körper zu Beeinträchtigung des Blutbilds und Nervensystems.

Zwischen 0,2 und 0,3 mg Blei pro Tag nimmt der Durchschnittsverbraucher bereits oral mit der Nahrung auf, wovon etwa 10% resorbiert werden. Die Weltgesundheitsorganisation WHO hält die wöchentliche Aufnahme von 3 mg für unschädlich. In pflanzlichen und tierischen Nahrungsmitteln hat der Bleigehalt in den letzten Jahren (seit Einführung des bleifreien Benzins und anderer Maßnahmen) langsam abgenommen.

Blattgemüse und Nahrungsmittel aus verlöteten Konservendosen sind die vorrangigen Bleiträger, doch auch in Kartoffeln und Wurzelgemüse, sowie in Leber und Niere von Schwein und Rind reichert sich das gefährliche Schwermetall an. Weitere Bleiquellen sind manche farbige Keramikglasuren und bei niedrigen

Bleichmittel

Temperaturen gebranntes Emaillegeschirr und, bei bestimmten Wasservoraussetzungen (weiches Wasser), Leitungsrohre aus Blei, wie sie noch heute in rund zwei Millionen Häusern eingebaut sind. Zudem sind in letzter Zeit Meldungen über Gesundheitsstörungen durch Leitungsrohre aus Kupfer bekannt geworden, die vielerorts Bleirohre ersetzen. →Wasser.

Durch gründliches Waschen von Obst und Gemüse, am besten mit einer eigens dafür angeschafften Gemüsebürste, läßt sich der Bleigehalt wirksam reduzieren. Wird das Blei von der Pflanze allerdings über die Wurzeln aufgenommen, hilft auch das Waschen nichts. Gründliches Reinigen empfiehlt sich auch wegen der Pestizidrückstände. Nahrungsmittel, die an verkehrsreichen Straßen in offenen Ständen angeboten werden, sollte man wegen der zusätzlichen Bleibelastung durch Abgase besser nicht kaufen.

Bleichmittel sind technische Hilfsstoffe, die Nahrungsmittel wie Fischkonserven, Stärke, Walnußschalen, Gelatine und andere bleichen. →Lebensmittelzusatzstoffe.

Bleichung. Verfahren bei der industriellen Herstellung von Speisefetten. →Speisefett.

Blutdruck, erhöhter (Hypertonie) ist ein wesentlicher Risikofaktor für →Herz-Kreislauferkrankungen (→Arteriosklerose). Von Bluthochdruck spricht man, wenn der Blutdruck dauernd über 160 zu 95 mm Hg liegt. In vielen Fällen spüren die Betroffenen zunächst nichts davon. Der Zusammenhang zwischen der erhöhten Zufuhr von Natrium, vor allem in Form von →Kochsalz, und Bluthochdruck ist erwiesen. Durch salzarme Ernährung läßt sich der Bluthochdruck senken. Etwa 20–30 % der Bevölkerung sind von Bluthochdruck betroffen. Eine besondere Risikogruppe sind übergewichtige Menschen. Eine weitere Ursache sind Gefäßverengungen, die unter anderem mit dem Vorhandensein von freien →Radikalen und dem Überkonsum von raffinierten Zuckern und den damit verbundenen Fettstoffwechselstörungen in Beziehung stehen.

Blutgruppendiät. Im Irrgarten der Diäten, Schlankheitskuren und Ernährungslehren ist die Blutgruppendiät eine der neuesten Blüten. Sie geht davon aus, daß jede Blutgruppe in der Evolution des Menschen mit bestimmten Lebensumständen zusammenhängen soll. Dementsprechend sollen Menschen mit Blutgruppe 0 Fleischesser sein, Menschen mit Blutgruppe A Vegetarier und solche mit Blutgruppe B asketische Nomaden. Der konfliktscheue Bluttyp AB hingegen kann angeblich problemlos Zivilisationskost zu sich nehmen. Die wissenschaftliche Begründung für solche Behauptungen, denen jeder Bezug zu evolutionsgenetischen und medizinischen Untersuchungen fehlt, bleibt der Erfinder der Blutgruppendiät allerdings schuldig.

Blütengemüse. Zu dieser Gruppe von Gemüsen gehören Artischocke, Blumenkohl und Brokkoli.

Blütenpollen. Pollen sind die männlichen Keimzellen der Blütenpflanzen. Sie werden von den Bienen gesammelt und zu einem eiweißhaltigen Futtersaft fermentiert, der als Nahrung für die Brut dient. Durch diesen Prozeß werden die harten Schalen der Pollen aufgebrochen und die wertvollen Inhaltsstoffe auch für den Genuß durch den Menschen aufgeschlossen. Blütenpollen, die im Handel als Granulat angeboten werden, gelten in der Naturmedizin als Aufbau- und Regenerationsmittel. Allerdings gibt es bei Pollen große Qualitätsunterschiede. Gute Qualitäten stammen von mehr als 20 verschiedenen Blütenarten und sind an der unterschiedlichen Farbtönung erkennbar. Je farbiger der Pollen ist, desto besser. Achten Sie darauf, daß der Pollen gut getrocknet und nicht überlagert oder gar verdorben ist. Auch aufgearbeiteter und abgepackter Pollen verliert nach etwa einem Jahr an Wert.

Blutfette. Bei länger andauerndem anhaltenden Energiebedarf greift der Organismus zur Energieversorgung hauptsächlich auf die Verstoffwechselung von Fett zurück, das heißt auf die ständig im Blut kreisenden Blutfette und Triglyzeride mit einem Speichervolumen von ca. 24 000 kcal, und auf das →Depotfett. Durch die Nahrung aufgenommene Energie, die nicht umgehend zur Energiebedarfsdeckung oder zum Auffüllen des →Glykogendepots benötigt wird, wird in der Leber in Blutfette und Depotfett umgewandelt. →Fett, →Cholesterin, →Brennwert.

Blutzucker (Glukose) ist für die Energieversorgung vor allem des Gehirns und der Netzhaut notwendig. Eine gleichmäßige und konstante Glukosemenge im Blut ist für den normalen Ablauf vieler Körperfunktionen ausschlaggebend. Diese Menge nimmt der Körper ausreichend aus natürlich in Lebensmitteln enthaltenen →Zuckern auf sowie durch Umwandlung von Stärke und Eiweiß in Zucker. Die benötigte Arbeitsenergie stammt vorwiegend aus gespeicherter Energie in Form von →Glykogen (aus Glukose) und →Fett (→Blutfette, →Depotfett). Die Glukoseverwertung findet vor allem aus dem Glykogendepot in Leber und Muskeln statt, nicht aus dem auf 7 bis 12 g oder 30–50 kcal begrenzten Blutzuckerspiegel; kurzfristig und stark eingeschränkt kann ein erhöhter Bedarf aus dem Blutzuckerspiegel abgefangen werden. →Brennwert.

Bodenhaltung. Hühnerhaltung, bei der die Tiere in Hallen zusammengepfercht werden. Auch diese Form der Hühnerhaltung, die gerne als Alternative zur noch grausameren →Käfighaltung propagiert wird, ist nicht artgerecht.

Body Mass Index (BMI). Dient zur Berechnung von Körpermasse und dem mit →Übergewicht verbundenen Gesundheitsrisiko. Der BMI liefert brauchbarere Werte als die verbreitete →Broca-Formel. Der BMI wird folgendermaßen berechnet: Körpergewicht in Kilogramm geteilt durch Körpergröße in m^2.

Berechnungsbeispiel: Eine Person ist 1,80 m groß und wiegt 100 kg. Man rechnet: 100 : (1,80)^2 bzw. 100 : 1,80 : 1,80. Der sich daraus ergebende BMI-Faktor 30,86 wird aufgerundet auf 31.

Dieser BMI-Faktor von 31 zeigt deutliches Übergewicht im Übergang zur Adipositas (Fettsucht) mit allen gesundheitlichen Risiken an. Die Bewertung erfolgt nach dieser Tabelle:
BMI-Faktor unter 18: Untergewicht
BMI-Faktor 18 – 25: Normalbereich
BMI-Faktor 26 – 30: Leichtes Übergewicht
BMI-Faktor über 31: Schweres Übergewicht – Adipositas.

Bohnenkraut, in Europa heimisches Küchenkraut. Da der starke Eigengeschmack der Blätter und Stengel dieses anregend wirkenden Krautes leicht die damit gewürzten Speisen übertönt, muß es sehr sparsam verwendet werden. Bohnenkraut, getrocknet oder gemahlen, findet Verwendung in Gemüsegerichten (Eintopf, Pilze, Gurken, Bohnen, Wirsing, Weißkraut, Rotkraut, Hülsenfrüchte) und in Suppen, Salaten, Fisch- und Geflügelgerichten.

Borretsch. Das auch als Gurkenkraut bekannte Küchenkraut stammt aus dem Orient, ist aber mittlerweile auch bei uns heimisch. Das ein wenig nach Gurke und Zwiebel schmeckende Gewürz, von dem die frischen Blätter oder auch die blauen Blüten verwendet werden, kommt in die Salatsoße und verträgt sich gut mit anderen Küchenkräutern. Weitere Verwendungsmöglichkeiten: Gemüse (Rotkraut, Weißkraut, Wirsing, weiße Bohnen, Gurken, Rohkost, Schwarzwurzel), Kartoffelsuppe, Salate, Soßen.

Botschaft der Nahrung →Information der Nahrung.

Botulismus, äußerst gefährliche Lebensmittelvergiftung, die durch Botuline ausgelöst wird und nicht selten tödlich endet. Botuline sind Stoffwechselprodukte von Clostridium-Bazillen, die im befallenen Lebensmittel gebildet werden. Betroffen sind vor allem fehlerhaft verarbeitete Dosenwaren (Fleisch-, Wurst-, Gemüse- und Obstkonserven). Die ersten Anzeichen einer Vergiftung zeigen sich acht bis zehn Stunden nach der Nahrungsaufnahme und sind Übelkeit, Doppelsehen und Kopfschmerzen. Botulismus kann zu Funktionsstörungen innerer Organe, Schluck- und Sprachstörungen, Atemlähmung und bis zum Tod führen. Verdächtige Konserven sind an den gewölbten Deckeln zu erkennen, bei Glaskonserven ist der Drehverschluß nicht mehr fest oder beim Öffnen zischt Gas heraus. Solche Konserven sollten auf alle Fälle weggeworfen werden. Vor allem bei selbst hergestellten Konserven ist Vorsicht geboten.

BÖW, Kurzbezeichnung für den Bundesverband ökologischer Weinbau e.V., der 1985 als Dachverband aller ökologisch wirtschaftenden Winzer gegründet wurde. Der BÖW ging 1994 in →Ecovin auf.

Braten, Zubereitungsart von Lebensmitteln, vorwiegend in der Pfanne, im Bratgeschirr auf dem Herd, in Folien oder im Backofen. Die Vitalstoffverluste bei dieser Garungsart sind mittel bis hoch, dazu kommt der Nachteil der notwendigen Fettzugabe. Die Fettmenge läßt sich zwar durch die Verwendung beschichteter Pfannen oder Folien reduzieren, doch können solche Pfannen bei unsachgemäßer Behandlung zu Schadstoffquellen werden, außerdem haben sie eine recht kurze Lebensdauer. Alufolien wiederum sind extrem umweltschädlich. Verwenden Sie statt weißen Plattenfetten lieber Olivenöl, das die hohen Brattemperaturen ohne Zersetzung verträgt. Die meisten anderen Pflanzenöle sind für Verwendung bei hohen Temperaturen nicht geeignet. →Speisefett.

Bratfische, Erzeugnisse aus Fischen oder Fischteilen, die vor der Weiterverarbeitung als →Marinaden mit oder ohne Panade gebraten, gebacken, geröstet oder gegrillt werden. Die bekannteste Bratfischware ist Brathering. Bei Bratfischen dürfen Konservierungsstoffe zugesetzt werden.

Brauchwasser, Wasser, das nicht zum Trinken oder Kochen, sondern für andere Zwecke, beispielsweise Waschzwecke oder Toilettenspülung, oder auch gewerbliche und industrielle Zwecke benutzt wird. Das Brauchwasser in den Haushalten stammt jedoch zumeist aus der Trinkwasserversorgung und sollte angesichts der Knappheit der wertvollen Ressource Trinkwasser nur sparsam verwendet werden. Im Augenblick werden in Deutschland bei einem Gesamtwasserverbrauch von etwa 145 Litern pro Tag und Person über 45 Liter Trinkwasser allein für die Toilettenspülung verbraucht, für Baden und Duschen 42 l, für Wäschewaschen 20 l, für Geschirrspüler 10 l, für Körperpflege 10 l, für den Garten 6 l, für die Autopflege 3 l und für sonstige Zwecke 9 l. →Wasser.

Brauner Zucker wird manchmal als »gesunde« und »natürliche« Alternative zum gewöhnlichen Haushaltszucker angeboten. In Wirklichkeit ist brauner Zucker aber nichts anderes als durch anhaftende Melassereste braun gefärbter Haushaltszucker. Er hat eine feucht klebrige Konsistenz und ist weniger haltbar als der weiße Zucker. Sein Gehalt an Vitalstoffen ist aber wie beim Haushaltszucker gleich Null, bis auf einen verschwindend geringen Rest an Spurenelementen in den Melasserückständen. Seine schädliche Wirkung auf den Organismus ist die gleiche wie beim gewöhnlichen →Zucker.

Brausen, künstliche →Limonaden, die aus Wasser und synthetischen Stoffen hergestellt werden. Neben Wasser und Zucker dürfen für Brausen auch Saccharin, künstliche Aromen, naturidentische Aromen, Genußsäuren, künstliche und natürliche Farbstoffe, Coffein und Chinin verwendet werden. Brausen ohne Kohlensäure heißen »künstliche Heiß- oder Kaltgetränke«. Diese Getränke, die wie die Limonaden den Durst nicht wirklich löschen, sondern ihn steigern, erfreuen sich vor allem bei Jugendlichen und Kindern großer Beliebtheit. Der Verbrauch steigt ständig und mit Sicherheit sind diese aromatisierten Zuckerwasser für viele der →ernährungsbedingten Krankheiten mitverantwortlich, vor allem wegen ihres hohen Zuckergehalts. Zudem besteht ein krasses

Mißverhältnis zwischen Preis und Qualität.

Brennwert. Der Brennwert oder Energiegehalt unserer Nahrung, der bei der Verstoffwechselung freigesetzt wird, läßt sich in Maßeinheiten von Kalorien (cal) oder Joule (J) messen: 1 kcal (Kilokalorie) = 4,187 KJ (Kilojoule), 1 KJ = 0,24 kcal. 1 kcal (= 1000 cal) bezeichnet die Energiemenge, die benötigt wird, um 1 Liter Wasser auf Meereshöhe von 14,5 Grad C um ein weiteres Grad zu erwärmen.

Alle Stoffe, die wir aufnehmen, besitzen einen bestimmten, meßbaren Brennwert:

	Wert in kcal	Wert in J
1 Gramm Eiweiß	4,1	17,2
1 Gramm Fett	9,3	38,9
1 Gramm Kohlenhydrat	4,1	17,2
1 Gramm Alkohol	7,1	29,7

Ausgehend vom Brennwert für diese Stoffe läßt sich der Energiegehalt aller Lebens- und Nahrungsmittel festsetzen. Als die Ernährungswissenschaft diese Entdeckung machte, war der Mythos der Kalorien, des Brennwerts, der sich in endlosen Kalorientabellen niederschlug, geboren. Der Nahrungsbedarf eines Menschen wurde festgeschrieben wie der Benzinverbrauch eines Autos, und eine Unzahl von Ernährungsweisen und Schlankheitskuren gründete sich auf dem Rechnen mit Kalorienwerten. Fortan war gesunde Ernährung nur mehr ein Spiel mit Zahlen. Der in der Vollwerternährung so wichtige Faktor der Qualität wurde dabei völlig außer acht gelassen. Gemessen am Brennwert gibt es kaum einen Unterschied zwischen vollwertigen und minderwertigen Nahrungsmitteln. Beispielsweise hat Toastbrot aus Weißmehl, Zucker und Zusatzstoffen ähnlich viele Kalorien wie Vollkornbrot, führt dem Körper aber außer »leeren« Kalorien kaum lebensnotwendige Stoffe zu, während Vollkornbrot neben der in Kalorien meßbaren Energie auch eine Reihe wichtiger Vital- und Faserstoffe mitbringt. Durch diese Kaloriengleichmacherei läßt sich so manche folgenschwere Fehlmeinung über Ernährung nach wie vor rechtfertigen. 100 kcal Fabrikzucker sind rein rechnerisch gleichwertig mit 100 kcal Vollkorn, gemessen am tatsächlichen qualitativen Wert aber liegen Welten dazwischen. Die klassische Kalorienzählerei propagiert Quantität statt Qualität, Brennwert statt Vollwert. Dies aber gleicht dem Versuch, den Wert eines Möbelstücks daran zu bemessen, wie lange es brennt.

Und doch dürfen wir die Kalorien und Grundbausteine der Nahrung nicht ganz aus den Augen verlieren, wenn wir über gesunde Ernährung sprechen. Vollwertige Ernährung muß dem Körper die richtigen Nährstoffe in der richtigen Menge und im richtigen Verhältnis zuführen. Wenn wir dabei den so wichtigen Qualitätsaspekt nicht vergessen, können wir mit Kalorien und Gramm rechnen. Hier einige Anhaltspunkte über den Kalorienbedarf und -verbrauch eines Erwachsenen von etwa 70 kg

Körpergewicht. Sein »Grundumsatz« beträgt etwa 1600 kcal pro 24 Stunden. Damit sind bei einem in Ruhestellung befindlichen Menschen alle Körperfunktionen (Arbeit der Organe, Atmung, Stoffwechsel etc.) abgedeckt. Mit dem Maß der Aktivität steigt der Energiebedarf des Körpers. Menschen mit sitzender Beschäftigung benötigen etwa 2200 bis 2400 kcal, Schwerarbeiter um die 4000 und mehr kcal. Frauen setzen gewöhnlich etwas weniger Kalorien um als Männer.

Der Normalbedarf an Nahrungsenergie liegt bei etwa 145 kJ (35 kcal) pro kg Körpergewicht. Dies kann jedoch nur als grobe Faustregel gelten, da der Bedarf durch viele individuelle Faktoren wie Körperbau, Konstitution, Alter, Gesundheitszustand, Beruf, sportliche Aktivitäten, Belastung durch Umweltgifte, Klima, Arzneimittelwechselwirkungen, Genußmittelverbrauch und andere bestimmt wird.

Wird dem Körper zu wenig Energie zugeführt, greift er auf die körpereigenen Depots zurück, bekommt er hingegen mehr Energie als nötig – was bei den meisten Menschen in den Industrienationen der Fall ist –, stockt er seine Fettspeicher auf – er setzt Fett an (→Übergewicht). Statt sich um eine bessere Ernährung zu bemühen – dem aussichtsreichsten Weg zum Idealgewicht –, rücken manche dem Körperfett durch Fitneßaktivitäten zu Leibe. So wichtig regelmäßige Bewegung und sportliche Betätigung auch ist – der Energiebedarf bei körperlicher Aktivität wird oft überschätzt.

Energieumsatz bei einstündiger, ununterbrochener Aktivität	kcal
Treppensteigen	1100
Schnelles Schwimmen	750
Schnelles Laufen (12 km/h)	710
Laufen (9 km/h)	665
Schnelles Rudern	650
Skifahren	630
Schnelleres Radfahren (21 km/h)	610
Geräteturnen	560
Trainingsgymnastik	470
Langsames Radfahren (15 km/h)	380
Tennis	360
Langsames Schwimmen	310
Schnelles Gehen (6 km/h)	260
Langsames Rudern	255
Leichte Gymnastik	210
Mäßiges Gehen (4,5 km/h)	200
Langsames Gehen (3 km/h)	175

Brigitte-Diät, von der Redaktion der Frauenzeitschrift ›Brigitte‹ entwickelte Schlankheitsdiät. Die vollwertige Variante, »Brigitte-Vollwert-Diät«, ist eine der wenigen ausgewogenen Mischkost-Diäten, die Abnehmewilligen empfohlen werden kann. Der Speiseplan kann individuell abgestimmt werden und besteht aus abwechslungsreichen, kombinierbaren Rezepten. →Schlankheitsdiäten.

Broca-Formel. Klassische Berechnungsart des »Normalgewichts« und »Idealgewichts«: Körpergröße in Zentimeter minus 100 = Normalgewicht. Das Idealgewicht errechnet sich, wenn Frauen vom Normalgewicht 15% abziehen, Männer 10%. Die Broca-Formel läßt aber viele individuelle Faktoren außer acht und liefert nur grobe Näherungswerte. →Body Mass Index, →Übergewicht.

Bromelin ist ein wichtiges, eiweißverdauungsförderndes →Enzym, das vor allem in Ananas vorkommt.

Brot. Über 300 Brotsorten und 1200 Arten von Kleingebäck gibt es in der Bundesrepublik. Obwohl der Brotverzehr der Bevölkerung von 300 kg Brot pro Kopf und Jahr um das Jahr 1800 auf etwa 60 kg in den sechziger Jahren gesunken und 2000 wieder auf über 84 kg angestiegen ist, gehört Brot nach wie vor zu den Grundnahrungsmitteln. Im Vordergrund steht dabei allerdings nicht das gesunde Vollkornbrot, sondern vor allem Grau- und Mischbrot und natürlich Brötchen.

Brötchen, die mit einer Vielzahl anderer Backwaren wie Frühstückshörnchen, Salzwecken, Mohnbrötchen, Laugenbrezen, Salz- und Kümmelstangen, Käsestangen und vielen anderen unter dem Überbegriff *Kleingebäck* zusammengefaßt werden, zählen lebensmittelrechtlich zu Brot, da sie sich in der Regel nicht durch die Bestandteile, sondern allein durch Größe, Form und Gewicht vom Brot unterscheiden. Die folgenden Ausführungen zu Brot gelten also auch für alle Arten von Kleingebäck.

Unterschieden werden Brote zum einen nach der äußeren Form und dem *Backverfahren*. Es gibt

– Freigeschobene Brote in Längs- und Rundform, die frei nebeneinander in den Backofen geschoben werden und ringsherum eine gleichmäßige Kruste aufweisen.

– Angeschobene Brote in Längsform, die eng aneinander in den Ofen geschoben werden, sich an den Seiten berühren und deshalb seitlich krustenlos sind.

– Kastenbrote, die in Formen (Blechkästen) gebacken werden und Dampfkammerbrote, wie Pumpernickel, die einen speziellen Backvorgang bei mäßiger Hitze in Dampfkammern oder Backröhren erfordern.

Ein weiteres Unterscheidungskriterium ist das *Mehl- oder Mehlmischungsverhältnis.* Man unterscheidet

– Weizenbrote mit mindestens 90 % Weizenanteil.

– Weizenmischbrote mit 50 bis 89 % Weizenanteil.

– Roggenmischbrot mit 50 bis 89 % Roggenanteil.

– Roggenbrot mit mindestens 90 % Roggenanteil.

Schließlich wird noch zwischen der *Teigführung* mit Hefe und der Teigführung mit Sauerteig unterschieden.

Dazu gibt es noch eine Reihe *Spezialbrote,* die mindestens eine der folgenden Voraussetzungen erfüllen müssen:

– Verarbeitung von speziell hergestellten Getreidemahlerzeugnissen. Viele dieser Brote zählen zu den Vollkornbroten (z. B. Steinmetzbrot, Schlüterbrot, Lieken Urkornbrot) und unterscheiden sich durch Besonderheiten im Mahlprozeß.

– Verwendung von anderen Mehlen als die Brotgetreidearten Weizen und Roggen. Hierzu zählen die Mehrkornbrote, bei denen auch

Mais, Hafer, Gerste, Hirse, Buchweizen, Reis oder andere Getreidesorten verwendet werden (Mindestanteil 5 %).
– Anwendung besonderer Teigführungen. Simonsbrot, Loosbrot und Grahambrot sind die bekanntesten Vertreter dieser Sorte von Spezialbroten.
– Anwendung besonderer Backverfahren. Knäckebrot, Pumpernickel, Steinofenbrot, Holzofenbrot gehören in diese Kategorie.
– Verwendung von Zutaten pflanzlicher oder tierischer Herkunft. Je nach Zutaten werden angeboten: Milchbrot, Buttermilchbrot, Joghurtbrot, Rosinenbrot, Gewürzbrot, Sojabrot, Zwiebelbrot, Mohnbrot, Leinsamenbrot, Weizenkeimbrot, Sonnenblumenbrot, Nußbrot und viele andere.
– Nährwertveränderte Brote sind im Nährstoffgehalt und/oder im Brennwert verändert (z. B. mit Eiweiß angereichertes Brot, kohlenhydratvermindertes Brot, mit Ballaststoffen angereichertes Brot oder kalorienvermindertes Brot).
– Zu den Diätbroten zählen Sorten, die eine bestimmte diätische Aufgabe erfüllen, zum Beispiel für Diabetiker geeignet sind. Es werden unter anderem natriumarme und streng natriumarme (kochsalzarme) Brote, glutenfreie Brote, Diabetikerbrote angeboten (→diätetische Nahrungsmittel).
Außerdem gibt es eine Reihe von Phantasienamen wie »Klosterbrot«, »Bauernbrot« und andere, die keine Bedeutung haben und in vielen Fällen sogar dem Verbraucher nicht vorhandene Qualität suggerieren wollen. Auf die etwa 300 Brotsorten, die in Deutschland angeboten werden, im einzelnen einzugehen, wäre vergebliche Liebesmüh, denn die Namen, mit denen unser täglich Brot im Handel angeboten wird, sagen bestenfalls etwas über Geschmacksrichtung, Aussehen und Beschaffenheit von Krume und Kruste aus, nichts jedoch über das, worauf es beim Brot wirklich ankommt – auf die Vollwertigkeit. Sie allein entscheidet über die Qualität eines Brotes.

Ein Brot kann heißen und aussehen, wie es mag – ist es nicht aus Vollkorn gebacken, so beeinhaltet es nicht die volle Kraft des Korns und ist ein mehr oder weniger minderwertiges Brot (→Vollkornbrot).

Manche Fabrikbäcker versuchen, ihren Produkten ein »gesundes«, den gestiegenen Verbrauchererwartungen entsprechendes Aussehen zu geben. Fallen Sie auf solche Brotkosmetik nicht herein. Hier einige der gängigen Tricks, die ein Brot hochwertiger aussehen lassen, als es ist. »Vollkornsemmeln« enthalten oft nur 30 % Vollkornmehl.

Körner oder Flocken als Dekoration auf ein Brot aufgestreut oder in geringen Mengen mit eingebacken, bedeuten nicht, daß es sich um ein hochwertiges Vollkornbrot handelt. »Schrotbrot« mit einer groben Struktur ist nicht immer ein Vollkornbrot. Die Struktur sagt nicht unbedingt etwas über die tatsächliche Qualität des Brotes aus, denn Auszugsmehle können durchaus auch grob erscheinen.

Auch die dunkle Farbe des Brotes ist kein Hinweis auf die Vollwertigkeit. Bestimmte Backvorgänge, die Zugabe von Roggenmehl oder gar der Zusatz von Zucker-Couleur oder Malzextrakt verleihen auch geringwertigen Broten die »gesunde« dunkle Farbe. Auch dunkelbrauner Pumpernickel, in dem manchmal sogar ganze Getreidekörner zu erkennen sind, sieht nur gesund aus. Durch den bis zu 20 Stunden dauernden Herstellungsprozeß in der Dampfkammer werden die Vitalstoffe bis auf einen kümmerlichen Rest zerstört. Darüber hinaus finden in der konventionellen Brotherstellung eine Reihe von Fremdstoffen Verwendung. Mehlbehandlungsmittel, Teigkonditionierungsmittel, Geschmacksverstärker, Emulgatoren, Fertigsauer, Backtriebmittel, Lockerungsmittel, Trennmittel, Konservierungsstoffe, Farbstoffe und andere Zusatzstoffe aus künstlichen oder natürlichen Quellen sollen für ein gutes Brot sorgen. Das Fehlen von Rechtsvorschriften zur Deklaration von Inhaltsstoffen bei unverpacktem Brot ist ein Freibrief für die Backindustrie. Meist ohne es zu ahnen, schlucken die Bundesbürger jährlich über 230 000 Tonnen an Backhilfsmitteln mit fragwürdigem Gesundheitswert. Viele Bäckereien verwenden gleich Fertigmischungen aus dem Großhandel. Diese müssen nur noch mit Wasser und Mehl angerührt werden, und fertig ist der fabrikmäßige Einheitsteig. Mit Hilfe computergesteuerter Abbackprogramme wird das Brot fertiggestellt. Solche Fabrikbrote sind für viele Unverträglichkeitsreaktionen im Darm verantwortlich. Kein Zusatzstoff kann konventionelle Brote so verbessern, daß sie Qualität, Konsistenz, Haltbarkeit und Geschmack von echten Vollkornbroten auch nur entfernt nahekommen. Zudem ist das Getreide, das in den normalen Bäckereien und Bäckereiketten zum Brotbacken verwendet wird, häufig sehr schadstoffbelastet (→Getreide, →Schadstoffe). Die Vollkornbäckereien haben bewiesen, daß gesundes und wohlschmeckendes Brot bester Qualität, das in der traditionellen, zeitaufwendigen Weise hergestellt wird, ohne alle chemischen Hilfsmittel auskommt. Doch Brot ist nicht uneingeschränkt zu empfehlen. Besonders Übergewichtige und Menschen, die abnehmen wollen, sollten möglichst ab dem späten Vormittag kein Brot mehr essen, besonders nicht als Zwischenmahlzeit auf nüchternen Magen (→Glykämischer Index).

Verschimmelte Backwaren sollten auf jeden Fall weggeworfen werden (→Schimmel). Schnittbrot, das besonders anfällig für Schimmel ist, wird häufig mit Konservierungsstoffen und Schimmelverhütungsmitteln behandelt, um die Haltbarkeit zu verlängern. Die gesündere Alternative zu Schnittbrot oder Weißbrot ist auf alle Fälle Vollkornbrot aus Natursauerteig, das eine relativ lange Haltbarkeitsdauer aufweist. Lagern Sie Brot kühl, trocken und luftig, am besten in einem Steinguttopf. Brot nicht auf Vorrat kaufen, sondern besser immer wieder frisch.

Brotaufstriche. Aufs Brot streichen

lassen sich außer Butter noch eine ganze Menge anderer Nahrungsmittel. Der Begriff Brotaufstriche steht aber vorwiegend für Fertigprodukte, die im konventionellen wie auch im Naturkosthandel angeboten werden. →Fruchtmus, →Marmelade, →Nußmus und ähnliches machen den »süßen« Teil des Angebots aus, Zubereitungen aus Getreide, Hülsenfrüchten, Gemüsen, Pilzen, Hefe, Tofu etc. den »pikanten« Teil. Auch die hochwertigen Brotaufstriche, die den strengen Naturkost-Richtlinien für Rohstoffe, Zusatzstoffe und Verarbeitung entsprechen, müssen durch Pasteurisieren oder Hitzesterilisieren konserviert werden, was ihren Wert für die gesunde Vollwertküche sehr einschränkt. Die meisten dieser köstlichen Pasten lassen sich in der eigenen Küche frischer und naturbelassener, freilich aber mit einigem Zeitaufwand, selbst herstellen.

Broteinheit, abgekürzt BE, ist eine bei diätetischen Nahrungsmitteln verwendete Hilfsgröße zur Bestimmung der gesamten Kohlenhydratmenge, deren Umrechnung besonders für Diabetiker von Bedeutung ist. Eine Broteinheit entspricht der Wirkung einer Menge von 12 g →Glukose auf den Stoffwechsel.

Brottrunk oder Getreidetrunk ist ein milchsauer vergorenes Getränk aus Vollkornbrot oder Getreide. In Rußland ist Brottrunk unter dem Namen Kwaß seit Jahrhunderten ein beliebtes Getränk, das auch zum Verfeinern von Soßen verwendet wird. Wegen seines säuerlich-wässrigen Geschmacks ist Brottrunk etwas gewöhnungsbedürftig.

Brühwürste sind die am häufigsten verzehrten Wurstwaren. Sie bestehen aus Rind- und/oder Schweinefleisch, Speck, Wasser und einer Reihe anderer Zutaten (→Wurst). Nach dem Abfüllen der Wurstmasse in Hüllen werden Brühwürste gebrüht, zum Teil vor der Brühung heiß geräuchert. Zu den Brühwürsten gehören Bierschinken, Brühwurstpastete wie Mortadella, Preßkopf, Schinken- oder Zungenpastete, Jagdwurst, Bierwurst, Fleischwurst, Lyoner, Fleisch-/Leberkäse, Würstchen wie Wiener, Frankfurter, Bockwurst, Knackwurst. Die sogenannte weiße Ware wie Brat-, Gelb-, Weiß-, Woll-, Hirnwurst oder Kalbskäse sind Brühwürste ohne Pökelstoffe.

BSE. Diese drei Buchstaben stehen für den Irrweg der industriellen Fleischerzeugung, bei der es nicht um Qualität und Naturnähe geht, sondern um schnelle und billige Massenproduktion um jeden Preis. »Rindfleisch zu Wahnsinnspreisen« war viele Jahre lang die Maxime der Agrarlobby. Der »Rinderwahnsinn« ist dafür die nachhaltige Quittung.
BSE ist die Abkürzung für »Bovine Spongiforme Enzephalopathie«, was übersetzt bedeutet: »Schwammartige Erkrankung des Gehirns bei Rindern«. Diese Krankheit bewirkt eine allmähliche Zerstörung des Gehirns und Zentralnervensystems, die immer tödlich endet. Von BSE befallene Rinder werden aggressiv, schreckhaft, hören auf wiederzukäuen, können im Spätstadium der Krankheit ihre Glieder nicht mehr kontrollieren, zucken, werden geschüttelt, wirken »verrückt«. Daher

BSE

der umgangssprachliche Begriff »Rinderwahnsinn«.

Doch nicht nur Rinder sind von BSE betroffen. Auch andere Tiere, selbst Katzen oder Zootiere, können sich anstecken. Auch der Mensch kann befallen werden: Creutzfeldt-Jakob-Krankheit (CJK) heißt die auf den Menschen übertragbare Form von BSE, nach den zwei deutschen Nervenärzten, die sie 1920 zum ersten Mal beschrieben. Die auch beim Menschen tödlich verlaufende, derzeit unheilbare Krankheit läßt so viele Nervenzellen absterben, daß das Gehirn löchrig wird wie ein Schwamm. Früher trat die Krankheit nur bei älteren Menschen über 60 Jahren und äußerst selten auf. Als der Zusammenhang zwischen BSE und CJK immer klarer wurde und vor allem junge Menschen von dieser tückischen und immer tödlich verlaufenden Krankheit befallen wurden, gingen die Wissenschaftler von einer neuen Variante von CJK aus (vCJK). Depressionen, Bewegungsstörungen, Gedächtnisverlust, Muskelstarre, Schluckstörungen, vor allem jedoch ein rapider Persönlichkeitsverfall sind die Symptome dieser Krankheit.

Obwohl BSE und seine Folgeerscheinungen seit einigen Jahren intensiv erforscht werden, liegt über vielem, was diese Krankheit betrifft, noch immer ein Schleier des Geheimnisses. Daher sind die »Entwarnungen« und »sicheren« Tipps, die von Behörden, Hotlines oder Interessenverbänden an die Verbraucher gegeben werden, nicht selten bloße Beschwichtigungen, die sich nicht auf gesicherte Fakten gründen und die bestenfalls dazu dienen, den ins Bodenlose abgestürzten Markt für Rindfleisch wieder zu beleben.

Als gesichert gilt mittlerweile, daß BSE nicht durch Viren oder Bakterien, sondern durch sogenannte Prionen ausgelöst und übertragen wird. »Prion« steht für »Proteinaceous Infectious Particle«, was soviel bedeutet wie »ansteckendes eiweißhaltiges Teilchen«. Diese Eiweiße lagern sich in mutierter Form massenhaft in Gehirn und Nervensystem ab, binden sich an Nervenzellen, töten sie ab und führen so zu schwammartigen Veränderungen des Hirns. Wieviele verschiedene Formen von Prionen es gibt, wie sie mutieren, wie genau sie übertragen werden und wie lange die Inkubationszeit dauert, ist noch immer unklar. Nicht abschätzbar ist auch, wieviele Opfer die Creutzfeld-Jakob-Krankheit fordern wird. Manche Experten glauben an eine flächendeckende Verbreitung des Erregers in der Bevölkerung mit der Folge von Hunderttausenden bis Millionen von Toten, andere gehen davon aus, daß es kaum mehr als die bislang knapp hundert Todesopfer geben wird. Sicher ist nur, daß Prionen nur durch große Hitze und großen Druck zerstört werden können, also nicht durch die im Haushalt üblichen Zubereitungsverfahren wie Braten oder Kochen und auch nicht durch Tiefgefrieren.

Die BSE-Forschung erwägt eine Reihe von Möglichkeiten, wie die Rinderseuche übertragen wird: Durch →Tiermehl, durch die tierischen Fette in →Milchaustauschern, durch maternale Übertragung direkt von Kuh auf Kalb, durch Düngemittel, die Fleisch- und Knochenmehl enthalten. Da der BSE-Erreger resistent gegen Hitze und Kälte ist, ist es auch möglich, daß er durch verseuchten Dünger auf die Weide gelangt, dort über viele Jahre infektiös bleibt und beim Grasen von den Tieren aufgenommen wird.

Der Rinderwahnsinn begann sich ab 1984 in England zu verbreiten (die Krankheit selbst wurde vereinzelt auch früher schon beschrieben), als einzelne erkrankte Rinder in die Tierkörperverwertung gelangten und durch mangelhaft erhitztes Tiermehl im Tierfutter landeten. In England traten bis heute etwa 99 % der in Europa entdeckten BSE-Fälle auf.

Bei Schafen waren ähnliche Syndrome schon seit über 250 Jahren als »Scrapie« bekannt, nun aber schien die Krankheit auch auf Rinder übergesprungen. Von Anfang an wurde die Krankheit verharmlost und die objektive Forschung und Aufklärung behindert und verzögert, nicht nur in England, auch in Deutschland. Man ging jahrelang einfach davon aus, daß der Rinderwahnsinn nicht auf den Menschen übertragbar sei. Eine »Monitor«-Sendung vom Februar 2001 zeigte auf, daß Anfang der 90er Jahre dringend nötige Forschungsgelder nicht genehmigt wurden. Das Landwirtschaftsministerium zeigte »kein Interesse an Forschung«, das Forschungsministerium wollte durch solche Forschung »die Bevölkerung nicht beunruhigen«, ganz offenbar nach dem Motto: »Was man nicht weiß, das macht nicht heiß.« Kein Wunder also, daß Deutschland so lange als »BSE-frei« galt – denn wonach man nicht sucht, das findet man auch nicht. Und natürlich wollte man um keinen Preis den ohnehin schon von vielen Skandalen belasteten Fleischmarkt noch weiter gefährden. Die Behörden wachten wieder einmal erst auf, als es längst zu spät war und bereits unzählige BSE-Rinder in die Nahrungskette gelangt waren. Bis zuletzt war man in den deutschen Amtsstuben davon überzeugt, BSE sei ein ausschließlich englisches Problem, von dem Deutschland nie betroffen werde (als würden sich Seuchen an Staatsgrenzen halten) und auch in den Gremien der EU war man mehr mit Abwiegelung und der Wahrung der wirtschaftlichen Interessen der Agrarlobbies beschäftigt als mit wirksamen Maßnahmen gegen die Rinderseuche. Es schien genug, Sanktionen gegen die Einfuhr britischen Rindfleisches zu verhängen, die natürlich von den Schmugglern der Fleischmafia umgangen wurden. Immer wieder gelangte britisches Rindfleisch illegal aufs europäische Festland. Und die Engländer wandten sich nicht etwa der konsequenten Lösung des Problems zu, sondern versuchten die EU zu erpressen, um eine Aufhebung der Importbeschränkungen zu erwirken. Verbraucherschutz kommt in diesem Milliardenspiel nur marginale Bedeutung zu. Im Zuge des BSE-Skandals kam eine Reihe anderer schwerer Fehler in der Agrarwirtschaft zu Tage – mangelnde Kontrollen und Prüfungen, Überwachungslücken,

BSE

Etikettenfälschungen, manipulierte Dokumente, Vernachlässigung der objektiven Forschung, illegale Fleisch- und Tiermehltransporte und grobe Mißachtung von Expertenwarnungen. Auch die illegalen →Tierbehandlungsmittel rückten wieder ins Licht der Öffentlichkeit.

Auch als schließlich festgestellt wurde, daß BSE unter anderem durch Futtermittel auf Rinder übertragen wurde und daß die Prionen sich vermutlich vor allem im Gehirn, Rückenmark und anderen Teilen des zentralen Nervensystems befinden, begann erst einmal ein zähes Ringen um das Verbot von →Tiermehl und von sogenanntem »Risikomaterial«, den Teilen des geschlachteten Rindes also, in denen BSE-Erreger vermutet werden (→Separatorenfleisch). Auch hier ging es wieder ausschließlich um wirtschaftliche Interessen. Erst Mitte 2000 wurde von der EU beschlossen, ab 1. Oktober 2000 Risikomaterial von Wiederkäuern aus der Nahrungs- und Futtermittelkette zu entfernen, eine Vorschrift, die aber durch diverse Ausnahmen aufgeweicht ist. Entfernt werden müssen nur Hirn, Rückenmark, Augen und Mandeln von Rindern, Schafen und Ziegen. Risikomaterial von Rindern unter einem Alter von 12 Monaten sowie Innereien bleiben von dieser Bestimmung ausgenommen und werden weiterhin verwendet. Doch Experten gehen davon aus, daß die BSE-Erreger in geringerem Umfang auch in anderen, noch nicht als Risikomaterial eingestuften Teilen des Rindes sitzen können, in Blut, Bindegewebe, Haut, Knochen, Niere, Leber, Lunge, Herz, Hoden, Gebärmutter, Speichel und selbst im Muskelfleisch, von dem immer wieder behauptet wird, man könne es »bedenkenlos« essen. Auch Milch, die als »sicher« gilt, muß nicht unbedingt frei sein von BSE-Erregern, nur weil die derzeit noch recht groben Nachweismethoden dies signalisieren und weil Infektionsversuche bislang negativ verlaufen sind.

Die Verwendung von Risikomaterial ist übrigens auch bei der Herstellung von Arzneimitteln und Kosmetika verboten. Der deutsche Landwirtschaftsminister Funke, der selbst diesen lückenhaften EU-Beschluß ein Jahr lang blockiert hatte, enthielt sich bei der entscheidenden Sitzung der Stimme. Funke stimmte übrigens noch Mitte November 2000 gegen die Einführung flächendeckender BSE-Schnelltests, wenige Tage bevor BSE erstmals bei einer deutschen Kuh entdeckt wurde und die gebetsmühlenhaft wiederholte Behauptung vom »BSE-freien Deutschland« endgültig als Märchen entlarvt wurde. Die dann eingeleiteten hektischen »Sofortmaßnahmen« und die plötzlich reichlich verfügbaren Gelder für Forschung kamen viel zu spät.

Mittlerweile sind die Minister ausgetauscht, BSE-Schnelltests in Deutschland bei allen Rindern über einem Alter von 24 Monaten Vorschrift und auch andere Maßnahmen wie eine umfassende Kennzeichnungspflicht von Rindern EU-weit in Planung – doch dem verunsicherten Verbraucher hilft dies wenig. BSE-Schnelltests sind in der Regel erst bei mindestens 30 Monate alten Rindern wirksam und auch dann nicht hundertprozentig sicher – ein negativer Befund bedeutet nicht unbedingt, daß das getestete Tier auch BSE-frei ist und eine Kennzeichnungspflicht ist ebensoleicht zu umgehen wie all die anderen komplizierten und oft unlogischen Vorschriften über Risikomaterial. Außerdem muß man bedenken, daß all diese viel zu spät ergriffenen Maßnahmen zwar künftig etwas bewirken werden, die Versäumnisse der Vergangenheit aber nicht wettmachen können. Wie mangelhaft die Kenntnisse über BSE wirklich sind, zeigt auch die Tatsache, daß bei einem Auftreten der Krankheit die ganze Rinderherde eines Bauernhofes »gekeult«, das heißt, notgeschlachtet und vernichtet wird. Mittlerweile wird über eine »Teil-Keulung« nachgedacht, um den wirtschaftlichen Schaden zu begrenzen. Die von der EU angeordneten EU-weiten Massenschlachtungen von Rindern dienen übrigens nicht der Bekämpfung von BSE, sondern ausschließlich der »Bereinigung« des Marktes, um den ins Bodenlose gefallenen Preis für Rindfleisch zu stützen. 85 000 Rinder mußten zu diesem Zweck in Deutschland ihr Leben lassen – geplant war ursprünglich eine Vernichtung von 400 000 Tieren.

Der wirtschaftliche Schaden von BSE ist nur schwer einzuschätzen. Neben den Verlusten durch den Zusammenbruch des Rindfleischmarktes werden die direkten BSE-Folgekosten je nach Ansatz der Berechnung auf eine Milliarde bis zwei Milliarden Euro geschätzt. Zu diesen Kosten gehören Erlösausfälle für betroffene Landwirte, Kosten für BSE-Tests, für Entsorgung von Tiermehl, für die Massenschlachtung und Vernichtung von Rindern.

Was kann der Verbraucher tun, um sich gegen BSE zu schützen? Der einzig wirklich sichere Rat ist im Augenblick, auf Fleisch unsicherer Herkunft zu verzichten. Alle Aussagen über »Risikomaterialien« und über Teile des Rindes, die »unbedenklich« gegessen werden können, sind unsicher und relativ. Und BSE-Gefahr droht nicht nur durch Fleischwaren. Immer wieder werden die Fragen gestellt: Wie sicher sind Blutspenden, wie sicher sind Kosmetika und Arzneimittel, wie sieht es aus mit Gelatine, die z.B. in Süßwaren verwendet wird, kann BSE über Milch und Milchprodukte übertragen werden? Nach heutigem Stand gelten diese Dinge als »unbedenklich«, doch solange die BSE-Forschung nicht wirklich gesicherte Ergebnisse liefert, können auch keine wirklich gültigen Ratschläge an den Verbraucher erteilt werden. Das einzig Positive an der BSE-Krise ist allerdings, daß einige Verbraucher offenbar aufgewacht sind, ihr Konsumverhalten hinterfragen und nicht mehr kritiklos hinnehmen wollen, was die Fleisch- und Nahrungsmittelindustrie ihnen vorsetzt. Eine Meinungsumfrage von Forsa ergab, daß ca. 2,4 Millionen Deutsche durch die BSE-Krise zu Vegetariern geworden sind – ob nur vorübergehend muß sich erst zeigen. Rechtzeitig zu Beginn der Grillsaison 2001 jedenfalls wurde von Teilen der Presse bereits »BSE-Entwarnung« gegeben, und die Fleischindustrie atmet auf, daß sich die Umsatzzahlen für Rindfleisch wieder erholen. Diesen Trend nutzte eine große Supermarktkette sogleich für eine gewinnbringende Geschäftsidee: sie brachte Rindfleisch, das während der BSE-Krise zu Tiefstpreisen eingekauft und eingefroren wurde, nach der »BSE-Entwarnung« als Frischfleisch auf den Markt. Es scheint, als würde nun, nach der kollektiven BSE-Hysterie bei Politikern, Medien und Verbrauchern, wieder der »ganz normale Wahnsinn« des →Fleisch-Teufelskreises beginnen, zumindest bis zum nächsten Lebensmittelskandal.

BST. Bovine Somatotropin. →Rinderwachstumshormon.

Buchweizen. Eigentlich ist Buchweizen kein Getreide, sondern ein Knöterichgewächs, läßt sich aber wie Getreide verarbeiten. Die anspruchsvolle Pflanze wurde wegen ihres geringen Hektarertrages immer seltener angebaut; wegen ihres milden, nußartigen Geschmacks und des Gehalts an →Lysin, einer essentiellen Aminosäure, die in den meisten Getreidesorten kaum vorkommt, sowie wegen vieler anderer Vitalstoffe ist sie in letzter Zeit wiederentdeckt worden. Buchweizen enthält kein → Gluten (Klebereiweiß) und empfiehlt sich daher für Menschen mit Gluten-Unverträglichkeit. Er läßt sich hervorragend zu Frikadellen, Pfannkuchen, Suppen und Breien verarbeiten.

Bulgur ist gut vorgekocht, mehr oder weniger stark geschälter und grob zerkleinerter Hartweizen, der sich leicht zubereiten läßt. Viele traditionelle Gerichte des Vorderen Orients basieren auf Bulgur, doch auch bei uns findet dieses Getreideprodukt in der Vollwertküche immer häufiger Verwendung.

Bulimie, schwerwiegende Eßstörung, die sich im Verweigern von Nahrung und/oder in zwanghaftem Vielessen (pro Attacke bis zu 20 000 kcal) mit anschließend künstlich herbeigeführtem Erbrechen oder exzessivem Einnehmen von Abführmitteln äußern kann. Betroffen von dieser krankhaften Angst vor dem Zunehmen sind fast ausschließlich Frauen im Alter von 15 bis 35 Jahren, in Deutschland ca. 300 000. Die psychischen Gründe sind oft ähnlich wie die, die zu →Übergewicht führen, aber hier wird die für die Umwelt wahrnehmbare Manifestation in Form von Fettpolstern durch das neurotische Eßverhalten unterdrückt. Eng verwandt ist die →Magersucht.

Butter wird aus Rahm (→Milch) hergestellt. Der Rahm wird kurzzeitig auf etwa 100 Grad erhitzt und entgast und muß anschließend reifen. Bei *Süßrahmbutter* reift der Rahm etwa 15 Stunden, wobei ihm Reinkulturen von Mikroorganismen zugesetzt werden. Bei *Sauerrahmbutter* werden andere Kulturen von Mikroorganismen zugesetzt. Der Reifeprozeß dauert etwa 20 Stunden. Der eigentliche Butterungsvorgang, bei dem der gekühlte flüssige Rahm in ein plastisches Gemisch aus Fett, Wasser und anderen Milchinhaltsstoffen überführt wird, wird durch starke mechanische Beanspruchung bewirkt. Früher geschah dies in Handarbeit im Butterfaß, heute läuft dieser Prozeß in Butterfertigern oder in Butterungsmaschinen ab, wobei sich →Buttermilch absondert.

Butter wird in drei Handelsklassen angeboten, die nach einem Punkte-Bewertungssystem, das Geruch, Geschmack, Gefüge, Aussehen und Konsistenz in Betracht zieht, unterteilt sind. Pro Kriterium können maximal 5 Punkte erreicht werden. Die beste Qualität ist *Markenbutter,* die pro Kriterium mindestens 4 Punkte erreichen muß. *Molkereibutter* muß mindestens 3 Punkte, *Kochbutter* mindestens 1 Punkt pro Kriterium erreichen. *Landbutter* unterliegt nicht dieser Bewertung. Sie stammt vom Bauernhof und darf nur aus dort erzeugter Milch hergestellt werden. Butter ist nur so schadstoffarm und qualitativ hochwertig wie die →Milch, aus der sie gewonnen wird. →Margarine.

Buttermilch entsteht bei der Verbutterung von Sahne. Ihr darf bei der Butterung bis zu 10 % Wasser oder 15 % Magermilch zugesetzt werden. Auch der Zusatz von Trockenmilch ist vom Gesetzgeber gestattet. Daher sollte man beim Kauf von Buttermilch darauf achten, die sogenannte *Reine Buttermilch* zu wählen, denn der so bezeichneten Buttermilch darf weder Wasser, noch Magermilch, noch Trockenmilch zugesetzt werden. Reine Buttermilch darf höchstens 1 % Fett enthalten.

Butterschmalz ist das Fett der Butter (Butterfett), das weitgehend von Wasser und Eiweiß befreit wurde. Es wird meist aus länger gelagerter Butter durch Ausschmelzen und Zentrifugieren gewonnen. Butterschmalz enthält über 99 % Fett. Damit Butterschmalz nicht verbotenerweise in Butter rückverwandelt werden kann, wird Stigmaterin, ein natürlicher Bestandteil pflanzlicher Öle, als chemisch leicht nachweisbarer Markierungsstoff beigegeben.

C

Cadmium wird durch industrielle Abgase, Abwässer und Kunstdünger in die Umwelt und als giftiges Schwermetall in die Nahrungskette eingebracht. In der Bundesrepublik werden jährlich ca. 1125 Tonnen Cadmium verarbeitet. Als billiges Düngemittel werden jährlich mehrere Hunderttausend Tonnen stark cadmiumhaltigen →Klärschlamms aus Deponien und Kläranlagen entnommen und direkt auf die Felder gebracht. In Ballungsgebieten sind die Bodenwerte um bis zu 20% erhöht. Cadmiumverbindungen werden für den Rostschutz von Eisen und Stahl, für Batterien und Akkumulatoren, für die Herstellung von Kunststoffen und für gelb-, orange- und rotfarbige Glas- und Keramiküberzüge eingesetzt. Auch bei der Verbrennung von Schmier-, Diesel- und Heizölen gelangt dieses Schwermetall in die Umwelt. Cadmium kann Krebs erregen, verursacht Gesundheitsschäden vor allem in Nieren und Lungen und kann Mißbildungen, Bluthochdruck und Beeinträchtigungen der Lernfähigkeit hervorrufen. Die bekannteste Cadmium-Schädigung, die Itai-Itai-Krankheit, wurde erstmals 1946 in größerem Ausmaß in der Nähe der japanischen Stadt Fuchu beobachtet. Die Symptome waren heftige Schmerzen in Knochen und Gelenken, Knochenschwund und Nierenschäden. Die Anreicherung von Cadmium im Körper kann über Jahrzehnte erfolgen, ohne daß sich Symptome zeigen, ist die Kapazitätsgrenze aber erreicht, sind die Schäden meist nicht reversibel. Bei jährlich etwa 3000 Menschen heißt dann beispielsweise die Diagnose: endgültiges Nierenversagen. Zwischen 10 000 und 100 000 Bundesbürger leiden an einer Nierenschwäche, die dem Cadmium zuzuschreiben ist. Auch das Immunsystem wird durch das heimtückische Gift geschwächt. Besonders gefährlich wird Cadmium dadurch, daß es sich im Inneren von Pflanze und Tier, die dem Menschen als Nahrung dienen, ablagert, durch Waschen, Schälen oder Kochen also nicht beseitigt werden kann. Cadmium findet sich vor allem in Innereien von Wild, in wildwachsenden Pilzen, in Leber und Nieren von Schweinen und Rindern, sowie in einigen Tintenfischen und Muschelarten. Aber auch in Gemüse und Obst reichert sich Cadmium an, besonders wenn mit schwermetallhaltigem →Klärschlamm gedüngt wird. Starke Raucher nehmen etwa doppelt so hohe Dosen Cadmium wie Nichtraucher auf, denn Tabakpflanzen sind ausgesprochene Cadmiumsammler. Das im Tabak enthaltene Cadmium geht beim Verglühen in den Rauch über und wird über die Lunge erheblich stärker vom Körper aufgenommen als über die Nahrung. Man nimmt an, daß starke Raucher etwa 30 mg Cadmium im Körperdepot haben. 40 mg Cadmium gelten als tödlich für den Menschen. Die Weltgesundheitsorganisation WHO hält derzeit eine wöchentliche Aufnahme von 7 µg pro kg Körpergewicht für unschädlich. Die durchschnittliche Aufnahme liegt zur Zeit bei wöchentlich 100–150 µg. Die zusätzliche Belastung von Rauchern ist in diesem Wert nicht enthalten. Im Gegensatz zu →Blei ist der Gehalt an Cadmium in tierischen und pflanzlichen Lebensmitteln trotz verminderter Emissionen aus der Industrie seit Jahren nahezu konstant geblieben. Daher sollten Innereien nur sehr stark eingeschränkt verzehrt werden.

Calciferol →Vitamin D3.

Calcium (Mineralstoff)
Funktion: Wichtigster Bestandteil in Knochen und Zähnen. Muskelkontraktion, Blutgerinnung, Reizleitung von Nervenimpulsen.
Vorkommen: Eischalen, Milch und Milchprodukte, Vollwertgetreide, Hülsenfrüchte. Verlust durch Verarbeitung und Nahrungsmittelzubereitung: 10–30 %.
Mangelsymptome: Knochenbrüchigkeit, Parodontose, Wachstumsstörungen, Störung der Blutgerinnung, Übererregbarkeit von Muskeln und Nerven.
Tagesbedarf: 800 mg.
Erhöhter Bedarf: Schwangere, Säuglinge und Jugendliche, bei Resorptionsstörungen, bei Coffein- und Alkoholgenuß, bei Zufuhr von isolierten Zuckern, bei älteren Menschen zur Vermeidung von Osteoporose: 1200–2000 mg.
Überdosierung: Kalkablagerungen im Gewebe und in den Nieren.
Sonstiges: Calcium, Phosphor und Magnesium beeinflussen sich gegenseitig. Daher wird die Aufnahme im Verhältnis 1 : 1 : 0,5 empfohlen.
→Mineralstoffe.

Candida. Der parasitäre Hefepilz, der auch über die Nahrung aufgenommen wird, kann sich im Darm und an anderen Körperorganen und Körperhöhlen festsetzen, wenn die mikrobielle Flora gestört ist und auch das Immunsystem nicht mehr reibungslos funktioniert. Heute kann man bei etwa der Hälfte der Bevölkerung von einem Befall mit Candida ausgehen. Diese pathogene →Hefe bevorzugt Nahrungsmittel wie Zucker und andere raffinierte Kohlenhydrate, beispielsweise Auszugsmehle, als Nährsubstrat im Darm. Als Folge einer daraus resultierenden gestörten und fehlbesiedelten →Darmflora werden »gesunde« Lebensmittel wie Vollkorn oder Frischkost oft nicht mehr vertragen. Die weite Verbreitung von Candida-Infektionen ist zum großen Teil auf die falschen Ernährungsgewohnheiten in den Industrienationen zurückzuführen.

Carnitin. L-Carnitin besteht aus den beiden Aminosäuren →Lysin und →Methionin. Es fördert den Fettstoffwechsel und unterstützt bei gleichzeitiger sportlicher Betätigung den Abbau von →Depotfett. Als Zusatz in Sportdrinks zulässig.

Carob ist das Mehl aus den getrockneten Früchten des Johannisbrotbaumes ohne die sehr harten Samen. Das braune Pulver ähnelt im Geschmack dem Kakao, ist aber nicht bitter und zudem fettärmer und frei von Reizstoffen, die bei dem Röstvorgang der Kakaobohne entstehen, was für bessere Bekömmlichkeit sorgt. Carob ist das Ausgangsprodukt für eine breite Palette von süßen Leckereien, die vor allem im Naturkosthandel angeboten werden, zum Beispiel verschiedene Carob-Schokoladen. Auch im Haushalt kann Carob auf vielfältige Weise zur Herstellung von Milchshakes, Quarkspeisen, Puddings, Gebäck und Süßigkeiten verwendet werden. Wegen seines hohen Anteils an fruchteigenem Zucker müssen Süßspeisen mit Carob nicht eigens gesüßt werden. Achten Sie streng auf kontrolliert-biologische Qualität, da Carob in manchen Erzeugerländern mit dem Nervengas Methylbromid behandelt wird.

Carotinoide sind als wichtige →sekundäre Pflanzenstoffe eine Gruppe weitverbreiteter gelb- und orangefarbiger Pflanzenfarbstoffe und üben über ihre Funktion als Provitamin A hinaus bedeutende antikanzerogene Wirkungen und Schutzfunktionen gegen oxidative Schädigungen für den Körper aus. Sie unterteilen sich in sauerstofffreie Vertreter, wie α-Carotinoid, β-Carotinoid (z. B. in Karotten), Lutein, Lykopin (roter Farbstoff der Tomate) u. a., die relativ hitzestabil sind, und in sauerstoffhaltige Verbindungen, wie die Gruppe der Xanthophylle, die hitzempfindlich sind, mit Verlusten durch Kochen und Zubereitung zwischen 60–100%. →Radikale. →Rohkost. In der industriellen Hühnerhaltung werden Carotinoide dem Futter beigemischt, um dem Eidotter Farbe zu verleihen.

Carrageen ist ein jodreiches Gemisch getrockneter Rotalgen, das auch als »Isländisches Moos« bezeichnet wird. Es läßt sich ähnlich wie →Agar-Agar verwenden.

Casein. Milcheiweiß besteht hauptsächlich aus Casein und Molkenproteinen. In schwach saurem Milieu durch Ansäuerung mit Milchsäurebakterien oder mit Hilfe von Labfermenten wie Lab oder Pepsin flockt Casein aus der Milch aus (Milchgerinnung) und läßt sich als →Käse von der →Molke abscheiden.

Cassava. Wurzelknollen, die als stärkereiches Grundnahrungsmittel dienen, bekannt auch unter den Bezeichnungen Maniok oder →Tapioka. Es wird ähnlich wie die →Kartoffel verwendet.

Cayennepfeffer wird aus getrockneten, sehr scharfen Chilis oder Peperonis gemahlen. Seine Schärfe verleiht Gemüsegerichten, Suppen, Salaten, Fleisch, Fisch und einer Reihe anderer Speisen eine feurige Geschmacksnote.

Cerealien, Sammelbezeichnung für Erzeugnisse aus →Getreide.

Chili. Die kleinen, scharfen Schoten, aus denen Cayennepfeffer gemahlen wird, gibt es frisch oder getrocknet. Sie sind ähnlich wie Cayennepfeffer einsetzbar. Die sogenannten Chilipulver, die in milden, scharfen und sehr scharfen Varianten auf dem Markt sind, werden aus Cayennepfeffer, Oregano, Paprika, Knoblauch, Nelken und anderen Gewürzen gemischt und passen zu Gemüsen, Suppen, Salaten, Fleisch und Fisch. In den Küchen von Südamerika und Südostasien ist Chili als anregender »Scharfmacher« unentbehrlich. Manche der dort üblichen lokalen Gerichte sind aufgrund ihrer brennenden Schärfe für den Durchschnittseuropäer kaum genießbar, dienen in den meist heißen Ländern aber zur Anregung des Appetits und als Mittel gegen Wurmbefall.

Chirurgische Methoden zum Abnehmen. Radikalmethoden der modernen Ersatzteilmedizin wie Verkürzen des Dünndarms, Verkleinerung des Magens oder Verdrahten des Kiefers sind gänzlich ungeeignete Waffen gegen die überflüssigen Pfunde. Es lohnt sich in keinem Fall, sich auf die Risiken solch schwerwiegender Eingriffe einzulassen. Dünndarm-Bypass-Operationen beispielsweise haben manchen Patienten das Leben gekostet. Die möglichen negativen Folgeerscheinungen sind kaum abzuschätzen. Das Absaugen von Fettzellen ist eine weitere umstrittene chirurgische Maßnahme, dem Depotfett zu Leibe zu rücken, denn ohne eine Verbesserung des Ernährungswissens werden die Fehler, die zur Bildung überschüssiger Fettzellen geführt haben, voraussichtlich wiederholt. In den abgesaugten Bereichen setzt sich in der Regel keine Fettschicht mehr an, im direkten Umfeld dafür aber um so mehr, was zu grotesken Figurdeformationen führen kann. →Übergewicht, →Depotfett, →Schlankheitsdiäten.

Chlor (Mineralstoff)
Funktion: Aufrechterhaltung gleichmäßigen Flüssigkeitsdrucks in Zellzwischenräumen. Bestandteil der Magensäure und der Gehirnflüssigkeit Liquor.
Vorkommen: Salzhaltige Nahrungsmittel, Käse, Gewürze und Kochsalz. Verlust durch Verarbeitung und Nahrungszubereitung: 10–25 %.
Mangelsymptome: Stoffwechselstörungen, Magenkrämpfe, Muskelschwäche.
Tagesbedarf: 3000–5000 mg.
Erhöhter Bedarf: Bei anhaltendem Erbrechen und Durchfall.
Überdosierung: Der gegenwärtige Verbrauch von Kochsalz (NaCl) ist zu hoch. In Form von NaCl ist Chlor an der Entstehung des Bluthochdrucks beteiligt.
→ Mineralstoffe.

Chlorogensäure, Gerbsäure, die im Kaffee vorkommt und neben Röststoffen dafür verantwortlich ist, daß manche Menschen das dampfende Genußmittel nur schlecht vertragen.

Chlorierte Kohlenwasserstoffe →Pestizide.

Chlorophyll ist der grüne, magnesiumhaltige Farbstoff der Pflanzen, mit dessen Hilfe aus Wasser und Kohlenstoff und der Energie des Lichtes Biomasse, das heißt energiereiche Kohlenhydrate wie Stärke, Traubenzucker etc., aufgebaut wird. Ohne diesen als Assimilation oder Photosynthese bezeichneten Vorgang gäbe es kein Leben auf dieser Welt, weil Tiere und Menschen auf die von den Pflanzen gebildeten Nährstoffe angewiesen sind. Die gesundheitsfördernden Eigenschaften von grünem Gemüse sind vor allem dem Chlorphyll zuzuschreiben.

Cholecalciferol →Vitamin D3.

Cholesterin. Ein Schlagwort in der Diskussion um Fett in der Ernährung ist Cholesterin. Es ranken sich viele Mißverständnisse um diese Substanz, und die Werbung (z. B. für Margarine und Ölkapseln) schlachtet Fehlmeinungen zugunsten der angebotenen Produkte aus. Cholesterin gehört zu den Sterinen, die in allen tierischen Fetten enthalten sind und vom Körper auch selbst produziert werden. Cholesterin ist eine lebenswichtige Substanz und Baustein von Körperzellen, spielt eine wichtige Rolle beim Fettstoffwechsel und ist als normaler Bestandteil in Blut, Nervensystem und anderen Organen vorhanden. Die Substanz Cholesterin setzt sich aus zwei Bestandteilen zusammen, die teilweise gegenteilige Eigenschaften aufweisen: die »schlechte« Cholesterinfraktion, das LDL (Low Density Lipoprotein) lagert sich unter bestimmten Vorbedingungen an den Gefäßwänden ab, die »gute« Fraktion, das HDL (High Density Lipoprotein) verhindert dagegen, daß sich →Blutfette ablagern und fördert ihren Abbau. Ein zu hoher Cholesterinspiegel, speziell von LDL, wirkt sich schädlich auf die Kreislaufgefäße aus und bewirkt Ablagerungen in den Arterienwandungen. Die Folge ist →Arteriosklerose, eine →ernährungsbedingte Krankheit, die zu einer Reihe von Herz- und Kreislauferkrankungen (z. B. Herzinfarkt) führen kann.

Nun ist ein hoher LDL-Cholesterinspiegel aber nicht ausschließlich auf die Cholesterinmenge zurückzuführen, die mit der Nahrung aufgenommen wird. Neuere Studien belegen, daß die Höhe des Cholesterinspiegels kaum Einfluß auf das Infarktrisiko hat. Das unerwünschte LDL entsteht vielmehr als Folge eines gestörten Fettstoffwechsels. Stoffwechselstörungen aber werden nicht nur durch die Aufnahme eines »falschen« Nahrungsmittels, wie etwa cholesterinhaltiger Produkte, bewirkt, sondern durch falsche Ernährung insgesamt, durch das Zusammenwirken verschiedener Faktoren. Nur so ist zu erklären, daß die Menge des durch die Nahrung aufgenommenen Cholesterins kaum Einfluß auf die Höhe des Cholesterinspiegels im Blut hat. Der Körper selbst produziert täglich etwa die 10–30-fache Menge dessen, was über die Nahrung aufgenommen wird. Für die übertriebene Cholesterinhysterie besteht daher kein wirklicher Anlaß. Hoher Zuckerkonsum hingegen trägt wesentlich zu erhöhten Blutfettwerten, Fettstoffwechselstörungen und zur Erhöhung des LDL-Cholesterinspiegels bei. Auch zwischen dem übermäßigen Verzehr tierischer Fette und dem Auftreten

erhöhter Blutfettwerte mit ihren gesundheitlichen Folgen besteht ein ursächlicher Zusammenhang.
Als gesundheitlich äußerst bedenklich gilt jedoch das →Oxycholesterin, das durch die Einwirkung von Hitze und Sauerstoff beispielsweise bei der Herstellung von →H-Milch entsteht, oder auch in tierischen Nahrungsmitteln, die in der →Mikrowelle gegart werden.

Cholin →Vitamin Cholin.

Chrom (Spurenelement)
Funktion: Gefäßfunktionen, Kohlenhydratstoffwechsel.
Vorkommen: Milchprodukte, Vollkorngetreide, Hefe. Verlust durch Verarbeitung und Nahrungsmittelzubereitung: 10–20%.
Mangelsymptome: Stoffwechselstörungen.
Tagesbedarf: 0,05–0,2 mg.
Erhöhter Bedarf: Bei Zufuhr von isolierten Zuckern.
Überdosierung: Ab 5 mg toxische Wirkungen bekannt.
→Mineralstoffe.

CMA. Centrale Marketinggesellschaft der deutschen Agrarwirtschaft. Die CMA ist eine GmbH, die mit kernigen Werbesprüchen, beispielsweise »Fleisch muß sein«, das Image und als Lobbyist den Absatz deutscher Agrarprodukte zu fördern hat. Ihre Gesellschafter sind die 50 Spitzenverbände der Land- und Forstwirtschaft, des Handels, sowie der Be- und Verarbeitung. Die Dienstaufsicht über die etwa 140 Mitarbeiter liegt beim Bundeslandwirtschaftsministerium. Die über 100 Millionen Euro, die die CMA jährlich zur Verbreitung ihrer absatzfördernden Botschaften zur Verfügung stehen, werden aus der Tasche des Verbrauchers finanziert. Für jedes gewerblich geschlachtete Schwein fließen beispielsweise 0,5 Euro in die Kassen des Absatzfonds der CMA. In letzter Zeit versucht die CMA, das angeschlagene Image der konventionellen Landwirtschaft durch Güteversprechungen wie »kontrollierte Qualität«, »sichere Herkunft« und CMA Prüfsiegel aufzubessern. Mit ökologischem Anbau im Sinne der →Anbauverbände hat dies aber nichts zu tun. Die Informationen der CMA sind mit höchster Vorsicht zu genießen. →Fleisch, →Marketing.

Coenzym Q →Vitamin Ubichinon.

Coffein ist ein Alkaloid, das anregend auf Herz, Gehirn und Rückenmark wirkt, in großen Mengen jedoch zu Vergiftungen führen kann. Die Genußdroge Coffein, die auch in Medikamenten Verwendung findet, wird Genußmitteln und Colagetränken zugesetzt und ist natürlicherweise in →Kaffee und →Tee enthalten. Natürlich schätzen die Konsumenten dieser Getränke vor allem auch die anregende Wirkung des Coffeins. Toxische Wirkungen sind möglich: 100 Tassen Kaffee, in wenigen Stunden getrunken, würden zum Tod führen. Leichte Vergiftungserscheinungen sind vielen Kaffeetrinkern vertraut: Unruhe, Herzklopfen, Übelkeit, Schweißausbrüche, Schlafstörungen und Schwindelgefühl. Die bei geringer Coffeinaufnahme als angenehm empfundene Wirkung kann bei größeren Mengen ins Gegenteil umschlagen. Außerdem gewöhnt sich der Körper an Coffein, was zu Suchtverhalten führen kann – man muß immer mehr davon zu sich nehmen, um den stimulierenden Effekt zu verspüren. Schon bei einem täglichen Konsum von drei Tassen Kaffee oder sechs Tassen Tee kann es nach einiger Zeit zu Fruchtbarkeitsstörungen und beim Absetzen dieser Getränke zu Entzugserscheinungen kommen, die sich als Konzentrationsmangel, gestörte Bewegungskoordination, Depressionen, Beklemmungsgefühle und Kopfschmerzen bemerkbar machen können.

Colitis, mit Geschwürbildung verbundene Entzündung der Dickdarmschleimhaut, deren Entstehung mit niedrigem Faserstoffgehalt der Ernährung und Fehlbesiedlung der →Darmflora in Zusammenhang zu stehen scheint.

Convenience-Produkte, →Fertignahrung.

Cornflakes werden aus Maisschrot hergestellt und finden vor allem in industriellen Frühstücksprodukten Verwendung. Sie werden durch Dampfbehandlung und Quetschen erzeugt und erhalten ihre gelbbraune Färbung durch Zusatz von Zucker und/oder Malzextrakten. Der typische Geschmack entsteht durch Rösten. Wegen der industriellen Denaturierung und des oft hohen Zuckergehalts kommt den Cornflakes in einer gesunden Vollwertküche keine Bedeutung zu. →Gentechnik.

Couscous ist grober Grieß aus Weizen oder Hirse. Wird vor allem in Nordafrika und Osteuropa geschätzt, findet aber auch in unseren Breiten immer mehr Freunde.

Crunchy (Granola) ist eine vor allem in den USA und England beliebte süße Müsli-Variante, die auch von deutschen Herstellern in zunehmendem Maße angeboten wird. Crunchy wird in verschiedenen Geschmacksrichtungen aus Flocken, Nüssen, Samen und Trockenfrüchten sowie einer gehörigen Portion Honig und/ oder braunem Zucker hergestellt, indem die Zutaten mit Öl vermischt und in heißer Luft geröstet werden. Da in Crunchies oft große Mengen an Fabrikzucker enthalten sind, eignet sich dieses süße Müsli nicht für das tägliche gesunde Frühstück. Fett und Zucker machen Crunchy zu einer kariesfördernden Kalorienbombe. Wegen der enthaltenen Fette kann Crunchy ranzig werden. Im Backofen läßt sich Crunchy problemlos selber rösten. In Formen gepreßt wird Crunchy auch als »Getreide-Riegel« als süße Zwischenmahlzeit oder Nascherei angeboten.

Cumin →Kreuzkümmel.

Curry ist eine Gewürzmischung aus Cumin, Kurkuma, Kardamom, Pfeffer, Chili, Ingwer, Piment, Erbsenmehl, Zimt, Nelken, Muskat, Koriander und anderen Gewürzen. In Indien gibt es viele verschiedene Currymischungen, und wer gerne mit Gewürzen experimentiert, kann sich eine eigene Komposition zusammenstellen. Curry läßt sich in der Küche vielseitig für Fleisch, Fisch, Geflügel, Wild, Gemüse und Reisgerichte einsetzen, ein Zuviel dieses scharfen Gewürzes aber übertönt leicht den Eigengeschmack einer Speise. In vielen exotischen Gerichten und Soßen ist Curry unentbehrliches Ingredienz.

Cyanocobalamin →Vitamin B12.

Cyclamat. Künstlicher Süßstoff, der 1970 in den USA wegen angeblich krebserregender Wirkung verboten wurde, nun aber wieder zugelassen ist, nachdem ein Toxikologe der amerikanischen Gesundheitsbehörde FDA Fehler (u. a. Bestechlichkeit) einräumte. Für die deutschen Behörden war die damalige Studie, deren Ergebnisse sich nicht bestätigen ließen, kein ausreichender Grund für ein Verbot. Cyclamat ist kalorienfrei und hitzebeständig, aber nur etwa 35mal so süß wie Zucker und wird deshalb häufig in Mischungen mit →Saccharin angeboten. Der →ADI-Wert beträgt 11 mg pro Tag und kg Körpergewicht. Im Verdauungstrakt wird Cyclamat durch Darmbakterien teilweise unter Bildung von Zwischensubstanzen zerlegt. →Süßstoffe.

Cystin. L-Cystin und L-Cystein sind nicht-essentielle →Aminosäuren. Cystin schützt die Leber vor Fettablagerungen. Cystein ist die biochemisch aktivere Verbindung und Bestandteil von →Glutathion. Beide Aminosäuren enthalten Schwefel und unterstützen die Ausscheidung von Schwermetallen aus dem Organismus. Sie spielen eine wichtige Rolle bei den Zellvorgängen als Oxidationsschutz und bei der Hautbildung. Als →Nahrungsergänzung einsetzbar.

D

Daikon, japanischer weißer Rettich, der entweder getrocknet oder aber sauer eingelegt angeboten wird. Naturkostprodukt. →Takuan.

Dämpfen, schonende Zubereitungsart von Nahrungsmitteln, bei der das Kochgut durch einen Siebeinsatz von der kochenden Flüssigkeit getrennt ist und im strömenden Wasserdampf gegart wird. Die Vitalstoffverluste bei dieser Zubereitungsart halten sich in Grenzen. Das Dämpfen eignet sich für Gemüse, Kartoffeln, Fisch und zum Dampfentsaften von Obst.

Darmflora, im Darm lebende Mikroorganismen, die an der Nährstoffaufnahme und -verwertung wesentlich mitbeteiligt sind. Die Bedeutung einer gesunden Darmflora wurde lange unterschätzt. Die enbiotische Bakterienbesiedlung der Verdauungsorgane Gaumen, Speiseröhre, Dünn- und Dickdarm ist unterschiedlich. Hauptsächlich kommen Bifidobakterien, Laktobazillen, Bakteroides, Coryneforme, Enterokokken, E. Coli vor. Vor allem durch falsche Ernährungsgewohnheiten und Abwehrschwächen ist die Darmflora mittlerweile bei ungefähr der Hälfte der Bevölkerung geschädigt, was zu Infektionen mit parasitären Hefepilzen (→Candida) oder Fäulnisflora führen kann. Die Schädigung der so wichtigen Darmflora geschieht vor allem durch:
– frühe Fehlbesiedelung ökologischer Nischen im Darm mit unerwünschten Bakterienkulturen durch falsche (zuckerreiche) Kost im Babyalter,
– massiven Einsatz von Antibiotika,
– antibiotikahaltige tierische Nahrungsmittel aus der Massentierhaltung.

Krankheiten beginnen oft im Darm, der mit einer Länge von ca. 7 Metern und einer Fläche von ca. 400 Quadratmetern die größte Kontaktfläche zur Umwelt darstellt und gleichzeitig als Kontaktbarriere zwischen Umwelt und eigenem Organismus fungiert. Ist der Darm in seiner Funktion eingeschränkt oder geschädigt, hat dies schwerwiegende Folgen wie ungenügende Aufnahme oder gestörte Aufnahme von Nahrungsstoffen (immunstimulierende Nahrungsinhaltsstoffe, die besonders in Frischkost und Faserstoffen enthalten sind, können nicht mehr in vollem Maß aufgenommen werden), mangelnde Stabilität des →Immunsystems (70 bis 80 % des Immunsystems sind in der Darmwand lokalisiert), Blähungen, Durchfall, Koliken, Morbus Crohn, Dünndarmentzündungen, Dysbakterie und andere, die wiederum Folgekrankheiten begünstigen können. »Der Tod sitzt im Darm« faßt der Volksmund die Folgen von Störungen bei der Nahrungsverdauung zusammen. →Zukker, →Antibiotika, →Muttermilch.

Darmreinigung, Sanierung der Darmflora mit Hilfe von Darmspülung und/oder der Verabreichung von Mineralsalzen und speziellen Nährsubstraten. Sie bewirkt eine Gesundung der Darmflora, eine Entlastung des Gesamtorganismus und eine Reinigung der Haut. Die Darmspülung ist ein wichtiges naturheilkundliches Verfahren zur Ableitung von Schlacken, Fäulnisherden und festsitzenden Darminhalten. Vor allem zu Beginn einer Fastenkur oder Schlankheitsdiät empfiehlt sich eine gründliche Darmreinigung. →Entschlackungssalze.

Darren, traditionelle Verarbeitungsart von Getreide, die schon die alten Römer anwandten. Trockenes, feuchtes oder eingeweichtes Getreide wird im Ofen bei etwa 70 Grad 30 bis 60 Minuten lang getrocknet. Beim nachfolgenden Kochen wird das so behandelte Getreide schneller gar, bleibt körniger und hat mehr Aroma.

Dattelmark wird aus frischen Datteln hergestellt und gilt als Alternative zum Fabrikzucker. Zwar weist Dattelmark einen relativ hohen Vitamin- und Mineralstoffgehalt auf, doch ist sein Gehalt an konzentrierten natürlichen Zuckern ebenfalls sehr hoch, so daß es als Süßmittel nur sparsam eingesetzt werden sollte.

Dauerbackwaren. Zu dieser Gruppe von Backwaren zählen haltbare Erzeugnisse wie Kekse und Cracker, Laugendauergebäck (Dauerbrezen), Lebkuchen, Backoblaten, Waffeldauergebäcke, Zwieback, Biskuit und vieles mehr. →Getreide, →Brot.

DDT, →Pestizid aus der Gruppe der chlorierten Kohlenwasserstoffe. Obwohl die Anwendung von DDT in der Bundesrepublik 1971 verboten wurde, ist dieses Gift ein Musterbeispiel für die Langzeitwirkungen chemisierter Landwirtschaft. Der Abbau von DDT an der Pflanze und im Boden verläuft sehr langsam. DDT verbleibt etwa 30 Jahre im Boden. Dadurch reichert sich dieses Pflanzengift im Boden und in der Nahrungskette an und bewirkt auch heute noch – allerdings mit rückläufiger Tendenz – eine Schädigung der Ökosysteme und der menschlichen Gesundheit. Nachdem DDT und einige seiner Abbaustoffe selbst in Plankton, Fischen, Pinguinen, Robben und Möwen in der Antarktis in bedenklichen Mengen nachgewiesen wurden und zugleich feststand, daß DDT nicht auf den Weltmeeren eingesetzt wurde, erkannte man, daß dieses Gift durch Wind und Wasser ubiquitär verteilt wird. Wegen der guten Löslichkeit in Fett reichert sich DDT beim Menschen vor allem im →Depotfett an und wird unter bestimmten Umständen – bei Hungerzuständen, wie etwa bei extremen Schlankheitsdiäten, während Schwangerschaft und Stillzeit – im

Organismus freigesetzt. Für den Menschen ist DDT ein wahrscheinlich auch krebserzeugendes Nervengift. Sein Verbot in Deutschland bezieht sich allerdings nur auf seinen Einsatz – es darf nach wie vor hergestellt und in Länder der Dritten Welt exportiert werden, wo Schutzbestimmungen weitgehend fehlen. Verantwortungslose Chemiefirmen machen mit DDT noch immer gute Geschäfte, ohne Rücksicht auf die Bevölkerung in den Entwicklungsländern. Bei lückenhaften Import-Kontrollen von Nahrungsmitteln aus solchen Ländern kehrt DDT dann auf die Eßtische der Bundesbürger zurück.

Deklaration →Zutatenliste.

Demeter, Forschungsring für biologisch-dynamische Wirtschaftsweise e.V. Einer der neun in Deutschland anerkannten →Anbauverbände. Die biologisch-dynamische Wirtschaftsweise geht auf Dr. Rudolf Steiner zurück, den Begründer der Anthroposophie. Er lieferte schon 1924 die Grundlagen dieser ältesten der alternativen Wirtschaftsweisen. Die wichtigsten Unterscheidungsmerkmale zu den anderen ökologischen Landbauformen sind die Anwendung der biologisch-dynamischen Spezialpräparate und die Beachtung kosmischer Rhythmen, z. B. der Einflüsse von Mond und Gestirnen. Produkte aus Betrieben, die gerade auf die biologisch-dynamische Wirtschaftsweise umstellen, tragen das Markenzeichen »Biodyn«. Unter Demeter sind 1341 Betriebe mit einer Anbaufläche von 51 000 Hektar zusammengeschlossen.

Denaturierung, Bezeichnung für das übermäßige Bearbeiten und Verändern von Lebensmitteln, das die Qualitätskriterien der Vollwertigkeit und Naturbelassenheit mindert. So gelten die meisten vorgefertigten und abgepackten Produkte (→Fertignahrung) als mehr oder weniger denaturiert.

Depotfett. Fettdepots im Körper, auf die der Organismus zur Deckung des Energiebedarfs bei länger anhaltenden Tätigkeiten zurückgreift. Die Fettdepots sind für 99 % der Energieversorgung des Körpers verantwortlich und speichern einen Energiewert von 24 000 kcal. Depotfett erfüllt somit eine wichtige Funktion als Energiespeicher und Energielieferant (→Blutfette, →Übergewicht). Manche Forscher halten diese Vorratshaltung des Körpers für eine genetische Altlast aus der Frühzeit der Menschheitsgeschichte, in der das Nahrungsangebot stark schwankte und Hungerperioden an der Tagesordnung waren. Um diese besser zu überstehen, bildete sich im Verlauf der Evolution das Fettgewebe am Bauch und im Beckenbereich, das in »guten« Jahren aufgefüllt, in »schlechten« als Reserve angezapft werden konnte. Auch Schlanke besitzen dieses Fettdepot – etwa 7 kg Körperfett werden als Füllgewebe und zum Wärme- und Kälteschutz benötigt. Neben diesem *Speicherfettgewebe* verfügt der Organismus über *Baufettgewebe*, das, von Bindegewebsfasern umschlossen, in Form von kleinen druckelastischen Kammern beispielsweise an Ferse und Gesäß wirkt oder Funktionen im

Wasserhaushalt erfüllt. Diese Fettanteile im Körper sind lebensnotwendig und entstehen auch bei völlig normaler Ernährung. Ihre Verteilung und Entwicklung ist durch die Erbanlagen weitgehend vorbestimmt.

Depressionen. Geistige Gesundheit setzt auch das Vorhandensein von Vitalstoffen für die einwandfreie Funktion des Gehirns voraus. Störungen der normalen Stoffwechselvorgänge durch Fehlernährung und daraus resultierende Unterversorgung des Gehirns können durch Megadosierung von Nährstoffen günstig beeinflußbar sein, wie bei Depressionen unter anderem durch →Phenylalanin. Endogen erzeugte Depression kann eine mögliche Folge von Blutunterzucker (→Hypoglykämie) sein, die wiederum durch hohen Konsum von Fabrikzucker entsteht.

Designer Food ist die Bezeichnung für Nahrungsmittel, die es in der Natur gar nicht gibt, sondern die vom Menschen erfunden und zusammengestellt werden. Nahrung nach Maß also, im Labor gemäß den Wünschen der Verbraucher »designed«, zum Beispiel besonders fettarme Produkte mit wenig Kalorien, die dennoch die Geschmacksnerven reizen, oder die sogenannten →Fettaustauschstoffe. Die für Designer Food verwendeten pflanzlichen und tierischen Rohstoffe werden in ihre Grundbausteine, zum Beispiel Eiweiß, Fett, Kohlenhydrate, Faserstoffe, zerlegt und dann in Kombination mit fettreduzierten oder anderen »funktionellen« Bestandteilen zu neuen Nahrungsmitteln zusammengesetzt, die oft auch einen gesundheitsversprechenden Zusatznutzen aufweisen sollen (Functional Food). Daß dies ohne den massierten Einsatz von Hilfs- und Zusatzstoffen nicht möglich ist, versteht sich von selbst. Ein typisches Designer Food, das vor allem im gastronomischen Bereich verstärkt zum Einsatz kommt, ist →Surimi. Der Übergang von der →Lebensmittelverarbeitung zu Designer Food ist fließend. In der gesunden Küche finden solche Nahrungsmittel aus dem Chemielabor keine Verwendung. →Novel Food.

Desodorierung, Verfahren bei der industriellen Speiseölherstellung, bei dem durch Wasserdampf-Vakuumdestillation unerwünschte, teils erst bei dem vorangegangenen Verfahren der →Raffination entstandene Geruchs- und Geschmacksstoffe abgetrennt werden. Auch Pestizid-Rückstände und Mykotoxine werden hierbei zerstört.

Destilliertes Wasser. In vielen Trinkwasserautomaten in den USA gehört es schon zum Alltag, und in manchen Büchern (meist von Laien ohne medizinisch-ernährungswissenschaftliche Ausbildung geschrieben) wird es als »gesunde« Alternative zu Mineralwasser empfohlen. Wer seinen Durst dauernd mit destilliertem Wasser stillt, kann sich jedoch ernsthafte gesundheitliche Schäden zufügen, denn solches überdies energetisch totes Wasser schwemmt wertvolle Mineralstoffe und Spurenelemente aus dem Körper aus.

Dextrose →Traubenzucker.

DFD-Fleisch, Fachbezeichnung für minderwertiges →Fleisch, vor allem Rind-, aber auch Schweinefleisch, das durch die moderne →Massentierhaltung erzeugt wird. DFD steht für die englischen Wörter dark, firm, dry = dunkel, fest, trocken. →Schweinefleisch.

Diabetes mellitus oder Zuckerkrankheit ist eine Störung des Zuckerstoffwechsels mit teilweise schweren Folgeerkrankungen. Etwa jeder zwanzigste Erwachsene leidet an dieser Krankheit, die kaum schmerzt, lange Zeit nur geringe Beschwerden verursacht und niemals ausheilt. Der ernährungsabhängige Typ 2 von Diabetes ist eine der Krankheiten, zu der es nur durch Ernährungsfehler kommt und deren Ausbreitung proportional zum Anstieg des Fabrikzuckerkonsums im jeweiligen Land wächst. Innerhalb von zwei Jahrzehnten hat sich die Zahl der Zuckerkranken verzwölffacht. Bei Zuckerkranken ist die Bauchspeicheldrüse nicht mehr in der Lage, genügend →Insulin zu produzieren, um den Blutzuckerspiegel auszugleichen. Ausgewogene Vollwerternährung, Gewichtsabnahme und körperliches Training sind wirksame Mittel zur Verhütung und Normalisierung. Die Behandlung muß unter ärztlicher Kontrolle erfolgen. →Zucker.

Diätetische Nahrungsmittel müssen bestimmten gesetzlichen Bestimmungen entsprechen, sie müssen einem besonderen Ernährungszweck dienen, und sie müssen sich von anderen, vergleichbaren Nahrungsmitteln hinsichtlich Zusammensetzung oder Eigenschaften maßgeblich unterscheiden. Sie müssen den Zusatz »diätetisch« in ihrer Bezeichnung enthalten und unterliegen einer erweiterten Deklarationspflicht. Diätetische Nahrungsmittel werden beispielsweise eingesetzt zur Behebung von Mangelerscheinungen, zur Behandlung von Überempfindlichkeiten, während Schwangerschaft und Stillzeit, für natriumarme Kost, für glutenfreie Ernährung, für spezielle Kinder-, Alten- und Krankenkost etc. Zu den diätetischen Nahrungsmitteln gehören auch die diversen Erzeugnisse für Diabetiker, die statt →Saccharose →Fruchtzucker enthalten, sowie viele kalorienarme oder kalorienreduzierte Fertigmahlzeiten. Im Zuge wachsenden Gesundheitsbewußtseins - 90% der Bundesbürger signalisieren Interesse an Diätkost - steigen auch die Marktanteile dieser Nahrungsmittel. Im Jahre 2000 betrug das Marktvolumen an Diätprodukten und Naturkost 1,5 Milliarden Euro. Über die tatsächlichen Qualitätskriterien von Nahrungsmitteln (Vollwertigkeit, Naturbelassenheit, Schadstoffarmut und Frische) sagt die Bezeichnung in der Regel aber nichts aus.

Diätische Erfrischungsgetränke sind für Zuckerkranke und Schlankheitsbewußte bestimmt. Sie enthalten statt Zucker →Süßstoffe oder →Zuckeraustauschstoffe und dürfen einige bei →Limonaden und →Brausen erlaubte Zusätze wie Chinin und Coffein nicht enthalten, was sie aber keineswegs »gesünder«

als gewöhnliche Erfrischungsgetränke macht (→Nektar). Der statistische Pro-Kopf-Verbrauch liegt bei etwa 18 Litern jährlich mit steigender Tendenz.

Diätsalze sind Ersatzmittel für Kochsalz, die bei einer natriumarmen Diät verwendet werden. Bei diesen Salzen wird Natrium durch Kalium, Magnesium oder Calcium ersetzt. Die meisten Salzersatzstoffe basieren auf Kaliumchlorid, das einen bitteren, teilweise auch metallischen Nebengeschmack aufweist. Der Geschmack einiger Salzersatzstoffe wird äußerst ungünstig bewertet. In manchen Fällen wird Kaliumchlorid mit Natriumchlorid vermischt, um diese geschmacklichen Nachteile auszugleichen. Das in Österreich unter der Bezeichnung »Halbsalz« im Handel befindliche Würzmittel ist eine solche Mischung aus Kochsalz mit Kalium und anderen Stoffen. Die Diätsalze unterliegen den Vorschriften der Diätverordnung, sind aber keine gesunde Alternative zum normalen Kochsalz.

Dicksaft wird aus Äpfeln, Birnen oder Trauben hergestellt und dient als Alternative zum Fabrikzucker. →Apfeldicksaft, →Birnendicksaft.

Dill. Dieses aromatisch erfrischende Küchenkraut wirkt mild beruhigend und magenstärkend. Es gedeiht auch im heimischen Garten und wird frisch oder getrocknet angeboten. Beim Trocknen und Kochen verliert Dill allerdings den Großteil seines Aromas. Deshalb am besten frisch verwenden und erst kurz vor dem Servieren auf die Speisen streuen. Kohlrabi, Zucchini, Bohnen, Tomaten, Erbsen, Gurken, Kartoffeln, Suppen, Salate, Fleisch, Fisch, Soßen, Quarkspeisen erhalten durch Dill einen typischen frischen Geschmack.

Dinkel ist eine Wildform des Weizens, bei dem die Körner mit den Spelzen verwachsen sind. Dinkel wurde durch den ertragreicheren Weizen fast völlig verdrängt, bis sich einige Naturkostbäcker wieder seiner annahmen und äußerst schmackhafte und gut verdauliche Backwaren daraus herstellten. Dinkel hat einen würzigen Geschmack und läßt sich außer zum Backen für Suppen, Klöße, Bratlinge und pikante warme Gerichte verwenden. Hervorzuheben ist sein hoher Eiweißgehalt.

Dioxine. Sammelbezeichnung für eine Stoffgruppe aus vielen Einzelsubstanzen von polychlorierten Dibenzodioxinen und -furanen, die als unerwünschte Nebenprodukte bei einer Vielzahl von Verbrennungsprozessen, beispielsweise bei der Verbrennung von behandeltem Holz und Verpackungsmaterial im Haushalt, in Müllverbrennungsanlagen und bei industriellen Herstellungsprozessen entstehen. In die Gruppe der Dioxine gehört auch die hochgiftige Substanz TCDD, die 1976 durch einen Chemieunfall in Norditalien als »Seveso-Gift« bekannt wurde. Durch Anreicherung in der Nahrungskette gelangen Dioxine auch in unsere Nahrungsmittel. So gab es beispielsweise 1998 in Belgien einen Skandal wegen Dioxin in Eiern. Eine EU-Studie wies nach, daß aufgrund dioxinhaltiger Nahrung auch das menschliche Gewebe und Muttermilch nach wie vor stark mit diesem Gift belastet sind, obwohl man in den letzten Jahren von abnehmender Dioxinbelastung in der Nahrung ausgegangen war. Vor allem Neugeborene sind dadurch gefährdet – in ihren Körper können Dioxinmengen gelangen, welche die von der WHO festgesetzten Grenzwerte um das 27- bis 144-fache übersteigen. Fette in Fleisch und Fisch sowie Milchprodukte gelten als besonders belastet. Im Körper wirken Dioxine extrem schädigend auf Leber und Haut (Chlorakne). Einige Dioxine werden auch als neurotoxisch und krebserregend eingestuft. →Schadstoffe.

Disaccharide (Zweifachzucker), Verbindung von zwei Einfachzuckern (→Monosaccharide). Im normalen weißen Haushaltszucker (Saccharose) ist zum Beispiel ein Molekül Glukose mit einem Molekül Fruktose verbunden. Der Malzzucker wiederum besteht aus zwei Molekülen Glukose. Ein weiterer Zweifachzucker ist der Milchzucker, bestehend aus Glukose und Galaktose. →Zucker.

Distelöl ist auch unter der Bezeichnung Saflöröl im Handel und wird aus der Färberdistel gewonnen. Das schonend hergestellte (kaltgepreßte) Distelöl gilt aufgrund seines hohen Anteils an ungesättigten Fettsäuren als eines der wertvollsten Speiseöle. Wegen seiner hochwertigen Bestandteile sollte Distelöl ausschließlich unerhitzt für Salatsoßen, Marinaden und ähnliches verwendet werden. Kühl und dunkel lagern, um dem Verderb und der Zerstörung der wertgebenden Inhaltsstoffe vorzubeugen. →Speisefett.

Divertikulitis, schmerzhafte Entzündung der kleinen, sackartigen Ausstülpungen der Dickdarmwand. Diese Erkrankung steht in Zusammenhang mit faserstoffarmer Ernährung.

Dörren, natürliche Trocknungsmethode zum Haltbarmachen von Obst, Gemüse und Kräutern ohne Chemikalien und Konservierungsmittel. Im Handel sind elektrische Dörrapparate erhältlich, die dem Dörrgut schnell und schonend das überschüssige Wasser entziehen. Dörrapparate lassen sich aber auch selbst bauen. Zum Dörren eignet sich am besten Steinobst sowie Äpfel und Birnen. Wer nur geringe Mengen dörren möchte, kann sich auch mit dem Backrohr behelfen (Einstellung auf ca. 50 Grad).

Dosennahrung, Form der →Fertignahrung. Eine große Zahl unterschiedlicher Nahrungsmittel werden in Dosen angeboten, oft in stark denaturierter Form. (→Fischvollkonserven, →Fleischkonserven, →Gemüsekonserven, →Obstkonserven.) Dosen können sich als gefährlich erweisen. Beispielsweise geben Weißblechdosen bzw. deren Lötstellen Zinn und Blei an den Doseninhalt ab. In vielen Fällen gibt es chemische Wechselwirkungen zwischen Dose und insbesondere sauren Inhaltsstoffen, was zu Rost, Abblättern von Dosenlack und dem Herauslösen von gesundheitsschädlichen Metallionen des Dosenmaterials führen kann. Die von den Gesundheitsämtern festgelegten Toleranzwerte sind sehr hoch angesetzt. →Blei, →Zinn.

Drei-Jahres-Tee →Kukicha-Tee, →Bancha-Tee.

Dritte Welt. Die Ernährungsgewohnheiten in den reichen Industrienationen haben eine direkte Auswirkung auf den Hunger und das wirtschaftliche Elend in Ländern der Dritten Welt. →Fleisch-Teufelskreis, →Getreide-Teufelskreis, →Unterernährung.

Druckgaren. Dieses Zubereitungsverfahren im Druck- oder Schnellkochtopf spart bei hohen Gartemperaturen zwar erheblich Zeit und Energie, doch sollten die niedrigen Stufen vorgezogen werden, da bei ihnen der Vitalstoffverlust geringer ist. Trotzdem kommt es beim Druckgaren zu etwa doppelt so hohen Verlusten an wasserlöslichen Vitalstoffen wie beim Dünsten. Zusätzliche Verluste können sich beim sogenannten Übergaren einstellen, wenn die Zeit- und Temperaturvorgaben nicht genau beachtet werden.

Dulcin ist ein hitzeempfindlicher Süßstoff, der als krebserregend eingestuft wurde und für den Einsatz in Lebensmitteln gesperrt ist.

Düngemittel sind unverzichtbarer Bestandteil der landwirtschaftlichen Produktion, können aber auch zu einer Quelle von Schadstoffen werden. Die konventionelle Landwirtschaft benutzt Mineral- und Kunstdünger und →Gülle zur Erzielung von Spitzenerträgen unter Ausbeutung natürlicher Grundlagen. Düngemittel werden eingesetzt, um den Nutzpflanzen über den Boden mit zusätzlichen Nährstoffen, vor allem Stickstoff, zu versorgen. Kompost, Mist und wechselnde Fruchtfolge standen dem Landwirt schon immer als ökologisch vernünftige Mittel zur Steigerung des Ertrages zur Verfügung, wurden seit den Nachkriegsjahren im konventionellen Landbau aber weitgehend durch anorganische Düngemittel, die sogenannten Kunstdünger, ersetzt. Ein Ergebnis der kostenintensiven, chemisierten (Über-)Düngung sind die makellosen, wie aus dem Bilderbuch aussehenden Obst- und Gemüsesorten der Handelsklasse Extra und I, die aber meist nur mehr dem Auge gefällig sind, häufig nach gefärbter Zellulose schmecken, weniger Vitalstoffe in sich haben, dafür aber mit Schadstoffen belastet sind. Ein besonderes Problem bei der Düngung stellen die Stickstoff-Überschüsse (→Nitrat) dar. Zusammen mit den →Pestiziden erschöpfen sie die Bindekapazität des Bodens, vermindern langfristig die Bodenqualität und das Bodenleben und tragen in wesentlichem Umfang zur weltweiten Vergiftung des Grundwassers bei. →Wasser, →Klärschlamm

Dunst (Feingrieß) ist ein feinkörnig gemahlenes Getreide, das im Zerkleinerungsgrad zwischen Grieß und Mehl liegt. Dunst wird industriell vor allem für die Herstellung von Teigwaren verwendet.

Dünsten, die schonendste Zubereitungsart von Nahrungsmitteln, bei der die geringsten Verluste von Vitalstoffen auftreten. Dünsten bedeutet Garen ohne Bräunung im eigenen Saft mit wenig Fett und wenig

Flüssigkeit und eignet sich für Gemüse, Eintopfgerichte, Fisch, zartes Fleisch und Obst.

Durst, natürliches Verlangen nach der Aufnahme von Flüssigkeit, verursacht einerseits durch verminderte (z. B. nach starkem Schwitzen oder körperlicher Anstrengung) oder andererseits erhöhte (z. B. nach Aufnahme stark salzhaltiger Speisen) Salzkonzentration im Blut. Schon ein Wasserverlust von nur 0,5 % des Körpergewichts führt zu Durstempfinden. Auch isotoner Volumenmangel, der sich beispielsweise nach einer Blutspende einstellt, löst Durst aus. Der Durstreiz im Gehirn wird durch die Signalsubstanz Angiotensin ausgelöst. Der Wasserhaushalt im Körper steht im engen Zusammenhang mit →Kochsalz.

Durum, Bezeichnung für Hartweizen. Besonders kleberreiche, durch spezielle Züchtung entstandene Weizenart, die vor allem zur Herstellung von Teigwaren und Grieß verwendet wird.

E

Ecovin. Hervorgegangen aus dem →BÖW (Bundesverband ökologischer Weinbau) ist Ecovin der Verband, der die Richtlinien für ökologischen Weinbau vorgibt. Etwa 200 Winzer bauen auf ca. 1000 Hektar Weinbaufläche ihren Wein nach diesen strengen Vorgaben an. →Wein. Gehört zu den neun anerkannten →Anbauverbänden.

Eier. Unter Eiern versteht man im gesetzlichen Sinn ausschließlich Eier vom Huhn. Andere Eier, wie Enten-, Gänse-, Möwen-, Wachtel-, Kiebitzeier, dürfen nur unter deutlicher Kennzeichnung der Vogelart in den Handel gebracht werden.

Eier werden nach drei Güteklassen angeboten:

– *Klasse A* sind »frische« Eier, die folgende Merkmale aufweisen müssen: saubere, normale, unverletzte Schale, Luftkammer nicht über 6 mm. Diese Eier dürfen weder gewaschen noch gereinigt sein. Durch Waschen oder Abreiben wird nämlich der Überzug von Kalium und Natriumsalzen auf der Schale entfernt. Mikroorganismen können dann leichter in das Ei eindringen. Eier, die zum Zeitpunkt des Verpackens eine Luftkammer von weniger als 4 mm aufweisen, dürfen höchstens bis zum 9. Tag nach dem Legen, bzw. höchstens bis zum 7. Tag nach der Verpackung die Zusatzbezeichnung »Extra« oder »Frisch« tragen. Im Handel werden praktisch nur Eier der Klasse A angeboten.

– *Klasse B* sind Eier zweiter Qualität oder durch Kühlung oder technische Verfahren haltbar gemachte Eier. Die Luftkammer darf 9 mm nicht überschreiten. Sie müssen mit einem roten Stempel auf der Schale gekennzeichnet sein.

– *Klasse C* sind Eier, die nur für die Verarbeitung in der Nahrungsmittelindustrie bestimmt sind. Dazu gehören Eier mit untypischer Form oder Oberfläche, Schalen- oder Schalenhautverletzungen (Knick- und Brucheier) sowie Schalensprüngen, die in der Henne entstanden, aber wieder verkittet wurden (Lichtsprungeier).

Ein Qualitätsunterschied zwischen braunen und weißen Eiern besteht nicht.

Diese Güteklassen sagen aber nichts über die tatsächliche Qualität der angebotenen Eier aus. Die Qualität eines Eies hängt von seiner Frische und von der Art ab, wie das Huhn, das es legt, gehalten und gefüttert wird. Auch Phantasiebezeichnungen, wie »Goldei«, »Frühstücksei«, »Nestei« oder »Landei«, die dem Verbraucher Frische und besondere Qualität suggerieren sollen, sagen nichts über die Qualität des Eies aus. Außerdem werden Eier in sieben Gewichtsklassen unterteilt, die ebenfalls nichts über die Qualität aussagen. Bei all diesen Vorschriften muß sich der Verbraucher letztendlich doch selbst darum kümmern, ob er Qualitätseier von freilaufenden, mit Mischfutter ernährten Hühnern kauft oder mit Schadstoffen belastete Eier von eingepferchten, gequälten Legehennen aus der →Bodenhaltung oder →Käfighaltung. Der überwiegende Teil der Eier, die im konventionellen Einzelhandel angeboten werden, stammt aus sogenannten Hühnerfarmen, auf die wir weiter unten eingehen werden.

Die Frische des Eies. Beim Ei geht es neben der Schadstoffbelastung vor allem um Frische. Im Handel (auch im Bioladen) sind Eier meist mindestens sieben Tage alt oder sogar älter. Von Anfang an sind im Ei Fäulnisbakterien und Salmonellen enthalten, die schon nach dem zweiten Tag stark zunehmen.

Die Frische eines Eies läßt sich an folgenden Merkmalen erkennen:
– Ein frisches Ei erscheint gegen Licht hell und durchscheinend, ein altes Ei kann Flecken aufweisen.
– Beim frischen Ei ist die Dotterkugel hochgewölbt, die Dotterhaut fest, der Dotter befindet sich in einer zentralen Lage. Beim alten Ei flacht die Dotterkugel ab, die Dotterhaut zerreißt beim Aufschlagen leicht und fließt breit auseinander, der Dotter weicht von der zentralen Lage ab.
– Beim frischen Ei ist die Luftkammer klein, bei der Lagerung des Eies vergrößert sich die Luftkammer.
– Ein frisches Ei in einem Gefäß mit Wasser bleibt flach am Boden liegen. Ein älteres Ei stellt sich auf die Spitze oder schwebt.

Allerdings haben gewiefte Händler Wege gefunden, Frische vorzutäuschen und die geltenden Bestimmungen, daß ein Ei beim Verpacken nicht älter als zwei Wochen sein darf, zu umgehen. Sie lagern Eier, die im Sommer, vor allem in Holland, in Massenproduktion anfallen, in Kühlhäusern bei 8 Grad und 70% Luftfeuchtigkeit ein. Dadurch verändert sich die Luftkammer im Ei nicht. Wenn im Winter (vor Weihnachten) die Preise steigen, kommen diese Eier als »frisch« in den Handel und werden auch über EU-Grenzen hinweg verkauft. Übrigens bedeutet der Packungsaufdruck »Aus deutschen Landen frisch auf den Tisch« nicht unbedingt, daß die Eier aus Deutschland stammen. Achten Sie stattdessen auf die erste Ziffer des Zahlencodes auf dem Ei selbst, der das Herkunftsland bezeichnet: 1 = Belgien, 2 = Deutschland, 3 = Frankreich, 4 = Italien, 5 = Luxemburg, 6 = Niederlande, 7 = Dänemark, 8 = Irland, 9 = Großbritannien, 10 = Griechenland, 11 = Spanien, 12 = Portugal, 13 = Österreich, 14 = Finnland, 15 = Schweden. Die beiden folgenden Ziffern stehen für das Bundesland, z. B. 02 für Bayern, weitere Ziffern bezeichnen die Packstelle. Allerdings kann all diesen Codes für das EU-Land bzw. das Bundesland nur entnommen werden, wo die Eier sortiert und verpackt wurden. Wo sie tatsächlich gelegt wurden, bleibt im Dunklen. Für den Verbraucher aussagekräftiger sind daher die freiwilligen Angaben, die auf dem Ei möglich sind, hier vor allem die Art der Legehennenhaltung, das Gütezeichen KAT für Eier aus artgerechter Tierhaltung, das Legedatum, das letzte empfohlene Verkaufsdatum und der Ursprung der Eier. Zum letzteren gibt es zwei Möglichkeiten: Der Herkunftsnachweis D/D/D, der besagt, daß die Legehennen in Deutschland geschlüpft und aufgewachsen und daß die Eier in Deutschland gelegt sind. Die sechsstellige Identifikationsnummer ermöglicht die Rückverfolgung des Eies bis zum Betrieb und nennt die Haltungsform. 1 = Freilandhaltung, 2 = Intensive Auslaufhaltung, 3 = Bodenhaltung, 4 = Volierenhaltung, 5 = Batteriehaltung. Zum anderen vergibt die »Gütegemeinschaft Eier« ihr Siegel europaweit und auch ihre Code-Nummer gibt Auskunft über Erzeugerland und Haltungsform. Die Nummern entsprechen den oben genannten. Mit der Ziffer 0 kann hier auf Biohaltung hingewiesen werden, dann aber muß auf der Verpackung auch die Nummer der zuständigen Öko-Kontrollstelle aufgedruckt sein.

All diese Ziffern und Codes wirken vielleicht verwirrend, können im Zweifelsfall aber wichtige Hinweise beim Einkauf liefern. Auf keinen Fall kaufen sollte man Eier, die beim Hinweis auf die Legehennenhaltung die Nr. 5 (Batteriehaltung) aufweisen. Manchmal wird bei Eiern aus Massentierhaltung Stallfrische vorgetäuscht, indem sie mit Mist besprenkelt werden. Seit 1998 müssen Eier auf der Verpackung mit verschiedenen Angaben ausgezeichnet sein: Güteklasse, Gewichtsklasse (XL = sehr groß, 73 g und mehr; L = groß, 63–73 g; M = mittel, 53–63 g; S = klein, unter 53 g), Anzahl der Eier, Mindesthaltbarkeitsdatum, empfohlene Lagerbedingungen, sowie Kennziffer des Packbetriebes. Das Mindesthaltbarkeitsdatum darf die Frist von 28 Tagen nach dem Legen nicht überschreiten, im Handel ist eine Kühlung ab dem 18. Tag vorgeschrieben. Solche Eier sollten aber am besten gar nicht mehr verwendet werden.

In den letzten 35 Jahren hat sich der Eierverbrauch pro Kopf mehr als verdoppelt, in den letzten Jahren ist er wieder leicht gesunken. Verzehrte im Jahr 1988 der Durchschnittsbürger noch über 270 Eier, so waren es 1999 »nur« noch 224 Stück. Allein in Deutschland sind das über 18 Milliarden Eier pro Jahr! Drei Viertel davon stammen aus inländischen Betrieben, der Rest kommt aus dem Ausland, vor allem aus Holland und Belgien. Dabei hat sich der Bestand an Hennen stetig verringert (1970 waren es ca. 71,4 Millionen, 2000 nur mehr 36 Millionen). Die moderne → Massentierhaltung macht solche Zauberei möglich. Durch Züchtung, Intensivhaltung und –fütterung werden die Hühner zu Höchstleistungen im Eierlegen getrieben. 1950

Eier

legte die Durchschnittshenne 120 Eier pro Jahr, heute bringt sie es auf über 250. Die Legeleistung liegt in den großen Eierfabriken um einiges höher als in kleineren Betrieben. So wird verständlich, daß der Preis für Eier seit 1950 nahezu gleichgeblieben ist. Die »Produktion« von Eiern in den großen Legefabriken ist ein Beispiel für brutalste Tierquälerei.

Ei und Gesundheit. Klingende Namen wie »Goldei«, »Nestei« oder »frische Landeier« sollen den Verbraucher darüber hinwegtäuschen, daß die Eier, die er im Laden kauft, meist von kranken und gequälten Tieren stammen, die nicht artgerecht gehalten werden. Praktisch alle Eier, die im Handel angeboten werden, stammen aus Hühnerfarmen, zu 90 % aus →Käfighaltung, die übrigen aus →Boden- oder Volierenhaltung. Daß Eier aus solchen »Hühner-KZs«, wie Prof. Bernhard Grzimek es ausdrückte, nicht gesund sein können, ist naheliegend.

Dabei ist das tagesfrische Ei vom freilaufenden, mit Mischfutter gefütterten Huhn ein vollwertiges Nahrungsmittel, das den Menschen mit biologisch hochwertigem Eiweiß sowie verschiedenen Vitaminen, Mineralien und Spurenelementen versorgt. Doch auch wenn man eine Einkaufsquelle für frische, qualitativ hochwertige Eier kennt, sollte man nicht zu viele Eier essen. Der Durchschnittsverbrauch von jährlich 224 Stück pro Kopf ist wegen der stark säurebildenden Inhaltsstoffe deutlich zu hoch. Ein bis zwei frische Eier guter Qualität pro Woche – entsprechend 50 bis 100 pro Jahr – sind ernährungsphysiologisch vertretbar.

Auch das Futter der Hühner ist für die Qualität des Eies entscheidend. Am besten sind natürlich Eier von Hühnern, die sich ihr Futter selbst zusammensuchen können oder mit ausgewogenem Mischfutter versorgt werden. Durch das in der Massenhaltung verwendete Futter hingegen gelangen eine Menge Schadstoffe ins Ei.

Schadstoffe im Ei. Die lebenden »Eierautomaten« in den Hühnerfarmen werden mit einer ganzen Palette von Chemikalien behandelt: Antibiotika, wie Chloramphenicol, Sulfonamide, Coccidiostatica (gegen Parasitenbefall), arsenhaltige Arzneimittel, Antioxidantien, Psychopharmaka und Östrogene (in Deutschland offiziell verboten). Die amtliche Lebensmittelüberwachung überprüft Eier kaum auf Antibiotikarückstände oder Rückstände von anderen →Tierbehandlungsmitteln.

Dem Futter werden außerdem Farbstoffe beigemischt, um dem Eidotter die gewünschte Farbe zu geben. Die unnatürliche, nicht artgerechte Hühnerhaltung ruft nämlich eine Blaßfärbung des Dotters hervor. 15 marktgängige Farbtöne stehen dem Hühnerzüchter in vorgedruckten Farbfächern zur Auswahl, um die Dotterfarbe »den Verbraucherwünschen anzupassen«. Eigentlich entsteht der gelbe Dotter, der ein Ei so appetitlich macht, durch hochwertiges Grünfutter, Samen und Getreide. Durch die künstlichen Farbstoffe wird dem Verbraucher vorgegau-

Eier

kelt, sein Frühstücksei stamme von einem gesunden, gut gefütterten Huhn. Durch das Futter gelangen weitere Schadstoffe in das Ei: Chlorierte Kohlenwasserstoffe aus der Pestizidanwendung bei pflanzlichem Futter, Schwermetalle aus tierischen Futtermitteln, wie →Fischmehl, sind ebenfalls reichlich im Fabrikei enthalten. Auch →Salmonellen können in Eiern vorkommen, denn gerade bei Käfighühnern ist der natürliche Schutz des Eies, die Schale, häufig dünn und brüchig. Zudem sind meist bereits Eileiter und Darm der Legehennen mit Salmonellen besiedelt. Kaum eine Hühnerfarm ist frei von diesen Krankheitserregern. Pressemeldungen hingegen verlauteten, daß »in keinem einzigen Fall Salmonellen in Eidottern gefunden wurden«. Das ist sicherlich richtig, denn im Dotter siedeln sich Salmonellen in der Regel nicht an, wohl aber an der Schalenoberfläche. Dort vermehren sie sich und dringen im Laufe der Lagerung, insbesondere aber beim Aufschlagen, in das Innere des Eies. Zwar werden die Salmonellen beim Kochen (über 70 Grad) abgetötet, doch sollte man sich vor nachlässig gegarten Eierspeisen und Eierspeisen, die lange stehen, hüten.

Eimus und Brei – versteckte Eier. In vielen Nahrungsmitteln sind Eier enthalten – in Nudeln, Keksen, Kuchen, Würsten, Fertiggerichten, Süßwaren, Soßen, Suppen, Mayonnaisen und anderen. Nicht selten werden solche Nahrungsmittel – zum Beispiel Eiernudeln – gerade wegen ihres Eigehalts als besonders hochwertig angepriesen. Doch wer glaubte, die Hersteller solcher Nahrungsmittel würden Eier von glücklichen Hühnern frisch aufschlagen und verarbeiten, sah sich durch einige Lebensmittelskandale in den letzten Jahren eines Besseren belehrt. Die meisten Hersteller beziehen ihre »Eier« längst schon in flüssiger Form von Spezialfirmen. Dort wird vor der Weiterverarbeitung aus Eiern der Klasse C erst einmal Flüssigei, Trockeneigelb, tiefgefrorenes Eigelb, Trockeneiweiß, Volleipulver und anderes fabriziert. Brucheier, Knickeier und ähnliches werden selbstverständlich mit verarbeitet. Jedes Jahr werden zehntausende Tonnen Flüssigei in die Bundesrepublik eingeführt, vor allem aus Holland, aber auch aus Taiwan und Japan. Daß mit dieser Eisuppe kräftig und gewinnbringend gepanscht wird, ist nichts Neues. Trotz gesetzlicher Verbote wurden tonnenweise Lebensmittel mit stinkendem und bakterienverseuchtem Flüssigei produziert und in den Handel gebracht. In der zum Teil chemisch konservierten Brühe fanden sich bei Untersuchungen neben Mikroorganismen auch Hühnerkot, Schalenreste und Teile von angebrüteten Hühnerembryos.

Abfalleier aus Schlacht- und Brutbetrieben wurden ebenso verwertet wie angebrütete Eier und sogenannte Schleudereier, eine Eierbrühe, die mit Hilfe eines in der BRD verbotenen Zentrifugalverfahrens aus minderwertigen Eiern hergestellt wird. Doch kaum sind die Berichte über solche Skandale

aus der Presse verschwunden, kehrt der Verbraucher zu seinen alten Kauf- und Eßgewohnheiten zurück.
Praktische Tips
– Kaufen Sie keine Eier aus →Käfighaltung. Mit jedem Ei aus den »Hühnerfabriken« unterstützen Sie eine der brutalsten Formen der Tierquälerei. Zudem gefährden Sie Ihre Gesundheit. Auch Eier aus »Volierenhaltung« und »Bodenhaltung« sollten aus diesem Grund gemieden werden.
– Reduzieren Sie Ihren Eiverbrauch. 1 bis 2 Eier pro Woche sollten genügen.
– Kaufen Sie Eier von Hühnern aus →Freilandhaltung, die sich ihr Futter selbst suchen können oder mit ausgewogenem Mischfutter gefüttert werden. Solche Eier finden Sie kaum im konventionellen Handel, sondern meist nur direkt beim Erzeuger, im Naturkostladen oder auf Wochenmärkten. Diese Eier kosten zwar mehr als die Fließbandeier aus der Fabrik, doch sie sind ihr Geld wert.
– Lassen Sie sich nicht durch Werbesprüche auf den Packungen irreführen (Frische Landeier, Nesteier etc.).
– Achten Sie stattdessen auf Herkunftsnachweise, Art der Legehennenhaltung und ähnliche Hinweise, die etwas über die tatsächliche Qualität aussagen.
– Achten Sie auf die Frische des Eies. Meiden Sie ältere Eier.
– Vermeiden Sie Produkte, die Flüssigei enthalten. Es gibt Teigwaren, Kekse und ähnliches auch ohne Ei.
– Essen Sie kein rohes oder geschlagenes Eiklar. Es enthält Avidin, das die Eiweißverdauung im Körper hemmt und dem Körper Biotin entzieht. Durch Erhitzen wird Avidin unschädlich gemacht.
– Achten Sie auf die Verpackung. Plastikverpackungen bieten den Mikroorganismen bessere Lebensbedingungen als Packungen aus Pappe.
– Seien Sie besonders vorsichtig bei Frischeiprodukten, die ununterbrochen gekühlt aufbewahrt werden müssen. (Keimvermehrung.) Essen Sie aus den gleichen Gründen keine nur sehr kurz gekochten (weichgekochte) Eier.
Eier-Teigwaren →Teigwaren.
Einfachzucker →Monosaccharide.
Einkaufsquellen. Die Wahl der Einkaufsquellen ist von entscheidender Bedeutung für die Qualität unserer täglichen Nahrung. Bewußtes Einkaufen ist der erste Schritt zur bewußten Ernährung. Die Verfügbarkeit der verschiedenen Einkaufsquellen ist regional sehr unterschiedlich. Auskunft über alternative Bezugsquellen und Direktvermarkter gibt beispielsweise »Eco-World. Das Alternative Branchenbuch« (im Buchhandel erhältlich) oder die lokalen Verbraucherberatungsstellen. Überall jedoch findet man mit etwas Mühe und Geduld Einkaufsquellen, wo man qualitativ hochwertige Lebens- und Nahrungsmittel beziehen kann. Haben Sie mehrere solcher Quellen zur Auswahl, schaden genaue Preisvergleiche nicht, denn gerade mit dem Etikettenzusatz →»Bio« gibt es oft drastische Preisunterschiede – und

auch Schwindel. →Lebensmittelhandel, →Märkte, →Versorgung beim Erzeuger, →Reformhäuser, →Naturkostläden.

Einmachzucker wird meist aus der sogenannten Grundsorte (Weißzucker →Saccharose) hergestellt. Rotem Einmachzucker wird Farbstoff zugesetzt.

Eiscreme ist ein Erzeugnis aus Wasser, Milchpulver, Zucker, Verdickungsmittel mit natürlichen oder künstlichen Geschmackszusätzen, das sich anhaltender Beliebtheit erfreut – 2000 lag der Jahresverbrauch pro Kopf bei 12,2 Litern. Manche Sorten (Kunstspeiseeis, Sorbet) werden ohne Milch aus verdünntem Fruchtmark oder Fruchtsaft hergestellt. Die ursprünglich in der →Milch enthaltenen Schadstoffe finden sich natürlich im Eis wieder, ebenso, je nach Qualität des Eises, verschiedene Zusatzstoffe wie Emulgatoren, Farb- und Aromastoffe. Eiscreme ist empfindlich und äußerst anfällig für mikrobiellen Verderb. →Salmonellen im Eis, vor allem im Softeis, sind keine Seltenheit und können das Vergnügen an der sommerlichen Erfrischung erheblich trüben. Beim Eiskonsum sollte man immer auch den hohen, gesundheitsgefährdenden Zuckergehalt bedenken, der je nach Sorte zwischen 21 und 32 % liegt. →Zucker.

Eisen (Spurenelement)
Funktion: Bestandteil der roten Blutkörperchen und mancher Enzyme. Beteiligung am Sauerstofftransport.
Vorkommen: Fleisch, Vollwertgetreide, grünes Gemüse, Hülsenfrüchte. Verlust durch Verarbeitung und Nahrungszubereitung: 10 bis 30 %.
Mangelsymptome: Mangelhafte Sauerstoffversorgung des Organismus. Veränderung von Haut und Schleimhaut. Erschöpfung. Anämie, Immunschwäche, Allergieanfälligkeit. Gleichzeitige Aufnahme von Zink, Vitamin E und Vitamin B 6 wird empfohlen.
Tagesbedarf: 12 – 18 mg.
Erhöhter Bedarf: Eisenmangel ist weit verbreitet; während der Schwangerschaft, bei Blutverlusten während der Menstruation, bei Magen-Darm-Erkrankungen, bei Resorptionsstörungen, bei hohem Kaffee- und Teegenuß, der die Eisenverwertung beeinträchtigt, bei Vitamin C-Mangel (Vitamin C erhöht die Resorption von Eisen; Tannine, Calcium, Phosphate und Phytat hemmen die Eisenaufnahme – nur das zweiwertige Eisen hat eine hohe Bioverfügbarkeit).
Überdosierung: Verstopfung.
→ Mineralstoffe.

Eiweiß (Protein) stellt das Grundgerüst aller menschlichen, tierischen und pflanzlichen Zellen dar und wird zum Aufbau und zur Erhaltung aller Zellen in Haut, Muskeln, Blutkörperchen, Organen, Knorpeln, Knochen und Sehnen sowie zur Bildung von Enzymen, Hormonen und anderem benötigt. Proteine sind also das lebensnotwendige Baumaterial des Organismus. Sie können nur sehr begrenzt im Körper gespeichert werden und werden nur in Ausnahmefällen, wenn die Kohlehydrat-

Eiweiß

Proteingehalt von Nahrungsmitteln
Angaben: Eiweiß in Gramm pro 100 Gramm Nahrungsmittel

Tierisches Eiweiß

Kalbfleisch	18-21
Fisch	17-18
Rindfleisch	16-19
Geflügel	15-20
Wurst	11-19
Schweinefleisch	11-18
Speisequark	17
Milch/Buttermilch	4
Schlagsahne	2
Ei	13

Pflanzliches Eiweiß

Sojabohnen	37
Linsen	23
Weizenkeime	26
Bohnen, weiß	21
Mandeln	18
Weizenkleie	16
Haselnüsse	13
Erbsen, grün	6
Kartoffeln	2
Vollreis	7

und Fettreserven erschöpft sind, bei der →Gluconeogenese als »Brennstoffe« des Körpers eingesetzt.
Proteine bestehen aus →Aminosäuren. Bislang sind 22 Aminosäuren bekannt, die sich zu einer Vielfalt von Kombinationen verknüpfen. Der Aufbau von körpereigenem Eiweiß läuft nur dann optimal ab, wenn alle Aminosäuren in genügender Menge und im richtigen Verhältnis zueinander gleichzeitig vorliegen.
Die essentiellen Aminosäuren müssen täglich zugeführt werden, um körperliche und geistige Gesundheit aufrechtzuerhalten. Durch Mischung von verschiedenen Nahrungseiweißen oder durch Zugabe von essentiellen freien Aminosäuren kann der Mangel an spezifischen Aminosäuren ausgeglichen werden.
Der Nährwert von Proteinen wird bestimmt durch die Verdaubarkeit sowie Gehalt und Zusammensetzung an essentiellen Aminosäuren (→Biologische Wertigkeit), und ausgedrückt in →NPU-Werten.
In der Nahrung unterscheiden wir zwischen tierischem Eiweiß (enthalten in Fisch, Fleisch, Eiern, Milch und Milchprodukten) und pflanzlichem Eiweiß (vor allem in Getreide, Hülsenfrüchten, Nüssen, aber auch in Kartoffeln, Obst und Gemüse).
Der Star unter den pflanzlichen Eiweißlieferanten ist die Sojabohne (→Soja), das »Fleisch des Feldes«. In der Tiermast wird erheblich mehr hochwertiges Eiweiß verfüttert als gewonnen (→Fleisch-Teufelskreis). Die wichtigste Quelle für Nahrungseiweiß ist der Anbau von Getreide und Hülsenfrüchten, dem zusätzliche Bedeutung zukommt, weil er ohne Stickstoffdüngung auskommt (→Nitrat).
Aus dem durch die Nahrung zugeführten Protein baut der Organismus das körpereigene Eiweiß auf. Tierisches Eiweiß galt lange als für den Menschen wertvoller als pflanz-

liches, weil es komplette Proteine enthält. Dies führte zu der Fehlmeinung, tierisches Eiweiß sei ein Kraftmacher (Steaks = Sportlernahrung), und eine ausreichende Deckung des Proteinbedarfs sei nur durch Aufnahme von tierischem Eiweiß möglich. Dieser Irrtum führte zu einer Überkonsumierung von Fleisch, was eine Reihe nachteiliger Folgen für die Gesundheit mit sich brachte.

Keinesfalls darf Eiweiß »verteufelt« werden, wie das manche Vertreter von Extremdiäten tun. Viele Menschen nehmen tatsächlich zu wenig Eiweiß auf, sollten diesen Bedarf aber mit pflanzlichen Proteinen decken.

In der Vollwerternährung jedoch kommt es nicht nur auf die biologische Wertigkeit einzelner Proteine an, sondern auf eine dem Körper zuträgliche Kombination von Proteinspendern und auf die Herkunft der Proteine, wobei pflanzliche vorgezogen werden. Durch sinnvolle Kombinationen von Nahrungsproteinen kann die biologische Wertigkeit wesentlich gesteigert werden. Unter diesem Aspekt sind die pflanzlichen Proteine den tierischen nicht nur gleichwertig, sondern in vielen Fällen überlegen. Allerdings liefern Einzelpflanzen nie vollständiges Eiweiß. Pflanzliche Proteine müssen daher in Mischungen miteinander *gleichzeitig* gegessen werden.

Häufig gibt es →Allergien gegen ein bestimmtes Eiweiß, beispielsweise bei Weizen. Dies ist oft auf die Einkreuzung von fremden Gräsern zurückzuführen, die die Widerstandsfähigkeit, Halmfestigkeit, Halmgröße, Ährengröße des Getreides beeinflussen sollen und beeinflußt haben. Bei diesen Maßnahmen wird die Proteinveränderung und die Wirkung auf den Menschen nicht genügend beachtet (→Gentechnik).

Hitze verändert die Qualität von Proteinen. Ihre Struktur verändert sich zum Teil schon bei Temperaturen zwischen 40 und 50 Grad. Solche veränderten Eiweiße nennt man denaturiert, da sie bestimmte biologische Eigenschaften (enzymatische oder serologische Aktivität, Hormonwirkung u. a.) verlieren.

Der tägliche Proteinbedarf eines Erwachsenen liegt im Durchschnitt bei etwa 1 Gramm pro Kilogramm Körpergewicht. Bei Kindern, Jugendlichen und Senioren besteht ein erhöhter Bedarf von 1,2 bis 1,5 g/kg. Bei Schwangeren sowie bei hoher körperlicher Belastung und nach schwerer körperlicher Krankheit kann der Proteinbedarf bis über 2 g/kg ansteigen. Der Protein-Mindestbedarf wird mit 0,6 g/kg täglich angegeben. Ständiges Hungergefühl, Hungerödeme, Infektanfälligkeit, Apathie, Muskelschwäche, Muskelabbau und Entwicklungsstörungen bei Kindern können die Mangelerscheinungen sein.

Ein Zuviel an tierischem Eiweiß führt zu einem Überwiegen der Fäulnis im Darm; eine Überversorgung mit Fleisch und Fleischprodukten bewirkt durch die enthaltenen Begleitstoffe wie →Purine und →Fett eine Übersäuerung im Körper und die Neigung zu →Gicht und Harnsteinen.

Eiweißreiche Diäten (z.B. Hollywood-Kur, Mayo-Diät, Quark-Diät, Fisch-Blitz-Diät, Scarsdale-Diät, Lutz-Diät). Diese Formen von →Schlankheitsdiäten werden heute bevorzugt eingesetzt. Wer mit einer solchen Diät auf gesunde Weise abnehmen will, muß aber zwei wesentliche Punkte beachten, um eine grobe Fehlernährung zu vermeiden: Das →Eiweiß muß zum größten Teil aus pflanzlichen Quellen stammen, ergänzt durch Fisch und Meeresfrüchte. Außerdem muß die Diät ausreichend mit Obst und Gemüse begleitet werden und es muß darauf geachtet werden, daß dem Körper genügend →Faserstoffe zugeführt werden. Natürlich ist bei den eiweißreichen Diäten auch Fett und Salz reduziert. Der gewichtsreduzierende Effekt bei diesen Diäten besteht darin, daß der Appetit durch die Eiweißzufuhr ausreichend gedämpft wird, zugleich aber muß der Organismus je nach Proteinzusammensetzung erheblich mehr Energie für die Verstoffwechselung des Eiweißes aufwenden, als er zugeführt bekommt – folglich beginnt er Fettreserven abzubauen. Diesen Effekt machen sich auch manche eiweißhaltigen Diätprodukte zunutze.

Wenn es sich bei der Diät hingegen um eine reine »Eiweißmast« aus tierischen Quellen handelt (→Fleisch), ist sie wegen möglicher gesundheitlicher Nachteile abzulehnen. Zuviel Eiweiß mit geringem Nährwert kann Fäulnis im Darm bewirken und zudem durch die unerwünschten Stickstoff-Abbauprodukte eine Übersäuerung, da sich der Harnsäurespiegel erhöht (→Säure-Basen-Gleichgewicht). Diese Abbauprodukte von Protein können sich in kristalliner Form in Gelenken und Gewebe ablagern, was →Gicht und Harnsteine zur Folge haben kann.

Elektrolytgetränke, besonders bei Sportlern in Mode gekommene, teilweise aufwendig verpackte, geschickt vermarktete und entsprechend teuere Mineralgetränke. 235 Millionen Liter solcher »Iso-Getränke« rinnen jährlich durch die Kehlen deutscher Sportler und Fitneßfreunde. Die Bezeichnung »isotonisch« tragen diese Lifestyle-Getränke allerdings nur dann zu Recht, wenn sie ungefähr die gleiche Konzentration von Mineralien enthalten wie das Blut. Hier zum Vergleich die Anteile einiger Mineralstoffe in einem Liter Blut: Natrium 3219 mg, Chlorid 3669 mg, Kalium 166 mg, Magnesium 22 mg, Calcium 95 mg, Phosphor 109 mg. Viele Hersteller kümmern sich kaum um solche Vorgaben, setzen dafür aber Stoffe ein, die mit gesundem Trinken nichts zu tun haben, zum Beispiel Zucker, Aroma- und Farbstoffe. Die unerwünschte Beigabe von Zucker macht Sportler schneller schlapp und sorgt zudem für die Zunahme gerade der Fettpolster, die man durch sportliche Betätigung loswerden will. Achten Sie beim Kauf der an sich überflüssigen Elektrolytdrinks streng darauf, daß in der trinkfertigen Zubereitung nicht mehr als 2 bis 4 % Zucker enthalten sind. Allerdings sind die Getränke zusätzlich mit →Süßstoffen gesüßt. Wenn es aber in der Werbung heißt

»... um die körpereigenen Kohlenhydratspeicher zu schonen« oder »... um Energie zu liefern«, weist das zumeist auf unerwünschte höhere Zuckermengen hin. Insbesondere diejenigen, die durch Sport und Fitneß überflüssige Pfunde loswerden wollen, sollten auf solche unnötigen Kalorien verzichten (→Glykämischer Index). Natürlich kann man mit Elektrolytgetränken den Flüssigkeits- und Mineralsalzbedarf beim Sport decken, den gleichen Zweck erfüllt man aber, noch dazu viel billiger und ohne Zucker, mit Mineralstofftabletten, Mineralwasser oder vorzugsweise frisch gepreßten Obst- und Gemüsesäften sowie Kräuter- und Früchtetees.

Elektrolyte, Bezeichnung für Mineralsalze in gelöster Form. →Mineralstoffe.

Emulgatoren, →Lebensmittelzusatzstoffe, welche die Mischung von zwei schwer vermischbaren Flüssigkeiten, beispielsweise Wasser und Öl, stabilisieren. Außerdem lassen sich mit ihrer Hilfe Nahrungsmittelmischungen bei der Herstellung besser aufschäumen, so daß sie auch ohne Zusatz wertvoller Inhaltsstoffe cremig wirken. Emulgatoren werden in Margarine, Mayonnaise, Eis, Backwaren, Brüh- und Kochwürsten eingesetzt, zum Teil deswegen, um den Fettanteil zu verstecken und das Produkt fest und mager aussehen zu lassen. Emulgatoren natürlichen Ursprungs sind vor allem die →Lezithine in Ei, Soja und Ölsamen. Industriell hergestellte Emulgatoren sind unter anderem veresterte Mono- und Diglyceride von Speisefettsäuren.

Energiebedarf →Brennwert.
Energiegehalt von Nahrungsmitteln →Brennwert.
Energieumsatz →Brennwert.

Energy-Drinks sind seit den neunziger Jahren vor allem bei jüngeren Leuten sehr in Mode gekommen und mittlerweile in jedem Supermarkt und an jeder Tankstelle erhältlich. Diese übersüßen, geschmacklich sehr gewöhnungsbedürftigen Getränke sollen gemäß der Werbung »Flügel verleihen«, was oft genug aber nur darauf zurückzuführen ist, weil sie gerne mit Spirituosen zu Cocktails gemischt werden. Verantwortlich für die anregende Wirkung sind neben dem altbekannten Coffein (→Kaffee) die Aminosäure →Taurin, bzw. →Vitamine oder andere natürliche Stoffwechselprodukte wie Glucuronolacton. →Zucker.

Ente →Geflügel.

Entlezithinisierung, Verarbeitungsschritt bei der industriellen Speiseölgewinnung, durch den das Öl dünnflüssiger wird. Dem Öl wird Lezithin, das wichtige Stoffwechselfunktionen erfüllt, entzogen. Das Lezithin wird als Emulgator für Gebäck, Teigwaren und Margarine weiterverwendet. →Speisefett.

Entsäuerung. Verarbeitungsschritt bei der industriellen Speiseölgewinnung, der für die Neutralisation des Öls sorgt. Dabei werden auch die freien Fettsäuren, die für Geschmacksveränderungen mitverantwortlich sind, entfernt. Dies geschieht im allgemeinen durch Einrühren von Laugen. Die Ölgemische werden entfärbt und vorhandene Schwermetallspuren mit verdünnter Phosphorsäure ausgeschwemmt oder wie bei Baumwollsaatöl, Palmöl und Kokosfett mit Hilfe der Wasserdampfdestillation entfernt, die gleichzeitig das Öl thermisch bleicht. →Speisefett.

Entschlackungssalze. Salze lassen sich auch zur Entschlackung des Körpers einsetzen oder als Notlösung, wenn wir zuviel gegessen oder zuviel Alkohol getrunken haben. Das schluckweise Trinken von in Wasser gelöstem Salz, das eine Magenentleerung durch Erbrechen herbeiführt, gilt als altes Hausmittel. Milde Darmentleerungsmittel sind – getrunken oder als Einlauf gegeben – das Karlsbader Salz (Mischung aus Natriumchlorid, Natriumsulfat und Natriumbicarbonat), Glaubersalz (Natriumsulfat) oder Bitter- oder Epsomsalz (Magnesiumsulfat). In Wasser gelöst, werden diese Salze vom Körper nicht aufgenommen, sondern verbleiben im Darm, wo sie das Wasser festhalten und den Darminhalt flüssig machen. Der dadurch vermehrte Darminhalt steigert den Flüssigkeitsdruck im Darm und entfaltet auf diese Weise die abführende Wirkung. Sie sollten jedoch nur in Notfällen eingesetzt werden, denn sie beheben nicht die Ursache der Verstopfung – die falschen Ernährungsgewohnheiten. Zur Entschlackung und Darmreinigung vor einer Fastenkur leisten diese Salze jedoch gute Dienste. →Darmreinigung.

Entschleimung, Verarbeitungsschritt bei der industriellen Speiseölgewinnung. Durch Zugabe von Säurelösungen werden Harz- und Schleimstoffe, Trübstoffe, Eiweiße, Kohlenhydrate und Mineralstoffe ausgefällt. →Speisefett.

Enzyme (frühere Bezeichnung: Fermente) sind komplexe, empfindliche Eiweißverbindungen, die von lebenden Zellen erzeugt werden und als Schlüsselbausteine an fast allen biochemischen Vorgängen beteiligt sind, unter anderem am Aufbau und Umbau von Körperorganen, am Abbau und der Entfernung von Giftstoffen aus dem Körper sowie an der Nährstoffverwertung. Enzyme sind Katalysatoren, das heißt sie sind an den jeweiligen Reaktionen beteiligt, ohne sich zu verändern oder zerstört zu werden. Ohne Enzyme könnte im Körper kein biochemischer Vorgang ablaufen. Wir würden buchstäblich bei vollem Magen verhungern. Der Mangel an Enzymen durch zuwenig Frischkost kann den Unterschied zwischen Krankheit und Gesundheit bedeuten. Es gibt Dutzende von Enzymen, von denen jedes einzelne vielfältige Spezialaufgaben erfüllt. Ohne das komplexe Zusammenwirken der Enzyme mit anderen Nähr- und Vitalstoffen wäre kein Leben möglich. Interessant ist, daß Enzyme ihre Wirkung ab einer Temperatur von ca. 40 Grad verlieren, das ist die Temperatur, bei der die Zerstörung der Eiweißstruktur einsetzt (→Eiweiß). Das bedeutet, daß Enzyme in der Nahrung durch den Kochvorgang zerstört werden. Die beste Quelle für Enzyme ist demzufolge Frischkost, das heißt frisches, rohes Obst und Gemüse. Enzyme müssen mit der Nahrung aufgenommen werden, da der Körper in den frühen Erwachsenenjahren (ab etwa 25 Jahre) die Eigenproduktion von Enzymen einstellt. Wir können unterscheiden zwischen Eigenenzymen von Lebensmitteln und Enzymen, die bei der Nahrungsmittelbearbeitung und -herstellung zugesetzt werden. In den Nahrungsmitteln, die von lebenden tierischen und pflanzlichen Organismen stammen, wirken die Eigenenzyme weiter. Manche dieser biochemischen Vorgänge sind wertsteigernd (Nachreifung von Früchten), die meisten aber wertmindernd (Verderb). Durch Konservierungsverfahren wird die Aktivität der Eigenenyzme eingeschränkt oder ausgeschaltet. Die Enzyme, die bei der Nahrungsmittelbearbeitung und -herstellung Verwendung finden, bewirken eine große Anzahl von Prozessen und finden beispielsweise Verwendung bei der Gewinnung alkoholischer Getränke, Gärungsgemüse, Milchprodukten wie Joghurt und Käse, bei Backprozessen mit Sauerteig und Hefe und vielen anderen. →Gentechnologie, →Allergien.

Erfrischungsgetränke →Limonade.
Ergocalciferol →Vitamin D2.
Ernährungsbedingte Krankheiten.
Der römische Kaiser Nero fragte seinen Leibarzt und Erzieher Seneca: »Sage mir, Seneca, woher kommen die vielen Krankheiten?«, worauf der weise Lehrer antwortete: »Herr, zähle die Köche.« Was schon den Ärzten der Antike bekannt war, ist noch heute brandaktuell: Wir essen uns krank. Seit Jahren warnt der Ernährungsbericht der Deutschen Gesellschaft für Ernährung: »Wir essen zu viel, wir essen zu süß, wir essen zu fett, und wir essen zu salzig.« Die Hauptsymptome der modernen Fehlernährung sind in diesem Satz auf den Punkt gebracht. Über 58 Milliarden Euro an direkten und indirekten Kosten verursachen die ernährungsbedingten Krankheiten jährlich. Die direkten Kosten betreffen die Aufwendungen für Vorbeugung, Behandlung, Rehabilitation und Pflege, die indirekten Folgekosten die Verluste durch Arbeitsunfähigkeit, verminderte Funktionserfüllung, Einrichtung von Versorgungseinheiten und so weiter. Krankheit ist ein Geschäft mit einem jährlichen Umsatzvolumen von 140 Milliarden Euro geworden, von dem ganze Branchen leben. Von den Statistikern wird zwar die hohe Lebenserwartung in den Industrienationen als Symbol für medizinischen Fortschritt und als Beweis für die Annahme präsentiert, daß es uns nie besser ging als heute, für viele Menschen bedeutet die gestiegene Lebenserwartung aber nur, daß sie ein paar Jahre länger krank sein können. Denn ohne Gesundheit gibt es keine Lebensqualität. Bei allen Umfragen steht Gesundheit an erster Stelle der Wunschlisten der Bundesbürger, noch vor Eheglück und Konsumgütern. Gesundheit ist unser höchstes Gut. Gleichzeitig aber betreiben die meisten von uns Raubbau mit ihrer Gesundheit – durch falsche Ernährung, falsche Lebensweise, falsche innere Einstellungen und durch Genußgifte, Tabletten

und Drogen. Trotz aller Erfolge der modernen Medizin sind wir für die Erhaltung unserer Gesundheit selbst verantwortlich.

Wie entstehen ernährungsbedingte Krankheiten? Drei Viertel aller Krankheiten sind den sogenannten Zivilisationskrankheiten zuzurechnen, die durch falsche Ernährungs- und Lebensgewohnheiten hervorgerufen werden. So wie zur Erhaltung der Gesundheit eine Vielzahl fördernder Einflüsse maßgebend ist, so müssen auch viele schädliche Faktoren zusammenwirken, um Krankheit zu erzeugen. Von den Risikofaktoren, die zu einer der zahlreichen Zivilisationskrankheiten führen können, steht falsche Ernährung mit Abstand an erster Stelle. Weitere Faktoren, die zur Begünstigung und Entstehung dieser Krankheiten beitragen, sind:
– die steigende Umweltbelastung, die durch Schadstoffe in Luft, Wasser und Nahrungsmitteln auf den Menschen zurückkommt (die Nahrung enthält bis zu 3500 chemische Rückstände, die Luft in Ballungsgebieten etwa 1000 Fremdstoffe),
– Veranlagung und angeborene Stoffwechseldefekte,
– die Lebensbedingungen (berufliche Probleme, finanzielle Sorgen, Zeitdruck, Partnerprobleme u. a.),
– mangelnde körperliche Betätigung und
– Genußgifte wie Alkohol, Zigaretten, Drogen.

Die explosionsartige Zunahme der ernährungsbedingten Krankheiten in unserem Jahrhundert geht Hand in Hand mit der fortschreitenden Technisierung und industriellen Denaturierung unserer Nahrung, einschließlich →Lebensmittelbestrahlung und →Gentechnik, mit dem Ansteigen des Konsums von isolierten →Zuckern und →Auszugsmehlen, →Fast Food, →Fertignahrung und anderer industrieller Mangelkost. Obwohl der moderne Durchschnittsbürger viel zu viel ißt, ist er mangelernährt, denn in der üblichen Zivilisationskost liegen die lebensnotwendigen Nähr-, Vital- und Faserstoffe nicht im richtigen Verhältnis und nicht in optimaler Menge vor.

Zwar gibt es bestimmte Nahrungsmittel wie eben raffinierten Zucker, gehärtete Fette und Auszugsmehle, die einen besonders schädlichen Einfluß auf den Organismus ausüben, doch werden ernährungsbedingte Krankheiten in den seltensten Fällen ausschließlich durch einzelne Nahrungsmittel verursacht. Aus diesem Grund geht es bei einer gesunden Ernährungsweise nicht darum, allein auf bestimmte risikoreiche Zutaten zu verzichten, sondern um einen ganzheitlichen Lernprozeß über den Gesamtzusammenhang der täglichen Ernährung. Hierzu gehört zweifellos auch das Wissen um fragwürdige →Zusatzstoffe, technische Hilfsstoffe und Lebensmittelverarbeitungsverfahren. Es geht darum, Fehlernährung als Ganzes zu vermeiden.

Ernährungsbedingte Krankheiten kommen nicht über Nacht, sondern entstehen über viele Jahre hinweg. Wenn die ersten Symptome auftreten, sind das nur die sichtbaren Zei-

Ernährungsbedingte Krankheiten

chen einer schon lange andauernden Entwicklung. Fehlernährung beginnt durch schlechtes Beispiel meist schon in der frühen Kindheit, die fatalen Folgen zeigen sich oft erst zwanzig oder dreißig Jahre später. Und die eigentliche Ursache wird meist nicht erkannt oder verdrängt. Veranlagung, altersbedingte Abnutzung oder bloßes Schicksal sind stattdessen die gängigen Erklärungen für die zahllosen Leiden, die scheinbar zufällig aus dem Nichts auftreten. Auch langjährig Kranke schlucken Pillen, anstatt ihre chronischen Leiden durch Umstellung ihrer Ernährungsgewohnheiten zu bekämpfen. Die Bequemlichkeit der Patienten und das Nicht-Wahrhaben-Wollen der Ärzte gehen hier eine fatale Allianz ein, und nur selten wird das Übel bei der Wurzel gepackt – an der Fehlernährung. Der Griff zur Tablettenschachtel genügt nicht, hier wird vom Patienten Bewußtheit und die Bereitschaft erwartet, sich von eingefahrenen Lebensgewohnheiten zu lösen. Und Geduld, denn die Auswirkungen einer langjährigen Fehlernährung können nicht in wenigen Wochen rückgängig gemacht werden, auch nicht durch Medikamente, kurzzeitige Diäten oder Kuren. Nur sehr wenige Ärzte gehen außerhalb des Bereiches der Naturheilkunde auf den Zusammenhang von Ernährung und Krankheit ein. Kein Wunder, denn Ernährungslehre ist kein Prüfungsfach in der Ausbildung der Mediziner, und Fachberatung über Ernährung ist in der Regel von einem Arzt nicht zu erwarten. Zudem ist Ernährungsberatung aufwendig und wird von den Kassen nicht bezahlt. Die Irrlehren der klassischen Ernährungswissenschaft, die sich auch heute noch zäh halten und nicht selten von der Nahrungsmittelwerbung zum Nutzen ungesunder Produkte ausgeschlachtet werden, tragen ein übriges dazu bei, den Zusammenhang von Ernährung und Krankheit zu verschleiern. Die Liste der ernährungsbedingten Krankheiten ist lang. Kaum nachzuvollziehen ist auch die Kette ihrer Verknüpfungen und Verflechtungen. Viele Faktoren wirken bei ihrer Entstehung mit, und viele Krankheiten begünstigen und bedingen wiederum andere. So ist beispielsweise →Übergewicht, das fast ausschließlich durch Fehlernährung entsteht, ein wesentlicher Risikofaktor für Herzkrankheiten und eine Reihe anderer Leiden. Folgende Krankheiten werden zu einem Großteil durch falsche Ernährung verursacht oder begünstigt:
– Gebißverfall, Karies, Parodontose, Zahnfleischbluten und Zahnfleischentzündungen.
– Alle Stoffwechselstörungen wie Übergewicht, Fettsucht, Kropf, Diabetes, Leberschäden, Gallensteine, Nierensteine, Gicht, erhöhte Blutfettwerte und andere.
– Erkrankungen des Bewegungsapparates wie rheumatische Erkrankungen, Arthrose, Arthritis, Gliederschmerzen, Wirbelsäulen- und Bandscheibenschäden.
– Erkrankungen der Verdauungsorgane wie Verstopfung, Verdauungs- und Fermentstörungen, Schädigungen der Darmflora,

Ernährungsberatung

Leber-, Gallenblasen-, Bauchspeicheldrüsen-, Dünn- und Dickdarmerkrankungen, Morbus Crohn, Veränderungen der Bauchhöhle (Gas-, Kotbauch).
– Gefäßerkrankungen, wie Arteriosklerose, Herzinfarkt, Schlaganfall, Thrombosen, Kreislaufstörungen, Bluthochdruck und andere.
– Sehstörungen, grauer Star.
– Störungen des Nervensystems, Gehirnschäden.
– Unfruchtbarkeit, Impotenz.
– Störungen des Immunsystems, die sich in Allergien, mangelnder Abwehr gegen Infektionskrankheiten und Pilzbefall, verzögerter Wundheilung, Hauterkrankungen, Neurodermitis, chronischen Entzündungen äußern. Auch die Entstehung von Krebs hat mit Fehlernährung zu tun.
– Ionisierung von Zellbestandteilen, Zellmembranschäden, gehemmte oder unkontrollierte Zellteilung, Bildung von freien →Radikalen.
– Sogar psychische Anfälligkeiten, wie Konzentrationsschwäche, Depressionen, Leistungsminderung, Erschöpfung, Überaktivität und andere, sind zumindest teilweise ernährungsbedingt.
Angesichts dieser langen Liste von Leiden, die vor allem durch falsche Ernährungsgewohnheiten entstehen und begünstigt werden, und angesichts der deprimierenden Statistiken über die Anzahl der an diesen Krankheiten leidenden und sterbenden Menschen klingt das Fazit: »Wir essen uns krank, und wir essen uns tot« nicht länger wie Panikmache oder leere Drohung. Gesunde und vernünftige Ernährungs- und Lebensweise ist die einzige Möglichkeit der Vorbeugung.

Ernährungsberatung. Ernährungsberater werden vielerorts, beispielsweise von Krankenkassen, Selbsthilfegruppen, Gesundheitsvereinen etc., ausgebildet. Die meisten haben sehr unterschiedliche Qualifikationen, mit zum Teil zweifelhaften oder ungenügenden Grundkenntnissen in Medizin und Lebensmittelkunde. Eine wirklich qualifizierte Beratung ist oft schwer zu bekommen. Sie muß nicht nur sachlich fundiert, sondern auch industrie- und geldgeberunabhängig sein, und darf nicht auf veralteten und/oder einseitig extremen Grundlagen beruhen. Sie muß neben den traditionellen Säulen Nährwert, Brennwert, Gebrauchs- und Genußwert auch die aktuelle Problematik der Schadstoffbelastung berücksichtigen, sowie die →Vitalstoffe und die →Ernährungsverträglichkeit. Die Mehrheit der Ärzte kann ihren Patienten keine qualifizierte Ernährungsberatung bieten, weil Ernährungskunde im Medizinstudium kaum angeboten wird und auch kein Prüfungsfach ist. Besonders bedenklich ist es, wenn sich die ärztliche »Ernährungsberatung« im Griff zum Rezeptblock erschöpft und beispielsweise Übergewichtigen suchterzeugende →Appetitzügler verschrieben werden. →Ernährungswissen.

Ernährungsformen. Neben den Schlankheitskuren und -diäten, die in den meisten Fällen nur für eine bestimmte Zeit und hauptsächlich zum Zweck des Abspeckens oder Entschlackens praktiziert werden, gibt es eine Reihe von Ernährungsformen, die sich als Anleitung zu einer neuen dauerhaften Lebensweise verstehen. Manche davon gehen über den Bereich der Ernährung hinaus und schließen auch philosophische, weltanschauliche und spirituelle Aspekte mit ein. Auch in diesem Bereich gibt es sinnvolle Ernährungsformen, die ein gangbarer Weg zu Gesundheit und Wohlbefinden sein können, aber auch gefährliche, gesundheitsschädliche Mangeldiäten, die mit abstrusen Heilungsversprechungen locken, in Wirklichkeit aber wissenschaftlich haltlos sind. Grundsätzlich sollte man allen Versprechungen, die von Ernährungslehren gemacht werden und die nicht selten mit sektiererischem Eifer zu Dogmen erhoben werden, mit äußerster Skepsis begegnen. Richtige und gesunde Ernährung hat niemals mit Fanatismus zu tun, und eine vernünftige Vollwerternährung ist keine »Eßreligion« mit starren Ge- und Verboten. Einige bekannte Ernährungsformen werden in diesem Buch kurz behandelt: →Hay'sche Trennkost, →Makrobiotik, →Mazdaznan-Lehre, →Anthroposophische Ernährungslehre, →Schnitzer-Intensivkost, →Vegetarismus. Die großen östlichen Medizinlehren, die zunehmend auch in Europa praktiziert werden, z. B. Ayurveda, TCM (Traditionelle chinesische Medizin) und Tibetische Medizin, haben ihre eigenen Ernährungsregeln ausgeprägt. Diese sind verwurzelt in den medizinischen Systemen und ihrem philosophisch-religiösem Hintergrund (Hinduismus, Buddhismus, Taoismus). In ihrem ganzheitlichen Ansatz, der vor allem energetische Prinzipien einschließt, gehen diese Ernährungsregeln weit über bloße Rezepte und Tips hinaus. Um sie erfolgreich zu praktizieren, ist eine eingehende Beschäftigung mit diesen Systemen erforderlich, was den Rahmen dieses Handbuches sprengen würde.

Ernährungswissen. Fundiertes Ernährungswissen ist die Basis jeder vernünftigen und gesunden Ernährungsweise. Viele Verbraucher glauben, differenzierte Zusammenhänge zwischen Ernährung und Wirkung auf die Gesundheit zu kennen. Immerhin achten heutzutage 77% der Deutschen darauf, daß Vitamine im Essen sind, 59% wünschen fettarme Gerichte und fast alle lehnen gentechisch behandelte Produkte ab. Die durchschnittlichen Ernährungsgewohnheiten aber weisen in die entgegengesetzte Richtung. Bei einer Analyse der Entscheidungsfindungsprozesse bei Kauf- und Eßgewohnheiten, des Warenkorbes, des Inhalts von Kühlschränken und Speisekammern ergibt sich eine erhebliche Diskrepanz von Ernährungswissen und tatsächlichem Verhalten. Trotz besseren Wissens sind Haupt- und Zwischenmahlzeiten häufig keineswegs gesundheitsfördernd zusammengesetzt, sondern folgen eher dem Lustprinzip. Feier- und Festtage, Zeitdruck, Sonderangebote, Kantinen- und Restaurantmahlzeiten, Schnellimbisse etc. dienen oft als Alibi und führen zu erheblichen Abweichungen vom eigentlich Gewollten. Die Werbung (→Marketing) spielt dabei eine nicht zu unterschätzende Rolle und beeinflußt das Ernährungswissen, besonders bei Kindern. Elternhaus und Schule bilden dazu kein Gegengewicht. Die heute vorhandene Informationsflut über »richtige Ernährung« löst zudem bei vielen Verbrauchern Verunsicherung, Widerstand oder Trotzreaktionen (»Jetzt erst recht«) aus. Nur das Wissen um Zusammenhänge und das behutsame Einüben von Verhaltensänderungen können hier Abhilfe schaffen.

Ernährungswissenschaft. Die herkömmlichen ernährungswissenschaftlichen Studieninhalte beschäftigen sich mit Produktion, technologischer Be- und Verarbeitung von Nahrungsmitteln und ihrer Wirkung auf den Stoffwechsel, dem Nährstoffbedarf von Bevölkerungsgruppen, mit der Erstellung von Diätplänen und der kalorischen Bewertung von Nahrungsmitteln. Die Betrachtung der →Qualität kommt häufig noch zu kurz, und Irrtümer bezüglich Cholesterin, Purin, Zucker u. a. sowie die Bewertung von Speiseplänen ausschließlich in bezug auf Kaloriengehalt sind noch weit verbreitet. Wissenschaftlichkeit allein ist keine Garantie für Richtigkeit, Sicherheit und Zuverlässigkeit von Datenmaterial. Fälschung und Betrug in der Wissenschaft ist kein seltener Einzelfall. So werden Versuchsdaten gefälscht oder gar aus den Fingern gesogen, die erwartete Ergebnisse bestätigen sollen, Resultate zusammengebraut, um Forschungsgelder zu behalten, Veröffentlichungen abgeschrieben, Menschen aus Prestigesucht unwissentlich als Versuchskaninchen mißbraucht, eigenes besseres Wissen unterdrückt, um die eigene Karriere nicht zu gefährden und so weiter. Viele Wissenschaftler geben im Verlauf ihrer oft lebensfeindlichen Ausbildung (durch den Zwang, Tierversuche durchzuführen, wird Distanz zur Ehrfurcht vor dem Leben aufgebaut, Nebenwirkungen von Wirkstoffen werden als unvermeidlich abgetan etc.) oder in den Sachzwängen des Berufsalltags ihre Ideale auf. Es ist bis heute übrigens nicht Pflicht, daß bei der Publikation von Gutachten und Studien finanzielle Beziehungen und wirtschaftliche Abhängigkeiten offengelegt werden.

Essig ist ein saures Würz- und Konservierungsmittel, das aus alkoholhaltigen Flüssigkeiten durch Essiggärung oder aus mit Wasser verdünnter Essigsäure gewonnen wird. Es gibt eine Reihe verschiedener Geschmacksrichtungen (Kräuteressig, Gewürzessig, Weinessig, Malzessig). Empfehlenswert sind vor allem die milderen →Obstessigarten, sowie Balsam-Essig, eine Spezialität aus Modena. Balsam-Essig (Balsamico) ist ein aus Mosten naturvergorener, besonders feiner Essig, der bis zu elf Jahren in Holzfässern lagert. Für die Zubereitung von Frischkost sollte man statt Essig besser Zitrone verwenden, da die Säure im Essig die Enzyme schädigt.

Essiggemüse wird hergestellt, indem geputztes und gewaschenes Gemüse mit heißem Essig übergossen wird. Der Zusatz von Zucker (bei »süßsauren« Produkten ist die Zuckermenge besonders hoch), Salz, Gewürzen, Kräuterauszügen und Konservierungsmitteln ist üblich. Die Produktpalette von Essiggemüsen ist groß: Cornichons, Senfgurken, Gewürzgurken, Perl- und Silberzwiebeln, Mixed Pickles sowie Blumenkohl, Maiskölbchen, Paprika, Rote Bete und andere.

Eßstörungen →Bulimie, →Magersucht, →Übergewicht.

Estragon kommt ursprünglich aus Sibirien, wächst nun aber auch in unseren Breiten. Die fein würzig-aromatisch schmeckenden Blätter und Blütenspitzen werden frisch oder getrocknet angeboten. Karotten, Linsen, Tomaten, Gurken, Blumenkohl, Kartoffel- und Fischsuppen, verschiedene Salate, Fleischgerichte, gekochter Fisch und marinierter Hering sowie Marinaden, Soßen, Essigkonserven, Kräuterbutter und -essig (Estragonessig) lassen sich mit diesem verdauungsfördernden Kraut verfeinern.

Etikettierung →Kennzeichnung.

Etikettenschwindel, mangelhafte und zum Teil bewußt praktizierte falsche Auszeichnung von Lebensmitteln. Ungenügend gekennzeichnete oder falsch ausgezeichnete Waren können bei den lokalen Bezirksinspektionen oder Lebensmitteluntersuchungsämtern kostenlos angezeigt werden. Mit vielen der Kennzeichnungsverstöße sollen dem unaufmerksamen Verbraucher andere Waren untergeschoben werden, als er vermutet und erwartet. Schwarze Schafe unter den Händlern versuchen damit, die autonome Auswahl und Kaufentscheidung aufgeklärter Verbraucher zu unterlaufen. So wird beispielsweise die Herkunft mancher Waren verheimlicht, weil die Herkunft Hinweise auf Schadstoffbelastung, Transportwege und Verstrahlung geben kann und die Ware von informierten Verbrauchern nicht mehr gekauft würde.

EU, Abkürzung für Europäische Union, hervorgegangen aus der Europäischen Gemeinschaft (EG). Die Agrarpolitik der EU und ihre europaweit geltenden Bestimmungen sind wegen ihres Einflusses auf die Qualität unserer Nahrungsmittel für den Verbraucher von größter Wichtigkeit. Zum einen hat die EU eine Reihe von Vorteilen gebracht, z. B. konnten Bestimmungen, die in den einzelnen Ländern lange durch Interessenverbände und Industrie verhindert wurden, über die EU eingeführt und durchgesetzt werden. So hat es der deutsche Verbraucher der EU zu verdanken, daß auf Nahrungsmittelpackungen eine →Zutatenliste aufgedruckt sein muß. Oder daß er lange Zeit von hormonbehandeltem, aus den USA eingeführten Rindfleisch verschont blieb (→Hormone). Andererseits weicht die länderübergreifende EU-Gesetzgebung so manches Reinheitsgebot auf, das in Mitgliedsländern für bindende Qualitätsnormen sorgte, beispielsweise das Reinheitsgebot für deutsches →Bier. Neben deutschem Bier, das weiterhin nur nach dem Reinheitsgebot gebraut werden darf, kann nun auch Bier aus anderen EU-Mitgliedsstaaten verkauft werden, das nach dortigen Bestimmungen hergestellt wurde. Beides geht auf die EU-Bestimmung zu-

EU

rück, die zwingend vorschreibt, daß eine Regelung, die in einem EU-Land erlaubt ist, in einem anderen nicht verboten werden darf. Dies hat zur Folge, daß künftig in Deutschland auch →Lebensmittelzusatzstoffe wieder auftauchen, die hierzulande schon verboten waren. Die Agrarpolitik der EU scheint bei allen guten Absichten aus der Sicht des Verbrauchers bisher mehr Nachteile als Vorteile gebracht zu haben (→Getreide-Teufelskreis, →Fleisch-Teufelskreis). Vor allem das System der Agrarsubventionen und der damit verknüpften Überschußproduktion ist kaum mehr in Griff zu bekommen. Für etwa 90 % aller Agrarprodukte existieren EU-Agrarmarktordnungen, welche die jeweiligen Märkte durch Preisstützungen und Außenschutzmaßnahmen regulieren. Bei manchen Produkten kauft die EU die erzeugten Waren zu garantierten Preisen auf, auch wenn der tatsächliche Marktwert tiefer liegt. Selbst wenn die vereinbarten Jahresmengen erreicht sind und Überschüsse auf dem Markt angeboten werden, sorgen Sicherheitsvorkehrungen dafür, daß die Preise nicht fallen und die überschüssigen Mengen »vom Markt genommen« werden. Bei anderen Produkten werden Ergänzungsbeihilfen gezahlt – der Erzeuger erhält die Differenz zwischen Garantiepreis und Marktpreis ausbezahlt – oder es werden Pauschalbeihilfen bezahlt. Bei den sogenannten Außenschutzmaßnahmen schießt die EU die Differenz zu den jeweiligen Weltmarktpreisen bei Ein- und Ausfuhr zu. All diese Maßnahmen sollen die landwirtschaftlichen Einkünfte sichern. Diese Garantie für Preis und Absatz der Produkte hat in der Landwirtschaft zu einer unsinnigen Massenerzeugung geführt. Es wird nicht mehr die tatsächlich für Verbrauch und Vorratshaltung für Krisenfälle benötigte Menge produziert, sondern so viel wie nur möglich, um Einkommen und Profit zu steigern. Dies hat für die Landwirtschaft bereits eine Reihe von fatalen Folgen: Industrielle Methoden des Landbaus, Monokulturen, Massentierhaltung, massiver Einsatz von Agrargiften sollen ohne Rücksicht auf gesundheitliche, ökologische, soziale und wirtschaftliche Folgen eine möglichst hohe und rationelle Produktion gewährleisten. Enge Fruchtfolgen, Flurbereinigung, immer größere Felder, immer schwerere Maschinen haben zu alarmierenden Schädigungen der Umwelt geführt. Bodenverdichtung, Erosion, Vernichtung von Lebensräumen, Ausrottung von Pflanzen- und Tierarten sind die Ergebnisse dieser Formen von Raubbau und Mißwirtschaft (→Ökologischer Landbau). Das bedingungslose Trachten nach Quantität läßt keinen Raum mehr für Qualität. Durch unsinnige →Handelsklassen fördert die EU-Gesetzgebung zudem die Produktion minderer Qualität. Die Kosten für dieses System der »subventionierten Unvernunft« sind enorm – die gesamten Transfers an den Agrarsektor betrugen im Jahr 2000 über 112 Milliarden Euro. Davon müssen die deutschen Steuerzahler ca. 25 % bezahlen. Jeder Deutsche subventioniert das kranke EU-Agrarsystem jährlich mit 250 Euro. Die Subventionen, Prämien, Einkommensausgleiche und -beihilfen kommen vor allem den landwirtschaftlichen Großbetrieben zugute. Das »Bauernsterben«, das heißt das Aussterben ökologisch gesunder landwirtschaftlicher Kleinbetriebe ist ebenfalls eine Folge der EU-Politik. Nur 6 % der 4,3 Millionen Getreidebauern in der EU erbringen 60 % der Gesamternte! In der EU beziehen die Landwirte ca. 49 % ihres Einkommens über die Agrarstützung (zum Vergleich: USA: 30 %, Japan: 66 %, Schweiz: 80 %).

Eine weitere zwangsläufige Folge dieses Systems ist die Produktion gewaltiger Überschüsse. Begriffe wie »Butterberg« oder »Milchsee« sind längst jedem Verbraucher geläufig. Für den Ankauf, die Lagerung, die Verarbeitung, den Weiterverkauf unter Preis und die Vernichtung dieser Überschüsse muß die EU Unsummen aufwenden. 1989 waren die Agrarberge der EU kurzfristig zurückgegangen, sind in den vergangenen Jahren aber wieder angestiegen. Hunderttausende Tonnen von Getreide, Butter, Milchpulver, Rindfleisch lagern in den Speichern der EU. Überschüsse, die schlecht bevorratet werden können, zum Beispiel Obst, Gemüse und Wein, werden mit einem jährlichen Aufwand von über 3,5 Milliarden Euro beseitigt, auf den Müll geschafft oder vernichtet. Im feinen Bürokratendeutsch nennt man diese Vernichtung von Nahrungsmitteln übrigens »aus dem Markt nehmen«. Auch die EU-weit geplanten Massenschlachtungen von Rindern infolge der →BSE-Krise dienten nicht etwa der Bekämpfung der Seuche, sondern einzig der »Bereinigung« des Rindfleischmarktes, um die gefallenen Preise wieder zu stabilisieren. War die Vorratshaltung in den Nachkriegsjahren noch sinnvoll, um für Krisenzeiten vorzusorgen, so werden heute planlos Nahrungsmittel für den Müll produziert – angesichts des Hungers in der Welt das wohl beschämendste Ergebnis der EU-Agrarpolitik.

Der aufgeblähte Bürokratieapparat der EU sucht natürlich nach Auswegen aus diesem Dilemma. Unter dem Druck der hohen Kosten werden Maßnahmen zur Senkung der Agrarausgaben beschlossen. Die Garantien für Überschußprodukte werden beschränkt, Grenzausgleiche abgebaut. Mit Quotenregelungen und Flächenstillegungen (Landwirte erhalten Prämien, wenn sie mindestens 20 % ihrer Ackerfläche für fünf Jahre brach liegen lassen) soll die Überproduktion eingedämmt werden. Aber auch diese Maßnahmen kosten Geld und verschieben in vielen Fällen die Probleme nur. So wurde durch die Einführung der Milchquotenregelung zwar die Milchproduktion gesenkt, der Rindfleischüberschuß aber stieg drastisch an, weil die Bauern 2,7 Millionen der »nutzlos« gewordenen Milchkühe zusätzlich schlachten ließen. 8,- DM Garantiepreis pro Kilo bezahlte die EU für Rindfleisch bei einem Weltmarktpreis von 1,- bis 1,50 DM. Dazu kommen die hohen

Kosten für Lagerhaltung und Transport. »Die billigste Lösung wäre, das Zeug einfach wegzuwerfen«, meinte ein Diplomat zu diesem Thema. Trotz Milchquote wird in Europa aber noch immer 20% zuviel Milch erzeugt. Daß in einem solch nahezu unüberschaubaren Verwaltungssystem Korruption und Betrug blühen, ist naheliegend. Für Betrüger und Schieber bieten sich unzählige Lücken. Experten zufolge sollen zwischen 10 und 20% der von der EU ausgegebenen Gelder in die Taschen von Betrügern fließen. Aufgedeckt wird nur ein Bruchteil der Fälle. Hier nur ein Beispiel: »Einfallsreiche« italienische Landwirte legten den EU-Behörden wie gefordert als Beweis für die Schlachtung von Milchkühen die Ohren der Tiere vor. In Wirklichkeit hatten sie den lebenden Tieren die Ohren abgeschnitten, ließen die Kühe weiterhin subventionierte Milch produzieren und verdienten so doppelt an ihren Kühen.

Der komplizierte Verwaltungsapparat ist natürlich auch entsprechend schwerfällig. Besonders deutlich zeigt sich das in Krisenzeiten, z.B. in der BSE-Krise, als rasche und wirksame Maßnahmen immer wieder blockiert und verwässert oder gefährlich lange hinausgezögert wurden. Und oft sind die in zähen, langwierigen Verhandlungen erarbeiteten Verordnungen nur lückenhafte Kompromisse.

Viele Landwirte haben selbst die Konsequenzen aus diesem Teufelskreis gezogen. Sie haben Kunstdünger und Giftspritze aus der Hand gelegt, verzichteten auf Massenproduktion und staatliche Garantiepreise und sind zu den traditionellen, ökologisch gesunden Methoden ihrer Großväter zurückgekehrt. Mischwirtschaft, kontrollierter ökologischer Anbau, integrierter Pflanzenschutz, artgerechte Tierhaltung, Qualitätserzeugung, Direktvermarktung und Anschluß an einen der →Anbauverbände sind für immer mehr Bauern nicht nur die Rettung vor dem drohenden Ruin, sondern auch ein Weg zurück zu einem sinnerfüllten Arbeiten auf dem Hof. →Ökologischer Landbau.

Europäische Gemeinschaft/Union
→EU.

Extraktion, Verfahren bei der Gewinnung von Pflanzenölen. Bleibt beim Pressen ein Teil des Öls in der Ölfrucht zurück, kann durch Extraktion mit organischen Lösungsmitteln (z. B. Petroläther oder n-Hexan) das Restöl gewonnen werden. Dem wirtschaftlichen Vorteil stehen aber neben den Qualitätseinbußen erhebliche gesundheitliche Nachteile für den Verbraucher gegenüber, da mit technisch unvermeidbaren Rückständen der Lösungsmittel im Öl zu rechnen ist. Trotzdem ist die Extraktion die heute gängigste Methode der Speiseölherstellung. In manchen minderwertigen Pflanzenölen sind auch die krebserregenden Benzpyrene nachweisbar. →Speisefett.

F

Färberdistelöl →Distelöl.

Farbstoffe, natürliche oder synthetische →Lebensmittelzusatzstoffe, die Nahrungsmittel in jeder gewünschten Farbe einfärben können. Diese Kosmetik fürs Essen ist eigentlich überflüssig und häufig nicht ungefährlich, denn für viele allergische Reaktionen auf Zusatzstoffe sind chemisch-synthetische Farbstoffe verantwortlich (→Allergien). Manche von ihnen wirken im Bakterienversuch sogar erbgutverändernd. Zahllose Nahrungsmittel dürfen gefärbt werden, zum Beispiel Kunstspeiseeis, Zuckerüberzüge, Zuckerwaren (Bonbons, Weingummi, Lutscher, Lakritze, Marzipan etc.), kandierte Früchte, Fischerzeugnisse (Lachsersatz, Fischrogenerzeugnisse, Konservengarnelen etc.), manche Obstkonserven und Fruchtmark, Creme- und Geleespeisen, Puddings, süße Suppen und süße Soßen, manche Liköre und Branntweine, Brausen, Schnitt- und Chesterkäse, Butter, Margarine, Kunsthonig, fetthaltige Füllungen von Backwaren, die sogenannten Fruchtzubereitungen bei Fruchtjoghurts. Außerdem werden ca. 90 Prozent aller Fleischwaren mit Nitritpökelsalz (→Pökeln) behandelt, das zwar nicht zu den Farbstoffen zählt, den Fleischprodukten aber eine verkaufsfördernde rote Farbe verleiht.

Farbstoffe geben den Nahrungsmitteln ein ansprechenderes Äußeres, die durch die industrielle Verarbeitung blaß geworden sind, oder den Erzeugnissen, die von sich aus nicht sehr ansehnlich sind oder deren Inhaltsstoffe nicht ausreichen, um einen verkaufsfördernden Farbton zu erzielen. Farbstoffe dienen ausschließlich der Verkaufsförderung und nicht der Qualitätsverbesserung – sie sind also überflüssig.

In der Bundesrepublik sind etwa 40 verschiedene Farbstoffe zugelassen. Sobald die Verwendung eines Farbstoffes eine irreführende Täuschung des Verbrauchers verursachen könnte, ist sie verboten. So dürfen beispielsweise Eiernudeln nicht eingefärbt werden, um die Vortäuschung eines höheren Eigehaltes zu vermeiden. Trotzdem täuschen sie in vielen Fällen über die wahre (minderwertige) Qualität eines Nahrungsmittels hinweg. Färbende Pflanzen- und Fruchtauszüge, wie Holundersaft, Karottensaft und Rote-Bete-Saft, werden nicht den Zusatzstoffen zugeordnet, sondern gelten als färbende Lebensmittel.

Auf der →Zutatenliste von Nahrungsmitteln erscheinen die Farbstoffe häufig nur zusammen mit einem Nummerncode (zum Beispiel Farbstoff E 102). Das macht es dem Verbraucher noch schwerer, zwischen harmlosen, weil natürlichen Farbstoffen (beispielsweise E 101 = Lactoflavin, entspricht dem Vitamin B 2) und schädlichen synthetischen Farbstoffen (beispielsweise E 102 Tartrazin, das von allen Farbstoffen am ehesten Allergien auslösen und unter Umständen das Erbgut schädigen kann) zu unterscheiden. Eine komplette Liste mit allen Nummern von Lebensmittelzusatzstoffen finden Sie im Anhang dieses Buches (S. 440). Bei loser Ware oder auf Speisekarten müssen Farbstoffe mit dem Hinweis »mit Farbstoff« angezeigt werden.

Farin, feinmehliger →Zucker, der durch Sirupeinschüsse braun gefärbt wirkt.

Faserstoffe, Sammelbegriff für alle unverdaulichen Bestandteile der Nahrung. Faserstoffe (Zellulose, Hemizellulosen, Pektin, Lignin) sind nur in Lebensmitteln pflanzlicher Herkunft enthalten. Die Faserstoffe werden häufig noch immer als »Ballaststoffe« bezeichnet. Diesen unschönen Namen verdanken sie einem der zahlreichen Irrtümer der Ernährungswissenschaft. Man glaubte nämlich bis in die siebziger Jahre, diese unverdaulichen Stoffe seien für den Körper nur unnötiger Ballast, und versuchte, sie durch industrielle Verfahren der Nahrungsmittelherstellung abzusondern. Die faserstoffarme Kost der Industrienationen aber trug wesentlich zur raschen Verbreitung zahlreicher →ernährungsbedingter Krankheiten bei, z. B. zur Entstehung von Verstopfungskrankheiten, Hämorrhoiden, Divertikulitis und Darmkrebs. Faserstoffe spielen beim Stoffwechselprozeß eine wesentliche Rolle und sind im Gesamtzusammenhang unserer Ernährung unverzichtbar. Faserstoffreiche Kost besitzt bei gleicher Nahrungsmenge einen hohen Sättigungswert, zugleich aber einen niedrigeren →Brennwert als faserstoffarme Nahrung, weil die unverdaulichen Faserstoffe in punkto Kalorien nicht ins Gewicht fallen. Außerdem verzögern die Faserstoffe den Anstieg des Blutzuckerspiegels bei kohlenhydratreicher Kost.

Faserstoffe sind sehr quell- und gleitfähig. Sie bewirken Darmfüllung, regen unter anderem die Darmtätigkeit an, »trainieren« die Darmmuskulatur, binden Fette, Gallensäuren, Cholesterin und giftige Substanzen an sich und sorgen für ihre rasche Ausscheidung durch die Stuhlentleerung. Faserstoffe verhindern Darmträgheit und Verstopfung und beugen einer Reihe chronischer Darmkrankheiten vor. →Verdauung. In der Vollwerternährung sind genügend Faserstoffe enthalten (z. B. in Getreide, Vollkornbrot, Gemüse und Obst), die moderne Industriekost hingegen (Zucker, Weißmehlprodukte, Fertigkost etc.) führt dem Körper im Regelfall viel zu wenig dieser notwendigen Substanzen zu. Der durchschnittliche Pro-Kopf-Verbrauch beträgt gegenwärtig zwischen 17 und 21 Gramm Faserstoffe täglich. Ernährungswissenschaftler empfehlen allerdings mehr als das Doppelte, nämlich 30–60 Gramm täglich. Die Industrie hat einen gewinnträchtigen »Ausweg« gefunden, indem sie isolierte Faserstoffe (z. B. Weizenkleie und Leinsamen) als »Gesundheitskost« anbietet, um den Mangel in der normalen Ernährung auszugleichen.

Faserstoffgehalt von Nahrungsmitteln
Angaben in Gramm pro 100 Gramm Nahrungsmittel

Weizenkleie	46,0	Müsli	4,0
Knäckebrot	14,8	Weizenbrot	3,7
Weizenflocken	11,7	Zwieback	3,6
Roggenbackschrot, 1700	11,6	Weizenbrötchen	3,5
Roggenvollkornschrot	10,9	Toastbrot	3,1
Getrocknete Feigen	9,6	Nudeln aus Auszugsmehl	3,0
Getrocknete Pflaumen	8,4	Broccoli	3,0
Roggenmehl, Type 1150	8,0	Birnen	2,8
Weiße Bohnen	7,5	Rosenkohl	2,5
Grüne Erbsen	7,0	Wirsing	2,4
Roggenvollkornbrot	7,0	Blumenkohl	2,2
Getrocknete Aprikosen	6,8	Äpfel	2,1
Roggenmehl, Type 815	6,5	ungeschälter Reis	1,9
Vollkornnudeln	6,0	Pfirsiche	1,4
Rote Bohnen	6,0	Kartoffeln	1,4
Mehrkornbrot	5,6	Möhren	1,3
Hirse	5,5	Bananen	1,3
Roggenbrot	5,4	Grüne Paprika	1,3
Haferflocken	5,3	Blattsalat	1,2
Weizenmehl, Type 1050	5,2	Orangen	1,2
Korinthen	5,0	Weintrauben	1,2
Linsen	4,5	Tomaten	0,9
Cornflakes	4,1	weißer Reis	0,5
Weizenmehl, Type 405	4,0	Gurke	0,4

Fast Food. Dieses moderne Schlagwort bezeichnet längst nicht mehr nur den schnellen Imbiß in unserer schnellebigen Zeit, sondern ist für viele, vor allem junge Menschen, Ausdruck eines globalen »Lifestyle«. Gemeint sind die gastronomischen Produkte, bei denen zwischen Bestellung und Erhalt einer verzehrfertigen Mahlzeit nur zwischen 3 und 10 Minuten vergehen. Zwar reicht der Schnellimbiß historisch bis ins Mittelalter zurück und erlebte im Zeitalter der Industrialisierung einen enormen Aufschwung, doch längst haben die weltumspannenden Werbe- und

Marketingkonzepte der modernen Fast-Food-Giganten wie McDonald's, Burger King und andere die heimischen Würstchen- und Frittenbuden tief in den Schatten gestellt, obwohl die Currywurst nach wie vor das Lieblingsessen der Deutschen am Arbeitsplatz ist. Die meist amerikanischen Imbiß-Großunternehmen haben die Herzen der Verbraucher im Sturm erobert und verdanken ihren gewaltigen Erfolg vor allem der Zielgruppe der Kinder und Jugendlichen. Nicht einmal →BSE und →MKS, geschweige denn andere Lebensmittelskandale, konnten den Fast-Food-Freunden den Appetit verderben. Der Erfolg der dem deutschen Ernährungsempfinden eigentlich fremden Hamburger ist in der Tat phänomenal und nach wie vor steil ansteigend. Machte beispielsweise der Marktführer McDonald's im Jahre 1986 in Deutschland einen Umsatz von 697 Millionen Mark, so setzte er 1991 schon 1502 Millionen Mark, 1996 dann schon 3,17 Milliarden und 2000 4,474 Milliarden Mark um, was ihn mit Abstand zum größten Gastronomieunternehmen Deutschlands macht. In den USA wurden 1999 rund 110 Milliarden Dollar für Fast Food ausgegeben; etwa ein Viertel der erwachsenen Bevölkerung Amerikas besucht täglich ein Fast-Food-Restaurant.

Für viele Kinder und Jugendliche stellt mittlerweile das Standardangebot der Fast-Food-Giganten, Hamburger mit Pommes und Milkshake, die Idealvorstellung von gutem Essen dar. Kein Wunder also, wenn die Fast-Food-Restaurants, die meist an marktstrategisch optimalen Orten errichtet werden, vom jugendlichen Publikum geradezu gestürmt werden. Die Fast-Food-Unternehmen wissen dies nur zu gut und stellen einen großen Teil ihrer Werbung auf die junge Zielgruppe ab – so sorgen Clowns für Stimmung, in Sonder-Lockaktionen wird billigstes Plastikspielzeug mit den Speisen abgegeben und es werden von den Restaurants Fast-Food-Kindergeburtstage organisiert, zur Erleichterung vieler überlasteter Eltern.

Was nun macht den Erfolg dieser »Restaurants« aus, die eigentlich eher ungastlich erscheinen? Die sterile Einrichtung, die unbequemen, oft am Boden befestigten Sitzelemente und die ständige Hektik von kommenden und gehenden Kunden treiben den Gast meist schon fort, noch während er den letzten Bissen kaut. Das ist ganz im Sinne der »Wirte« – nur etwa zehn Minuten soll der »Idealgast« verweilen, inklusive Bestellung und Essen. Vielen ohnehin gestreßten Zeitgenossen in ständiger Zeitnot ist dies gerade recht – sie wollen für eine Mahlzeit so wenig ihrer kostbaren Zeit wie möglich aufwenden. Für andere, vor allem für Kinder und Jugendliche, ist die unkonventionelle Art des Essens ein willkommener Kontrast zur bürgerlichen Eßkultur. Im Fast-Food-Restaurant braucht sich niemand um Tischmanieren zu scheren – man ißt mit den Fingern, man darf kleckern, sich die Finger ablecken, aus Strohhalmen schlürfen, muß nicht auf Porzellangeschirr, Gläser und weiße Tischdecke achten, kann sich in anonymer Atmosphäre unbeobachtet benehmen, wie man will. Ketchup- und Colaflecken spielen keine Rolle. Sie werden vom Reinigungspersonal gleichgültig weggewischt, die Einwegverpackung samt Speiseresten wandert nach dem Essen in den Abfall, im Nu ist der Plastiktisch wieder blitzblank. Speisekarten sind unnötig, die Auswahl ist ohnehin gering und regelmäßigen Besuchern bekannt, das genormte, oft weltweit standardisierte Warenangebot wird in Papier-, Plastik- oder Kartonverpackung über die chromblitzende Theke gereicht. Alles geht schnell, anonym und unkompliziert vonstatten. Und selbstverständlich gibt es alles auch zum Mitnehmen. Hinter der totalen Automatisierung des »schnellen und billigen Essens für alle« versteckt sich aber eine Ideologie von Konformismus, Uniformität und Gleichschaltung.

Die Auswirkungen regelmäßiger Fast-Food-Konsumierung auf das Ernährungsverhalten sind katastrophal. Denn das Essen, das in Minutenschnelle aufs Tablett kommt, ist eine fast schulmäßige Zusammenstellung aller hauptsächlichen Ernährungssünden. Im amerikanischen Slang, der für Trends und Zeiterscheinungen rasch äußerst treffende Bezeichnungen prägt, heißen die Produkte der schnellen Küche »Junk Food« – auf deutsch »Müll-Essen«. Untersuchen wir einmal ein typisches Fast-Food-Menü, wie es in den Hamburger-Ketten auf den Tisch kommt:

100% reines Rindfleisch – »Markenqualität aus deutschen Landen« – macht gemäß Werbung den richtigen Hamburger aus. Das Fleisch stammt in der Regel aus →Massentierhaltung, in der die gewünschte Güte des Fleisches durch Futtermittel, Tierbehandlungsmittel und Medikamente exakt gesteuert wird. Daß »Fast-Food-Rindfleisch« nicht von glücklichen Almkühen stammen kann, wie das manche Werbebroschüren glauben machen wollen, zeigt allein eine Statistik der Aufzuchtbetriebe. Gefragt ist durchwachsenes, fettreiches Fleisch, weil dadurch Bindemittel für die Bulettenherstellung überflüssig werden. Ein Hamburger, der von außen so mager aussieht, enthält immerhin etwa 25% Fett. Die weichen »Buns« (brotähnliche Scheiben), zwischen die er nach dem Auftauen und maschinellen Grillen gebettet wird, bestehen aus Weizenmehl Typ 405, das ist das am stärksten denaturierte Auszugsmehl. Die Soßen, mit denen den Hamburgern ein wenig Geschmack aufgeträufelt wird, sind ebenfalls Fertigprodukte. Und selbst das bißchen Frischware, mit dem der Hamburger garniert wird, wird von der modernen Agrarindustrie speziell für die Weiterverarbeitung gezüchtet. Die Tomaten beispielsweise müssen eine zähe Haut, wäßriges Fruchtfleisch und einen planbaren Erntezeitpunkt haben. Daß sie undefinierbar schmecken, fällt dabei nicht ins Gewicht.

Die holländische Kartoffelsorte »Bintje« – die bei großzügiger Kunstdüngung rasch zu einer großen und gleichmäßig geformten, hohe Erträge einbringenden und völlig geschmacksneutralen Industriekartoffel heranwächst – ist häufiger Rohstoff für die Pommes frites. Eine Extraportion Salz und Tomatenketchup sorgen für fragwürdigen Geschmack. Der Durst nach solch einem fetten und salzigen Essen wird mit Cola oder sogenannten Shakes in undefinierbaren Geschmacksrichtungen gelöscht, Getränken, in denen Zucker die Hauptzutat ist. Als Dessert gibt es Eis oder Kuchen, vorgefertigt, aufgewärmt oder aus Automaten gezapft.

Fettes Fleisch, Auszugsmehl, Fabrikfette, Fabrikzucker, Kochsalz, dazu hohe Nährstoffdichte – eine Menge an leeren Kalorien – aber wenig Vitalstoffe und extrem wenig Faserstoffe, das ist die Essenz von »Junk Food«. Ein Hamburger Royal (mit Käse) bringt es bereits auf stattliche 560 Kalorien, dazu ein Cola (0,25l) mit 107 Kalorien und 150 Gramm Pommes frites mit 420 Kalorien – macht zusammen 1087 Kalorien, mehr als die Hälfte des Tagesbedarfs eines Erwachsenen, allerdings ohne wirklich und dauerhaft zu sättigen. Viele Kunden von Fast-Food-Lokalen berichten von unangenehmen Gefühlen (»das liegt wie ein Stein im Magen«) oder gar Bauchschmerzen nach dem Essen, zugleich aber auch von einem Gefühl des Nicht-Satt-Seins und des Verlangens nach mehr. Das unbewußte Signal »War das schon alles?« löst nicht selten den Impuls nach einem weiteren Hamburger oder einer zusätzlichen Tüte Pommes aus, ganz im Sinne des Fast-Food-Unternehmers.

Übrigens gilt dies im übertragenen Sinne auch für andere Formen von Fast Food, für die Currywurst vom Imbißstand, die »Fritten rot-weiß« aus der Pommesbude oder die Pizzaschnitte vom Blech des Straßenverkäufers und auch für die zahlreichen Zusatzangebote, die bei den großen Hamburger-Konzernen mittlerweile die »Speisekarte« ergänzen.

Auf die Auswirkungen von »Junk Food« auf die Umwelt können wir hier nicht eingehen. Riesige Müllberge durch Einwegverpackungen, Grundwasserbelastung durch Gülle-Übermengen aus Massentierhaltung sind die Hauptvorwürfe, die sich Fast-Food-Konzerne von Umweltschützern vorwerfen lassen müssen. Zwar versuchen manche der Unternehmen, ihr angekratztes Image durch aufwendige Werbekampagnen aufzupolieren, in der Praxis jedoch ist bis auf einige Halbherzigkeiten bisher wenig geschehen. →Fleisch-Teufelskreis, →Slow Food.

Fasten. Seit Jahrtausenden ist Fasten ein bewährtes Mittel der körperlichen und geistigen Reinigung. In nahezu allen Kulturen stoßen wir auf das Fasten als spirituelle oder heilende Übung, in vielen Religionen gibt es vorgeschriebene Fastenperioden. Seit dem Umsichgreifen des Schlankheitskults ist das Fasten aber nicht mehr nur Angelegenheit von Asketen und Lebensreformern, sondern wurde auch in Kreisen salonfähig, denen es weniger um Bewußtseinserweiterung und innere Erneuerung geht, sondern vor allem um das Loswerden überflüssiger

Pfunde. Zahlreiche Spezialkliniken bieten Fastenkuren für Kranke und Gesunde, für Übergewichtige und Schlanke an. Heute aber, da sich immer mehr das uralte Wissen durchsetzt, daß geistige und körperliche Belange untrennbar miteinander verbunden sind, daß Gesundheit des Körpers ohne Gesundheit des Geistes nicht möglich ist, entdecken viele Menschen den Nutzen von Fastenkuren für Seele und Geist neu. In unserer Zeit der Umweltbelastung ist Fasten wertvoller denn je, denn neben dem Abbau der Fettdepots werden auch Stoffwechselschlacken und verschiedene Körpergifte ausgeschieden.

Fasten bedeutet den freiwilligen Verzicht auf Nahrungsmittel, das bewußte Abwenden von den Abhängigkeiten und Gewohnheiten des Alltags. Aus diesem Grund ist Fasten nicht gleichzusetzen mit Hungern. Ist Fasten ein bewußter Akt der Selbstbefreiung, so ist Hungern ein erzwungenes, qualvolles Muß. Erfährt der Fastende während seiner Kur sich selbst auf völlig neue Weise (wenn die ersten, meist nicht leichten Tage des Fastens überstanden sind), indem er neue Kräfte freisetzt und eine tiefgreifende Entschlackung von Körper und Geist erlebt, quält sich der Hungernde mühsam durch eine Periode bitteren Verzichts. Fasten kann durchaus ein wichtiger Schritt zu neuer Selbstfindung sein, zu einer neuen Wahrnehmung des eigenen Körpers, der eigenen Gedanken und Gefühle und der Beziehungen zur Umwelt. Auch bei der Bekämpfung von Süchten und Ängsten oder beim Einleiten einer Lebenswende, eines neuen Lebensabschnitts, einer Ernährungsumstellung, kann Fasten wertvolle Dienste leisten.

Neben der richtigen inneren Einstellung sind zum Fasten aber einige Grundkenntnisse nötig, soll der Körper nicht Schaden nehmen. Entweder vertraut man sich der Obhut einer Fastenklinik an, wo man ein stärkendes Umfeld von Ruhe, Entspannung, Abstand vom Alltag und Begegnung mit Gleichgesinnten vorfindet und vor den Einflüssen und »guten Ratschlägen« mißgünstiger Zeitgenossen oder aufdringlicher Nahrungsmittelwerbung behütet ist, oder man zieht ein gutes Buch als Leitfaden zu Rate. Denn mit dem bloßen Verzicht auf Nahrung ist es nicht getan. Im folgenden eine kurze Beschreibung der wichtigsten Fastenarten.

Die Null-Diät, die extremste Form des Fastens, bei der nur kalorienfreie Getränke wie Mineralwasser und Tee (in der gemäßigten Form mit Beigaben von Mineralien und Vitaminen) erlaubt sind, ist eine veraltete Methode, die für den Organismus wegen der hohen Verluste an körpereigenem →Eiweiß schädlich ist. Schon nach wenigen Tagen Null-Diät, wenn der Eiweißbedarf mangels Nahrung nicht mehr gedeckt wird, beginnt der Körper, das benötigte Protein aus körpereigenem Eiweiß, aus Muskeln und Gewebe abzubauen. Dieser Abbau von Muskeleiweiß ist unerwünscht, denn abnehmen sollen die überflüssigen Fettdepots und nicht die struktur- und

Fehlernährung

formgebenden Muskeln. Gleichzeitig werden durch den völligen Nahrungsentzug die Fettspeicher rasch abgebaut, wodurch eine Übersäuerung des Organismus mit Fettabbauprodukten (Ketonkörpern) erfolgen kann. Sind im Fett größere Mengen an fettlöslichen Schadstoffen, wie Pestiziden oder chlorierten Kohlenwasserstoffen, abgespeichert, gelangen diese nun wieder in den Blutkreislauf und beanspruchen die Entgiftungstätigkeit der Leber in starkem Maße.

Um diese gesundheitlichen Nachteile zu vermeiden, wurde das *modifizierte Fasten* entwickelt. Der Übergang vom modifizierten Fasten zu einer energiereduzierten Mischkost ist fließend. Entweder werden Präparate aus hochwertigem Eiweiß und Kohlenhydraten verabreicht, und dazu, wie besonders beim *Saft-Fasten*, flüssige Nahrung in Form von Obst- und Gemüsesäften bzw. warmen Gemüsebrühen. Diese vernünftige Form des Fastens ist ein gesundheitlicher Gewinn und nach einer Umstellung auf richtige Ernährungsgewohnheiten eine optimale Krankheitsvorbeugung. Bei längeren Fastenkuren empfiehlt sich vorab eine Spülung des Darmes, um eine Selbstvergiftung durch vergärende oder verfaulende Darminhalte auszuschließen (→Darmreinigung). Gegebenenfalls können auch Soda oder andere alkalisierende Mischungen zur Entsäuerung des Körpers für maximal drei Tage zugeführt werden. Um den bei längeren Fastenzeiten möglichen Verlusten von körpereigenem Eiweiß entgegenzuwirken, empfehlen sich körperliches Training und Fitneßübungen, um der Muskulatur Aufbaureize zu geben.

Eine gute Alternative ist der im Alltag zwischengeschaltete *Fastentag* einmal pro Woche, der dem Organismus Gelegenheit zur Entlastung gibt. Allerdings bleibt hier die tiefgreifende Wirkung des Entschlackens aus. Doch als regelmäßiger »Schalttag« oder bei Unpäßlichkeiten, wie Magenverstimmungen etc., ist solches Kurzzeitfasten bestens geeignet.

Heilfasten ist die Anwendung einer Fastenmethode zur Heilung einer bestimmten Krankheit. Das Fasten im Krankheitsfall ist eine normale Reaktion des Organismus, den wir alle bestimmt schon in Krankheitszeiten beobachtet haben. Nicht ohne Grund wird Fasten als »Operation ohne Messer« bezeichnet.

Daß beim Fasten außer auf Nahrung natürlich auch auf alle Genußgifte, wie Zigaretten, Drogen, Alkohol und Zucker, verzichtet werden muß, versteht sich von selbst. Das erste Gebot bei allen Fastenkuren ist die reichliche Zufuhr von Flüssigkeit. Etwa zwei bis drei Liter täglich sollen während des Fastens getrunken werden (Mineralwasser, Tee, Kräutertee, je nach Fastenmethode auch Obst- und Gemüsesäfte), um für die Ausscheidung und Ausschwemmung von Giften und Schlacken zu sorgen. Auch Bewegung und körperliche Betätigung sind von großem Wert, und wer es ganz richtig machen will, der faste auch geistig, indem er während der Fastenzeit seine Gedanken »entschlackt«, auf Fernsehen und Lektüre verzichtet, sich für eine Weile freimacht vom Alltagsrummel, von Verpflichtungen und Hektik und sich neuen geistigen Horizonten öffnet. Nur so kann Fasten seinen Zweck der universalen Reinigung und Erneuerung in vollem Maße erfüllen.

Fehlernährung →Ernährungsbedingte Krankheiten.

Feinbackwaren, Überbegriff für alle Kuchen, Torten, Teilchen und Plätzchen. Sie enthalten eine Mindestmenge von 10% Fett und/oder Zucker, außerdem können Eier, Milcherzeugnisse, Früchte und eine Reihe anderer Zutaten enthalten sein. Auch Konservierungsstoffe sind bei der Herstellung erlaubt. Blätterteigwaren hingegen bestehen nur aus Mehl, Wasser, Fett, Eigelb und Salz. Es gibt eine Unzahl von Varianten. Bei vielen dieser Feinbackwaren tritt die Grundzutat aller Backwaren, das Getreide, in den Hintergrund. Die meisten sind ohnehin aus Auszugsmehlen hergestellt und zudem fettreich und süß. Sie sind eine der Hauptquellen für überflüssige Pfunde. Gebäck aus Vollkorn ist den herkömmlichen Weißmehlerzeugnissen natürlich vorzuziehen, aber auch das, selbst wenn es mit Honig gesüßt und ohne künstliche Zusatzstoffe zubereitet ist, fördert Karies und hat viele Kalorien. →Auszugsmehle.

Feinkostgeschäfte →Lebensmittelläden.

Fenchel. Fenchel kann als Salat, Gemüse und Gewürz verwendet werden. Schon die alten Griechen und Römer schätzten diese Pflanze mit dem anisartigen, süßlichen Geschmack. Die ganzen oder gemahlenen Fenchelkörner eignen sich als appetitanregendes, krampflösendes Gewürz für Gurken, Sauerkraut, Salate, Karpfen, Gebäck, Soßen, Brot, Essigkonserven; die Fenchelknollen lassen sich als Gemüse oder Salat zubereiten.

Fertignahrung. Bereits 75% der Nahrungsmittel, die der Durchschnittsverbraucher in der Bundesrepublik zu sich nimmt, sind der Fertigkost zuzurechnen. In allen Warengruppen gibt es neben frischer, unbehandelter Rohware auch Fertigprodukte, die dem Verbraucher helfen sollen, Zeit zu sparen. Streng genommen sind auch Nahrungsmittel wie Brot, Butter, Käse und andere »Fertignahrung«, da sie einen bestimmten Herstellungsprozeß durchlaufen haben, bevor sie gekauft werden und auf den Tisch kommen. Wenn wir hier jedoch über Fertignahrung sprechen, meinen wir nicht die traditionell hergestellten Speisen, die zu den Grundnahrungsmitteln gehören, sondern die sogenannten »Convenience-Produkte« (convenience – englisch für »Bequemlichkeit«), welche in Form von Gläsern, Dosen, Tüten, Päckchen und Tiefkühlware die Regale des Handels füllen und ausnahmslos durch selbst zubereitete Speisen ersetzt werden können.

Fertigkost ist Folge der Industrialisierung, die wesentlich zur Veränderung der Lebens- und Ernährungsgewohnheiten der Menschen in den

Fertignahrung

Industrienationen beigetragen hat. Die Trennung von Arbeitsplatz und Wohnung, die langen, vorbestimmten Arbeitszeiten in den Fabriken mit knappen Mittagspausen, die zunehmende Berufstätigkeit von Frauen und die fehlende Gelegenheit, in den rasch wachsenden Städten im eigenen Garten Lebensmittel anzubauen, waren die Hauptgründe für diesen tiefgreifenden Wandel. Dazu kamen neue, industrielle Möglichkeiten der Be- und Verarbeitung von Nahrungsmitteln, der Raffinierung und Konservierung. Die klassische Ernährungslehre mit ihrer Kaloriengleichmacherei trug ein übriges dazu bei, die ehemals naturbelassene, vital- und faserstoffreiche Kost durch technisch bearbeitete Mangelnahrung – die moderne Zivilisationskost – zu ersetzen. Zucker, Weißmehl, Fleisch und Eier, einst einer wohlhabenden Oberschicht vorbehalten, fanden im Übermaß Eingang in alle Bevölkerungsgruppen. Nahrungsmittel kamen auf den Markt, die den Erfordernissen der neuen Industriewelt entsprachen und durch die neuen Produktionsmöglichkeiten der aufstrebenden Nahrungsmittelindustrie in Massen hergestellt werden konnten. Brühwürfel, Erbswürste und Trockenkartoffeln sind frühe Beispiele für Fertignahrung, die ebenso wie das moderne »Bistro-Menü« aus der Tiefkühltruhe den Zweck verfolgen, Zeit zu sparen und das Leben der Familie in der Industriegesellschaft zu rationalisieren. Auch Kantinen, Imbißstuben und Wurstbuden entstanden in dieser Zeit, um die arbeitende Bevölkerung in den knapp bemessenen Mittagspausen und auf dem Weg von und zur Arbeit rasch und billig abzufüttern. →Fast Food, →Restaurants.

Mit der zunehmenden Technisierung der Nahrungsmittelherstellung wurde das Angebot an Fertignahrung immer umfassender – Dosen, Päckchen, Tiefkühlkost locken in teilweise aufwendiger Verpackung, mit großem Werbeaufwand angepriesen, den Verbraucher. Seit den sechziger Jahren erlebt vor allem die Tiefkühlkost einen ungeahnten Boom. Von 1980 bis 2000 hat sich der Absatz der tiefgefrorenen Nahrungsmittel mehr als vervierfacht. Über 4 Millionen Tonnen Tiefkühlkost werden jährlich in der Bundesrepublik verkauft. Das entspricht einem Pro-Kopf-Verbrauch von 50 kg. Mittlerweile gibt es auch bei uns bereits Tiefkühl-Spezialgeschäfte und Firmen, die das gefrorene Fertigmenü täglich ins Haus liefern. Auch Großverbraucher wie Kantinen, Gaststätten und Imbißstuben, greifen immer mehr auf die rationelle Kühlkost zurück.

Die Auswahl an Fertignahrung ist riesig, und dem Verbraucher steht von der Suppe aus der Plastikterrine über Ravioli aus der Dose, vom Hirschgulasch aus der Tiefkühltruhe über Kartoffelknödel aus Instantpulver, von Zigeunerklößchen aus dem Kochbeutel über vorgeschnittenen Salat mit Dressing aus der Plastikflasche bis zum Rührkuchen aus der Packung ein großes Angebot zur Verfügung. Dank →Mikrowelle kommt das Essen in Minutenschnelle auf den Tisch. Längst hat die Welle der Fertignahrung auch die Reformhäuser und Naturkostläden erreicht. Auch dort, wo man es eigentlich nicht vermutet, findet man Pulversuppen, »vegetarische Würstchen« aus der Dose, Fertiggerichte aus der Packung, Öko-Fischstäbchen und vieles mehr für den Instant-»Vollwert«-Genuß, der natürlich entsprechend teurer ist als Vergleichbares im Supermarkt. Industriell verarbeitete und vorbereitete Vollwertkost ist aber ein Widerspruch in sich selbst. Man sollte auf solche Werbeaussagen nicht hereinfallen.

Fertignahrung spart zwar Zeit und reduziert den Aufwand in der Küche, doch Geldbeutel, Geschmacksnerven und Gesundheit ziehen den kürzeren. Fertignahrung ist teurer als Frischkost, schmeckt lange nicht so gut und hat weniger Vital-, dafür aber mehr Schadstoffe als eine nach den Qualitätskriterien der Vollwerternährung gekochte Speise.

Aufschlußreich bei jeglicher Fertignahrung ist die →Zutatenliste auf der Verpackung. Wenn Sie hin und wieder gezwungen sind, auf Fertignahrung zurückzugreifen, sollten Sie die Zutatenlisten, die auf allen Verpackungen aufgedruckt sind, genau studieren. Denn auch bei Fertignahrung gibt es beträchtliche Unterschiede. Manche Hersteller verzichten auf Würzkonzentrate (→Glutamat), Konservierungs-, Farb- und andere Zusatzstoffe, während vergleichbare Produkte einer anderen Firma diese unerwünschten Zutaten enthalten. Das Kaufverhalten der Verbraucher hat in dieser Beziehung schon einiges bewirkt: Die wachsende Information über Zusatzstoffe hat die Industrie veranlaßt, viele der unliebsamen Zutaten wegzulassen. Fertignahrung mit Zusatzstoffen, die als riskant eingestuft sind (→Liste im Anhang, S. 440), sollte nicht mehr gekauft werden. (Das Lesen der Zutatenlisten ist natürlich etwas zeitaufwendig, denn nicht selten ist diese in irgendeine Falte der Verpackung oder eine andere ungünstige Stelle »verrutscht« und so klein gedruckt, daß die Verwendung einer Leselupe empfehlenswert scheint. Häufig muß man die deutsche Zutatenliste inmitten englischer, französischer, spanischer und italienischer Texte suchen, denn viele Produkte werden EU-weit angeboten. Vor allem die unerwünschten Zutaten Fabrikzucker und Kochsalz finden sich in fast allen Fertiggerichten, meist in nicht unerheblichen Mengen, da die Industrie dem durch die Gewöhnung an Salz und Zucker desensibilisierten »Verbrauchergeschmack« genügen will. Über genaue Mengenangaben gibt die Zutatenliste keinen Aufschluß.

Schwieriger wird es, wenn ein Hersteller unbeliebte Zusatzstoffe auf der Zutatenliste verschleiert, indem er einen der zahlreichen »Tarnnamen« oder Codenummern und Klassennamen verwendet. Oder wenn der Hersteller gewisse Stoffe, die nicht kennzeichnungspflichtig sind, nicht auf der Zutatenliste angibt. Und vollends vor einem Rätsel steht der Käufer, wenn es um die Qualität der verwendeten Rohware sowie um die in der Rohware enthaltenen

Fertigsalate

Schadstoffe geht. Zwar suggeriert die Verpackung zumeist Appetitlichkeit, doch über Herkunft, Schadstoffbelastung und Verarbeitung der Rohware sagt die meist bunt bebilderte Packung nichts aus. Wer einmal in einem Fotostudio zuschauen durfte, wenn Nahrungsmittel für die Werbung abgelichtet werden, kennt die zahllosen Tricks, mit denen dem Verbraucher speicheltreibende Illusionen vorgegaukelt werden.

Statt dessen stellen sich folgende Fragen: Woher kommt das Rindfleisch, und wie wurde es behandelt? Wieviele Schadstoffe haben sich in den landwirtschaftlichen Erzeugnissen angesammelt und wurden unfreiwillig oder bewußt mit verarbeitet? Wieviel neue, den Stoffwechsel belastende Stoffe sind durch den Verarbeitungsprozeß und gentechnologisch veränderte Zusätze entstanden? Wieviele Rückstände von Lösungs- und Reinigungsmitteln gelangten bei der Verarbeitung ins Essen? Wieviel Schimmelpilzallergene, die vor allem für Allergiker ein unkalkulierbares Risiko darstellen, wurden mitverarbeitet? Wieviele Vitalstoffe wurden bei der Verarbeitung »wegrationalisiert«? Selbst wenn die Agrarerzeugnisse von »hochwertiger« oder »geprüfter« Qualität sind, wie das auf manchen Verpackungen zu lesen ist, müssen wir davon ausgehen, daß die Fertigware nicht mehr vollwertig ist, wenn sie vorgekocht, raffiniert, hitzebehandelt oder anderweitig bearbeitet wurde. Bei manchen Fertiggerichten sind die Zutaten bis zur Unkenntlichkeit »verarbeitet«, bei Instantsuppen zum Beispiel oder bei vielen Kartoffel-Fertiggerichten, die einen Großteil der im Handel erhältlichen Fertignahrung ausmachen.

Bei Fertigkost bleiben trotz Kennzeichnungspflicht viele Fragen offen. Sicher ist nur, daß Fertignahrung nie so vollwertig und so wohlschmeckend sein kann wie aus unbehandelter Rohware frisch zubereitete Speisen. →Lebensmittelverarbeitung.

Fertigsalate werden geputzt und geschnitten und in Plastikverpackung angeboten. Sie gehören eigentlich zu den Frischgemüsen, da sie nicht erhitzt oder tiefgefroren sind. Empfehlenswert sind sie aber trotzdem nicht, da durch Schneiden und Lagern im geschnittenen Zustand hohe Verluste an Vitalstoffen eintreten und die Salate auch mikrobiell belastet sein können.

Fertigsoßen, fertig zubereitete Soßen und Würzmittel, die oft eine Reihe unerwünschter Zutaten wie Konservierungs-, Farb- und andere chemische Mittel, sowie Fett, Mayonnaise, Salz und Zucker enthalten. In einer gesunden Vollwertküche haben sie keinen Platz. Die flüssigen Speisewürzen mit dem typisch deutschen Maggiaroma, von denen der Bundesbürger täglich rund 600 mg in Fertigsuppen, Soßen, Brühen, Fertigerzeugnissen, Tiefkühlkost oder sogar Reformkost verzehrt, sind in jüngster Zeit anrüchig geworden. Sie enthielten das beim Herstellungsprozeß entstehende krebserregende Dichlorpropanol (DCP) und Monochlorpropandiol (MCPD) in Konzentrationen, die bei Arzneimitteln die Zulassung verhindern könnten. Über die gesundheitliche Gefährdung, die erst durch Senkung der Gehalte seit Februar 1989 minimiert wurde, erfuhr der Verbraucher nie etwas.

Fett. Fette sind Grundbestandteile menschlicher Ernährung und erfüllen im Organismus wichtige Aufgaben. Die chemische Grundstruktur aller Fette ist gleich: Je ein Teil Glycerin verbindet sich mit drei Fettsäuren. Die unterschiedliche Länge und Anzahl der vorhandenen Doppelverbindungen der Fettsäureketten bestimmt die Art (Butter, Öl, Schmalz, Talg etc.) und die Konsistenz eines Fettes (flüssig, weich, hart).

Im Körper hat Fett die Aufgabe, Herz, Nieren und Nervensystem »einzubetten« und zu schützen sowie als Unterhautfettgewebe den Körper mit einem schützenden und vor Wärme und Kälte isolierenden Polster zu umgeben (→Depotfett). Die Blutfette sind die hauptsächlichen Energielieferanten des Körpers. Depotfett und die Blutfette stellen die umfangreichsten und wichtigsten Energiespeicher im Körper dar.

Unterscheiden müssen wir zum einen zwischen tierischen und pflanzlichen Fetten, zum anderen zwischen gesättigten, einfach und mehrfach ungesättigten Fetten. Tierische Fette sind enthalten in Fleisch und Fleischprodukten, Milch, Butter, Käse, Schmalz, Fischöl. Sie enthalten neben einem hohen Anteil an gesättigten Fettsäuren auch das vieldiskutierte →Cholesterin. Getreidekeime, Leinsamen, Sonnenblumenkerne, Oliven, Disteln, Nüsse, Sesam, Palmkerne, Baumwollsamen und Raps sind unter anderem wichtige Spender pflanzlicher Fette. →Speisefette.

Bei den Fetten gibt es zahlreiche qualitative Unterschiede, am wichtigsten ist jedoch, ob ein Fett »lebt«, das heißt, ob es in hohem Maß sogenannte ungesättigte →Fettsäuren und natürliche, fettlösliche Vitamine enthält. Bei Fetten ist also die Qualität vorrangig. Das Fettproblem löst sich nicht, indem wir kein Fett mehr essen (was ohnehin nicht möglich ist, da in fast allen Nahrungsmitteln zumindest Spuren von Fett enthalten sind), sondern indem wir darauf achten, daß wir unseren Fettverbrauch bewußt verringern und daß mindestens ein Drittel des aufgenommenen Fetts aus »lebenden« Fetten besteht, die den Körper mit den notwendigen essentiellen Fettsäuren und fettlöslichen Vitaminen versorgen. Ein typischer Ernährungsfehler ist es beispielsweise, gesunde und wichtige Lebensmittel wie Nüsse und Avocados wegen ihres hohen Fettgehalts zu meiden. Die darin enthaltenen Fette sind wegen ihrer Zusammensetzung und der begleitenden Wirkstoffe von vitaler Bedeutung. Versteckte gesättigte Fette in Fleisch und Wurstwaren hingegen sollte man meiden.

Etwa 80 Gramm Fett decken den täglichen Bedarf. Diese Menge sollte ein Viertel der gesamten täglichen Energiezufuhr nicht überschreiten und mindestens ein Drittel der zugeführten Fettmenge sollte aus mehrfach ungesättigten Fettsäuren bestehen. Die tatsächliche Fettaufnahme des

Fettaustauschstoffe

Fettgehalt einiger Nahrungsmittel
Angaben in Gramm pro 100 Gramm Nahrungsmittel

Speck	89	Rahmkäse	31
Mayonnaise	82	Schlagsahne	30
Wurst	bis 80	Sojabohnen	18
Nüsse	62	Sahnequark	12
Torte	45	Vollfettmilch	3,8
Schweinefleisch	37	Weizen	1
Eidotter	32	Gemüse	meist unter 1

Durchschnittsbürgers liegt mit über 130 Gramm täglich weit über dem Bedarf. Bei körperlicher Arbeit besteht allerdings ein erhöhter Bedarf. Mangel an Fett kann zu Untergewicht, verminderter Leistungsfähigkeit, Mangelerscheinungen durch das Fehlen fettlöslicher Vitamine führen, das Fehlen essentieller Fettsäuren darüber hinaus zu Hämaturie (Blutharnen, krankhaftes Vorkommen von Blut im Urin), Veränderungen an Haut und Zellen sowie zu Stoffwechselstörungen. Ein Zuviel an Fett führt zu Fettsucht, zu unerwünschter Erhöhung bestimmter Blutfettwerte mit nachfolgender Sklerose sowie zu einem erhöhten Bedarf an Vitamin E.

Fettaustauschstoffe. Aufgrund der Empfehlung der Ernährungswissenschaft, den täglichen Fettkonsum stark einzuschränken, hat die Nahrungsmittelindustrie einen neuartigen Nahrungsmittelgrundstoff kreiert – die Fettaustauschstoffe oder Fettersatzstoffe. Seit 1990 dürfen verschiedene Mischungen aus Milchfett, Pflanzenfett, Ersatzstoffen für Fett und Wasser in den Handel gebracht werden. Zur Verminderung des prozentualen Fettanteils in →Fertignahrung werden Mischungen mehr mit Wasser (40 bis 60%) statt Fett hergestellt. Sie heißen dann Milchstreichfetterzeugnisse, »fettreduzierte« Margarineerzeugnisse oder Mischfetterzeugnisse. Fettersatzstoffe liefern nur etwa halb so viel Kalorien wie gewöhnliches Fett und haben einen cremigen, fettähnlichen Geschmack. Sie können in alle fetthaltigen Nahrungsmittel eingemengt werden, beispielsweise in Soßen, Eiscreme, Dressings, Brotaufstriche, Milch- und Schokoladendesserts, Mayonnaise, Schmelzkäse etc. Dies geschieht zum Teil ohne Wissen des Verbrauchers.

Fettaustauschstoffe wie Simplesse oder Nutri Fat PC auf der Grundlage mikrozerkleinerten Hühnereiweißes oder Molkenproteins sind zum Backen und Braten nicht geeignet, gelten als unbedenklich und müssen auf der Zutatenliste nur mit dem verwendeten Eiweiß angegeben werden. Sie haben einen ähnlich fettig-weichen Geschmack wie echtes Fett.

Fettersatzstoffe wie Maltrin, Paselli SA 2, Nutri Fat C auf der Grundlage gespaltener Stärke oder Zellulose sind gefriergeeignet und können leicht erhitzt werden. Auf der Zutatenliste erscheinen sie als Stärke.

Der künstliche Fettersatzstoff Olestra ist ein angeblich unverdaulicher Saccharose-Polyester, der fettähnlich riecht und schmeckt – sogar richtige Fettflecke hinterläßt – aber keine Kalorien hat. Olestra soll nach den Vorstellungen der modernen »Food-Ingenieure« Bratfette und Öle ersetzen und für Kalorienbewußte »reuefreie« Genüsse schaffen. In den USA darf Olestra seit 1996 für Kartoffelchips und andere Snacks verwendet werden.

Insgesamt sind die Fettersatzstoffe künstliche Produkte der Nahrungsmittelindustrie, die zwar kalorienärmer als die gewöhnlichen Fette sind, aber keine wirkliche Alternative zum Verzicht auf fettreiche Nahrungsmittel darstellen. Sie sind Erzeugnisse moderner Lebensmittellabors (→Designer Food), die von dem Trend zu Diät- und Gesundkost mit speziell dafür kreierten Produkten profitieren möchten. Neben Geschmackseinbußen besteht das Risiko der Aufnahme von weiteren körperfremden chemischen Verbindungen, deren Wirkungen auf den Stoffwechsel nicht genügend untersucht sind. Darüber hinaus fördern sie das Festhalten an ungesunden Geschmacksvorlieben und Nahrungsmitteln. Gesunde Ernährung läßt sich nicht durch Phantasieprodukte erreichen, sondern durch Verbesserung des Wissens über Ernährung und eine Umstellung auf Vollwert-Mischkost.

Fett in der Ernährung →Speisefett.

Fettleibigkeit →Übergewicht.

Fettreiche Diäten. →Schlankheitsdiäten dieser Art (z. B. Punkt-Diät, Atkins-Diät, Fett-Diät nach Dr. Felix, Air-Force-Diät etc.) streichen die Kohlenhydrate vom Speiseplan und setzen Fett (meist tierischen Ursprungs) als Hauptnährstoff ein. Fleisch, Fisch, Milchprodukte, Wurst, Speck, Eier, Sahne, Mayonnaise und anderes wird gegessen, auf Brot, Kartoffeln, Reis, Gemüse und Obst wird verzichtet. Der Grund, warum fettreiche Diäten so beliebt sind, liegt sicher darin, daß solche Diätvorschriften den Ernährungsunsitten vieler Zeitgenossen entgegenkommen und der Hunger gestillt wird, da die stark fetthaltigen Nahrungsmittel sehr kalorienreich sind.

Daß solche Extremkuren sehr bedenklich sind, versteht sich von selbst. Die einseitige Nahrungszusammenstellung verursacht Stoffwechselstörungen und führt zu einem Mangel an lebensnotwendigen Nähr-, Vital- und Faserstoffen. Durch die fettreiche Kost werden außerdem Herz und Kreislauf belastet, die Blutfettwerte steigen, der Organismus wird durch die Fettabbauprodukte (Ketonkörper) übersäuert, was zu einer Reihe von Nebenwirkungen führen kann. Zudem werden durch fettreiche Diäten äußerst ungesunde Ernährungsgewohnheiten trainiert.

Fettsäuren. Die gesättigten und ungesättigten Fettsäuren sind die wesentlichen Bestandteile aller Fette und geben über die Qualität dieser Fette Auskunft. Fettsäuren bestehen

Feuchthaltemittel

in der Regel aus einer unverzweigten, geradzahligen Kette von 4 bis 26 Kohlenstoffatomen, die mit Wasserstoffatomen verknüpft sind. Bei *gesättigten Fettsäuren* sind alle Kohlenstoffatome durch einfache chemische Bindungen verknüpft. Bei *ungesättigten Fettsäuren* sind ein oder mehrere Kohlenstoffatome durch reaktionsfähige Doppelbindungen verknüpft. Die Fettsäuren werden entsprechend als einfach, zweifach oder mehrfach ungesättigt bezeichnet. Die Länge der Kette und der Sättigungsgrad der Fettsäuren entscheidet über die Konsistenz, die Art und den Schmelzpunkt eines Fettes. Je mehr gesättigte Fettsäuren enthalten sind, desto härter ist das Fett. Fette tierischer Herkunft – mit Ausnahme der Seetier- und Fischöle – sowie die in unserem Klimabereich festen pflanzlichen Fette, wie Kokosfett, Palmkernfett, Palmöl, Kakaobutter und andere, enthalten meist höhere Anteile an gesättigten Fettsäuren, während bei den flüssigen Pflanzenölen der Anteil an ungesättigten Fettsäuren vorherrscht.

Von den verschiedenen ungesättigten Fettsäuren gehören die Ölsäure zur Omega-9-Familie, die Linolsäure, γ-Linolensäure und Arachidonsäure zur Omega-6-Familie, und die α-Linolensäure, Eicosapentaensäure (EPA) und Docosahexaensäure (DHA) zur Omega-3-Familie. Die Linolsäure und die α-Linolensäure zählen zu den essentiellen Fettsäuren, die vom Körper nicht hergestellt werden. Sie müssen ihm mit der Nahrung zugeführt werden. Die übrigen ungesättigten Fettsäuren vermag der Körper selbst aus der Linolsäure herzustellen, die ihm aber in ausreichender Menge zugeführt werden muß. Die Omega-3- und Omega-6-Fettsäuren sind als Nahrungsergänzungsmittel einsetzbar.

Die ungesättigten Fettsäuren wirken am Fett- und Cholesterinstoffwechsel mit und sind am Aufbau hochwirksamer körpereigener Wirkstoffe beteiligt, die auf die Durchblutung des Herzmuskels, auf den Blutdruck, den Herzrhythmus und viele andere lebenswichtige Funktionen regulierend einwirken. Ein Mangel an essentiellen Fettsäuren kann zu Wachstumsstörungen, Hautschuppen, Zell- und Fettstoffwechselstörungen und Fruchtbarkeitseinschränkungen führen. Durch die Einwirkung von Luftsauerstoff und starker Hitze verändern sich die ungesättigten Fettsäuren. Sie oxydieren in einen gesättigten Zustand und bilden Zusammenschlüsse (Polymere).

Gesättigte Fettsäuren werden mit der modernen Kost in solch hohem Maße eingenommen, daß sie belastend wirken und zu einer Vielzahl von →ernährungsbedingten Krankheiten beitragen. Ähnlich ungünstig sind die →trans-Fettsäuren.

Die folgende Tabelle zeigt den Anteil von gesättigten und ungesättigten Fettsäuren (vor allem den Anteil der essentiellen Linolsäure und Linolensäure) in verschiedenen Fetten und Ölen.

Nur in kaltgepreßten Ölen bleibt Linolsäure in ihrer hohen biologischen Aktivität unbeeinträchtigt.

Fisch

Fettart	Gesättigte Fettsäure	Ölsäure (einfach ungesättigte Fettsäure)	Linolsäure (zweifach ungesättigte Fettsäure)	Linolensäure (dreifach ungesättigte Fettsäure)
Butter	56–57 %	38–39 %	3–5 %	1 %
Distelöl (Safloröl)	8–10 %	12 %	75–80 %	-0,5 %
Erdnußöl	18 %	56 %	26 %	0
Kokosnußöl	90 %	7 %	2 %	0
Leinöl	6–12 %	26–36 %	10–27 %	30–64 %
Maiskeimöl	8–16 %	26–36 %	51–58 %	-0,6 %
Margarine	64–65 %	25–30 %	6–10 %	0,1–0,9 %
Olivenöl	3–15 %	72–89 %	8–12 %	0
Rindertalg	45–47 %	50 %	2 %	0,5 %
Schweinefett	30–42 %	38–55 %	12–30 %	0,5–2 %
Sesamöl	13 %	42 %	44 %	0,5 %
Sojabohnenöl	11–18 %	18–58 %	34–68 %	0,3–10 %
Sonnenblumenöl	6–10 %	28–34 %	54–60 %	-0,5 %
Weizenkeimöl	11 %	46 %	42 %	-0,4 %

Distelöl (Safloröl) ist das Öl mit dem höchsten Linolsäuregehalt (ca. 75–80 %). Weitere Öle mit hohem Anteil an Linolsäure sind Sojaöl, Sonnenblumenöl und Maiskeimöl, die man am besten für Salate und alle nicht erhitzten Speisen verwenden sollte, um dem Körper die lebensnotwendige Linolsäure zuzuführen. Die empfohlene Tagesmenge liegt bei 10 Gramm. Auch Nüsse, Sonnenblumenkerne, Sojaprodukte und Fische sind gute Quellen dieser essentiellen Fettsäure. →Fett, →Speisefett, →trans-Fettsäuren.

Feuchthaltemittel. Diese →Lebensmittelzusatzstoffe, z. B. Sorbit, Mannit, Glycerin, verhindern in Back- und Süßwaren ein zu starkes Austrocknen und dadurch bedingte geschmackliche Veränderungen.

Filterhilfsmittel. Technische Hilfsmittel, die zum Filtrieren und Aufklaren von Getränken, zum Beispiel Bier, Fruchtsäfte und Wein, dienen. Es handelt sich dabei meist um Enzympräparate aus Schimmelpilzkulturen. →Lebensmittelzusatzstoffe.

Fisch. Fisch an sich ist ein wertvolles Nahrungsmittel, denn er enthält neben biologisch hochwertigem Protein beträchtliche Mengen an wasser- und fettlöslichen Vitaminen, Mineralien und hochungesättigten →Fettsäuren. Seefische sind zudem ausgezeichnete Jodlieferanten. Außerdem ist Fischeiweiß, roh oder gekocht, leicht verdaulich. Im Vergleich zum als ungesünder einzustufenden Fleisch ist der Pro-Kopf-Ver-

Fisch

brauch in der Bundesrepublik trotz steigender Tendenzen eher gering. Der jährliche Verbrauch liegt bei rund 14 Kilo, wobei aber trotz der »Edelfreßwelle«, bei der Frischfisch eine große Rolle spielt, nur 15 % auf Frischfisch entfallen. Am beliebtesten sind Konserven und Marinaden (allein verarbeiteter Hering macht 28 % des Gesamtfischverbrauchs aus) sowie Tiefkühlfisch (24 %). 80 % der deutschen Fischversorgung stammt übrigens aus fremden Netzen, aus Dänemark, Holland, Norwegen und Island, mittlerweile sogar auch aus Peru, Taiwan und China.

In unserer Zeit, in der sich die Flüsse, Seen und Meere in Müllhalden verwandelt haben, ist Fisch leider nicht mehr pauschal und uneingeschränkt als gesundes Lebensmittel zu empfehlen, wie dies noch vor wenigen Jahrzehnten der Fall war. Fische aus manchen Flüssen und Seen, aus küstennahen Zonen sowie Raubfische und Fische aus der Nord- und Ostsee können auf Grund ihres Schadstoffgehalts als gesundheitlich höchst riskant bis ungenießbar bezeichnet werden. Trotzdem muß man Fisch nicht vom Speiseplan streichen – denn auf die richtige Auswahl kommt es an.

Im Handel wird grob zwischen folgenden Gruppen von Fischen und →Meeresfrüchten unterschieden. Die Doppelbezeichnungen bedeuten verschiedene Namen für den gleichen Fisch.

Seefische, wie Kabeljau/Dorsch, Seelachs/Köhler, Rotbarsch/Goldbarsch, Leng/Lenfisch, Blauleng, Schellfisch, Wittling/Merlan, Seehecht, Katfisch/Steinbeißer, Hering, Sprotte, Sardine/Pilchard, Makrele, Thunfisch, Lotte, St. Peterfisch, Loup de mer, Scholle, Flunder, Steinbutt, Seezunge, Rotzunge, Limande, weißer und schwarzer Heilbutt, Dornhai, Heringshai, Grenadierfisch.

Süßwasserfische, wie Karpfen, Forelle, Aal, Schlei, Hecht, Zander, Barsch, Renke/Felchen, Maräne, Lachs/Salm.

Zu den Fischerzeugnissen zählen auch →Meeresfrüchte, die nicht in die zoologische Kategorie der Fische einzuordnen sind, wie Krebstiere, Schalentiere und Weichtiere.

Ferner läßt sich unterscheiden zwischen Fettfischen und Magerfischen. Aal, Lachs, Hering, schwarzer Heilbutt, Makrele und Sprotte zählen beispielsweise zu den Fettfischen. Fettarm sind unter anderem Kabeljau/Dorsch, Schellfisch, Seelachs/Köhler, Forelle, Hecht, Leng und die Krebstiere.

Als *Frischfische* werden Fische bezeichnet, die nach dem Fang unbehandelt bleiben oder nur gereinigt, ausgenommen, zerteilt oder so gekühlt werden, daß das Fischfleisch nicht gefriert. Die Frische ist natürlich davon abhängig, wie lange der Fisch gelagert wird. Je kürzer also die Fangreisen der Fischereischiffe und je kürzer die Transportwege, desto frischer ist der Fisch. Tagesfrischer Fisch ist nur direkt von den Fischern oder Fischmärkten in Küstengebieten, an Flüssen und Seen oder von Fischwirten und aus Bassins im Fischhandel zu bekommen. Einige Feinkostgeschäfte und Gour-

metrestaurants lassen frischen Fisch einfliegen. Frischfisch ist außerordentlich empfindlich und verdirbt schnell; er sollte am gleichen Tag verzehrt werden.
Es gibt einige Merkmale, an denen man die Frische eines angebotenen Fisches erkennen kann:
– Die Kiemen sind hellrot und liegen fest an. Die Schuppen sitzen fest.
– Die Augen sind prall, klar, glänzend und nach außen gewölbt.
– Die Schleimhaut ist glatt und nicht schmierig.
– Das Fleisch ist fest und hinterläßt beim Eindrücken keine Druckstellen.
– Der Geruch eines frischen Fisches ist niemals »fischig«, sondern hat den Duft von Meer und Wasser.
– Beim Kauf von lebenden Fischen aus dem Bassin ist darauf zu achten, daß Fische, die sich nicht mehr normal bewegen, kurz davor sind zu verenden.
Seegefrosteter Fisch wird an Bord der Fang- und Fabrikschiffe in fangfrischem Zustand verarbeitet und tiefgefroren. Um seine Qualität zu erhalten, kommt es auf eine lückenlose Tiefkühlkette beim Transport zum Handel und Verbraucher an. Wie jedes Tiefkühlgut verliert auch der seegefrostete Fisch sehr schnell seine Qualität, wenn er bei zu hohen Temperaturen gelagert wird oder zwischendurch auftaut. Einmal aufgetauter Tiefkühlfisch muß sofort verbraucht werden, da er sonst rasch an Qualität verliert. Die hygienischen Verhältnisse auf den Fang- und Fabrikschiffen sind allerdings oft nicht die besten, außerdem werden sehr bedenkliche Einfriermethoden, beispielsweise mit flüssigem Stickstoff und Frigenen (Fluorchlorkohlenwasserstoffe) angewendet. Zudem wird das Eis mit bakteriziden Mitteln behandelt, und es werden neben Ascorbinsäure und Zitronensäure verschiedene Antioxidantien gegen den Fettverderb eingesetzt.
Tiefkühlfisch wird vorwiegend als Filet angeboten, zum Teil schon bratfertig paniert oder anders zubereitet. Viele dieser Tiefkühlerzeugnisse sind jedoch minderwertige Fließbandware, bei denen die Verpackung das »geschmackvollste« ist. →Fischstäbchen, →Fertignahrung.
Fisch als Futter. Etwa 30 % der weltweiten Fischfänge werden nicht direkt vom Menschen verzehrt, sondern gelangen auf Umwegen auf unsere Teller: →Fischmehl als Viehfutter für Hühner und Schweine ist in der →Massentierhaltung sehr beliebt und mitverantwortlich für die sinkende Qualität von Hühner- und Schweinefleisch. Dabei ist diese sogenannte »Veredlungswirtschaft« sehr unökologisch – aus 10 Kilogramm Fischmehl läßt sich auf dem Umweg über Viehfutter nur 1 Kilogramm Fleisch erzeugen. Die Folge sind leergefischte Fischgründe – und zunehmender Hunger in der Dritten Welt (→Fleisch-Teufelskreis). Die Fischfänge aus der Nordsee wandern bereits zum größten Teil in die Fischmehl- und Fischölverarbeitung. Ein Problem in diesem Zusammenhang ist die Überfischung der Meere. Weltweit werden ca. 30 % zuviel Fische gefangen, so daß sich die Bestände kaum mehr erholen können. In den

Fisch

Netzen landen immer mehr Tiefseearten und Jungfische, die aufgrund ihrer Größe für den menschlichen Verzehr nicht geeignet sind und daher zu Tierfutter verarbeitet werden. Ein weiteres Problem ist die →Treibnetzfischerei.

Schadstoffe im Fisch. Das größte Problem beim Nahrungsmittel Fisch sind die Schadstoffe. Auch der tagesfrische Fisch kann leider nicht mehr uneingeschränkt als gesund empfohlen werden. Wie sollten in verschmutzten und sterbenden Flüssen, Seen und Meeren auch gesunde und unbelastete Fische leben? Schwermetalle, chlororganische Verbindungen, Pestizide, Öl und Teerrückstände durch Tankerunfälle, Dünnsäure und etliche Tonnen weiterer Chemikalien sowie radioaktive Stoffe gelangen durch Haushalts- und Industrieabwässer als bequeme und vermeintlich billige Müllbeseitigung in großen Mengen in unsere Binnengewässer und Meere. Die Natur ist kaum in der Lage, diese massiven Mengen von Giftstoffen aus eigener Kraft abzubauen. Statt dessen beginnt ein Nahrungskreislauf, an dessen Ende wieder der Mensch steht: Kleinstlebewesen und Bodentiere nehmen die Schadstoffe auf und reichern sie an. Sie werden von Kleinfischen gefressen, welche die Schadstoffe in ihrer Nahrung weiter anreichern. Diese Fische dienen wiederum größeren Fischen als Nahrung, und so geht es weiter, bis die verseuchten Fische am Ende auf dem Teller des Menschen liegen. Oder er nimmt die Schadstoffe über die Fischmehlfütterung an Hühner und Schweine im »angereicherten« Fleisch zu sich. Ein Beispiel aus dem Süßwasser: Im Wasser sind 0,01 bis 0,08 ppb Quecksilber enthalten, in Kaulquappen, die in diesem Wasser leben, sind es schon 28 ppb Quecksilber und in Forellen 300 bis 600 ppb Quecksilber.

Verseuchte und kranke Fische sind aber nur die Vorboten der Katastrophe, die den Gewässern droht, wenn der verantwortungslose Raubbau an der Natur fortgesetzt wird. Die sterbende Nordsee, Massenfischsterben in Flüssen, Massensterben von Küstenvögeln und andere Umweltkatastrophen zeigen mit aller Deutlichkeit, daß die Warnungen vieler Wissenschaftler und Umweltschützer keine Panikmache sind: Erst stirbt das Meer und dann der Mensch. Nur radikales Umdenken kann uns vor dieser düsteren Zukunft bewahren.

Fische aus Massentierhaltung. »In einem Bächlein helle / da schoß in froher Eil' / die launische Forelle ...« Franz Schuberts Lied wird auch heute noch gerne gesungen, die Forellen aber, die in den Pfannen moderner Haushalte schmoren, haben ein Bächlein wahrscheinlich nie gesehen. Weil in verseuchten Gewässern nicht genügend verzehrtaugliche Fische aufwachsen und leben können, werden sie in Zuchtbassins aufgezogen. Eng zusammengedrängt müssen die Fische möglichst schnell die »Schlachtreife« erreichen. Etwa 12 000 Tonnen Süßwasserfische werden auf diese Weise jährlich in der Bundesrepublik »produziert«. Konstant gehaltene Wassertemperaturen, Kraftfutter aus Fütterungsautomaten (Fischmehl, Tiermehl, Geflügelschlachtabfälle, Blutmehl, Fleischknochenmehl, Molkenpulver, Schlachttierinnereien, Getreide, fein zermahlen, vitaminisiert und mineralisiert) sowie chemische Fischbehandlungsmittel und Medikamente (Malachitgrün gegen Pilzbefall, Chinolinantibiotika etc.) sorgen für mindere Qualität und schnellen Profit. Zur Überdeckung der unangenehmen Gerüche solcher Futtermischungen setzt man auch verbotenerweise synthetische Geschmacksstoffe wie das krebserregende Moschusxylol ein, das bereits in der Muttermilch nachgewiesen werden kann. Besonders gewinnträchtig ist die Fischmast im Rahmen der Abwässeraufbereitung. Die erhöhte Temperatur und der Nährstoffgehalt von Abwässern werden für die Speisefischzucht genutzt. Daß die im Abwasser enthaltenen Schadstoffe von den Fischen angereichert werden, scheint dabei nicht zu stören.

Kein Wunder, daß die Fische in »Rekordzeiten« zur Schlachtreife heranwachsen. Braucht ein Karpfen im natürlichen Gewässer etwa drei Jahre, um 4 Pfund schwer zu werden, so schafft das ein Karpfen im Zuchtteich schon in einem Jahr. Forellen wachsen sogar noch schneller – die durch künstliche Vermehrung in »Aquakulturen« »erzeugten« Fische werden nach 4 bis 6 Wochen im Teich ausgesetzt und wachsen binnen neun Monaten vom 5 cm langen Jungfisch zu 250 Gramm schweren Tieren heran. In der Natur dauert dies drei Jahre. Aale, die 10 bis 12 Jahre brauchen, um groß und fett zu werden, erreichen in warmen Bassins, mit Schlachtabfällen gefüttert, schon in 1 bis 3 Jahren das Schlachtgewicht. Die Erträge der Fischzüchter sind enorm. So werden in einer Fischfarm in der Nähe von Kassel auf nur 320 m^2 jährlich 50 Tonnen – ca. 5 Millionen Fische – produziert. Sie werden in Hängeteichen – das sind Käfige aus kunststoffbeschichtetem Gewebe, die einfach ins Wasser gehängt werden – gezüchtet und nach Erreichen der Schlachtreife einfach durch Hochziehen der Käfige »abgeerntet«.

Auch der Lachs, einst König der Fische genannt und noch immer ein relativ teurer Luxusartikel in Feinkostgeschäften, ist heute industrielle Massenware. Er wird in riesigen Lachsfarmen unter Einsatz von Antibiotika und Nervengiften zur »Entlausung« gezüchtet. Die »Edelfische« in norwegischen Zuchtgehegen schlucken im Jahr mehr Medikamente als die Bewohner des Landes. Damit das Zuchtprodukt dem Wildlachs zumindest farblich ähnelt, werden dem Futter rosa Farbstoffe beigemengt. Auch die Gentechnologen befassen sich mit der Erzeugung des »optimalen« Fisches. Durch Genmanipulation kann man Lachse zum Beispiel an kältere Wassertemperaturen gewöhnen.

Trotz aller Bedenken liefert Fisch wertvolles Eiweiß, und es ist sicherlich gesünder, mehr Fisch und weniger Fleisch zu essen. Man sollte jedoch streng auf Schadstoffbelastung, Herkunftsgewässer, Fisch-

Fischerzeugnisse

art und Verzehrhäufigkeit achten.

Praktische Tips

– Roher Fisch (z. B. Sushi, Sashimi oder Fisch-Carpaccio ist hochwertigste Kost.

– Bei den Schadstoffen im Fisch steht Quecksilber im Vordergrund. Durchschnittlich hohe Werte enthalten: Aal, Blauleng, Hai (Schillerlokken), Hecht, Heilbutt, Leng, Rochen, Schwertfisch, Seekatze, Thunfisch (vor allem aus dem Mittelmeer). Durchschnittlich mittlere Werte enthalten: Rotbarsch, Schwarzer Heilbutt, Seelachs. Durchschnittlich niedrige Werte enthalten: Hering, Kabeljau, Makrele, Sardelle, Sardine, Sprotte, Wittling, Schellfisch, Scholle.

Aber auch die anderen Schadstoffe dürfen nicht außer acht gelassen werden. Grundsätzlich gilt:

– Hochseefische sind nicht so stark belastet wie Fische aus küstennahen Gewässern. Fische aus großen Flüssen und deren Mündungsgebieten sollten ganz vermieden werden, ebenso Meeresfrüchte aus verschmutzten Randbereichen des Mittelmeers. Am besten wählt man fettarme Hochseefische.

– In Raubfischen und Fischen, die ihre Nahrung aus dem Bodenschlamm aufnehmen (z. B. Plattfische), reichern sich Schadstoffe am stärksten an, ebenso naturgemäß in älteren Fischen.

– Chlorierte Kohlenwasserstoffe reichern sich vor allem in fetten Fischen und in den Innereien von Fischen an. Aale, Dorschleber und Lebertran, insbesondere ölhaltige Kapseln, sollten deshalb gemieden werden, es sei denn, sie sind rückstandskontrolliert.

– Die Haut von Fischen sollte nicht verzehrt werden.

– Süßwasserfische aus dem Bereich der Tschernobyl-Wolke waren einige Jahre überdurchschnittlich hoch radioaktiv belastet. Mittlerweile lassen die Strahlenwerte aber nach.

– Die Innenteile von Tintenfisch weisen meist erhöhte Cadmiumbelastung auf.

– Zuchtfische, wie Forellen und Karpfen, sollte man möglichst direkt vom Züchter kaufen, wo man sich von den Aufzuchtbedingungen selbst überzeugen kann. Es gibt auch ökologisch wirtschaftende Teichwirte.

– Fisch aus Nord- und Ostsee ist in der Regel so stark belastet, daß darauf verzichtet werden sollte. Selbst ein bekannter Gefrierkosthersteller verwendet seit einigen Jahren keine Nordseefische mehr.

– Produkte, die Wal-Tran enthalten, sollte man nicht mehr kaufen, um einen kleinen Beitrag dafür zu leisten, die wunderbaren und geheimnisvollen Meeressäugetiere vor der Ausrottung durch den Menschen zu bewahren. Aus diesem Grund sollte man auch auf Produkte aus Ländern verzichten, die nach wie vor die Jagd auf Wale gestatten, z. B. Norwegen und Japan. Das gilt auch für Fische, die mit Treibnetzen gefangen wurden (vor allem Thunfisch). →Treibnetzfischerei.

– Wenn Sie →Fischerzeugnisse kaufen, dann solche mit pflanzlichen Ölen und ohne weitere Zusatzstoffe.

– Auf →Fischstäbchen und ähnliche

Phantasieprodukte aus der Tiefkühltruhe sollte man besser verzichten.

Fischerzeugnisse. Dieser Überbegriff steht für eine Reihe von Fisch-Dauerwaren, die durch Trocknen, Salzen, Räuchern, durch Hitzesterilisation oder durch Zugabe von Konservierungsstoffen haltbar gemacht werden. →Trockenfisch, →Räucherfisch, →Salzfische, →Kaviar, →Marinaden, →Bratfische, →Kochfischwaren, →Fischhalbkonserven, →Fischvollkonserven, →Tran.

Fischhalbkonserven (Präserven). Sammelbezeichnung für Fischerzeugnisse (außer Räucherfisch), wenn sie in geschlossenen Behältern abgefüllt sind. Sie sind trotz der zugesetzten Konservierungsmittel nur begrenzt haltbar und werden deshalb häufig auch durch Hitzebehandlung »pasteurisiert«, was sie ohne Kühlung bis zu sechs Monaten haltbar macht.

Fischmehl. Mahlerzeugnisse aus Fischen und Fischresten, die als Futtermittel in der →Massentierhaltung Verwendung finden. Im Gegensatz zu →Tiermehl ist Fischmehl nach wie vor als Futtermittel zugelassen, ist aber wegen der Überfischung der Weltmeere durch →Treibnetzfischen und wegen der hohen Dioxinbelastung abzulehnen.

Fischstäbchen, tiefgekühlte Fischprodukte, die vor allem bei Kindern und Jugendlichen sehr beliebt sind. Viele dieser oft recht appetitlich aussehenden Fertigprodukte sind aus undefinierbarem Fischmus hergestellt, das heißt aus Fischteilen (Reste und Seitenteile), die bei der Filetherstellung anfallen. Sie werden oft inklusive der Gräten zerkleinert, zu einem Block geformt, eingefroren und in mundgerechte »Stäbchen« zersägt. Danach werden sie gewürzt, in einer Panade aus Auszugsmehlen und Bindemitteln gewälzt und in appetitanregende Packungen abgefüllt. Damit Fischmus und Panade auch zusammenhalten, wird häufig Phosphat zugesetzt (meist in einer Menge, die auf der Packung nicht angegeben werden muß), und zur Gewichtserhöhung kommt oft auch noch Fremdwasser hinzu. Der Anteil der Panade liegt durchschnittlich bei ungefähr 30%, bei manchen Sorten sogar bei 40%. Ein gutes Drittel dieser Produkte ist also nicht Fisch, sondern billige Panade. Steckte noch in den achtziger Jahren unter der Panade meist Kabeljau, so ging die Industrie später dazu über, die billigeren Seehechte und Seelachse zu verarbeiten, die mittlerweile in vielen Fischgründen auch schon als überfischt und damit im Bestand als gefährdet gelten. Aber auch andere Tiefkühlprodukte bestehen aus zerkleinerten Fischresten, Panaden und Gewürzen. Jahrelang bot die Nahrungsmittelindustrie solche bis zur Unkenntlichkeit verarbeitete Fließbandware sogar unter der Bezeichnung »Schnitzel« an, mittlerweile aber wurde nach langen juristischen Auseinandersetzungen und Millionen verkaufter Packungen aus dem »Seemannsschnitzel« der »Seemannsschmaus«. →Fertignahrung.

Fischvollkonserven sind Fischwaren in Öl, Soßen oder Aufgüssen, die durch Sterilisieren (Erhitzen) mindestens ein Jahr haltbar sind. Da diese Fischwaren oft sauer eingelegt sind, kann es sein, daß in Gegenwart von Luftsauerstoff die Säure das Blech der Dose angreift und durch chemische Reaktionen Schadstoffe in das Fischerzeugnis gelangen. Auch die Beschaffenheit der Tunke kann sich bei langer Lagerung verändern. Teilweise wird Fischkonserven Nitrat zur Konservierung beigesetzt, das sich während der Lagerung zu stark krebserzeugenden Nitrosaminen umwandeln kann. Die bekanntesten Dauerkonserven sind: Ölsardinen, Heringe in verschiedenen Saucen, Tunken und Cremes, zerkleinerter Thunfisch, andere Fische mit verschiedenen Beilagen sowie Muscheln und Krebstiere.

Flavonoide sind eine weitverbreitete Gruppe von Pflanzenwirkstoffen, die den →Polyphenolen zugerechnet werden und vor allem in den Randschichten der Pflanzen anzutreffen sind. Dazu zählen Quercetin, Rutin, sowie die rot bis blau-violett farbgebenden Anthozyanine. Bestimmte Zitrus-Flavonoide bezeichnet man auch als Vitamin P, weil sie die Permeabilität von Blutgefäßen beeinflussen und die Verwertung von Vitamin C unterstützen. Flavonoide wirken antikanzerogen, antioxidativ und entzündungshemmend. Eine gute Quelle für Flavonoide ist Zwiebelgemüse.

Fleisch. »Fleisch ist ein Stück Lebenskraft« jubelt die Werbung. Der Verbraucher schien lange Zeit der gleichen Meinung zu sein. Lag der Pro-Kopf-Konsum Anfang der fünfziger Jahre noch bei etwa 36 Kilogramm im Jahr, so stieg er Ende der achtziger Jahre auf über 100 Kilogramm. (Bei diesen Durchschnittsermittlungen werden natürlich Säuglinge, Kleinkinder, Senioren, Vegetarier etc. mitgerechnet, der tatsächliche Verbrauch des Erwachsenen ist also noch höher.) Aufgrund zunehmender Aufklärungsarbeit über die gesundheitlichen Gefahren von zuviel Fleisch sank der Durchschnittsverbrauch Anfang der neunziger Jahre wieder etwas ab. Von den 1999 verbrauchten 95 kg Fleisch pro Kopf entfielen 15,2 kg auf →Geflügel, 57,5 kg auf →Schweinefleisch, 15,1 kg auf Rind- und Kalbfleisch. Auf Grund der schweren Krisen um →BSE und →MKS sowie um →Antibiotika in der Viehmast, ging der Fleischverbrauch in den Jahren 2000 und 2001 nochmals stark zurück. Der Markt für Rindfleisch brach wegen BSE vorübergehend fast ganz zusammen. Ungefähr ein Drittel des Haushaltsgeldes wird im durchschnittlichen deutschen Haushalt für Fleisch und →Wurst ausgegeben, und längst steht Fleisch nicht mehr nur an Feiertagen, sondern täglich auf dem Speisezettel. Für viele gilt Fleisch noch immer als Statussymbol, das mit Lebenskraft, Männlichkeit, Leistungsfähigkeit und Stärke assoziiert wird. Das Märchen vom Fleisch als unverzichtbare, gesunde Kraftnahrung ist eine der folgenreichsten Fehlmeinungen über unsere tägliche Ernährung.
Fleisch ist kein lebensnotwendiges Nahrungsmittel. Auch wer Fleisch ganz vom Speiseplan streicht, hat keinen Grund, sich vor irgendwelchen

Fleisch

Mangelerscheinungen zu fürchten. Erwiesenermaßen lebt der Vegetarier weit gesünder als der durchschnittliche Fleischesser, denn der nimmt mit Steak, Schnitzel und Wurstaufschnitt erhebliche Mengen an säurebildenden Purinen und gesättigten Fettsäuren zu sich, die wesentlich zur Entstehung ernährungsbedingter Zivilisationskrankeiten beitragen (→ernährungsbedingte Krankheiten, →Vegetarismus). Neben diesen natürlichen, ungesunden Inhaltsstoffen gelangen mit minderwertigem Fleisch aus der heute üblichen →Massentierhaltung auch eine ganze Reihe an Schadstoffen auf den Teller und damit in den Organismus.

Als Fleisch gelten gemäß dem Lebensmittelrecht alle Teile von geschlachteten oder erlegten warmblütigen Tieren, die zum Genuß für den Menschen bestimmt sind. Der Verbraucher versteht darunter meist das mehr oder weniger fette Skelettmuskelgewebe von Schwein, Rind, Kalb, Schaf, Pferd, Geflügel und Wild. In exotischen Ländern wird auch das Fleisch von Hunden, Katzen, Meerschweinchen und anderen Warmblütern verzehrt, und zwar nicht immer aus Gründen der Armut, sondern aus kulinarischen Erwägungen.

Nach dem Schlachten muß Fleisch abhängen (reifen), damit sich die Totenstarre löst. Durch enzymatische Vorgänge während der Reifung lockert sich das Zellgewebe – das Fleisch wird mürbe und entwickelt das typische Fleischaroma.

Frisches Fleisch muß stets kühl aufbewahrt werden. Es hält sich im Kühlschrank im rohen Zustand etwa zwei bis drei Tage, im gekochten Zustand drei bis vier Tage. Durch Einlegen in Wein, Essig- oder Sauermilchbeizen kann die Haltbarkeit verlängert werden. Hackfleisch, das besonders anfällig für mikrobiellen Befall ist, muß am Tag des Kaufs verarbeitet werden. Tiefgefroren ist Fleisch neun bis 15 Monate haltbar. Aufgetaut muß es sofort verarbeitet werden.

Woher kommt das Steak? Den meisten Menschen, die sich beim Metzger ein Schweineschnitzel einpacken lassen, die ein in Klarsichtfolie gehülltes Rindsfilet in den Einkaufswagen legen, die im Restaurant ein Fleischgericht bestellen, einen Hamburger als rasche Zwischenmahlzeit zu sich nehmen oder in der Kantine ihre tägliche Fleischportion, ist kaum bewußt, welch schwere Folgen die gigantische Fleischindustrie nach sich zieht, um den Bedarf an möglichst billigem Fleisch zu decken. Die Massenproduktion von Fleisch bringt den Tieren unsägliche Qualen, sie verringert die Qualität des Fleisches, sie schadet der Gesundheit des Menschen, sie schädigt die Umwelt, sie trägt zum Hunger in der Welt bei, und sie sorgt für wirtschaftliche Probleme. Nur einigen wenigen Großbetrieben bringt sie Nutzen in Form von hohen Profiten. Bei kaum einer anderen Warengruppe wird die Vernetzung von ökologischen, wirtschaftlichen, ethischen, politischen und gesundheitlichen Belangen so deutlich wie beim Fleisch (→Fleisch-Teufelskreis).

Schadstoffe im Fleisch. Das Lebensmittelgesetz der Bundesrepublik verbietet unter anderem, »Lebensmittel für andere derart herzustellen oder zu behandeln, daß ihr Verzehr geeignet ist, die Gesundheit zu schädigen«. Das Fleischbeschaugesetz besagt, daß nur genußtaugliches Fleisch in den Verkehr gelangen darf. Die Wirklichkeit sieht leider anders aus. Wie sollte das Fleisch von nicht artgerecht gehaltenen, mit einer Unzahl von Medikamenten behandelten Tieren gesund und genußtauglich sein?

Die Fleischbeschauer auf den Schlachthöfen, die für die Überprüfung der Qualität verantwortlich sein sollen, kommen bei der Menge und der Geschwindigkeit der Schlachtungen nicht mehr dazu, die Tiere gründlich zu untersuchen. So gelangt nicht selten auch das Fleisch von kranken Tieren, die eigentlich zum Abdecker gebracht werden müßten, auf den freien Markt. Die Liste der Chemikalien und Arzneimittel, die in der Tiermast angewendet werden, ist lang (→Tierbehandlungsmittel). Durch schwermetallhaltiges Futter reichern sich zudem gefährliche Schwermetalle wie Cadmium in den Tieren an, vor allem in den Innereien. Stark umstritten ist zur Zeit die Verwendung der natürlichen oder naturidentischen Hormone, die normalerweise der Körper selbst produziert. Nach den Skandalen um die illegale Verwendung künstlicher Hormone werden durch bestehende Gesetzeslücken Anwendungsverbote umgangen und »natürliche« oder gentechnologisch erzeugte Hormone eingesetzt, deren Risiko schwer kalkulierbar ist. Solche Praktiken sind meist illegal, doch wer sie trotzdem anwendet, macht ein Vermögen, da sich dadurch die Gewichtszunahme der Tiere (und der Profit der Züchter) um 15 bis 25 Prozent steigern läßt. Die Mäster weichen auf immer neue Stoffe aus, was die Überprüfung auf dem Schlachthof noch schwieriger macht, und ergänzen die reiche Palette erlaubter Tierbehandlungsmittel um weitere illegale Chemikalien.

Die bestehenden Gesetze werden im Wettlauf um das schnelle Fleisch großzügig übergangen. Auf dem Schwarzmarkt für verbotene Pharmastoffe werden in der Bundesrepublik jährlich etwa 100 Millionen Euro umgesetzt, das sind etwa 70 % des gesamten Tierarzneimittelumsatzes! Um Tierarzneimittelvertreter zu werden, genügt ein Gewerbeschein. Die Pharmaindustrie reibt sich die Hände, viele Tierärzte ebenfalls, für die der Verkauf von Medikamenten zur Haupteinnahmequelle geworden ist (»Autobahn-Tierärzte«). Und natürlich auch die Tiermäster, denen solche chemischen Helfer schnellere und höhere Profite bescheren. Nur der Verbraucher hat das Nachsehen und trägt das Risiko. Er bekommt die Rückstände der Chemikalien und Medikamente mit seinem täglichen Fleischgericht serviert und handelt sich damit eine Menge ernster Gesundheitsrisiken ein – Allergien, Störungen des Zentralnervensystems und andere Leiden können die Folgen des »Genus-

Fleisch

ses« von Fleisch aus →Massentierhaltung sein. Der Genuß von hormonverseuchtem Fleisch kann zudem zu Sehstörungen, Krebserkrankungen, Störung der Sexualfunktionen, verfrühter Pubertät bei Mädchen, Busenansatz bei Männern und Abort bei Schwangerschaften führen.

Die Skandale um unser täglich Fleisch, die immer wieder durch die Medien gehen – Hormone als Masthilfe im Kalbfleisch beispielsweise –, sind nur die Spitze des Eisbergs, die zufällig an die Öffentlichkeit gelangen, denn die Kontrollmöglichkeiten sind unzulänglich und erfassen viel zu wenig Tiere – nur etwa jedes hundertste Schlachttier wird auf Rückstände von Tierbehandlungsmitteln untersucht, und die Analysetechnik zum Nachweis von Chemikalien hält mit der Entwicklung auf dem Pharmamarkt nicht Schritt. Die Höchstuntersuchungszeit wird vom vorbeilaufenden Fließband diktiert und ist auf zwei Minuten pro Schwein, vier Minuten pro Kalb und sieben Minuten pro Rind beschränkt. Bei diesem Tempo und bei Hunderten von Schlachttieren täglich verwundert es nicht, wenn kranke und verseuchte Tiere als gesund und unbedenklich durchgehen. Auf kritische und »unbequeme« Tierärzte, die den reibungslosen Ablauf der raschen Fleischproduktion aufhalten könnten, wird nicht selten Druck ausgeübt. Und wenn es schon mal zu Notschlachtungen kommt, wird der wirtschaftliche Aspekt nicht außer acht gelassen: Das Fleisch von tausenden beschlagnahmten, hormonverseuchten Kälbern nach einem der letzten Hormonskandale wurde zermahlen und als Futtermittelzusatz oder Heimtierfutter verkauft.

Die Tiermäster wissen übrigens sehr wohl um die Schädlichkeit des von ihnen produzierten Fleisches. Ein Mäster, der seine Kälber mit Hormonen großzog, weigerte sich in Untersuchungshaft, Kalbfleisch zu essen. Für den Eigenbedarf hatte er hormonfreie Kälber auf der Weide laufen lassen.

Um importiertes Fleisch steht es nicht besser. So haben holländische Tierärzte wiederholt Fleisch mit Eiterabszessen, Salmonellen, Schimmel und Würmern zur Lieferung in die Bundesrepublik freigegeben. Verstärkte Grenzkontrollen (die innerhalb der EU seit Januar 1993 wegfielen) führten freilich nicht zu einer Verbesserung der Qualität, sondern zur Erhebung einer Klage der EU-Kommission gegen die Kontrollen von Importfleisch, die als Wettbewerbsminderung bezeichnet wurden! Auch die Einfuhr von Rindfleisch aus den USA kann nach jahrelangem Streit mit der EU trotz der bei der Zucht eingesetzten Hormone letztlich nicht verboten werden. Bei diesem sogenannten »Hormonstreit«, bei dem es um ein jährliches Handelsvolumen von über 138 Millionen Euro geht, stellen die USA ihre wirtschaftlichen Interessen auf Druck der Rinderlobby über die Gesundheitsinteressen der europäischen Verbraucher. Noch von keinem unabhängigen Wissenschaftler wurde der in den USA gebräuchlichen Hormonmast Risikofreiheit bescheinigt. Wer hormonfreies Fleisch essen möchte, für den gilt: US-Fleisch unbedingt meiden. →Hormone.

Fleisch und Gesundheit. Dr. Hellmut Lützner von der Kurklinik Überlingen sagte in einem Interview:»Die kränksten Leute sind bei uns die Leute, die sehr viel Mastfleisch gegessen haben.« Der Fleischkonsum in den heute üblichen Mengen trägt wesentlich zu zahlreichen Zivilisationskrankheiten bei. Etwa 40% des in der Bundesrepublik verzehrten Proteins stammen aus Fleisch. Die Begleitsubstanzen dieser tierischen Proteine – gesättigte Fettsäuren und Purine – bewirken gesundheitliche Schäen. Purine, die zu Harnsäure abgebaut werden, fördern durch Übersäuerung des Organismus Gichterkrankungen und Steinbildung in Niere und Harnwegen. Außerdem wird durch die hohen Phosphatmengen im Fleisch der Abbau von Calcium aus den Knochen (→Osteoporose) gefördert. Die übermäßige Aufnahme von versteckten, vor allem gesättigten Fettsäuren ist ein wesentlicher Risikofaktor für Herz- und Kreislauferkrankungen und Gallensteinbildung. Arteriosklerose, Bluthochdruck, Störungen des Fettstoffwechsels, Alterszucker und Rheuma sind Krankheiten, die mit dem übermäßigen Fleischkonsum in Verbindung gebracht werden. Ein »sichtbares Ergebnis« von zuviel Fleisch auf dem Speiseplan ist die Fettleibigkeit. US-Wissenschaftler haben den Verzehr von gekochtem Fleisch auch in Verbindung mit Krebserkrankungen gebracht. Vegetarier oder Menschen mit fleischarmer Ernährung leben auf alle Fälle gesünder als Fleischesser. →Ernährungsbedingte Krankheiten.

Exotische Fleischsorten
Wegen der BSE-Krise stieg in Deutschland die Nachfrage nach Fleisch von Exoten wie Krokodil, Springbock, Känguruh, Strauß, Emu sprungartig an. Was früher als exotischer Gaumenkitzel für Experimentierfreudige galt, schien auf einmal eine »sichere« Alternative zu »BSE-Rindern« oder »Antibiotika-Schweinen«. Doch »sicher« ist bei den meisten importierten Fleischsorten gar nichts. Weder Futter noch Aufzuchtbedingungen können kontrolliert werden. Die Importeure müssen sich auf die Angaben ihrer Geschäftspartner in Asien oder Afrika verlassen. Auch dort aber ist Massentierhaltung und unkontrollierter Medikamenteneinsatz üblich. Krokodilfleisch beispielsweise wird in Thailand in riesigen Farmen industriell erzeugt – unter heftigem Einsatz von Wachstumsförderern und Antibiotika. Einem Mastkrokodil ergeht es dort um nichts besser als einem Mastschwein in europäischer Massentierhaltung. Und ob die Haltung von Straußen, die warmes Klima und sehr viel Platz benötigen, in deutschen Gehegen artgerecht ist, ist mehr als umstritten.

Praktische Tips
– Verzehr von Fleisch und Fleischwaren (→Wurst) stark reduzieren. Fleisch muß nicht zum täglichen Speiseplan gehören. Fleisch ist kein notwendiges Nahrungsmittel.

Fleisch-Teufelskreis

– Wenn Fleisch, dann vom Biometzger oder von einer guten Metzgerei, die beim Fleischkauf streng auf Qualität achtet, oder direkt von einem Erzeuger, der seine Tiere artgerecht und ohne →Tierbehandlungsmittel hält. Denken Sie daran, daß Sie mit falschem Kaufverhalten die Qual der Tiere in der →Massentierhaltung fördern. Ein guter Metzger wird Sie beraten und auf Ihre Fragen nach Herkunft, Aufzucht und Inhaltsstoffen bei Fleischwaren eingehen. Im Supermarkt hingegen finden Sie Fleisch oft nur »anonym« abgepackt.

– Rohes Fleisch aus Ökoerzeugung ist hochwertigste Kost (z. B. Carpaccio).

– Meiden Sie abgepacktes Fleisch, das meist minderwertig und belastet ist und über Sonderangebote schnell vom Markt muß. Seien Sie sehr skeptisch bei Sonderangeboten. →Formfleisch.

– Auf Freibankfleisch ganz verzichten, auch wenn es um etwa die Hälfte billiger ist.

– Kein →PSE-Fleisch und kein →DFD-Fleisch kaufen.

– Auf →Innereien möglichst ganz verzichten.

– Schweinefleisch am besten ganz vom Speiseplan streichen.

– Auch Kalbfleisch reduzieren. Rindfleisch weitgehend meiden, da auch Muskelfleisch vom Rind keine völlige Risikofreiheit von →BSE bietet.

– Beim →Grillen von Fleisch beachten: Nur mageres Fleisch verwenden. Mit dem Grillen erst beginnen, wenn die starke Rauchentwicklung aufgehört hat, die Flammen erloschen sind und die Grillkohle gut durchgeglüht ist. Nur auf Holzkohle grillen. Am besten sind Grille, bei denen das Glutbett senkrecht angebracht ist. Oder legen Sie das Grillgut auf Alufolie.

– Grillen und Braten von gepökelten (→Pökeln) Fleischwaren (Wurst, Schinken, etc.) unterlassen, denn durch die Hitzeeinwirkung bilden sich verstärkt die stark krebserzeugenden Nitrosamine. →Wurst.

– Beim Umgang mit Fleisch streng auf Hygiene und Haltbarkeit achten.

Fleischerzeugnisse sind Produkte, die ganz oder zum großen Teil aus Fleisch bestehen, wie →Wurst, Speck, Schinken und Räucherwaren. Für die Herstellung der verschiedenen Fleischerzeugnisse werden im allgemeinen Fleisch mit unterschiedlichen Bindegewebe- und Fettanteilen, Sehnen, eingewachsene Knochen und Knorpel, Schwarten und Innereien mitverarbeitet, dazu in der Regel auch eine Reihe chemischer Zusatzstoffe.

Fleischkonserven. Die hitzekonservierten Fleischzubereitungen in Gläsern und Dosen sind zwar haltbar, diese Haltbarmachung geht aber meist auf Kosten von Aroma, Geschmack und Konsistenz. Als Fleischkonserven werden unter anderem angeboten: Corned beef, Sülzen, Luncheon meat, aber auch tafelfertige Erzeugnisse aus der Dose wie Gulasch, Fleischrouladen, Fleischklopse, Frikassee etc.

Fleisch-Teufelskreis. Der übermäßige Fleischkonsum hat nicht nur Aus-

Fleisch-Teufelskreis

wirkungen auf die Gesundheit, sondern hat auch wesentliche wirtschaftliche, ökologische, soziologische, ethische und politische Aspekte. Fleisch ist für diese Vernetzung von individuellem Ernährungsverhalten und den genannten Aspekten ein schulmäßiges Beispiel. Durch sein Konsum- und Ernährungsverhalten trägt jeder einzelne Verbraucher Mitverantwortung an einem »Fleisch-Teufelskreis«, der folgendermaßen entsteht:

Die Massenproduktion. Der steigende Fleischkonsum führt zwangsläufig zur Massenproduktion von Fleisch und Fleischwaren. Die Produktion läuft nach dem Motto: Immer schneller immer mehr Fleisch zu immer billigeren Preisen für die Handelsketten und Fast-Food-Restaurants.

Die Massentierhaltung. Massenproduktion ist nur durch →Massentierhaltung möglich. Für die Tiere bedeutet dies unsagbare Qualen. Wer sich als tierlieb bezeichnet, dürfte viele Metzgereien eigentlich nicht mehr betreten, denn was er dort zu kaufen bekommt, ist zum Großteil das Resultat schlimmster Tierquälerei. Lehrreich in dieser Hinsicht ist auch der Besuch eines Schlachthofes. →Tiertransporte.

Die sinkende Qualität. Massenproduktion verursacht zwangsläufig schlechte Qualität. Das Fleisch der nicht artgerecht und unter Qualen gezüchteten und gemästeten Tiere ist von minderer Qualität und zudem voller Schadstoffe aller Art – von erlaubten Chemikalien und Arzneimitteln über verbotene Wachstumshormone bis zu Umweltgiften aus den Futtermitteln (→Tierbehandlungsmittel).

Die Gesundheitsschädigung. Auch wenn fast 100 kg pro Kopf und Jahr verzehrtes Fleisch von bester und reinster Qualität wären, würden sie aufgrund der Stickstoffabbauprodukte der Gesundheit schaden. Ein Zuviel an Fleisch trägt wesentlich zu →ernährungsbedingten Krankheiten bei. Die Unzahl der im Fleisch aus Massenproduktion enthaltenen Schadstoffe vervielfacht die schädliche Wirkung des Fleisch- und Wurstkonsums.

Das Marketing. Trotzdem muß der Absatz der einmal angekurbelten Massenproduktion florieren. Dafür sorgt das moderne Marketing. Es versucht, den Fleischkonsum noch mehr zu steigern, denn die Fleischerzeugnisse vom Fließband müssen verkauft werden, gleich, wie schädlich sie sind. Dies erfolgt beispielsweise im Einzelhandel durch Billigangebote (die wiederum nur durch die Massenproduktion möglich sind) und die Fast-Food-Ketten, die unter anderem das Ernährungsverhalten von Kindern und Jugendlichen negativ prägen. Zum anderen betreibt die →CMA (Centrale Marketinggesellschaft der deutschen Agrarwirtschaft) aufwendige Imagewerbung für Fleisch, der wir unter anderem kernige Werbelügen wie »Deutsches Fleisch. Ein Stück Lebenskraft«, »Fleisch muß sein« oder »Schweinefleisch ist ein wertvoller Beitrag zu einer gesunden, ausgewogenen Ernährung« verdanken.

Die EU-Politik. Die EU-Bestimmungen fördern durch Subventionen die Überproduktion von Fleisch. Zugleich aber müssen Milliardenbeträge aufgewendet werden, um überschüssiges Fleisch aufzukaufen, zu lagern und zu kühlen oder unter dem Marktwert zu verschleudern. Die Rechnung für diese unsinnigen Kosten muß der Verbraucher und Steuerzahler begleichen. Außerdem stört die Überproduktion an Agrarerzeugnissen den Welthandel und die Märkte der Dritten Welt, und zwar durch Schutzzölle einerseits und subventionierte Billigexporte andererseits (→EU).

Der Preiskampf. In dem gnadenlosen Preiskampf, der um die Massenware Fleisch tobt, können nur die großen Züchter bestehen, die industrielle Methoden der Fleischerzeugung einsetzen. Kleine Züchter, die zum Teil mit traditionellen Methoden der Mischwirtschaft und der artgerechten Tierhaltung ohne Einsatz von Chemie qualitativ hochwertiges Fleisch produzieren, haben auf dem Markt kaum Chancen und müssen sich entweder als »Leihmäster« für die Großbetriebe verdingen oder ihre Betriebe schließen. Seit einigen Jahren jedoch kann sich »Bio-Fleisch« einen gewissen Marktanteil erobern und bietet verantwortungsbewußten Züchtern und Metzgern die Möglichkeit, ohne wirtschaftlichen Schaden aus dem Teufelskreis des Fleisches auszusteigen.

Die Umweltzerstörung. Bei der Massenproduktion von Fleisch fallen Unmengen an Gülle an. In der Bundesrepublik kommen umgerechnet auf jeden Einwohner pro Jahr bereits 3 Tonnen Gülle, das heißt pro verzehrtes kg Fleisch 30 kg Gülle. Nur durch Einführung strenger Bestandsgrenzen und bedarfsgerechter Düngung ist es möglich, das Gülleproblem zu bewältigen, das in erschreckendem Maß zur Umweltzerstörung beiträgt:

– Gülle wird in offenen Tanks um die Massenställe gelagert und verdunstet. In Holland fand man heraus, daß verdunstende Gülle wesentlich am Waldsterben beteiligt ist. 1/3 des Waldsterbens in Holland wird durch Massentierhaltung verursacht. In der Bundesrepublik gibt es dazu bislang keine Untersuchungen.

– Ein Großteil der Gülle wird als Düngemittel in der Landwirtschaft verwendet. Die stark nitrathaltige und mit Resten von Arzneimitteln verseuchte Gülle überdüngt die Felder, die zu Abfallkippen für Exkremente verkommen. Zudem werden vielerorts vor allem Monokulturen von Pflanzen angebaut, die als Gülleschlucker bekannt sind, zum Beispiel Mais, der wiederum für die Tierfütterung in der Massenzucht verwendet wird. Mais aber laugt den Boden stark aus, was durch chemische Dünge- und Spritzmittel ausgeglichen wird, die ihrerseits die Umwelt verseuchen.

– Die Gülle versickert im Boden und belastet den Wasserkreislauf. Der überhöhte Nitratgehalt des Trinkwassers ist zu einem großen Teil auf die Massentierhaltung zurückzuführen, ebenso die Nitrat- und Phosphatbelastung von Flüssen, Seen und Meeren. In Intensivanbaugebieten steigt der Nitratgehalt im Grundwasser jährlich um bis zu 3 mg/l. Der Grenzwert für Trinkwasser von 50 mg/l wird vielerorts bereits weit überschritten.

Die Futtermittel. Die riesigen Viehbestände in der Massentierhaltung müssen möglichst billig gefüttert werden. Für die ökologisch sinnvolle Mischwirtschaft (Landwirtschaft mit Ackerbau und beschränktem Viehbestand, die ohne Zukauf von Futtermitteln auskommt) gibt es bei der Massenproduktion von Fleisch keinen Platz mehr. Tiermehl und fertiges Kraftfutter aus der Fabrik, gemischt mit allerlei chemischen Zusatzstoffen, ersetzt den Tieren die freie Weide oder das Futter aus dem eigenen Anbau des Hofes. Dazu kommen die enormen Mengen an Getreide und Soja, die eigens zur Viehfütterung angebaut oder aus Ländern der Dritten Welt importiert werden. Massenproduktion von Fleisch bedingt auch Massenproduktion von Getreide mit allen Nachteilen – ein zweiter Teufelskreis beginnt (→Getreide-Teufelskreis). Die durch die Massenerzeugung mit Schadstoffen belasteten Futtermittel gehen ins Fleisch der Tiere über und finden sich auf dem Teller des Verbrauchers wieder. Vor allem die aus der Dritten Welt importierten Futtermittel sind stark belastet, zum Teil mit bei uns längst verbotenen Agrargiften wie beispielsweise DDT.

Die Getreideverschwendung. In der Bundesrepublik werden über 60 % des zur Verfügung stehenden Getreides an Vieh verfüttert. 36 Millionen Tonnen Futtermittel wurden 1999 von der EU aus der Dritten Welt importiert – Getreide, das den Hungernden der Entwicklungsländer fehlt. Weltweit werden 1/3 des Getreides, 2/3 der Ölsamen und 1/3 der Milchprodukte als Viehfutter verwendet. Von den Tieren in den Massenställen werden die pflanzlichen Nahrungsmittel in Fleisch umgewandelt – »veredelt«, wie die Industrie sagt. Bei jeder Stufe in der Nahrungskette Pflanze-Tier-Mensch kommt es zu erheblichen »Veredelungsverlusten« an Nahrungsenergie. Da die Tiere ihren eigenen Stoffwechsel aufrechterhalten müssen, setzen sie nur einen kleinen Teil der aufgenommenen Nahrung in verwertbares Fleisch um. Um eine Kalorie Rindfleisch zu erzeugen, müssen 10 Kalorien Getreide verfüttert werden. Bei Hühnerfleisch ist das Verhältnis 12:1, bei Schweinefleisch 3:1. Oder anders ausgedrückt: Zur Erzeugung von 1 kg Rindfleisch braucht man 5 kg Getreide und 3000 l Wasser. Fleischmast ist drei- bis viermal unergiebiger als die Milchproduktion, zehnmal unergiebiger als der Anbau von Kartoffeln und Getreide und fast sechzigmal unergiebiger als der Anbau von Soja. Die Differenz an wertvoller pflanzlicher Nahrungsenergie ist für immer verschwendet. Viehhaltung ist also nur wirklich nützlich, wenn das Vieh für den Menschen nicht verwertbare Pflanzen frißt (z. B. Gras auf der Weide) oder wenn Tiere in Gegenden gehalten werden, in denen kein Ackerbau

Fleisch-Teufelskreis

möglich ist (→Getreide-Teufelskreis).

Das Vieh der Reichen frißt das Brot der Armen. Angesichts des Hungers in vielen Ländern der Dritten Welt ist diese Verschwendung von Nahrungsenergie unverständlich. Um eine bodenunabhängige Massentierhaltung zu ermöglichen, werden große Mengen an Futtermitteln wie Getreide und Soja aus eben diesen Ländern eingeführt und an das Vieh der Industrienationen verfüttert – Fleischproduktion auf Kosten der Dritten Welt. Für die Erzeugung eines Steaks von 225 g wird Energie aufgewendet, mit der 40 Kinder einen Tag lang ernährt werden könnten. Die in Entwicklungsländern angebaute pflanzliche Nahrung könnte die dortige Bevölkerung ernähren, statt dessen wird sie als Viehfutter in die Industrieländer exportiert. Immer mehr wertvolle Anbauflächen werden für diesen Zweck mißbraucht. Ein großer Teil der landwirtschaftlichen Produktionsflächen von Ländern der Dritten Welt wird aus Profitgründen auf die Erzeugung von Viehfutter umgestellt, obwohl die eigene Bevölkerung Mangel leidet. In weiten Teilen der Welt verödet wertvolles Land aufgrund der Viehzucht. Die Grundnahrungsmittel in den Dritte-Welt-Ländern werden so immer teurer. Als Folge davon hungern immer mehr Menschen. Zugleich zahlt die EU den europäischen Bauern Subventionen, damit sie seit der Agrarreform von 1992 10% ihrer Anbaufläche brach liegen lassen, anstatt selbst Futterpflanzen anzubauen. Und gleichzeitig ersticken die Industrienationen in ihrer Fleisch-Überproduktion, und ein Großteil des erzeugten Fleisches wird zu Hundefutter, Knochenmehl oder Fleischextrakt verarbeitet. Eine Verkürzung der Nahrungskette – das heißt der Verzicht auf die verschwenderische Umwandlung von pflanzlicher Nahrung in Fleisch – könnte wesentlich zur Verminderung des Hungerproblems vieler Länder beitragen, doch die Profitinteressen von wenigen und die falschen Ernährungsgewohnheiten der Industrieländer stehen dagegen (→Getreide-Teufelskreis).

Die Umweltzerstörung, Fortsetzung. Futtermittel werden in Monokulturen angebaut, die intensiven Chemieeinsatz erfordern. Die Agrargifte wiederum werden von den Industrieländern in die Dritte Welt geliefert. So wird am Fleischgeschäft doppelt verdient. Viele dieser Gifte sind bei uns wegen ihrer Giftigkeit längst verboten, werden aber weiterhin in Entwicklungsländern verwendet. Durch den rationellen Intensivanbau werden Kleinbauern und landwirtschaftliche Arbeiter in der Dritten Welt ruiniert und in die Slums der Städte getrieben.

Die Monokulturen aber laugen den Ackerboden in den Entwicklungsländern aus. Ständig müssen neue Anbaugebiete erschlossen werden. Zu diesem Zweck werden wertvolle Urwälder gerodet. In manchen Ländern, vor allem in Südamerika, ist man dazu übergegangen, selbst Rinder zu züchten und das Fleisch in die Industrienationen zu exportieren. Auch für die Weideflächen dieser

Flocken

riesigen Herden muß der Urwald weichen. Die ökologischen Folgen sind katastrophal:
– Die gerodeten Gebiete versteppen in kurzer Zeit und sind dann weder für Ackerbau noch für Viehzucht geeignet. Nach wenigen Jahren (oft schon nach zwei Jahren) der intensiven Ausbeutung werden sie durch Erosion zu unfruchtbaren Wüsten, die für nichts mehr genutzt werden können. Eine Wiederaufforstung wird kaum betrieben und ist vielfach unmöglich. Der zerstörte Urwald ist für immer vernichtet.
– Längst aber wissen wir, daß die Zerstörung der Wälder nicht nur ein Problem des betreffenden Landes darstellt. Die Regenwälder sind die Lunge unseres Planeten. Ihre fortschreitende Vernichtung verändert das Klima der ganzen Erde.
– In vielen Fällen werden die Wälder einfach abgebrannt. (Nicht einmal das Holz wird genutzt.) Dabei gelangen Unmengen von Kohlendioxid in die Atmosphäre, die durch den »Treibhauseffekt« die Klimaveränderung verstärken.
– Unzählige Tier- und Pflanzenarten werden durch die radikale Zerstörung ihrer natürlichen Lebensräume ausgerottet. Dafür nehmen Schädlinge zu, da sie in dem gestörten Öko-Kreislauf weniger natürliche Feinde haben.
– Das wiederum führt zu noch mehr Einsatz von Agrargiften, zu einer noch schnelleren Auslaugung des Bodens und damit zu einer noch rascheren Zerstörung weiterer Waldflächen.
– Finanziert wird das Ganze von der Weltbank und den Banken der Industrienationen, die dafür Steuervergünstigungen erhalten. Längst sind die Länder der Dritten Welt, die auf Exportwirtschaft umgestellt haben, tief verschuldet und wirtschaftlich meist völlig von den Industrienationen abhängig. Einerseits werden ihnen für die gelieferten Agrarerzeugnisse nur minimale Preise bezahlt, andererseits werden die gewährten Gelder, die für die Anschaffung von Maschinen und chemischen Mitteln für die landwirtschaftliche Großproduktion ausgegeben werden und so zum Teil in die Industrieländer zurückfließen, mit Zinsen zurückgefordert. Zudem werden Exportgüter dieser Länder durch Einfuhrbeschränkungen der Industrienationen behindert. Die steigenden Energiepreise des Weltmarktes bewirken ein übriges, um die Entwicklungsländer in den Ruin zu treiben. Auch wenn sie es wollten, wäre es für sie fast unmöglich, aus diesem Teufelskreis auszusteigen.

Die Gewinner. Nur wenige profitieren von diesem Teufelskreis: Die Großmäster, die großen Handels- und Nahrungsmittelkonzerne, die Fast-Food-Ketten, die chemische und pharmazeutische Industrie, die Banken. Allen anderen bringt die Massenproduktion von Fleisch nur Nachteile – von der Zerstörung der Gesundheit bis zur Zerstörung der Natur, vom finanziellen Ruin für Dritte-Welt-Länder bis zur Hungersnot für ganze Völker.

Die Konsequenzen. Durch bewußtes Kauf- und Ernährungsverhalten kann jeder einzelne seinen individuellen Beitrag zur Veränderung dieses Systems leisten. Auch die Landwirte können Konsequenzen aus diesen Erkenntnissen ziehen. Schon viele haben auf die ökologisch gesunde Mischwirtschaft umgestellt und neue, von Subventionen und Industrie unabhängige Wege gefunden, ihre Produkte zu vermarkten. Die meisten von ihnen fahren mit den traditionellen Methoden der Landwirtschaft auch wirtschaftlich günstiger als ihre auf Massenproduktion und schlechte Qualität eingeschworenen Kollegen (→Ökologischer Landbau).

Flocken lassen sich aus allen Getreidearten herstellen. Am bekanntesten sind die Haferflocken. Bei der Herstellung wird das Getreide gedämpft, gequetscht und getrocknet. Hafer wird vorher gedarrt. Durch diese Behandlung werden die Flocken haltbarer, der typische nußartige Geschmack entsteht, und die Verdaulichkeit wird verbessert. Allerdings gehen im Herstellungsprozeß Vitalstoffe verloren. Großblattflocken werden aus dem ganzen Getreidekorn gewonnen, Kleinblattflocken aus vorher geschnittenem, gegrütztem Korn. Sie sind zarter, weicher und haben eine kürzere Garzeit. Instantflocken werden aus Vollkornmehl hergestellt und eignen sich aufgrund ihrer Löslichkeit für Säuglings-Flaschennahrung oder Verarbeitung in Saft, Milch und anderen Getränken. Flocken sind problemlos zu verarbeiten und werden meist in Müslis, Brei, als Teigzusatz etc. verwendet.

Flügelbohne. Diese asiatische Bohnenart übertrifft hinsichtlich ihres Eiweißgehaltes sogar die Sojabohne und weist zudem ein ausgewogeneres Aminosäurenverhältnis auf. Da sie nur geringe Ansprüche an Bodenqualität und Bearbeitung stellt, ist sie in hohem Maße geeignet, den Welthunger, vor allem in Afrika, vermindern zu helfen. Alle Teile der Pflanze sind eßbar – Blätter (Eiweißgehalt 18%), Schoten (Eiweißgehalt der Bohnen in den Schoten 37%), Wurzelknollen (Eiweißgehalt 15%) und sogar die Blüten.

Flugenten →Geflügel.

Fluor (Spurenelement)
Funktion: Bestandteil des Zahnschmelzes und der Knochen.
Vorkommen: Fisch, Vollwertgetreide, Obst, Gemüse, Tee. Verlust durch Verarbeitung und Nahrungszubereitung 10–20%.
Mangelsymptome: Nicht bekannt.
Tagesbedarf: 1 mg.
Erhöhter Bedarf: Nicht erforderlich. Die Medikamentisierung des Trinkwassers zur Kariesprophylaxe ist als Zwangsmedikation, die zudem nur eine enge therapeutische Breite aufweist, strikt abzulehnen. →Karies.
Überdosierung: Fleckung im Zahnschmelz, Zahn- und Knochenerweichung, Schilddrüsenveränderungen, Wachstumsstörungen. Ab 5 mg toxische Wirkungen bekannt.

Flüssigei →Eier.

Folsäure →Vitamin Folsäure.

Formfleisch ist »Schnitzel«, »Gulasch« oder »Frikassee«, das nach dem »Fischstäbchenprinzip« zusammengeklebt wird. Kleine Fleischreste werden bewegt oder verrührt, bis der Fleischsaft austritt, dann werden sie in Formen gepreßt oder meist erhitzt, damit sie besser verkleben. Portionsgerecht zerschnitten und oft mit Panade umhüllt, werden sie vor allem in Fertiggerichten, Betriebskantinen und anderen Großküchen angeboten. Die Namensetiketten »Schnitzel geformt«, oder »aus Putenteilen zusammengesetzt« sucht der Kantinenesser allerdings vergeblich. Er muß sich auf seinen Gaumen verlassen. Wenn das Schnitzel »auf der Zunge zergeht« oder sich »weich wie Butter schneidet«, so ist das nicht selten der Beweis, daß er sich ein minderwertiges Maschinenschnitzel einverleibt. Auch der bekannte Preß-Vorderschinken ist eine Formfleischvariante. Aber auch ganze Braten lassen sich mittlerweile aus Fleischstücken »zusammenkleben« – mit Hilfe von Enzympulver, das eine Bindungsreaktion bewirkt und die Einzelstücke zu einem Ganzen verbindet. Besonders deklariert wird solches Fleisch selten – nur der Fachmann kann den Unterschied feststellen. Formfleisch aus Geflügel ist ein beliebtes Abfallprodukt der großen Hühnerschlachtereien (→Geflügel).

Formula-Diäten sind pulverisierte oder flüssige Nährstoffkonzentrate, deren Zusammensetzung von der Diät-Verordnung bestimmt ist. Energiereduzierte Diätbreie ersetzen bei dieser Kur alle täglichen Mahlzeiten. Sie werden vorwiegend in Drogerien, Apotheken und Reformhäusern angeboten. Ursprünglich wurden diese industriell hergestellten Pulver als Krankenhauskost konzipiert, doch es stellte sich heraus, daß auch Menschen mit Gewichtsproblemen solche »Astronautennahrung« zum Zwecke des Abnehmens kauften. Mehrere Hersteller von Diätschnellgerichten kämpfen derzeit um Marktanteile. Mit Erfolg, denn sie setzen jährlich ca. 250 Millionen Euro um. Als Diät über einen längeren Zeitraum sind solche Produkte nicht zu empfehlen, zumal sie nicht von falschen Ernährungsgewohnheiten – der eigentlichen Ursache von →Übergewicht – befreien.

Freie Radikale →Radikale.

Freilandhaltung, einzig vertretbare, artgerechte Form der Hühnerhaltung, bei der jedem Huhn eine Auslauffläche von mindestens 10 m², sowie Sitzstangen, Nester, Erde, Luft und Sonnenlicht zur Verfügung stehen. Im Idealfall werden die Hühner außerdem mit ausgewogenem Mischfutter versorgt oder können sich ihr Futter selbst suchen. Bedingt durch steigende Nachfrage von bewußteren Verbrauchern finden sich Freiland-Eier zunehmend auch im Supermarkt oder auf Wochenmärkten, häufig allerdings aus fragwürdiger Herkunft, vor allem in den Wintermonaten. Mit Hilfe speziellen UV-Lichts zur Sichtbarmachung von Gitterroststrukturen auf der Eischale oder der Biophotonen-Analytik lassen sich solche »Mogeleier« aber entlarven. →Bodenhaltung, →Käfighaltung, →Geflügel, →Eier.

»Friß die Hälfte«, volkstümliche vermeintliche Erfolgsformel zum Schlankwerden, die jeder Dritte, der sich von seinen überflüssigen Pfunden trennen möchte, bereits ausprobiert hat. Die Methode scheint einfach: Die Ernährung bleibt beim alten, es wird lediglich die Hälfte der bisherigen Portionen verzehrt. Ist die normale Ernährung vollwertig, kann FdH über kurze Zeitspannen durchaus ratsam sein, um das Körpergefühl für die richtigen Portionen einzuüben. Bei einer unzureichenden Ernährung aber, wie in vielen Haushalten heute üblich, ist FdH aus gesundheitlichen Gründen nicht zu empfehlen. Denn die Zufuhr von Vitalstoffen, die bei der üblichen Zivilisationskost ohnehin schon viel zu knapp bemessen ist, wird durch FdH nochmals halbiert – es kommt noch rascher zu Mangelerscheinungen. Zudem bleiben die ungesunden Ernährungsgewohnheiten die alten. Die einzig gangbare Alternative zu FdH ist FdR – »Friß das Richtige«: Vollwert-Mischkost.

Frische, eines der vier grundsätzlichen Kriterien bei der Beurteilung der Qualität eines Nahrungsmittels. Wird bei Lebensmitteln auf die üblichen Konservierungsmethoden verzichtet, kann es zu mikrobiellen Verunreinigungen und →Verderb kommen. Ist beispielsweise Gemüse einmal weich, ausgekeimt oder angewelkt, ist es nur mehr von geringer Qualität, auch wenn es aus hochwertigem Bioanbau stammt. Aber auch Lebensmittel, die nicht tagesfrisch sein müssen (Getreide, Kartoffeln, Käse etc.) können verderben oder durch unsachgemäße Lagerung ihre Qualität verlieren. Der Genuß verdorbener Nahrungsmittel kann ernsthafte gesundheitliche Schäden nach sich ziehen.

Frischkäse entsteht durch Einwirkung von Milchsäurebakterien oder Säureweckern mit kleinen Labmengen, ist also eine Weiterentwicklung der Milchsäuerung (→Milchprodukte). Zu den durch verschiedene Varianten dieser Herstellungsform sowie durch verschiedene Reifezeiten gewonnenen Käsesorten gehören: Speisequark (Topfen) in verschiedenen Fettstufen (daraus wiederum entstehen die diversen Quarkzubereitungen von Fruchtquark bis Kräuterquark), Schichtkäse, Rahm- und Doppelrahmkäse, Cottage Cheese, Ricotta sowie Spezialitäten wie Harzer-, Mainzer-, Hand-, Stangen-, Korbkäse, die sich durch einen deftigen milchsauren Geschmack und Geruch auszeichnen. Manche dieser Sauermilchkäse haben außerdem an der Oberfläche eine Schicht eßbaren Weißschimmels. Auch der Kochkäse, ein im Schmelzverfahren aus gereiftem Quark hergestellter und mit Gewürzen und anderen Zutaten angereicherter Käse, gehört zu dieser Gruppe. Der Wassergehalt von Frischkäse liegt zwischen 75 und 87 %, der Gehalt an Trockenmasse zwischen 18 und 45 %.

Frischkornbrei ist die beste Alternative zum fertig abgepackten Müsli – er gilt in der Vollwerternährung als bestes Müsli der Welt, das jeden Tag einmal auf den Tisch kommen sollte, da es den Körper ausreichend mit vielen Vitalstoffen in ausgewogenem Verhältnis versorgt. Kaum eine andere Speise erschließt die volle

Kraft des rohen Getreidekorns so vollkommen. Pro Person werden etwa 3 Eßlöffel Vollgetreide, am besten Weizen, frisch geschrotet (eine Handmühle genügt), mit Wasser oder Joghurt zu einem Brei gerührt, mindestens 6, höchstens aber 12 Stunden an einem kühlen Ort zum Quellen gestellt und dann mit frischen Früchten, Nüssen, Milchprodukten und Gewürzen angerichtet. Zum Süßen genügt eine zerdrückte Banane.

Frischkost →Rohkost.

Fritieren, Zubereitung von Speisen schwimmend in reichlich heißem Fett. Fritierte Nahrungsmittel sind meist »Fettbomben«, die ihrer Knusprigkeit wegen beliebt, der Gesundheit und der schlanken Linie aber nicht zuträglich sind. Pommes frites beispielsweise bestehen zu etwa 30% aus Fett. →Speisefett.

Früchte →Obst.

Früchtetee →Kräutertee.

Fruchtgemüse. Zu dieser Gemüsegruppe gehören Auberginen, Kürbis, Paprika, Gurke, Tomate, Zucchini, Zuckermais, Okra. →Gemüse.

Fruchtjoghurt wird in vier Fettgehaltsstufen und in einer Unzahl von Geschmacksrichtungen und phantasievollen Produktnamen angeboten. Ein Geschmack aber dominiert bei fast allen – der Geschmack von Fabrikzucker. Trotzdem werden in der Bundesrepublik jährlich ca. 100 000 Tonnen dieser süßen Sauermilchspeisen ausgelöffelt. Der Zuckergehalt solcher Produkte liegt zwischen 5 und 12,5 %, einige Sorten werden statt mit Zucker mit künstlichen Süßstoffen auf den »Verbrauchergeschmack« getrimmt. Aromastoffe, Konservierungsstoffe, Bindemittel, Gelatine, modifizierte Stärke, Stabilisatoren, Farbstoffe und Verdickungsmittel finden sich außerdem auf den Zutatenlisten vieler solcher Milcherzeugnisse, oft allerdings geschickt verschleiert. Viele Fruchtjoghurts tragen stolz Garantiesiegel ihrer Hersteller, die den Verbraucher oft mehr verwirren als informieren. »Fruchtjoghurt ohne Zucker und Konservierungsstoffe« heißt es beispielsweise. Das bedeutet aber nicht, daß der Fruchtjoghurt frei von diesen unerwünschten Stoffen ist – sie wurden lediglich der Zutat Joghurt nicht beigemengt, in der Fruchtzubereitung hingegen sind sie oft reichlich enthalten. Der beste und gesündeste Ausweg aus solcher verbraucherfeindlicher Haarspalterei: Nehmen Sie einen Becher Bioghurt, rühren Sie etwas Fruchtmus, Honig oder frische Früchte und Nüsse unter, und fertig ist ein Fruchtjoghurt, wie Sie ihn besser und chemiefreier nicht kaufen können. Das gleiche gilt für die zahlreichen anderen Fruchtprodukte aus Buttermilch, Quark, Molke und anderen Milcherzeugnissen.

Fruchtkaffee →Kaffee-Ersatz.

Fruchtmus gibt es in verschiedenen Sorten als Brotaufstrich (Ersatz für Marmelade) oder als Zutat zu Desserts und Backwaren. Fruchtmuse dürfen nicht als Marmelade oder Konfitüre bezeichnet werden, weil diese einen Mindestgehalt von 50% Zucker aufweisen müssen. Dank des geringeren Zuckergehalts sind Fruchtmuse, die mit entsprechenden

Trockenfrüchten, Fruchtmark und Honig eingedickt und gesüßt werden, auf jeden Fall gesünder und wohlschmeckender. Manche Sorten enthalten gar keinen Fabrikzucker. Das bekannteste Fruchtmus ist Apfelmus, das gewöhnlich zwischen 18 und 22% Zucker enthält. Vor allem im Naturkosthandel gibt es aber auch Sorten ohne isolierten Zucker, die nur mit etwas Apfeldicksaft gesüßt sind.

Fruchtsaft. Nur ein kleiner Prozentsatz der Getränke sind wirklich Fruchtsäfte. Eine komplizierte Regelung ordnet das reichhaltige Angebot an verschiedenen Qualitätsstufen. →Nektar, →Süßmost, →Fruchtsaftgetränke.

Ein Erzeugnis, das als »Fruchtsaft« angeboten wird, muß zu 100% aus Saft bestehen (mittels mechanischer Mittel, wie Zerkleinern, Pressen, Zentrifugieren aus Obstfrüchten gewonnen, gärfähig, aber nicht gegoren), doch diese Vorgabe wird durch Nebenbestimmungen sofort wieder unterlaufen. Dem Saft dürfen keine Farb- und Konservierungsstoffe zugesetzt werden, dafür aber bis zu 15 Gramm Fabrikzucker pro Liter, um dem süßen Geschmack auf die Sprünge zu helfen. Bei sauren Säften (Zitronen-, Limetten-, Johannisbeersaft) dürfen sogar bis zu 20% Fabrikzucker beigemischt werden, bei anderen Säften bis zu 10%. Diese Korrekturzuckerung muß aber auf dem Etikett mit der Bemerkung »gezuckert« angegeben werden.

Bei vielen Säften steht auf dem Etikett »aus Konzentrat«. Ein solcher Saft wird mittels schonender Verfahren zur weitgehenden Erhaltung des natürlichen Aromas und der Vitalstoffe eingedickt und später mit Wasser rückverdünnt. Auch die rückverdünnten Konzentrate dürfen als Fruchtsaft verkauft werden, auf dem Etikett muß aber darauf hingewiesen werden. Alle Säfte werden durch Pasteurisieren (Kurzzeiterhitzung auf 80 Grad) und durch Entkeimungsfiltrationen (bei blanken Säften) behandelt. Doch selbst die besten Fruchtsäfte können die Früchte nicht ersetzen, aus denen sie gewonnen werden. Strenggenommen sind sie keine vollwertigen Nahrungsmittel, da die wichtigen Faserstoffe des Fruchtfleisches beim Pressen zurückbleiben und Enzyme zerstört werden. Kein Fruchtsaft aus der Flasche kann den frisch gepressten Obstsaft ersetzen.

Fruchtsaftgetränke sind eine minderwertige Qualitätsstufe von Fruchtgetränken. Der vorgeschriebene Anteil an Fruchtsaft ist nur noch 6% bei Produkten aus Zitrussäften, 30% bei Produkten aus Kernobst und 10% bei anderen Säften und Saftgemischen. Der Rest ist Zuckerwasser. Bei Zitrussäften sind natürliche Zitrusessenzen erlaubt, bei Kernobstgetränken der Zusatz von Fruchtsäuren und natürlichen Aromen. →Fruchtsaft, →Nektar, →Süßmost.

Fruchtsäuren sind organische Säuren, die besonders als Aromakomponenten für den erfrischenden und appetitanregenden Geruch und Geschmack von Lebensmitteln verantwortlich sind. Die wichtigsten

Fruchtsäuren sind Apfelsäure, Weinsäure, Zitronensäure, Milchsäure, Benzoesäure, Fumarsäure, Ameisensäure, Essigsäure, Sorbinsäure und andere. Ihr Gehalt z. B. in Früchten ist sehr unterschiedlich. Der saure Geschmack hat übrigens nichts mit der Wirkung auf den Stoffwechsel zu tun. Fruchtsäuren wirken im Körper nicht sauer, da bei der Verstoffwechslung Kohlensäure als Säurerest über die Lunge abgeatmet wird und der verbleibende Mineralrest basisch wirkt. →Säure-Basen-Gleichgewicht.

Fruchtzucker (Fruktose) kommt reichlich unter anderem in frischen Früchten vor, dort aber im natürlichen Verbund mit Vitaminen und Mineralstoffen. Fruchtzucker ist als →Monosaccharid Bestandteil vieler Zuckerarten, unter anderem des normalen Haushaltszuckers Saccharose. Als Erzeugnis der Zuckerraffination gilt er ebenfalls als isolierter Fabrikzucker. Da er den Stoffwechsel etwas anders beeinflußt als der normale Zucker (Saccharose), gilt Fruchtzucker als süße Alternative für Diabetiker und wird vor allem für Reformhaussüßwaren in großen Mengen eingesetzt. Doch Fruchtzucker ist wie der Haushaltszucker ein leerer Kalorienträger, der ebenso schädlich für die Zähne ist und sogar noch schneller dick macht, da ihn die Leber bevorzugt in Fett umwandelt. Viele Wissenschaftler halten den Fruchtzucker daher auch für Diabetiker bedenklich. Etwa 30 % des Fruchtzuckers werden im Dünndarm in Glukose umgewandelt und wirken blutzuckererhöhend. Das »gesunde« Image von Fruchtzucker ist also nur eine süße Illusion. →Zucker.

Fruktose →Fruchtzucker.

Fuchsbandwurm. Zur Vermeidung einer gefährlichen und schwer heilbaren Infektion mit dem Fuchsbandwurm wird Pilz- und Beerensammlern das Tragen von Handschuhen empfohlen. Waldfrüchte nicht roh oder ungewaschen essen und auf peinlich genaues Händewaschen achten, wenn beim Pflücken keine Handschuhe verwendet wurden. Das Erhitzen auf über 60 Grad tötet die mikroskopisch kleinen Bandwurmeier ab, das Einfrieren und Tiefkühlen aber nicht. Auch freilaufende Haustiere können Zwischenwirt sein und sollten regelmäßig entwurmt werden.

Functional Food →Designer Food.

Fungizide –Pestizide.

Fuselöle, längerkettige Alkohole, die bei der Alkoholgärung im Wein und in Branntweinen als Begleitstoffe entstehen. Nach Art und Konzentration sind sie insofern mitverantwortlich für die Bekömmlichkeit. Für das vegetative System wirken sie giftig (Kopfschmerzen).

Futtermittel →Fleisch-Teufelskreis, →Tiermehl, →Milchaustauscher, →Fischmehl, →Getreide-Teufelskreis, →Massentierhaltung.

G

Gäa. Nach der Erdmutter benannter ökologischer Anbauverband mit Sitz in Sachsen. Ist einer der neun anerkannten →Anbauverbände in Deutschland.

Galaktose, als →Monosaccharid Baustein des Milchzuckers und anderer Zuckerarten. Hat nur etwa ein Drittel der →Süßkraft von →Saccharose.

Galgant, würzig-aromatische Wurzelknolle, die ähnlich wie Ingwer verwendet wird. Die enthaltenen ätherischen Öle wirken magenstärkend.

Galle, stark bitteres Sekret und Exkret der Leber, von dem täglich zwischen 0,7 und 1 Liter gebildet, in der Gallenblase gespeichert und auf ein Zehntel eingedickt wird. Spielt eine wichtige Rolle im Stoffwechsel: Sie enthält die für die →Verdauung wesentlichen fettspaltenden Gallensäuren, Bilirubin, Cholesterin und Phospholipiden. Über den Leber-Gallengang gelangt sie in den Dünndarm. Faserstoffreiche und zuckerarme Ernährung fördert die Bildung von Gallensäuren und mindert das Risiko der Gallensteinbildung.

Garam Masala, indische Gewürzmischung aus Koriander, Cumin, Ingwer, Pfeffer, Zimt, Piment, Kardamom, Lorbeerblättern, Nelken, Muskat und anderen Gewürzen, von der es wie bei →Curry viele verschiedene Mischungen und Rezepturen gibt.

Gärungsgemüse, Gemüse, das nach einer uralten, natürlichen Konservierungsmethode, die sich die spontane Milchsäuregärung zunutze macht, eingelegt wurde. Bei dieser natürlichen Konservierungsart bleiben die Vitalstoffe erhalten. Sie bewirkt durch die enzymatische Lockerung des Zellgewebes eine bessere Verdaulichkeit und Bekömmlichkeit. Die bekanntesten Gärungsgemüse sind Sauerkraut (aus Weißkohl) und saure Gurken. Gärungsgemüse läßt sich im Gärtopf oder Steinguttopf auf traditionelle Art auch selbst herstellen – bei genauer Beachtung der hygienischen Vorschriften zur Vermeidung von Fehlgärungen und Fremdkeimen. Wer auf fertiges Gärungsgemüse angewiesen ist, sollte strikt darauf achten, daß die Rohstoffe von guter Qualität und außer Salz (ca. 1,5 bis 2,5 % bei Sauerkraut, ca. 4 bis 6 % bei anderen Gemüsen) keine Zusatzstoffe enthalten sind. Die meisten Gemüseerzeugnisse dürfen Zucker oder Zuckeraustauschstoffe, Ascorbinsäure und Konservierungsstoffe wie Sorbinsäure, Benzoesäure und Ameisensäure enthalten und sind nicht selten sterilisiert oder pasteurisiert. Damit weisen sie die Nachteile von →Gemüsekonserven auf.

Garziehen (Langzeitgaren), Zubereitung von Lebensmitteln, die in reichlich Flüssigkeit unterhalb der Siedetemperatur gegart werden. Sie wird vor allem bei empfindlichen Lebensmitteln, die beim →Kochen ihre Form verlieren oder platzen würden, angewendet. Zwar ist beim Garziehen die Temperatur niedriger, dafür wird die Kochzeit um das Zwei- bis Vierfache verlängert. Der Verlust an Vitalstoffen entspricht in etwa dem beim Kochen.

Gastronomie →Restaurants.

Gebäck →Feinbackwaren, →Dauerbackwaren, →Getreide.

Geflügel. Obwohl Geflügelfleisch schmackhaft, preiswert und meist leichter verdaulich als andere Fleischsorten ist, steht es bei uns noch immer im Schatten von Schweine- und Rindfleisch. Nur etwa 15 % des durchschnittlichen Fleischkonsums – mit leicht steigender Tendenz allerdings – entfällt auf Geflügelfleisch, das meiste davon auf Hühnerfleisch. Von den etwa 15 kg Geflügelfleisch, die der Durchschnittsdeutsche 1999 verzehrte, entfallen fast drei Viertel auf das Huhn. Truthühner folgen mit 17,5 % vor Enten (6,1 %) und Gänsen (3,4 %). Mit diesem Verbrauch steht Deutschland in der Europäischen Union an unterer Stelle. Geflügel wird im Handel unter folgenden Bezeichnungen angeboten:

Hähnchen – junge Masttiere, die vor der Geschlechtsreife im Alter von etwa 5 Wochen geschlachtet werden.

Poularde – Hähnchen, das mehr als 1200 Gramm wiegt.

Junger Hahn – Hähnchen über 1800 Gramm.

Suppenhuhn – nach der Geschlechtsreife und einer Legezeit von 12 bis 15 Monaten geschlachtete Tiere.

Frühmastgans – vor der ersten Federnreife, nach etwa 11 bis 12 Wochen Mast geschlachtete Tiere. Gewicht etwa 4 bis 5 Kilo.

Junge Gans – nach der Federnreife geschlachtetes Tier.

Gans – nach der Geschlechtsreife geschlachtetes Tier. Wird im Handel kaum angeboten.

Junge Ente – junge Masttiere (7 bis 8 Wochen Mastdauer), die zwischen 1800 und 2200 Gramm wiegen.

Flugenten haben mehr Fleisch und weniger Fett.

Ente – nach der Geschlechtsreife geschlachtetes Tier.

Junges Truthuhn – nach 9 bis 13 Wochen (Kurzmast) oder 16 Wochen (Mittelmast) geschlachtetes Tier. Die Langmast (22 bis 24 Wochen) wird angewendet, wenn ein schweres Tier zum Zerlegen »erzeugt« werden soll, da Geflügelteile im Handel immer beliebter werden.

Als Faustregel bei der Einschätzung von Geflügel kann gelten, daß bei jungen Tieren der Brustbeinfortsatz biegsam ist; bei älteren ist er verknöchert.

Geflügelfleisch wird entweder frisch oder gekühlt oder aber gefroren oder tiefgefroren angeboten. Da frische Ware mit äußerster Sorgfalt behandelt werden muß, ist sie hauptsächlich in Fachgeschäften, in Frischwarenabteilungen, auf Wochenmärkten oder direkt beim Erzeuger erhältlich. Das meiste Geflügel aber kommt aus der Tiefkühltruhe – und das tiefgefrorene Geflügel stammt fast ausnahmslos von den Fließbändern der Massenzüchter.

Ähnlich wie bei der Erzeugung von →Eiern hat sich bei der Produktion von Geflügelfleisch die →Massentierhaltung durchgesetzt und für eine Verschlechterung der Qualität gesorgt. Die »Herstellung« der »guten deutschen Markenhähnchen« – so ein Werbeslogan – läuft fabrikmäßig und automatisiert ab. Das Federvieh aus der industriellen Produktion wird ähnlich wie Schweine, Kälber und Rinder mit Kraftfutter und Medikamenten hochgepäppelt. Zu Tausenden in Hallen zusammengepfercht (16 Hühnchen pro Quadratmeter) und über Schläuche automatisch gefüttert, wachsen die Hühner einige Wochen lang heran. Häufig werden ihnen die Schnabelspitzen ohne Betäubung abgehackt, damit sie sich in der drängenden Enge gegenseitig nicht verletzen können. Das künstliche Licht brennt ständig, damit sie wach bleiben, viel fressen und rascher Fleisch ansetzen, ein Fleisch, das nicht selten nach dem im Futter enthaltenen Fischmehl schmeckt.

Auch der Tod der Hühner ist automatisiert. Elektrisch betäubt werden sie mit dem Kopf nach unten an ein Kettenfließband gehängt und in die Laufschiene des Tötungsapparates eingefädelt, in dem ein rotierendes Sägeblatt Kehle und Schlagader zum Ausbluten aufschlitzt. Allerdings sind nicht alle Tiere durch den Elektroschock betäubt und erleben diesen Tod bei vollem Bewußtsein. 3000 bis 10 000 Tiere können auf diese Weise pro Stunde geschlachtet werden. Nach dem Schlachten werden sie automatisch gebrüht, entfedert und entdärmt. Am Ende des laufenden Bandes steht ein Eiswasserbottich, der sogenannte Spinchiller, in dem mehrere hundert Hühner gleichzeitig abkühlen, bevor sie tiefgefroren werden. In diesem Bad können die ausgenommenen Tiere im Körperhohlraum große Mengen an Fremdwasser aufnehmen, das durch Blut- und Schmutzreste verunreinigt ist.

Diese letzte Station ist der Grund dafür, daß zwischen 90 und 100 % (!) aller Gefrierhähnchen mit →Salmonellen belastet sind. Das Kühlen im gemeinsamen Wasserbad führt dazu, daß wenige mit Salmonellen infizierte Hühner eine Massenverseuchung aller Tiere bewirken. Aufgrund der modernen Haltungs- und Schlachtmethoden kann heute kein garantiert salmonellenfreies Schlachtgeflügel produziert werden. Auch das Tauwasser beim Auftauen von tiefgefrorenem Geflügel ist eine Infektionsquelle, die kaum beachtet wird. US-Hähnchen gelangen wegen großer hygienischer Mängel sogar erst nach Chlor-Desinfektion auf den Markt. Ein beliebtes Abfallprodukt der Hühnerschlachtereien ist →Formfleisch.

Die Massenhaltung bietet Krankheitserregern, die zum Teil auch über infiziertes Import-Tierfutter (→Tiermehl, →Fischmehl) eingeschleppt werden, ideale Verbreitungsmöglichkeiten. Dem wird durch massive Dosen von Antibiotika entgegengewirkt, doch viele Bakterienstämme sind bereits resistent. 1977/78 waren 30% der Salmonellenstämme in österreichischem Geflügel resistent gegen Antibiotika, 1984/85 waren es bereits 64%. Die Bedrohung für den Konsumenten solchen Geflügels: Bei einer Erkrankung durch resistente Bakterien wird die Antibiotikatherapie erschwert oder schlägt gar nicht an. Außerdem gelangt der Flüssigmist aus der Massentierhaltung mit all den Krankheitserregern und Medikamentenrückständen, die von den Tieren ausgeschieden wurden, als Dung auf die Felder und von dort in Flüsse, Seen und Grundwasser (→Fleisch-Teufelskreis). Rückstandsuntersuchungen auf →Tierbehandlungsmittel und andere Schadstoffe finden in der amtlichen Lebensmittelüberwachung nur in einem so geringen Umfang statt, daß von einer planmäßigen Kontrolle nicht gesprochen werden kann.

In den letzten Jahren wurde Putenfleisch samt seinen vielfältigen Nebenprodukten wie Wurst und Schinken immer populärer. Doch auch die Puten werden meist in Massentierhaltung gezüchtet. Dort werden sie in drängender Enge mit Kraftfutter und Medikamenten bis zum Doppelten ihres normalen Gewichts hochgemästet. Die Beine knicken unter der Last der überschweren Körper ein. Sie leiden unter Schäden am Bewegungsapparat, leben in ihrem eigenen Mist im Ammoniakgestank der engen Ställe. Etwa 5% sterben schon vor dem Schlachten und landen auf dem Müll oder werden zu →Tiermehl verarbeitet.

Auch das in Mode gekommene Entenfleisch wird in Massentierhaltung erzeugt. Die hochsensiblen, freiheitsliebenden Wasservögel werden in Betrieben von bis zu 300 000 Tieren unter qualvollen Lebensbedingungen gezüchtet.

Praktische Tips

– Verzichten Sie auf tiefgefrorenes und gefrorenes Geflügel.

– Wenn Geflügelfleisch, dann nur frisch geschlachtetes Geflügel, das artgerecht aufgezogen und mit Mischfutter gefüttert wurde. Kaufen Sie entweder direkt beim Erzeuger, dessen Zuchtmethoden Sie kennen, beim Biometzger oder bei einem anderen guten Metzger, der für Qualität garantieren kann.

– Immer Sorgfalt bei der Zubereitung von Geflügel üben (Salmonellengefahr). Geflügel mit warmem Wasser abspülen. Stets getrennt von anderen Lebensmitteln bratfertig machen. Schüsseln, Messer und Hände nach Berührung mit Geflügel immer gut mit heißem Wasser waschen, bevor sie mit anderen Lebensmitteln in Berührung kommen. Geflügel stets gut durchgaren.

Gefriertrocknung. Im Gegensatz zu herkömmlichen Trocknungsverfahren wird bei diesem Prozeß zur Konservierung von Nahrungsmitteln, vorwiegend Instantprodukte, dem Ausgangsmaterial Wasser im gefrorenen Zustand, meist im Vakuum, entzogen. Für die weitgehende Erhaltung der Qualität ist wichtig, daß während des Trocknungsvorgangs das Eis nicht schmilzt, sondern sofort verdampft. Dabei treten keine Zellzerstörungen und Schrumpfungsvorgänge auf, so daß im porösen, wasserfreien Trockengut und bei der Wiederauflösung die Feinstruktur und damit die Geschmacks-, Duft-, Farb- und Aromastoffe erhalten bleiben.

Gelatine, geschmack-, geruch- und farblose, gelartige, eiweißhaltige Substanz, die aus dem in Knochen, Knorpelgewebe, Sehnen und Haut enthaltenen Kollagen von schlachtfrischen Tieren, meist Kälbern oder Schweineschwarten, gewonnen wird. Findet küchentechnische Verwendung als Binde- und Verdickungsmittel für Fleisch- und Fischsülzen, Geleewaren wie etwa Gummibärchen, Speiseeis, Tortengüsse. Gelatine darf Obsterzeugnissen nicht zugesetzt werden. In der Krise um →BSE geriet auch Gelatine in den Verdacht, den Erreger des Rinderwahnsinns zu übertragen. Die pflanzliche Alternative ist →Agar Agar.

Gelbwurzel →Kurkuma.

Gelée Royale, Futtersaft für die Larven von Bienen, aus denen eine Bienenkönigin entstehen soll. Produkt aus der Naturheilkunde mit zahlreichen Vitalstoffen. Die in Diätprodukten enthaltenen Mengen sind häufig zu niedrig dosiert, um nennenswerte Wirkungen im menschlichen Stoffwechsel hervorrufen zu können.

Gelees, minderste Qualität bei den marmeladenartigen Erzeugnissen (→Konfitüre, →Marmelade, →Fruchtmus). Gelees werden aus Zucker, Pektin, Fruchtsäften oder wässrigen Auszügen von Früchten hergestellt und enthalten keine festen Teile von Früchten mehr. Gelees sind in die Klassen »Extra« und »Einfach« unterteilt, wobei »Einfach« zu ca. 40 % aus Wasser und zu 50 bis 70 % aus Zucker besteht.

Geliermittel →Verdickungsmittel.

Gelierzucker, Fabrikzucker mit Zusatz von reinem Pektin und Zitronen- oder Weinsäure, der zur Herstellung von →Konfitüren, →Marmeladen und →Gelees verwendet wird.

Gemüse. Frisches, rohes und schonend zubereitetes Gemüse gehört zu den wesentlichen Bestandteilen einer vollwertigen und gesunden Ernährungsweise. Gemüse hat wenig Kalorien und ist in einer großen Sortenvielfalt erhältlich, schmeckt dank seiner natürlichen Aroma- und Geschmacksstoffe auch im naturbelassenen Zustand immer wieder hervorragend und läßt sich zudem zu unzähligen köstlichen Gerichten verarbeiten.

Die Unterscheidung zwischen Obst und Gemüse ist fließend. Alle einjährigen Pflanzen, die man roh, gekocht oder konserviert verzehren kann, werden als Gemüse bezeichnet. Nicht zum Gemüse zählen die Früchte mehrjähriger Stauden und Holzgewächse – das ist →Obst – sowie getrocknete Samen von Erbsen- und Bohnenarten – das sind →Hülsenfrüchte –, Getreidesamen und Ölsa-

Gemüse

men. Wichtiger in der täglichen Küchenpraxis ist, daß Gemüse zu den wesentlichen Lieferanten von Vitalstoffen zählt. Es enthält je nach Sorte verschiedene Vitamine, Mineralstoffe, Spurenelemente, Enzyme, reichlich Faserstoffe und Wasser. Obwohl der Gemüseverbrauch in Deutschland ständig steigt, sind die Deutschen Gemüsemuffel – in der EU stehen die Bundesbürger mit ihrem Gemüseverbrauch noch immer an letzter Stelle. Im Durchschnitt essen die Deutschen mehr als 86 kg Gemüse pro Jahr, davon wird allerdings nur ein relativ geringer Teil frisch verzehrt. Vor Gurken und Kohl essen die Deutschen am liebsten Tomaten (16,6 kg) Neben den verarbeiteten →Gemüseerzeugnissen, die als Konserven, als Säfte, in Gläsern tischfertig im Handel erhältlich sind, wird ein Großteil des frisch eingekauften Gemüses in der Küche durch Lagerung, Bearbeitung und Erhitzung in der Vollwertigkeit beeinträchtigt.

Die Sorten an heimischen und importierten Gemüsen lassen sich in folgende Gruppen unterteilen: →Algengemüse, →Pilze, →Wurzelgemüse, →Knollengemüse, →Sproßknollengemüse, →Wurzelknollengemüse, →Zwiebelgemüse, →Stengelgemüse, →Blattstielgemüse, →Blattgemüse, →Blütengemüse, →Samengemüse, →Fruchtgemüse, →Wildgemüse, →Keimlinge, →Hülsenfrüchte. →Küchenkräuter bilden keine eigene Gruppe, sondern sind je nach Art den obigen Gruppen zuzuordnen.

Durch die Monokultivierung wird die Sortenvielfalt allerdings stark eingeschränkt. Manche unserer Gemüse stammen ursprünglich aus Südamerika. Sie waren die eigentlichen Schätze, die nach der Wiederentdeckung von Amerika von den spanischen und portugiesischen Eroberern nach Europa gebracht wurden und die Menschen der Alten Welt vor Hungerkatastrophen bewahrten. Doch von den über vierzig Nutzpflanzen der Inkas und Azteken konnten sich nur manche Bohnenarten, Kartoffel und Tomate durchsetzen. Andere, wie →Amaranth, → Quinoa, Oka, Arracucha, Ulluco, Tarwi, die im Rahmen von UN-Forschungsprogrammen vor allem wegen ihres hohen Eiweißgehaltes untersucht werden, spielen vielleicht in Zukunft eine Rolle auf unserem Speiseplan.

Gerade bei Gemüse ist es von großer Wichtigkeit, die vier grundlegenden Qualitätskriterien →Vollwertigkeit, →Naturbelassenheit, →Frische und →Belastung genau zu beachten. Die gesetzlichen →Handelsklassen sind bei der Qualitätsbewertung keine Hilfe, da sie nur aufgrund äußerer Kriterien (Größe, Farbe etc.) erteilt werden und auf die wirkliche Qualität keine Rücksicht nehmen. Längst ist ein Großteil des handelsüblichen Gemüses zu industriell erzeugter Massenware geworden. Auf den Gemüsemärkten ist heutzutage ganzjährig Saison – fast alle Sorten sind unabhängig von natürlichen Erntezeiten jederzeit verfügbar. Massiver Einsatz von Agrarchemie, Aufzucht in Gewächshäusern oder unter Folien und lange Transportwege machen dies möglich. Daß der Vorteil

Gemüse

der ständigen Verfügbarkeit durch eine Reihe von Nachteilen erkauft werden muß, ist aber den wenigsten bewußt: Unreif geerntetes Gemüse aufgrund langer Transportwege, hoher Einsatz von Chemie, unverhältnismäßiger Energieaufwand (um ein einziges Kilo Gurken im Treibhaus zu erzeugen, müssen fünf Liter Heizöl aufgewendet werden), Verlust an Vitalstoffen, Verlust an Aroma und Geschmack, Züchtung von »industrietauglichen«, aber qualitativ minderwertigen Sorten, Verminderung der Sortenvielfalt. Holland ist ein Vorreiter solcher Massenproduktion. Dort reift Gemüse statt auf Erdreich in riesigen Hallen auf Basaltwolle heran. Wetter und Klima werden künstlich erzeugt und vom Computer gesteuert. Genau zur rechten Zeit werden die speziell gezüchteten Pflanzen durch Nährlösungen transportiert: Zahllose chemische Mittel sorgen für richtiges Wachstum und Aussehen, halten Schädlinge fern, garantieren Haltbarkeit. Das Ergebnis ist zwar »Handelsklasse Extra« und sieht aus wie im Bilderbuch, hat aber mit natürlich herangereiftem Gemüse kaum mehr etwas gemeinsam. »Feste MH-Tomaten« vermögen zwar eine Aufprallgeschwindigkeit von 20 km/h auszuhalten, schmecken aber wie rot gefärbte, schnittfeste Zellulose, auch wenn zur Vortäuschung einer natürlichen Herkunft noch Strauchteile an den Tomaten hängen. Paprika ähnelt im Geschmack knackigem Pappdeckel und Salat grünem weichen Papier. Doch auch in anderen Ländern bewegt sich der Trend hin zu solch »geschmackloser« Massenproduktion, die nicht mehr Qualität, sondern Wirtschaftlichkeit und Konkurrenzfähigkeit anstrebt und noch dazu vom Gesetzgeber gefördert und subventioniert wird. Der Hang vieler Verbraucher, Qualität nach Aussehen zu beurteilen, kommt diesem Trend sehr entgegen.

Die industrielle Produktion bedingt den Einsatz vieler chemischer Mittel, von denen in vielen Fällen Rückstände im Gemüse zurückbleiben. Diese →Schadstoffe lassen sich durch Waschen, Abreiben mit Gemüsebürste, Schälen oder Zubereiten nur zum Teil entfernen. Ein besonderes Problem bei Gemüse stellt →Nitrat dar. Die verschiedenen Gemüsesorten reichern das hauptsächlich durch →Düngemittel in den Boden gebrachte Nitrat in unterschiedlicher Menge an:

Hoher Nitratgehalt (ca. 1000–4000 mg pro kg): Spinat, Mangold, Weißkohl, Wirsing, Chinakohl, Grünkohl, Gurken, Kopfsalat, Eissalat, Endiviensalat, Feldsalat, Fenchel, Rote Bete, Rettich, Radieschen, Rhabarber, kurz angekeimte Sprossen.

Mittlerer Nitratgehalt (ca. 500–1000 mg pro kg): Rotkohl, Blumenkohl, Brokkoli, Kohlrabi, Lauch, Sellerie, Zucchini, Auberginen.

Niedriger Nitratgehalt (unter 500 mg pro kg): Karotten, Chicoree, Zwiebel, Grüne Bohnen, Gemüsepaprika, Tomaten, Kartoffeln, mehrere Tage lang ausgekeimte Sprossen. Auch Obst ist meist nur wenig mit Nitrat belastet.

Vor allem Gemüse aus Treibhäusern ist zumeist stark mit Nitrat belastet.

Gemüsebrühe

Gemüse aus kontrolliertem ökologischen Freilandanbau hingegen ist dem konventionellen, meist von überdüngten Feldern stammenden Gemüse nachweislich überlegen. Konventionell angebautes Gemüse enthält nicht selten mehr als das Doppelte an Nitrat als Biogemüse. Aber auch →natürliche Gifte sind in manchen rohen Gemüsesorten enthalten und müssen beachtet werden. →Keimlinge, →Sojabohne, →Pilze, →Glykoside, →Solanin.

Praktische Tips
– Kaufen Sie möglichst natürlich ausgereiftes Gemüse. Je näher beim Erzeuger Sie einkaufen, desto reiferes Gemüse erhalten Sie. Reifes Gemüse hat im Gegensatz zu chemisierter, nachgereifter Massenware einen sortentypischen Geruch.
– Richten Sie sich nach den Saisonzeiten. In der jeweiligen Erntezeit schmeckt Gemüse am besten, hat einen höheren Vitalstoffgehalt, ist am wenigsten pestizidbelastet und ist am preiswertesten. Im Anhang (S. 438) finden Sie einen Saisonkalender für Obst und Gemüse.
– Kaufen Sie einheimisch. Gemüse aus nahen Anbaugebieten ist meist reifer, frischer und vitalstoffreicher als importierte Produkte.
– Bevorzugen Sie Ware aus ökologischem Anbau. Die Hauptargumente für Bioprodukte sind die geringere Schadstoffbelastung, die höheren, ausgewogeneren Vitalstoffgehalte und die Förderung umweltfreundlicher Produktionsmethoden (→Naturkost).
– Vergessen Sie die gesetzlichen →Handelsklassen. Kaufen Sie nicht nach äußerem Schein, sondern nach »innerem Wert«. Wenn möglich, kosten oder beriechen Sie die angebotene Ware. Kaufen Sie nur, wenn die Ware arttypisch riecht und schmeckt. In der Regel gilt: je kleiner, desto gehaltvoller und aromatischer.
– Eine gesunde Beikost sind →Keimlinge/Sprossen, die auch in der kleinsten Küche selbst gezogen werden können.
– Kaufen Sie kein Gemüse, das die Merkmale langer Lagerung trägt (→Frische). Gute Tiefkühlware ist besser als welkes und verschrumpeltes Frischgemüse, auch wenn es aus Bio-Anbau stammt.
– Gemüse am besten täglich frisch kaufen und frisch verbrauchen – abgesehen von Lagersorten wie →Kartoffeln, Möhren, Rote Bete, Kohlarten, Zwiebeln etc., die unter richtigen Bedingungen zum Teil monatelang auf Vorrat gelagert werden können.
– Frisches, unbehandeltes Gemüse ist eine Grundsäule der gesunden Ernährung. Setzen Sie daher täglich frische →Rohkost auf den Speiseplan.
– Der tägliche Genuß von frisch gepreßtem →Gemüsesaft aus dem eigenen Entsafter ist eine gesundheitliche Wohltat, mit einer nicht zu übertreffenden Fülle an →Vitalstoffen und →sekundären Pflanzenstoffen. Beim Gemüsesaft aus der Flasche werden durch das Pasteurisieren die so wichtigen Enzyme und andere Vitalstoffe deaktiviert.
– Gegartes Gemüse sofort verzehren und nicht warmhalten. Geschnit-

tenes Gemüse sofort weiterverarbeiten, denn durch Einwirkung von Luft und Licht gehen wertvolle Vitalstoffe verloren. Meiden Sie aus diesem Grund →Fertigsalate.
– Verzichten Sie auf Kopfsalat. Er enthält kaum Vitalstoffe, dafür aber hohe Mengen an Nitrat und bei konventionellem Anbau auch chemische Rückstände.
– Achten Sie dringend auf die Schadstoffbelastung von Gemüse und versuchen Sie, diesem in unserer Zeit der globalen Umweltverschmutzung kaum mehr ganz vermeidbaren Nachteil durch richtiges Einkaufen (Bio-Ware) und richtiges Zubereiten entgegenzuwirken: Gemüse immer gründlich mit fließendem warmem Wasser waschen, am besten mit einer Gemüsebürste, aber nicht für längere Zeit im Wasser einweichen, da sonst Vitalstoffe ausgespült werden. Sorten mit gekräuselter oder behaarter Oberfläche (z. B. Wirsing) besonders intensiv waschen bzw. putzen. Wenn möglich schaben oder schälen. Äußere Hüllblätter entfernen. Das Innere von Kohlköpfen und festen Salatköpfen ist besonders stark nitrathaltig – deshalb besser entfernen.

Gemüsebrühe, Trockengranulat oder Paste aus Gemüse- und Hefe-Extrakt, Salz und Pflanzenfett zum Abschmecken von Suppen, Eintöpfen, Gemüsegerichten und Soßen (→Fertignahrung).

Gemüseerzeugnisse. Der Marktanteil von industriellen Gemüseprodukten wird größer. Die verarbeiteten Gemüseerzeugnisse erleichtern zwar die Küchenarbeit, aber sie enthalten meist nicht mehr in vollem Umfang die wertbestimmenden Vitalstoffe des frischen Gemüses – diese werden bei Transport, Lagerung und Verarbeitung weitgehend zerstört. Dafür kommen in vielen Produkten unerwünschte Zutaten wie →Kochsalz, →Zucker, →Geschmacksverstärker und ähnliche →Lebensmittelzusatzstoffe hinzu. Im Handel sind folgende Gemüseerzeugnisse erhältlich: →Fertigsalate, →Gemüsekonserven, →Tiefkühlgemüse, →Gärungsgemüse, →Essiggemüse, →Salzgemüse, →Trockengemüse, →Gemüsesaft, →Gemüsemark und →Gemüsepulver.

Gemüsekonserven sind hitzesterilisiert und enthalten hohe Mengen an →Kochsalz, da die Gläser und Dosen, in denen sie angeboten werden, mit Salzlösung (Kochsalz in Wasser gelöst) aufgefüllt werden. Auch Zucker, Zitronensäure, Calciumsalze und Geschmacksverstärker werden je nach Gemüsesorte zugesetzt. Durch die Hitzebehandlung wird eine Verlängerung der Haltbarkeit erreicht, jedoch auf Kosten wertvoller Vitalstoffe. Vorsicht ist bei Dosen immer geboten: Schlierige, dunkle Zeichnung von Dosengemüse ist ein Hinweis, daß →Zinn auf den Doseninhalt übergetreten ist. Glaskonserven mit losen Deckeln oder Dosen mit Bombagen dürfen nicht mehr verwendet werden, denn sie können mikrobiell verdorben sein. Wenn Gemüsedosen, dann nur Dosen mit Innenlackierung. →Dosennahrung.

Gemüsemark und Gemüsepüree ist fein passierter und eingedickter Gemüsebrei. Die größte Bedeutung hat

Tomatenmark, das aus voll ausgereiften Freilandtomaten hergestellt wird und dem je nach Marke zwischen 0,8 und 2% Salz zugesetzt werden. Tomatenmark ist auch aus Öko-Anbau erhältlich.

Gemüsepulver wird durch Trocknung von Gemüsesäften gewonnen und hauptsächlich in Instant-Suppen verwendet. In der Industrie wird Gemüsepulver aus Spinat, Tomaten und Rote Bete auch zum Färben von Nahrungsmitteln gebraucht.

Gemüsesaft ist ausgepreßtes, wärmebehandeltes Gemüse. Für die Gemüsesäfte gelten ähnliche Bestimmungen wie für →Fruchtsaft. Auch sie können aus Konzentrat rückverdünnt werden und machen den Prozeß des Erhitzens, Sterilisierens und Filterns durch. Zugesetzt werden dürfen Salz, Essig (außer bei milchsauer vergorenen Säften), Zucker, Genußsäuren, Glutaminsäure und Ascorbinsäure. Auch bei Gemüsesäften ist der selbstgepreßte Saft den Fertigsäften weit vorzuziehen. Die enzymreichen, frisch gepreßten Gemüsesäfte sind eine ideale Ergänzung der täglichen Kost.

Ein bis zwei Gläser frischgepreßter Gemüsesaft ersetzen jede Vitaminpille und enthalten darüberhinaus noch eine Fülle von sekundären Pflanzeninhaltsstoffen mit einem breiten Spektrum von gesundheitsfördernden Eigenschaften, die erst allmählich von der Wissenschaft entdeckt werden. Der Vorteil von Saft ist, daß die Vitalstoffe des Gemüses nicht erst im Darm aus dem Nahrungsbrei herausgearbeitet werden müssen, sondern dem Organismus unmittelbar zur Verfügung stehen. Mischen Sie Gemüsesäfte nicht mit Obstsäften. Die einzige Ausnahme ist der Apfel, der zu fast jeder Gemüsekombination paßt. Vier Karotten und ein Apfel ist ein gutes Grundrezept, dem Sie nach Belieben rote Rübe, Sellerie, Zucchini, Broccoli, Ingwer, Knoblauch etc. hinzufügen können. Wegen der hohen Wirksamkeit grüne Saftanteile nur sparsam dazumischen.

Der Vitalstoffgehalt fällt jedoch innerhalb von Minuten nach dem Pressen stark ab. Säfte also nie auf Vorrat pressen und im Restaurant darauf achten, daß der meist sehr teure »frischgepreßte« Saft nicht seit Stunden auf den Käufer wartet.

Gemüsetrunke sind das Pendant zu →Nektar. Sie müssen mit mindestens 40% Gemüseanteil (bei Rhabarber 25%) und mit Wasser sowie mit den auch bei →Gemüsesaft zugelassenen Stoffen zubereitet werden.

Genmai Koji, fermentierter Vollreis. Naturkostprodukt.

Genmai Miso, Sojapaste mit Vollreis. Naturkostprodukt. →Miso.

Genmai Su, Filtrat aus essigsauer vergorenem Vollreis. Mild und leicht süßlich schmeckendes Würzmittel in der japanischen Küche. Naturkostprodukt.

Gentechnik. Die in den letzten Jahren äußerst kontrovers diskutierte Gentechnologie spielt auch bei der Lebensmittelproduktion eine zunehmende Rolle. Weltweit ist die Anbaufläche für gentechnisch veränderte Pflanzen in den Jahren zwischen 1997 und 1999 von rund 13

Gentechnik

Millionen Hektar auf etwa 40 Millionen Hektar gestiegen. Dies entspricht mehr als der doppelten Agrarfläche Deutschlands. 1998 waren bereits 47 transgene Pflanzensorten zugelassen, die auf die zehn wichtigsten Pflanzenarten wie Baumwolle, Chicoree, Kartoffel, Kürbis, Mais, Papaya, Raps, Soja, Tabak, Tomate entfielen. In den USA wird bereits mehr als 72% der Agrarfläche mit transgenen Pflanzen bestellt, in Deutschland sind bisher nur wenige Versuchsflächen ausgewiesen. Immer mehr Nahrungsmittel können gentechnisch erzeugt oder verändert werden – Fleisch, Milch und Milchprodukte, Obst und Gemüse, Getreide, Soja und alle Produkte, die diese Grundstoffe enthalten wie Brot, Babynahrung, Cornflakes, Schokoriegel, Getränke und jede nur denkbare Fertigkost. Gentechnik ist eine biotechnologisch hervorgerufene Veränderung der Erbanlagen zur gezielten Nutzbarmachung von Organismen durch den Menschen, die 1973 ihren Anfang nahm, als es erstmals gelang, fremdes Erbgut in Bakterien einzuschleusen. Mit der Gentechnologie können durch Veränderungen des Erbguts in den Genen die Eigenschaften von Pflanzen und Tieren (und Menschen) gezielt beeinflußt werden. Gentechnik ist nicht die Fortentwicklung der natürlichen Züchtungs- und Kreuzungsauslese, wie manchmal behauptet wird, sondern steht im Gegensatz dazu. Die natürliche Form der Auslese, die von der Festlegung eines Zuchtziels bis zum Anbau der neu gezüchteten Sorte durchschnittlich 15 Jahre benötigt, kombiniert die gesamten Erbanlagen nach dem Zufallsprinzip innerhalb der Artgrenzen. Bei der Gentechnik hingegen werden die von der Natur vorgegebenen Grenzen zwischen verschiedenen Tier- und Pflanzenarten skrupellos übersprungen.

Manchmal mag es scheinen, als sei die Küche der Zukunft ein Hightech-Labor, denn es ist vor allem die Nahrungsmittelindustrie, die aus Profitstreben an Nahrung, oder besser gesagt Nahrungsimitaten aus der Retorte interessiert ist. Doch die Natur läßt sich nicht nachahmen und auch der Traum, sie zu »optimieren«, ist letztlich nur ein Trugschluß. Für den Verbraucher bieten gentechnologisch manipulierte Lebensmittel keinerlei Vorteile, dafür aber eine Reihe von Gefahren und Risiken, die sich zum Großteil noch gar nicht abschätzen lassen. Zum Beispiel können Tomaten, die nicht mehr matschig werden, längere Transport- und Lagerzeiten unbeschadet überstehen, dabei aber unbemerkt Vitalstoffverluste bis hin zum Verderb erleiden. Oder Weizen, der zur Erhöhung der Halmlänge, Halmfestigkeit, Widerstandsfähigkeit und des Ertrages mit dem Erbgut von asiatischen Gräsern versehen ist, kann sich in seiner Eiweißzusammensetzung so verändern, daß es beim Verbraucher zu Allergien führen kann.

Einsatzbereiche der Gentechnik:
– Gentechnische Veränderung von Nutzpflanzen. Die transgenen Pflanzen sollen resistent gegen Unkraut-

Gentechnik

vernichtungsmittel, Insekten oder Krankheiten werden. Außerdem sollen spezielle Obst- und Gemüsesorten mit veränderten Eigenschaften gezüchtet werden, wie übergroße Kartoffeln mit industrie- und verarbeitungsbequemer Stärkestruktur, frostsichere Erdbeeren, widerstandsfähige Tomaten oder Nutzpflanzen mit verbessertem Nährstoffgehalt. Weisen gentechnisch behandelte Pflanzen zwar eine bessere Lager- und Transportfähigkeit auf, was vor allem Erzeugern und Händlern zugute kommt, so sind sie oft aber weniger widerstandsfähig und müssen daher mit mehr chemischen Mitteln behandelt werden, was wiederum gut für die chemische Industrie, aber wegen der Schadstoffrückstände unerwünscht für den Verbraucher ist. Dazu meint Jane Rissler, Agrarexpertin der Forscherorganisation Union of Concerned Scientists: »Jahrzehntelang haben uns die Firmen einzureden versucht, daß ihre →Pestizide gar nicht so schlimm seien. Jetzt teilen uns dieselben Firmen mit, die Pestizide seien eben doch derart gefährlich, daß wir Genpflanzen brauchen, die einen geringeren Pestizideinsatz ermöglichen – halten die uns eigentlich für blöde?«

– Transgene Tiere werden für die Erzeugung von Nahrungsmitteln und Arzneimitteln eingesetzt. Speziell die mächtige amerikanische Rinderlobby übt starken Druck aus, damit Kühe mit dem gentechnisch erzeugten →Rinderwachstumshormon BST behandelt werden, was die Milchproduktion steigern soll. Beim ohnehin schon bestehenden subventionierten Milchüberschuß innerhalb der EU macht eine solche Technik auch wirtschaftlich keinen Sinn. Durch die Gentechnik kann auch die Zusammensetzung der Milch verändert werden und die Tiere gegen Krankheiten resistent gemacht werden. Neben den Risiken für den Verbraucher stellt sich die Frage, wie die gentechnische Manipulation von Tieren mit dem Tierschutz vereinbar ist.

– Biotechnische Veränderungen von Mikroorganismen (z.B. Schimmelpilze oder Milchsäurebakterien) werden zur Züchtung spezieller Kulturen sowie zur Gewinnung von Enzymen, die für Vitamin-, Aromastoff-, Zuckeraustauschstoff-, Saft-, Bier-, Sauerteig-, Joghurt-, Käseherstellung und andere Zwecke eingesetzt oder aber zur Gewinnung von Hormonen wie BST. Auch werden Fermentierungs- und Gärprozesse durch gentechnisch veränderte Mikroorganismen beschleunigt und optimiert. Außerdem werden Hilfs- und Zusatzstoffe gentechnisch erzeugt, zum Beispiel Labferment zur Käseherstellung. Die Vorteile für die Industrie sind enorme Rohstoff- und Produktionseinsparungen.

– Auch bei der Lebensmittelkontrolle und Qualitätssicherung kann die Gentechnik durch die Erzeugung von Antikörpern eingesetzt werden.

Gefahren und Risiken der Gentechnik. Die Gentechnologie birgt unkalkulierbare Risiken für eine irreparable Gefährdung der Umwelt und des Menschen. Zu den unabwägbaren gesundheitlichen Risiken

Gentechnik

kommen mögliche Wechselwirkungen mit Medikamenten sowie allergische Reaktionen. In den USA beispielsweise klagten Verbraucher über Gesundheitsbeschwerden wie Allergien, Hautausschläge und Durchfall nach dem Verzehr von Produkten, die gentechnisch veränderten Mais der Sorte »Starlink« enthielten. Auch das Beispiel einer Frau mit einer Paranußallergie, die nach dem Genuß von Tomaten die gleichen allergischen Symptome bekam wie sonst nur bei Paranüssen, ging vor einiger Zeit durch die Presse. Nach eingehender Untersuchung stellte sich heraus, daß es sich bei den Tomaten, die sie aß, um transgene Tomaten handelte, die zum Zwecke verbesserter Schnittfestigkeit mit Genen der Paranuß verändert worden waren. Durch den zunehmenden, nicht kontrollierbaren und unüberschaubaren Austausch von Genen werden Menschen mit Nahrungsmittelallergien ungeahnte Probleme bekommen. Die Diagnose und Behandlung von Nahrungsmittelallergien wird dadurch so gut wie unmöglich. Gentechnisch erzeugte Nahrungsmittel können darüber hinaus auch toxikologisch problematisch sein.

Völlig unerforscht sind mögliche Gen-Wechselwirkungen mit der Darmflora. Es können Antibiotika-Resistenzen auf Bakterien übertragen werden, die beim Menschen Krankheiten wie beispielsweise schwere Atemwegsinfektionen verursachen. Als Folge davon werden Antibiotika, die in der Humanmedizin eingesetzt werden, wirkungslos – mit fatalen Folgen für den Patienten.

Kritische Wissenschaftler, die sich nicht in die Sackgasse des profitorientierten Fortschrittglaubens der Chemie-, Pharma- und Nahrungsmittelkonzerne zwingen lassen, weisen auf mangelnde Sicherheitsvorschriften hin. Es stehen keine Nachweismöglichkeiten zur Verfügung, um eine gesundheitliche Unbedenklichkeit von Gen-Food zu belegen. Zudem ist immer noch keine gesetzliche Unbedenklichkeitsbescheinigung oder staatliche Kontrolle erforderlich; eine Vermarktung steht daher allein im Belieben der Hersteller.

Eine weitere Gefahr ist der Verlust der Genvielfalt, die Zunahme von Monokulturen und die Schrumpfung der Artenvielfalt auf einige wenige, gentechnisch zusammengesetzte »Nützlinge« in der Hand weniger, mächtiger Industriekonzerne. Dadurch entsteht vermehrte Abhängigkeit. So übt beispielsweise der Industriegigant Monsanto durch seine Verschachtelung mit Saatgutfirmen bereits eine solche Marktmacht aus, daß bestimmte Saaten nur gegen firmeneigene Pestizide resistent sind.

In den USA soll im Jahr 2000 bereits die Hälfte des eingesetzten Saatguts genetisch verändert gewesen sein. In Deutschland liegen u.a. Anträge auf den Freilandanbau von transgenem Mais und Raps vor, die mit dem Gen eines Bodenpilzes versehen wurden, das nur gegen ein von dem Pharmariesen Hoechst entwickeltes Unkrautvernichtungsmittel resistent

Gentechnik

ist. Das Saatgut stammt natürlich ebenfalls von Hoechst.

Da gentechnisch veränderte Organismen patentierbar sind, werden einzelne Firmen und Konzerne zu »Eigentümern« von neuen Pflanzen- und Tierarten, ein weiterer gefährlicher Schritt in Richtung Monopolisierung und in einen rein kommerziellen Umgang mit Lebewesen. Auf diese Weise wird Leben zu einem beliebig veränderbaren Handelsgut.

Durch solche Strategien wird sich auch die weltweite Nahrungsmittelproduktion verschieben. Länder in der Dritten Welt werden dadurch wirtschaftlich noch mehr unter Druck geraten. Zum Beispiel können gentechnisch veränderte Gewürzpflanzen wie etwa Vanille, die bisher nur in tropischem Klima in ganz bestimmten Regionen wuchsen, auch anderswo angebaut werden, was den wirtschaftlichen Zusammenbruch für die klassischen Anbaugebiete bedeutet.

Auch ökologische Schäden sind nicht auszuschließen: gentechnisch manipulierte Pflanzen können ihre Resistenzen gegen chemische Unkrautvernichtungsmittel unkontrolliert an verwandte Wildpflanzen weitergeben. Wer kann schon verhindern, daß die Samen von transgenen Pflanzen, die in einem Freilandversuch angebaut werden, vom Wind oder beim Transport zur Weiterverarbeitung in die benachbarte freie Natur oder auf andere Felder getragen werden. Die Folgen sind völlig unabsehbar. Möglicherweise entstehen durch solche ungewollte Genmanipulation »Super-Unkräuter«, die später durch noch mehr Einsatz von Agrargiften bekämpft werden müssen, oder Bodenbakterien mutieren durch gentechnisch veränderten Mais zu gefährlichen und giftigen Bakterien, die den Boden immer weiter verseuchen – ein Teufelskreis ohne Ende.

Gesetze und Kennzeichnungspflicht.
Ungeachtet der Proteste und des Widerstands von Umwelt- und Verbraucherverbänden dürfen gentechnisch veränderte Lebensmittel wie Soja, Mais und Tomaten bereits nach Europa eingeführt und hier verkauft werden. Öl aus gentechnisch verändertem Raps war das erste Lebensmittel, das 1997 über die Novel-Food-Verordnung zugelassen wurde. Auch hierzulande läuft die Genindustrie auf Hochtouren. In Deutschland wird eine Reihe von transgenen Pflanzen bereits im Freilandanbau getestet, vor allem Mais, Raps, Zuckerrüben, Petunia und Kartoffeln. Die ersten Patente wurden erteilt, eine Menge weiterer transgener Pflanzen, Tiere und Mikroorganismen sind zur Patentierung angemeldet. Nach der Patentierung beim Europäischen Patentamt müssen sie in den einzelnen Ländern zugelassen werden. In Deutschland läuft die Zulassung über das Bundesgesundheitsamt. Der Gesetzgeber hinkt mit seinen Bestimmungen der rasanten Entwicklung der Gentechnik hilflos hinterher und muß kaum erlassene Bestimmungen immer wieder novellieren und sich dabei jedesmal mit den verschiedenen Lobbies arrangieren. Viele industriefreundliche Kompromisse werden mit dem stets

Gentechnik

griffigen Argument begründet, daß am »Wirtschaftsstandort Deutschland zahlreiche Arbeitsplätze gefährdet seien«. So ist für viele Experimente künftig keine behördliche Genehmigung oder Zulassung, sondern lediglich eine Anmeldung ohne Anhörung der Öffentlichkeit notwendig. Auch die Freisetzung von transgenen Mikroorganismen, Pflanzen und Tieren in die Umwelt soll vereinfacht werden. In vielem orientiert sich die Gesetzgebung also weniger am Schutz des Verbrauchers als an den Interessen der Industrie.

Wichtig für den Verbraucher ist vor allem die Verordnung des Europäischen Parlaments und des Rates vom 27.1.1997 über neuartige Lebensmittel und neuartige Lebensmittelzutaten, auch »Novel-Food-Verordnung« genannt. Diese Verordnung regelt u.a. das Inverkehrbringen von Lebensmitteln und Lebensmittelzutaten, die gentechnisch veränderte Organismen enthalten oder aus solchen bestehen oder aus gentechnisch veränderten Organismen hergestellt wurden.

Dazu kommen eine Reihe von Zusatzverordnungen sowie nationale Verordnungen und Gesetze, unter anderem eine »Gentechnik-Notfallverordnung« für die Erstellung von Notfallplänen für gentechnische Anlagen bei Unfällen oder dem Entweichen von gentechnisch veränderten Organismen. Allein die Existenz einer solchen, in der Öffentlichkeit kaum bekannten Verordnung zeigt, daß man sich auf politischer Ebene möglicher Gefahren der Gentechnologie durchaus bewußt ist.

Von besonderer Bedeutung für den Verbraucher ist die Kennzeichnungspflicht gentechnisch veränderter Lebensmittel. Auch hierfür gibt es eine EU-weite Verordnung vom September 1998, die bestimmt, daß Gen-Food auf der Verpackung als solches gekennzeichnet werden muß. Die Industrie versucht die Kennzeichnungspflicht zu blockieren, da sie eine »Stigmatisierung« ihrer Produkte und dadurch Umsatzeinbußen befürchtet. Daher ist die vom Vermittlungsausschuß des Ministerrates und dem Europaparlament ausgehandelte Kennzeichnungspflicht kaum mehr als ein fauler Kompromiß: Gekennzeichnet werden müssen nur solche direkt gentechnisch manipulierten Lebensmittel, die sich in Zusammensetzung, Nährwert oder Verwendungszweck von konventionellen, gewöhnlichen Produkten *wesentlich und nachweisbar* unterscheiden.

Als wissenschaftlich anerkannter Nachweis gilt ab Januar 2000, wenn gentechnisch veränderte Proteine und/oder DNS infolge einer gentechnischen Veränderung im Lebensmittel vorhanden sind. Auf dem Etikett müssen in diesem Fall Angaben, wie »gentechnisch verändert« oder »aus gentechnisch verändertem ... hergestellt« enthalten sein. Das ist der Fall beispielsweise bei:
– Nahrungsmitteln aus transgenen Tieren oder Pflanzen (Fleisch von gentechnisch veränderten Tieren; Milch von Gen-Kühen; »Anti-Matsch-Tomate«; schädlingsresistentes Getreide und Getreideprodukte daraus wie Babybrei,

Genußgifte

Tütensuppen, Kartoffelchips, Cornflakes).

– Nahrungsmitteln, die mit Hilfe gentechnisch veränderter Organismen hergestellt wurden, die noch leben (Joghurt; Edelschimmelkäse; Salami mit Edelschimmelpelle).

– Nahrungsmitteln, die mit Hilfe gentechnisch veränderter Organismen oder Pflanzen hergestellt wurden, aber inaktiviert sind (Bier/Brot/Wein aus Hefezellen, die gentechnisch bedingt schneller wachsen; raffiniertes Öl aus Sojabohnen, die gentechnisch veränderte, herbizidresistente Eiweiße enthalten).

Eine Befreiung von der Kennzeichnungspflicht ist gestattet für gleichwertige Nahrungsmittel, die mit Hilfe gentechnisch produzierter Hilfs- und Zusatzstoffen produziert wurden und die nachweislich keine Proteine und/oder DNS infolge einer gentechnischen Veränderung enthalten (z.B. Hartkäse, der mit gentechnisch erzeugtem Labferment hergestellt wird).

Was tun? Der Widerstand gegen Gen-Food ist groß. Eine Studie zur Konsumforschung zeigte bereits 1998, daß fast jeder zweite Konsument »unter keinen Umständen« bereit ist, gentechnisch veränderte Lebensmittel zu verwenden. Nur 2 % befürworten den Einsatz von Gentechnik im Lebensmittelbereich; 28 % gaben an, sie könnten sich eine künftige Akzeptanz vorstellen, allerdings nur unter bestimmten Bedingungen. Immer wieder haben Umweltorganisationen und Verbraucherverbände zum Boykott bestimmter Produkte aufgerufen, die gentechnisch verändertes Material enthielten. Erreicht wurde dadurch zumindest ein vorübergehender Verzicht mancher Hersteller und Handelsketten auf Gen-Food. Doch trotz solcher Aktionen, die den Widerwillen des Bürgers gegen Gen-Food deutlich machen, setzt die Industrie weiterhin auf die neue Technologie, nicht zuletzt deshalb, weil schon Unsummen für Forschung, Entwicklung und Patentierung ausgegeben wurden und weil die zu erwartenden Vorteile für Handel und Hersteller sich ebenfalls in steigenden Gewinnen niederschlagen werden.

Gen-Food ist ein weiterer Schritt weg von natürlicher Nahrung hin zu industriell gestylten und standardisierten Einheitsprodukten.

Für den verunsicherten Verbraucher gibt es angesichts der ungenügenden und lückenhaften gesetzlichen Verordnungen nur folgende praktische Tips:

– Verzichten Sie konsequent auf alle Produkte, die gentechisch veränderte DNS enthalten.

– Wenn Sie wissen, daß ein bestimmtes Produkt eines Herstellers genmanipuliert ist, verzichten Sie auf *alle* Produkte dieses Herstellers und geben Sie diese Information auch an Freunde und Bekannte weiter.

– Bevorzugen Sie Produkte von Herstellern, die verbindlich auf jede Form der Gentechnik verzichten und auch keine gentechnisch veränderten Rohstoffe in ihren Produkten verwenden, z.B. Produkte aus ökologischer Herstellung.

– Achten Sie beim Einkaufen auf das Etikett »Ohne Gentechnik« (das deutsche Gesundheitsministerium hat dieses Siegel für die Kennzeichnung gentechnikfreier Nahrungsmittel offiziell zugelassen).

– Achten Sie auf Boykottaufrufe und aktuelle Informationen von Umwelt- und Verbraucherverbänden.

Genußgifte. Neben falscher Ernährung und Mangel an Bewegung sind Genußgifte wie →Alkohol, Zigaretten (→Tabakwaren) und Drogen wesentlich an der Entstehung der sogenannten → ernährungsbedingten (Zivilisations-) Krankheiten mitbeteiligt.

Gerbstoffe wie Tannine, Katechine und andere kommen als chemisch nicht einheitliche Gruppe in Pflanzenteilen, unter anderem als geschmacksmitbestimmende Inhaltsstoffe in Tee vor. Ihnen werden krebshemmende und antimikrobielle Eigenschaften zugeschrieben.

Germanium, Spurenelement, das unter anderem in Knoblauch, Kräutern und Muscheln vorkommt und für die Immunstärkung und Verbesserung der Sauerstoffversorgung von Körper und Gehirn wichtig ist. Täglicher Bedarf ca. 6 mg. Als →Nahrungsergänzungsmittel einsetzbar.

Gerste ist eine der ältesten Getreidearten, die vom Menschen kultiviert wurde. Hierzulande wird Gerste vorwiegend zur Bier- und Branntweinherstellung verwendet, zu →Graupen verarbeitet oder als Kaffee-Ersatz geröstet. In anderen Ländern aber, beispielsweise in Zentralasien und Afrika, ist Gerste ein Grundnahrungsmittel. Die Vollwertküche hat Gerste als Hauptzutat für Fladenbrot, Suppe, Brei, Salate und pikante warme Gerichte wiederentdeckt. Im Handel wird überwiegend Nacktgerste (Sprießkorngerste) angeboten, eine gut keimfähige Gerstenart ohne Spelzen. Gerstensud gilt als Naturheilmittel.

Geschmacksempfinden. Die meisten Menschen beurteilen Nahrungsmittel nicht nach dem gesundheitlichen Wert, sondern nach dem geschmacklichen. Kein Wunder also, daß die Nahrungsmittelindustrie in ihrem Bestreben, möglichst viele ihrer Produkte abzusetzen, sich weniger nach Qualitätskriterien wie Vollwertigkeit oder Naturbelassenheit richtet, sondern versucht, den »durchschnittlichen Verbrauchergeschmack« zu treffen. Daß dieser eine Widerspiegelung der wesentlichen Ernährungssünden darstellt – süß, salzig, fett – ist bezeichnend. Diese geschmacklichen Vorlieben sind dem Menschen aber nicht angeboren, sondern auf anerzogene Prägungen zurückzuführen. Die geschmackliche Prägung beispielsweise auf »übersüß« beginnt bereits in früher Kindheit durch die künstliche Übersüße von Kindertees, Baby-Fertignahrung und Süßwaren aller Art. Die Vorliebe für zuviel Salz wird auf ähnliche Weise geprägt, wenn auch nicht so drastisch wie dies beim Zucker der Fall ist. Obwohl junge Säuglinge zwischen gesalzenen und ungesalzenen Speisen nicht zu unterscheiden vermögen, ist in vieler vorgefertigter →Babynah-

Geschmacksstoffe

rung Salz (oder Zucker) enthalten. Kein Wunder also, wenn Kinder später »Salzbomben« wie Hamburger, Pizza und Pommes zu Lieblingsgerichten erklären. Auf diese Weise wird der »durchschnittliche Verbrauchergeschmack« vorprogrammiert, den die Industrie wiederum zum Maßstab ihrer Rezepte macht. Durch den bewußten Umgang mit Salz, Zucker und Fett können wir unser individuelles Geschmacksempfinden neu sensibilisieren und auch den natürlichen Eigengeschmack von Speisen, der gewöhnlich durch diese groben Würzmittel überdeckt wird, als reizvoll erleben, oder auch die Kunst des Verfeinerns mit Gewürzen und Kräutern neu entdecken.

Geschmacksstoffe →Aromastoffe.

Geschmacksverstärker dienen dazu, den Eigengeschmack oder das Aroma eines Nahrungsmittels zu verstärken oder abzurunden. Dies geschieht, indem diese Stoffe, die selbst keine oder nur geringe Geschmacksempfindungen auslösen, die Geschmacksrezeptoren in Mund und Gaumen stimulieren. Geschmacksverstärker kommen zur Anwendung in Fertiggerichten, Suppenerzeugnissen, Dressings, Soßen, Fleischerzeugnissen, Konserven, Tiefkühlkost, Süßwaren, Backwaren und Erfrischungsgetränken. Der bekannteste Geschmacksverstärker ist Natriumglutamat (das Natriumsalz der Aminosäure Glutaminsäure), das 1908 erstmals von dem Japaner Ikeda aus Meeresalgen isoliert wurde. Glutamat, dessen weltweite Jahresproduktion bei ca. 350 000 Tonnen liegt, ist Hauptbestandteil vieler Würzmittel wie beispielsweise Fondor oder Aromat und wird gerne in Gaststätten, vor allem in chinesischen Restaurants, den Speisen zugesetzt. Viele Menschen reagieren überempfindlich auf Glutamat. Der Zusatz von Glutamat in Speisen kann zum sogenannten »China-Restaurant-Syndrom« führen, das sich durch Kopfschmerzen, Taubheitsgefühl in Nacken, Armen und Beinen, Herzklopfen, Spannungen in Gesicht und Brust und Hautveränderungen äußern kann. Sogar von Asthmaanfällen wurde berichtet. Außer den verschiedenen Glutamaten werden noch die Salze von 17 weiteren Aminosäuren und Ribonucleotiden als Geschmacksverstärker eingesetzt.

Getreide ist die Urnahrung der Menschheit. Getreidekörner sind »lebende Konserven« – in ägyptischen Gräbern wurden keimfähige Körner gefunden – und sie sind Sinnbild von Nahrung zum Überleben der Menschheit. Jahrtausendelang ernährten sich fast alle Völker der Erde hauptsächlich von den regional verschiedenen Getreidesorten – von Weizen, Dinkel, Roggen, Gerste, Hafer, Mais, Reis und anderen. Das vollwertige Lebensmittel Getreide ist noch heute einer der wertvollsten Bestandteile unserer täglichen Ernährung. Die einzelnen Getreidesorten werden unter ihrem jeweiligen Stichwort näher beschrieben.

Botanisch zählt Getreide zu den Gräsern (Ausnahme: Buchweizen). Die Jäger und Sammler der Frühzeit ernteten das begehrte und lagerfähige Lebensmittel von wildwachsenden Pflanzen, spätere Kulturen gingen dazu über, fruchtbares Land urbar zu machen und Getreide anzubauen. Durch Verbesserung der Anbaumethoden und Züchtung wurde eine ständige Ertragssteigerung bei den Ernten erzielt. 45 Millionen Tonnen Getreide wurden 1999 in der Bundesrepublik verarbeitet. Doch nur etwa 15 % werden für die Herstellung von Nahrungsmitteln verwendet. 76 kg Getreide nimmt jeder Deutsche pro Jahr zu sich, davon 54 kg Weizen und 12,9 kg Roggen. Etwa die Hälfte der Gesamternte wird zu Viehfutter verarbeitet und verlustreich in Fleisch umgewandelt (→Fleisch-Teufelskreis). Durch die moderne Agrartechnik hat sich seit dem Ersten Weltkrieg die Getreideerzeugung pro Hektar Anbaufläche verdoppelt. Der Preis dafür ist allerdings hoch, denn die investierte Energiemenge in Form von Kunstdüngern, Maschinen etc. hat sich im gleichen Zeitraum verzwanzigfacht.

In der Urzeit wurde Getreide roh zerkaut. Das Gebiß der frühen Menschen ersetzte die Mühle – durch stundenlanges Kauen wurde das Getreide genießbar, aber die Zähne kaputt. Später ging man dazu über, zerstoßenes Getreide in Wasser einzuweichen und den Brei zu verzehren. Dies ist noch immer die beste und gesündeste Art, Getreide zu essen – der →Frischkornbrei ist ein wesentlicher Bestandteil der Vollwerternährung. Auch das Backen von Brot, eines der wichtigsten Grundnahrungsmittel, wurde bereits vor Tausenden von Jahren erfunden und seither immer weiter verfeinert. Getreide und Brot galten in vielen Kulturen und Religionen als heilig, und das Gebet um das »täglich-Brot« hat sich bis heute erhalten.

Das heutige →Brot aber ist mehr und mehr zu einem jämmerlichen Fabrikprodukt geworden, das, aus wertlosen →Auszugsmehlen gebacken, mit Fremdstoffen versetzt und unter phantasievollen Namen angepriesen, plastikverschweißt in den Ladenregalen auf unbedarfte Käufer wartet. Das ursprünglich gesunde Grundnahrungsmittel ist heute in der Regel ein denaturiertes, minderwertiges Industrieerzeugnis, das wesentliche Mitschuld an der Entstehung vieler →ernährungsbedingter Krankheiten trägt.

Getreide ist ein vollwertiges Lebensmittel, das dem Körper fast alle lebenswichtigen Nähr- und Vitalstoffe zuführt. Das ganze Getreidekorn ist eines der wertvollsten und in sich vollkommensten Lebensmittel, das die Natur hervorbringt. Neben Eiweiß, Kohlenhydraten und Fett liefert Vollkorngetreide wichtige Vitamine, reichlich Mineralstoffe und Spurenelemente sowie die von der klassischen Ernährungslehre lange verkannten Faserstoffe, die Getreide von allen Nahrungsmitteln am reichlichsten enthält. Die Anteile der im Getreide enthaltenen wertgebenden Inhaltsstoffe unterscheiden sich bei den verschiedenen Getreidesorten nur unwesentlich, es heißt aber, daß Dinkel und Weizen von allen Getreidearten am ausgewogensten sind. Die lebenserhaltenden Inhaltsstoffe sind auf die verschiedenen Teile und Schichten des ganzen Getreidekorns verteilt:

Die *Fruchtschale* und die *Samenschale* enthalten Fette, Eiweiß sowie Vitamine, Mineralstoffe, Spurenelemente und den größten Teil der Ballaststoffe.

Die *Aleuronschicht* enthält hochwertiges Eiweiß und Fett. Außerdem ist in ihr der Hauptanteil der Vitamine der B-Gruppe angereichert.

Der *Keimling* enthält Vitamine, Mineralstoffe, hochwertiges Eiweiß und Fett mit überwiegend ungesättigten Fettsäuren und fettlöslichen Vitaminen.

Der *Mehlkörper* besteht hauptsächlich aus Stärke und, je nach Getreidesorte, glutenhaltigem Klebereiweiß. Viele Menschen leiden unter einer allergischen Gluten-Unverträglichkeit (Zöliakie/Sprue). Dies ist eine lebenslange Unverträglichkeit des Klebereiweißes von Weizen, Roggen, Gerste und Hafer (→Gluten).

Die volle Kraft des Korns kommt uns nur zugute, wenn wir das ganze Korn zu uns nehmen. Vollkorn bedeutet, daß keiner der natürlichen Bestandteile des Getreidekorns beim Mahlen entfernt wird. Leider ist auch unser Getreide umweltgeschädigt und durch Züchtungen und Einkreuzungen von Gräsern geschwächt. Neben zahlreichen Schadstoffen, die das Getreide aus der Umwelt aufnimmt, gehen auf die konventionell bestellten Felder Unmengen an Pestiziden nieder. Das Getreide wird aus gebeiztem, hybrisiertem Saatgut aufgezogen, intensiv gedüngt und gespritzt, mit Wachstumsreglern behandelt und nach der Ernte im Lagersilo begast. Die verwendete Düngermenge stieg von 77 kg pro Hektar Anbaufläche im Jahr 1960 auf gegenwärtig ca. 100 kg. Die Erhöhung der Getreideproduktion um 50% erforderte 350% mehr Dünger und 1350% mehr Pestizide (→Getreide-Teufelskreis)! Die Schadstoffe lagern sich im ganzen Korn ab, in den Randschichten und im Mehlkörper. Das Argument, kein Vollkorn zu essen, weil die Randschichten stärker mit Schadstoffen belastet sind, ist unzutreffend – die gesundheitlichen Vorteile des vollen Korns überwiegen. Man sollte jedoch Getreide aus kontrolliertem ökologischen Anbau bevorzugen und nur Brot und Backwaren aus solchem Getreide verzehren.

Praktische Tips

– Setzen Sie Nahrungsmittel aus Vollkorn (→Vollkornbrot, →Frischkornbrei etc.) auf den täglichen Speiseplan.

– Verzichten Sie weitgehend auf Produkte aus →Auszugsmehlen. Ersetzen Sie diese durch Vollkornprodukte.

– Achten Sie auf den »natürlichen« Schadstoff →Mutterkorn.

Getreideflocken →Flocken.

Getreidekaffee →Kaffee-Ersatz.

Getreidemühle. Da gemahlenes Getreide durch den Einfluß von Licht und Luft rasch einen Teil seiner wertvollen Vitalstoffe verliert, gehört in der gesunden Getreideküche die Getreidemühle zur Grundausstattung. Das zum Kochen und Bakken benötigte Mehl wird damit erst unmittelbar vor der Verwendung frisch gemahlen. Der Fachhandel bietet von der einfachen Handmühle bis zur elektrischen Mühle für den Großverbraucher für jeden Bedarf die richtige Mühle. Grundsätzlich wird unterschieden zwischen Mühlen mit schonendem Steinmahlwerk und Mühlen mit Mahlwerk aus Keramik oder Stahl, auf denen auch ölhaltige Samen verarbeitet werden können.

Getreideschleim, Auszug aus verschiedenen Getreidesorten, der auch als Fertigprodukt angeboten und vor allem in der Säuglings- und Krankennahrung verwendet wird. Auf niedrigen Zuckergehalt muß streng geachtet werden. →Babynahrung.

Getreide-Teufelskreis. Die Erzeugung von Getreide ist eng mit der Massenproduktion von Fleisch verknüpft (→Fleisch-Teufelskreis). Nehmen wir als Beispiel den Weizen, das wichtigste und am meisten erzeugte Getreide der Erde. Die Welternte ist von 329,2 Millionen Tonnen (1969/70) auf ca. 578 Millionen Tonnen im Jahr 2000 gestiegen. Doch stagniert die Weizenernte seit einigen Jahren und geht sogar leicht zurück, obwohl der Weizenverbrauch steigt. Gründe dafür sind zunehmende Trockenheit und die Umstellung vieler Bauern auf den Anbau von Mais und Soja. Obwohl Rußland mit etwa 27 % Anteil an der Gesamternte den ersten Platz unter den Weizenanbauern einnimmt, muß es jährlich etwa 45 Millionen Tonnen Weizen gegen harte Währung importieren. Die USA, der zweitgrößte Weizenerzeuger, hingegen führen den größten Teil ihrer Ernte aus, ebenso andere Weizenländer wie Kanada, Australien, Frankreich und Argentinien. Diese fünf Länder bestreiten über 87 % des Angebots auf dem Weltmarkt. In der EU werden jährlich 210 Millionen Tonnen erzeugt.

Die Massenproduktion. Nicht nur in den USA, dem selbsternannten »Brotkorb der Welt«, wird Weizen in riesigen Monokulturen angebaut. Der Weizenanbau entwickelte sich zu einer hochtechnisierten landwirtschaftlichen Industrie, die sich nur noch für kapitalkräftige Großbauern lohnt.

Die Umweltverschmutzung. Durchrationalisierte Massenproduktion ist nur durch massiven Einsatz von Agrarchemie möglich. Die fatalen Folgen für die Umwelt, die der Einsatz dieser Gifte mit sich bringt, sind eines der großen Probleme unserer Zeit (→Agrargifte).

Die Industrieabhängigkeit. Die Forderung nach immer mehr Erträgen beschäftigt nicht nur die chemische Industrie. Saatgutfirmen gelang es, neue »Wunderweizen«-Sorten zu züchten (→Gentechnik). Da diese Firmen meist im Besitz von Öl- und Chemiemultis sind, müssen bei der Züchtung von »Wunderweizen« einige Bedingungen erfüllt werden: Um die versprochenen hohen Erträge zu bringen, muß dieser Weizen mit besonders großen Mengen an Kunstdünger und Pflanzenbehandlungsmitteln aufgezogen und überdies mit hohem Energieaufwand künstlich bewässert werden. Das aber ist nur in technisch gut ausgerüsteten Großbetrieben möglich. Ein weiterer Aspekt dieses »Fortschritts« ist die Züchtung von Hybridweizen, der zwar größere Erträge bringt, aber anfälliger für Krankheiten ist, die man natürlich mit chemischen Mitteln bekämpft. Ein weiterer Nachteil ist, daß der Bauer das Saatgut für Hybridweizen jedes Jahr neu kaufen muß. Früher konnte er einen Teil der eigenen Ernte für die Neuaussaat einbehalten. Weizen ist eine selbstbefruchtende Pflanze; beim Hybridweizen aber wurden die männlichen Blütenteile unfruchtbar gemacht. Diese Voraussetzungen treiben den Landwirt in Abhängigkeit von der Industrie. Er muß Saatgut und Agrarchemie kaufen – meist auf Kredit –, damit seine Felder die geforderten Erträge bringen. Der Gewinn durch die höheren Erträge gleicht die dafür nötigen Ausgaben und Bankzinsen nicht aus.

Das Bauernsterben. Die Zinsen für das Land, die Zinsen für die Maschinen, die Kosten für Kunstdünger, Pflanzenbehandlungsmittel und Saatgut haben den durchschnittlichen amerikanischen Farmer zum Sklaven der Banken und der Industrie gemacht oder in den Bankrott getrieben, da die Preise für die von ihnen massenhaft erzeugten Produkte in den vergangenen Jahrzehnten wegen der Überproduktion kaum gestiegen sind. Der Bauer arbeitet nicht mehr länger für sich und seine Familie, sondern für einen Markt, der von Großhändlern, Spekulanten und Nahrungsmittelkonzernen kontrolliert wird. In diesem harten Kampf kann nur überleben, wer groß, stark und finanzkräftig ist. Manche Landwirte halten sich mit Vertragslandwirtschaft, als »Angestellte« eines Abnehmers, meist eines Nahrungsmittelkonzerns, über Wasser.

Der Weizenhandel. Nur sechs große Weizenhändler kontrollieren den Weltmarkt für Weizen. Sie verfügen über Silos, Schiffe, Güterzüge und über eine Macht, die sich über politische Grenzen hinweg erstreckt. Nicht nur Landwirte sind von ihnen abhängig und stehen ihren Preismanipulationen machtlos gegenüber, auch viele Länder der Dritten Welt sind längst auf Getreideimporte angewiesen. Die großen Getreidehändler haben den Markt für Weizen auch in den Ländern »entwickelt«, in denen Weizenprodukte nicht zu den traditionellen Grundnahrungsmitteln gehören. Daß dabei neben gewaltigen »legalen« Profiten auch dunkle Geschäfte gemacht werden, scheint unvermeidbar. Allein in den Jahren 1970 bis 1975 haben amerikanische Weizenexporteure ausländische Kunden um 120 Millionen Dollar betrogen.

Die Weizenbörse. Warenterminhandel ist ein Stichwort, das jeden Spekulanten aufhorchen läßt. Nicht nur Weizen wird an der Warenterminbörse gehandelt, auch Soja, Mais, Schweinebäuche, Rinderhälften, Kaffee und vieles andere. Das Lotteriespiel um steigende und fallende Preise beschert den Glücklichen in kurzer Zeit riesige Gewinne, dem

Getreide-Teufelskreis

Unglücklichen schwere Verluste. Vor allem kleine Spekulanten, die ohne genügende Kapitalausstattung ihr Glück versuchten, erleiden an den Terminbörsen Schiffbruch. An der Warenterminbörse werden keine wirklichen Waren gehandelt, sondern Kontrakte über einen spekulativen Preis, der entweder fällt oder steigt. Angebot und Nachfrage an der Weizenbörse regulieren den weltweiten Weizenpreis. Das ist der einzige ökonomische Zweck dieser Institution. Der Rest ist Spekulation mit Waren, die meist nur auf dem Papier existieren. Die Weizenbörse von Chicago ist das Zentrum der weltweiten Weizenverteilung. Hier wird entschieden, welches Land sich Weizen leisten kann und welches nicht, welches Land hungert und welches satt wird. Katastrophenmeldungen wie Hungersnöte, Dürreperioden und Fluten oder die Vernichtung von Ernten durch Unwetter lassen den Weizenpreis steigen und die Gewinne wachsen. An der Weizenbörse wird am Hunger in der Welt verdient. Durch die Verminderung der Weizenernten in den letzten Jahren bei steigendem Weizenverbrauch sind die Weizenpreise deutlich angestiegen.

Die Weiterverarbeitung. Der heutige Landwirt ist nicht mehr ein Erzeuger von Lebensmitteln, sondern vor allem ein Lieferant von Rohstoffen an die Nahrungsmittelindustrie. Der Weizen, den er liefert und an dem vorrangig Händler und Spekulanten verdienen, ist ein wertvolles, ganzheitliches Lebensmittel. Die Nahrungsmittelindustrie aber setzt alles daran, die wertvollen Inhaltsstoffe des Getreidekorns zu zerstören, um »marktgerechte« Produkte herzustellen. Die industrielle Weiterverarbeitung verschlingt ebenso wie der Intensivanbau Unmengen an Energie. Es wird für die Produktion mancher Nahrungsmittel etwa dreißigmal soviel Energie aufgewendet, wie in den Nahrungsmitteln selbst enthalten ist.

Die Gesundheitsschädigung. Die →Auszugsmehle, die aus den vollwertigen Getreiden hergestellt werden, sind ein Symbol für die moderne Mangelernährung. Sie tragen wesentlich zu einer Unterversorgung des Körpers mit Vitalstoffen bei und sind somit an vielen der ernährungsbedingten Krankheiten mitschuldig.

Weizen als Waffe. Schon die Bibel lehrt uns, daß die Besitzer von Nahrungsmitteln die Macht in Händen halten. Die Geschichte von Joseph, der durch das Horten von billigem Weizen in fruchtbaren Jahren und das übertreuerte Verkaufen des eingelagerten Weizens in Jahren der Dürre das Vieh und das Land des Volkes für seinen Pharao gewann und zuletzt das Volk selbst in die Leibeigenschaft zwang, ist ein Musterbeispiel für eine gelungene, gnadenlose Spekulation mit Weizen. Was im alten Ägypten gelang, hat auch heute nichts von seiner Wirksamkeit verloren. Mit Nahrungsmitteln lassen sich Länder und Völker, die Mangel leiden, in Abhängigkeit zwingen. Mit der durch Nahrungsbedarf entstehenden Macht lassen sich Regierungen stürzen und durch Marionettenregierungen ersetzen. Es lassen sich die Ernährungsgewohnheiten von Völkern ändern, damit neue Märkte für die großen Konzerne erschlossen werden. Weizen ist Macht und wird von den Mächtigen rücksichtslos zur Wahrung eigener Interessen eingesetzt.

Der Hunger. Während Millionen von Menschen nicht genug zu essen haben, leben die Industrieländer im Überfluß. Etwa 840 Millionen Menschen müssen ohne ausreichende Versorgung mit Nahrungsmitteln auskommen. Obwohl weltweit zehn Prozent mehr Nahrungsmittel erzeugt werden, als zur Versorgung der gesamten Menschheit nötig sind, scheint Hunger ein unlösbares Problem zu sein. In einer Erklärung des früheren UNO-Generalsekretärs Javier Perez de Cuellar wird Hunger weitgehend als ein vom Menschen verursachtes Phänomen bezeichnet. Hunger ist heute eine Folge schlechter Verteilung und nicht mangelnder Produktion. Dazu kommt eine »falsche« Landwirtschaft, vor allem in Ländern der Dritten Welt, wo der Anbau von devisenbringenden »cash-crops« wie Kaffee, Tee, Soja (→Fleisch-Teufelskreis), Tabak, Opium die höchsten Gewinne in Aussicht stellt. Die besten Böden werden in Intensiv-Monokulturen mit Pflanzen bebaut, die nicht der Ernährung des eigenen Volkes dienen, sondern exportiert werden. Die Exportgewinne kommen aber nur wieder der kleinen reichen Oberschicht des Landes zugute. Der Hunger in der Welt läßt sich nicht durch Almosen beseitigen, sondern nur durch gerechte Verteilung. Almosen sind kaum mehr als eine gute Möglichkeit, unverkäufliche Überschüsse loszuwerden. Solange Nahrung als politisches Machtmittel und als Quelle des Profits für Industrie und Spekulanten eingesetzt wird, solange die Dritte-Welt-Länder nur als neue Märkte für die Industrie und als billige Rohstofflieferanten für die Luxusbedürfnisse der Überfluß-Nationen ausgebeutet werden und solange wertvolle Nahrungsenergie für sinnlose »Veredelungen« über den Umweg der Fleischproduktion verschwendet wird, wird sich am Problem Hunger nichts ändern.

Nicht kleine Reformen innerhalb des bestehenden Systems tun not, sondern globales Umdenken, denn alles, was auf unserem Planeten geschieht, ist in einem System vernetzt und hat letztendlich Auswirkungen auf alle Menschen. So wie die Vernichtung der Urwälder Südamerikas schließlich auch uns Europäern die Luft zum Atmen nehmen wird, so ist das Problem der Hungernden auch das Problem der Satten.

Gewichtsreduktion →Schlankheitsdiäten, →Übergewicht.

Gewürze. Kaum jemand vermag sich vorzustellen, daß Gewürze, die heute Selbstverständlichkeiten im Küchenalltag darstellen, einst begehrte und heiß umkämpfte Luxusgüter waren, deren Herkunft streng geheimgehalten wurde und die Händlern und Zwischenhändlern unvorstellbare Gewinne bescherten. Schon in der Antike wurden Gewürze in einem Atemzug mit Gold und Edelsteinen genannt und waren begehrte Beute und Tributzahlungen. Lange lag der Gewürzhandel in den Händen der Araber, die ihre kostbaren Waren aus Indien und Indonesien bezogen. Mit den Kreuzzügen verstärkte sich die Gier der Europäer nach den wertvollen Spezereien, doch nur eine kleine Oberschicht konnte sich den orientalischen Gaumenkitzel leisten. Die mächtigen Stadtrepubliken Venedig und Genua nahmen den Arabern das Gewürzmonopol ab und ließen ihre Handelsniederlassungen von Karawanen aus China und Indien beliefern. Durch die Entdeckung der Seewege zu den Gewürzländern verfielen die alten »Überland-Handelsstraßen«, und Gewürze kamen in immer größeren Mengen zu immer günstigeren Preisen nach Europa.

Gewürze wirken vor allem durch ihren Gehalt an ätherischen Ölen, die aromatisch, scharf oder bitter schmecken können. Sie stammen aus Früchten und Samen (Paprika, Pfeffer, Vanille, Muskat, Senf etc.), aus Blüten und Knospen (Nelken, Kapern), aus Rinde (Zimt), aus Wurzeln (Ingwer, Kurkuma, Sellerie), aus Zwiebeln (Knoblauch, Zwiebel) oder aus Blättern und Kräutern (Petersilie, Thymian, Majoran, Lorbeerblätter). Letztere werden →Küchenkräuter genannt. Neben den einzelnen Gewürzen gibt es im Handel eine Vielzahl von Gewürzmischungen und Gewürzsoßen für verschiedene Anwendungen. Gute Köche stellen solche Mischungen selbst her und entwickeln durch geduldiges Probieren ihre eigenen Geheimrezepte. So gibt es beispielsweise in Indien unzählige Arten von →Curry, einer Mischung, die aus 10 bis 20 unterschiedlichen Gewürzen besteht.

Neben ihren kulinarischen Eigenschaften erfüllen Gewürze wichtige Aufgaben im Organismus. Sie aktivieren die Absonderung von Speichel, Magen- und Darmsäften. Sie regen den Appetit an und fördern die Verdauung. Die ätherischen Öle vieler Gewürzpflanzen haben zudem in der Heilkunde ihren festen Platz.

Auch Gewürze und Kräuter sind zum Teil mit Schadstoffen, wie Schwermetalle und Rückstände von Pflanzenbehandlungsmitteln, belastet. Ein Großteil wird zudem zur Konservierung radioaktiv bestrahlt. Bestrahlte Ware erkennen Sie häufig an der unnatürlichen Farbintensität. Die Belastung ist aber durch die geringen Mengen der Würzmittel, die zur Zubereitung der Speisen benötigt werden, nur gering zu bewerten (→Lebensmittelbestrahlung).

Der Umgang mit Gewürzen gilt als die hohe Kunst des Kochens, bei der es darauf ankommt, daß Duft und Aroma der verwendeten Gewürze zur vollen Entfaltung gelangen, den Eigengeschmack der zubereiteten Speise aber nicht überdecken, sondern harmonisch ergänzen und vollenden.

Die hauptsächlichen Gewürze sind unter den jeweiligen Stichwörtern kurz behandelt.

Gewürzsalze sind Mischungen von mindestens 40% →Kochsalz mit einem oder mehreren Gewürzen und/oder Kräutern und/oder Gewürzzubereitungen und/oder aminosäurehaltigen Würzmitteln. Der Anteil an Gewürzen muß mindestens 15% betragen. Je nach ihrer Art oder ihrem Verwendungszweck tragen die Gewürzsalze Namen wie »Kräutersalz«, »Knoblauchsalz«, »Selleriesalz«, »Brathähnchen-Gewürzsalz« und andere.

Gewürztee →Kräutertee.

Gicht gehört überwiegend zu den typischen, durch falsche Ernährungsgewohnheiten (→Ernährungsbedingte Krankheiten) verursachten Stoffwechselstörungen, die sich unter anderem in einem erhöhten Harnsäurespiegel im Blut äußern und bei Ausscheidungsproblemen zur Ablagerung von Kristallnestern in Gelenkbereichen und so zu Gelenkversteifungen und Gichtknoten führen. Harnsäure entsteht im Organismus beim Abbau von Eiweiß und Purinen (vor allem aus Nukleinsäuren – hoher Gehalt in Innereien, Fleisch, Fisch, Hefe). Aus körpereigenen Purinbeständen durch Zellabbau entstehen täglich etwa 350 mg Harnsäure, und über die Nahrung werden täglich etwa weitere 300 mg beigesteuert. Ähnlich wie bei →Cholesterin, wo ebenfalls die Nahrung kaum einen Einfluß auf den Cholesterinspiegel im Blut hat, wird der Harnsäurespiegel durch purinreiche Nahrungsmittel kaum erhöht. Der Konsum von Alkohol und ein hoher Konsum von gesättigten Fetten hemmen aber die Ausscheidung von Harnsäure und begünstigen so Gichtanfälle. Reichlicher Verzehr von Frischkost sowie Folsäure und Vitamin C fördern die Ausscheidung von Harnsäure über den Urin. Solange die Ausscheidung der gebildeten Menge über Nieren und Darm in etwa gleich ist, bleibt der Harnsäurespiegel im Blut normal. Von Gicht betroffen sind vor allem Männer, die etwa 20mal häufiger als Frauen erkranken. Statistisch gesehen bekommen drei Prozent aller Männer bis zum 65. Lebensjahr Gicht. Die anfallsweise auftretenden Schmerzen beginnen überwiegend in der großen Zehe. →Säure-Basen-Gleichgewicht.

Gifte →Schadstoffe.

Glaubersalz → Entschlackungssalze.

Glukoneogenese, biochemische Glukosebildung im Organismus aus Nicht-Kohlenhydraten, beispielsweise Eiweiß und Fett.

Glukose. Der →Blutzucker liegt in Form von Glukose vor und zirkuliert in geringer Menge (etwa 0,1%) im Blut. Diese Menge entspricht etwa sieben Gramm. Glukose gehört zu den →Monosacchariden und ist chemisch identisch mit →Traubenzucker.

Glukosesirup wird auch Stärkesirup genannt und ist ein aus Stärke gewonnener flüssiger Zucker mit geringer Süßkraft, der vor allem in der Nahrungsmittelindustrie Verwendung findet. →Zucker.

Glutamat →Geschmacksverstärker.

Glutaminsäure. Die L-Glutaminsäure ist eine häufige, nicht essentielle →Aminosäure, die in Form ihres Natriumsalzes als Geschmacksverstärker eingesetzt wird und Nebenwirkungen hervorrufen kann. Ähnlich aufgebaut sind die ebenfalls nicht essentiellen Aminosäuren L-Hydroxyglutaminsäure und L-Glutamin. Glutamin sollte aber nicht mit Glutaminsäure verwechselt werden, da ihm für die Gedächtnisleistung und im Stoffwechsel eine überragende Rolle zukommt (auch als Heilmittel gegen Alkoholismus).

Glutathion setzt sich zusammen aus Cystein, Glutaminsäure und Glykokoll und hat als Bestandteil von Enzymen im Stoffwechsel eine wichtige antioxidative Funktion bei der Entgiftung, speziell beim Abfangen von freien →Radikalen. →Cystein.

Gluten (Klebereiweiß), Verbindung von Eiweißstoffen, die nach der Entfernung von Stärke aus Mehl zurückbleibt. Bestandteil des Mehlkörpers von manchen Getreidesorten. Viele Menschen leiden unter einer allergischen Gluten-Unverträglichkeit (Zöliakie/Sprue), einer lebenslangen Unverträglichkeit des Klebereiweißes von Weizen, Roggen, Gerste und Hafer. →Getreide.

Glycin →Glykokoll.

Glykämischer Index. Der glykämische Index definiert den Einfluß von Nahrungsmitteln auf den Blutzuckerspiegel. Bewertet werden das Ausmaß und die Schnelligkeit, mit welcher der Körper Kohlenhydrate aus der Nahrung verstoffwechselt. Ein hoher Indexwert bedeutet, daß die Resorption schnell vor sich geht und der Blutzuckerspiegel entsprechend schnell auf eine entsprechend hohe Marke steigt. Ein niedriger Indexwert zeigt an, daß sich die Resorption langsamer vollzieht, weil sich der Abbau der im Nahrungsmittel enthaltenen Stärke zu →Einfachzuckern durch Wechselwirkungen mit vollwertigen Inhaltsstoffen verzögert. Daher erfolgt auch der Anstieg des Blutzuckerspiegels langsamer und sanfter. Jedes kohlenhydrathaltige Nahrungsmittel weist einen bestimmten glykämischen Indexwert auf. Richtwert ist der glykämische Index von →Glukose (100). Die Wirkung von Glukose und Zucker auf den Blutzuckerspiegel wird im Stichwort →Zucker beschrieben. Die Tatsache, daß der glykämische Indexwert manch anderer Nahrungsmittel den von Zucker übertrifft, wird vereinzelt dazu benutzt, die alte Ernährungslüge aufzufrischen, Zucker sei ein normales Nahrungsmittel wie Kartoffeln oder Nudeln, bzw. Kartoffeln seien schädlicher als Fabrikzucker. Doch der glykämische Index ist nur eines von vielen Kriterien, um die Wirkung von Nahrungsmitteln auf den Körper zu beschreiben – legt man auch die verschiedenen anderen Maßstäbe an, zeigt sich rasch, daß Zucker in seiner Schädlichkeit für den Körper von keinem anderen Nahrungsmittel übertroffen wird. Außerdem muß man den glykämischen Indexwert der verschiedenen kohlenhydrathaltigen Nahrungsmittel differenziert betrachten. Der Indexwert variiert von Sorte zu Sorte und ist auch abhängig von der Zubereitung oder der industriellen Verarbeitung. Bratkartoffeln oder Kartoffelchips beispielsweise haben einen höheren glykämischen Faktor als gekochte

Kartoffeln, Vollkornbrot hat einen weit niedrigeren Wert als Weißbrot. Auch der Stärkegehalt der verschiedenen Reis- und Kartoffelsorten spielt eine Rolle – mehr Stärke bedeutet einen höheren Indexwert. Zudem spielen auch beim Menschen individuelle Faktoren eine Rolle. Je »nüchterner« der Magen ist, desto rascher steigt der Blutzuckerspiegel, weil die Resorption im Darm schneller vor sich geht. Bei älteren Menschen sinkt der Blutzuckerspiegel langsamer wieder ab als bei jüngeren – ein Grund, warum Menschen in der zweiten Lebenshälfte schneller dick werden, denn Steigen und Sinken des Blutzuckerspiegels hat einen direkten Einfluß auf den Fettstoffwechsel – ein erhöhter Blutzuckerspiegel verursacht die Ausschüttung von →Insulin und die Anwesenheit von Insulin im Blut hemmt die Fettverwertung. Beachtet man solche Differenzierungen, kann der Blick auf die Tabelle mit glykämischen Indexwerten durchaus hilfreich sein, wenn man aus Gründen des Abspeckens starke Anstiege des Blutzuckerspiegels vermeiden möchte. Bei →Übergewicht gilt es, Nahrungsmittel wie Bier, Brot, Kartoffelspeisen und natürlich alles, was Zucker enthält, zu vermeiden, besonders auf nüchternen Magen.

Glykämischer Index verschiedener Nahrungsmittel

Maltose	110	Weißbrot	70–95
Glukose (Richtwert)	100	Weißer Reis	70–80
Bratkartoffeln	95	Nudeln	55
Honig	90	Vollkornreis	50
Kartoffeln gekocht	70	Vollkornbrot	40–50
Zucker (Saccharose)	70	Vollkornnudeln	30
Schokolade	70	Apfel	30

Glykogen. In den körpereigenen Energiedepots in Leber und Muskeln wird →Glukose in Form von Glykogen als hauptsächlicher Energielieferant neben den →Blutfetten gespeichert. Die Glykogenspeicher sind aber auf ca. 1600 kcal beschränkt. Da bei den meisten Menschen infolge von Bewegungsmangel der Glykogenspeicher gefüllt ist, wird aufgenommener Zucker nicht weiter eingebaut, sondern in Fett umgewandelt. Ist beim Abbau von Glykogen durch Energiebedarf des Körpers zuwenig Sauerstoff vorhanden, erfolgt die Bildung von Milchsäure im Muskelgewebe, was eine der Hauptursachen für den sogenannten Muskelkater ist. →Brennwert, →Zucker.

Glykokoll (oder Glycin) ist die am einfachsten aufgebaute Aminosäure und nicht essentiell. Sie ist für den Aufbau von Kollagen und Knochen mitverantwortlich.

Glykoside. Die blausäurehaltigen Glycoside wie Amygdalin oder Phaseolunatin sind natürliche Lebensmittelgifte, die in bitteren Mandeln, in den Kernen von Steinobst sowie in bitteren Mondbohnen, Leinsamen, Cassava, Kichererbsen, Bambussprossen und Hirse enthalten sein können. Beim enzymatischen Abbau im Organismus kann dann Blausäure freigesetzt werden. Bei einer Vergiftung können sich Schwindel, Erbrechen und Atemkrämpfe einstellen. Beim Erwachsenen kann der Genuß von 60 bitteren Mandeln zum Tode führen, bei Kindern genügen 5 bis 10 bittere Mandeln. Durch Zerkleinern und mehrstündiges Einweichen in Wasser können die Giftstoffe teilweise entfernt werden.

Gomasio, Mischung aus gerösteter und zerstoßener Sesamsaat und Meersalz im Verhältnis von 5–7 Teilen Sesam zu 1 Teil Meersalz. Beliebtes Tischgewürz in der Naturkostküche, das fertig im Handel erhältlich ist, selbstgemacht aber besser schmeckt.

Grahambrot, nach dem amerikanischen Arzt Dr. Graham benannte Brotsorte aus Vollkorn-Weizenschrot, die in einer besonderen Teigführung hergestellt wird.

Granola →Crunchy.

Graupen werden hauptsächlich aus Gerste hergestellt. Die wichtigen, vitalstoffhaltigen Randschichten des Korns und der Keimling werden entfernt, die Graupen anschließend durch Schleifen und Polieren gerundet. Graupen sind also denaturierte Nahrungsmittel, die im Handel als Perlgraupen oder Rollgerste angeboten werden.

Grenzwerte →Radioaktivität.

Grieß, grob gebrochenes Getreideprodukt, das für Suppen, Süßspeisen und Aufläufe verwendet wird. Bei Vollkorngrieß wird das ganze Korn verarbeitet, beim konventionellen Grieß das denaturierte Korn. Grieß ist in mehreren Feinheitsgraden oder als Fertigbrei mit Geschmackszusätzen erhältlich.

Grillen, fettarme Zubereitungsart durch Strahlungshitze oder, beim Kontaktgrill, durch Kontakt mit den Heizflächen. Wegen der großen Hitze ist der Vitalstoffverlust hoch. Beim beliebten Grillen über dem Holzkohlenfeuer ist der Kontakt der Speisen mit den Flammen auf jeden Fall zu vermeiden, da es bei der Verbrennung und Verkohlung des Grillgutes zur Bildung von gesundheitsschädlichen (krebserregenden) Substanzen, unter anderem den sogenannten α-Benzpyrenen, kommt. →Fleisch.

Grits, Maisschrot mit grober Körnung. Ausgangsprodukt für Maisflocken und Corn-Flakes.

Grundbausteine der Nahrung
→Eiweiß, →Kohlenhydrate, →Fette, →Vitamine, →Enzyme, →Mineralstoffe, →Spurenelemente, →Faserstoffe, →Wasser. →Vitalstoffe. →Information der Nahrung.

Grundumsatz →Brennwert.

Grüner Tee, nicht fermentierter →Tee, der mehr →Coffein als Schwarztee enthält und durch seinen höheren Gerbsäureanteil bitterer schmeckt. Um das besondere Aroma zu erhalten, wird Grüner Tee pur getrunken, ohne Zusatz von Süßmitteln oder Milch. Grüner Tee ist in großer Sortenvielfalt und auch aromatisiert erhältlich.

Grünkern ist →Dinkel, der geerntet wird, bevor das Innere des Korns die sogenannte Milchreife erreicht. Nach der Ernte wird Grünkern gedarrt (→Darren), was ihm einen würzig-rauchigen Geschmack verleiht und das Korn mahlfähig macht. Grünkern empfiehlt sich für viele pikante Suppen und Gerichte.

Grütze wird aus grob geschrotetem Getreide hergestellt, das meist durch die Entfernung von Keimling, Frucht- und Samenschale denaturiert wurde. →Getreide.

Gülle, Gemisch aus Kot und Harn aus landwirtschaftlicher →Massentierhaltung, das als Düngemittel eingesetzt wird. Jährlich werden etwa 220 Millionen Tonnen Gülle und Mist auf die landwirtschaftlichen Nutzflächen ausgebracht, viel mehr als der Boden aufnehmen kann. Die Folgen sind Umweltschäden durch Ammoniak, Überdüngung der Felder, Schädigung des Grundwassers durch →Nitrat und wasserlösliche →Tierbehandlungsmittel. →Klärschlamm. →Fleisch-Teufelskreis.

H

Haaranalyse. In den Medien taucht die Haaranalyse meist auf, wenn es darum geht, den Drogenkonsum von Prominenten nachzuweisen. Doch auch im Ernährungsbereich wird dieses Verfahren von manchen Ärzten und Ernährungsberatern herangezogen, um Vitalstoffmängel oder Fehlernährung zu diagnostizieren und Tips für eine gesunde Ernährung daraus abzuleiten. Bei der Haaranalyse werden Haaransatz-Proben, meist der Nackenhaare, an ein Labor zur Bestimmung des Gehaltes an abgelagerten Mineralsalzen geschickt. Aus den Analyseergebnissen werden Rückschlüsse auf die Versorgung mit Mineralstoffen und Spurenelementen gezogen. Allerdings sind die Probenergebnisse, die von Labor zu Labor sehr stark schwanken, »haarsträubend« ungenau. Allein die Probennahme ist mit vielen Fehlerquellen behaftet, die sich auf das Ergebnis weit stärker auswirken als das individuelle Eßverhalten, das eigentlich getestet werden soll. Aus der Haaranalyse abgeleitete Schlußfolgerungen für Ernährungsempfehlungen, sofern diese überhaupt über allgemeine Floskeln hinausgehen, sind daher mit größter Vorsicht zu behandeln und werden von seriösen Wissenschaftlern abgelehnt.
Haarwild. Zu dieser Untergruppe von →Wild gehören Rehwild, Rotwild, Dam- und Sikawild, Schwarzwild (Wildschweine), Muffel-, Stein- und Gamswild, Hasen und Wildkaninchen. Die andere Untergruppe ist →Federwild.
Hafer ist aufgrund seines Vitalstoffreichtums ein sehr wertvolles →Getreide. Er ist leicht verdaulich und hilft bei Magen- und Darmverstimmungen (Haferschleim). In Form von Haferflocken ist dieses Getreide fester Bestandteil jedes Fertigmüslis, doch lassen sich aus Hafer auch Kekse, Brei und süße Aufläufe herstellen. Nackthafer, eine besondere, spelzenlose Hafersorte, enthält besonders viele Vitalstoffe.
Haferflocken →Flocken.
Hafergrütze, grob geschroteter Hafer, der sich pikant oder süß zubereiten läßt. Früher war Hafergrütze (Porridge) vom Frühstückstisch nicht wegzudenken.
Hagelzucker, Fabrikzuckerart in Form kleiner Hagelkörner, die zum Verzieren von Gebäck verwendet wird.
Hähnchen →Geflügel.
Halbfettmargarine →Margarine.

Halbsalz

Halbsalz heißt in Österreich die Mischung aus 50% Kochsalz und Kaliumchlorid, Magnesiumnitrat, Kaliumphosphat, Stärke und Natriumglutamat.

Halbwertzeit →Radioaktivität.

Haltbarmachung, verschiedene Verfahren, um Wertminderungen des Nähr- und Genußwertes von Nahrungsmitteln bei Verarbeitung, Transport und Vorratshaltung und Lagerung, beispielsweise Farbänderungen, Geschmacks- und Vitalstoffverluste, so gering wie möglich zu halten. Manche dieser Verfahren sind mit einer Zubereitung (Sauerkraut, Essiggurken, Trockenobst, Räucherschinken, Pökelfleisch, Joghurt, Fruchtmus) verbunden. Zu den physikalischen Methoden zählen die unterschiedlichen Kühl-, Erhitzungs-, Begasungs-, Hochdruck- und Trocknungsverfahren, Filtration und →Lebensmittelbestrahlung. Zu den chemischen Verfahren zählt das Behandeln mit Salzen, Zuckern, Räuchern, Säuern und die Behandlung mit Konservierungsstoffen.

Hamburger →Fast Food.

Handelsklassen. Landwirtschaftliche Erzeugnisse müssen im Handel mit den gesetzlich definierten Handelsklassen ausgezeichnet werden. Diese Handelsklassen bewerten die Qualität einer Ware jedoch ausschließlich nach einheitlichen äußeren Merkmalen wie Größe, Farbe, Aussehen, Gewicht, Länge und äußere Beschaffenheit. Über die tatsächliche Qualität – Vitalstoffgehalt, Schadstoffgehalt, Geschmack, Aroma, Frische, Reife etc. – sagen sie nichts aus. Daher sind sie für den Verbraucher ungeeignet, wenn es darum geht, beim Einkauf die Qualität der angebotenen Waren einzuschätzen, denn optische Schönheit ist kein Qualitätskriterium. In der Praxis bedeutet das, daß ein gewachster und mit Chemikalien aller Art behandelter, aber wie aus dem Bilderbuch aussehender Apfel als Güteklasse Extra verkauft werden darf, obwohl er nicht einmal wie ein richtiger Apfel schmeckt und den Körper mit Schadstoffen belastet; der kleinere, etwas unansehnlichere, dafür aber unbelastete, aromatische und wohlschmeckende Apfel aus biologischem Anbau aber wird einer niedrigeren Handelsklasse zugeordnet. Es heißt, daß die deutschsprachige Hausfrau mit den Augen einkauft und nicht so sehr mit Geruchs- und Geschmackssinn. Dabei ist das manchmal weniger ansprechende Aussehen der unteren Handelsklassen oft ein Zeichen für bessere Qualität, denn beim übergroß aufgeblähten, makellos aussehenden und blank polierten Obst und Gemüse der »Güteklasse Eins« können Sie sicher sein, daß die chemische Industrie kräftig mitgemischt hat, denn solche Prachtexemplare gedeihen als einheitliche Serienprodukte nur selten in der freien Natur. Doch solange der Verbraucher durch sein Kaufverhalten anzeigt, daß ihm offenbar seine Geruchs- und Geschmacksnerven abhanden gekommen sind, solange werden solche Fließbandprodukte unter dem Gütezeichen der Handelsklasse Eins hergestellt und angeboten. Die gesetzlichen Handelsklassen täuschen nicht nur den Verbraucher, sie setzen auch einen Teufelskreis in Bewegung, der maßgeblich zur schlechten Qualität des konventionell erzeugten Obstes und Gemüses beiträgt: Der Anbauer versucht durch Einsatz von Chemie den Anforderungen der Handelsklassen zu entsprechen, um bessere Preise zu erzielen, mindert dadurch aber die tatsächliche Qualität seiner Erzeugnisse. Auch bei den Herkunftsangaben ist Vorsicht geboten. Manche Händler scheuen sich, die bei kritischen Verbrauchern wenig beliebten Produkte aus Holland, Südafrika und Osteuropa trotz Kennzeichnungspflicht wahrheitsgemäß auszuschildern.

Harnsäure →Gicht.

Härtegrade, Anteil der vom Wasser aufgenommenen leichtlöslichen und schwerlöslichen Mineralsalze, vor allem Magnesium- und Calciumsalze (Kalk), der zahlenmäßig durch Angabe in Härtegraden gemessen wird. 1° Gesamthärte (= deutscher Härtegrad 1° dH) entspricht definitionsgemäß 10 mg Calciumoxid/l Wasser. Entsprechend diesen Werten wird ein Wasser als weich oder hart bezeichnet:

0–4° dH sehr weich
4–8° dH weich
8–12° dH mittelhart
12–18° dH ziemlich hart
18–30° dH hart
über 30° dH sehr hart

Weiches Wasser schmeckt fade und ist technologisch ungünstig. Hartes Wasser schützt vor Herzkrankheiten und kann abführend wirken, beeinträchtigt auch den Geschmack von Kaffee und Tee. Getreide und Hülsenfrüchte weichen schwerer auf. →Wasser.

Hartkäse reift 3–12 Monate und hat bis zu 56 % Wassergehalt. Der Gehalt an Trockenmasse beträgt mindestens 60 %. Die wichtigsten Sorten: Emmentaler, Bergkäse, Appenzeller, Greyerzer, Chester, Parmesan, Pecorino. Je länger die Reifezeit dieser lange haltbaren Käse, um so ausgeprägter ist der Geschmack. Manche teure Sorten reifen mehrere Jahre. →Käse.

Härtung. Dieser Verarbeitungsschritt ist der letzte bei der Erzeugung von Fabrikfetten. Die Härtung von →Speisefetten erfolgt auf chemischem Weg unter Einwirkung von Katalysatoren durch Anlagerung von Wasserstoff an die ungesättigten Bindungen der Fettsäuren. Durch diese Hydrierung und die Bildung von gesundheitlich bedenklichen →trans-Fettsäuren wird der Schmelzpunkt der Speisefette erhöht. Ein weiteres Verfahren ist die Umesterung. Hier tauschen durch den Einfluß eines Katalysators und Wärme die Fettsäuren ihren Platz im Fettmolekül. Dadurch steigt die Schmelztemperatur. Aus Mischungen von Ölen und Fetten werden gezielt neue Speisefette hergestellt, deren Eigenschaften auf den jeweiligen Verwendungszweck abgestimmt sind. →Margarine.

Durch Zugabe von Stickstoff, Kohlendioxid oder Luft werden erstarrte Speisefette, wie Plattenfette für Koch- und Bratzwecke, hergestellt. Ihren Namen verdanken sie der tafel- oder plattenartigen Form, in der sie ausgegossen und nach dem

Erstarren verpackt werden. Sie sind die minderwertigsten Speisefette und haben in einer gesunden Küche keinen Platz.

Hartweizen →Durum.

Hatomugi, Samen eines Wildgrases, die mit Reis oder anderen Getreidearten gekocht werden. Naturkostprodukt.

Hatomugi Cha, japanisches Getreidegetränk mit Sennes- und Shisoblättern. Naturkostprodukt.

Hay'sche Trennkost. Diese von dem amerikanischen Arzt Howard Hay um das Jahr 1900 entwickelte Ernährungsform ist auch hierzulande für viele Menschen zu einer Art »Eßreligion« geworden, deren Versprechungen von besserer körperlicher und geistiger Gesundheit gern geglaubt werden. Der Name Trennkost oder Trenn-Diät leitet sich von dem Grundprinzip dieser Ernährungslehre ab, daß Eiweiß und Kohlenhydrate nicht in der gleichen Mahlzeit verzehrt werden dürfen. Überwiegend kohlenhydratreiche Speisen werden nur mit Salat und Gemüsen, überwiegend eiweißreiche Speisen auch nur mit Salat, Gemüsen und Früchten gegessen. Das Trennen von konzentrierter eiweiß- und kohlenhydratreicher Nahrung entlastet als vertretbare Schonkost bei Menschen mit gestörtem Stoffwechsel und geschädigter Darmflora die Verdauung. Als Dauerernährung sind solche Empfehlungen nicht nötig, da in fast allen Nahrungsmitteln Eiweiß und Kohlenhydrate zugleich vorkommen. So enthält beispielsweise das erste Nahrungsmittel des Menschen, das von der Natur speziell für ihn vorgesehen wurde – die Muttermilch – Eiweiß, Fett und Kohlenhydrate in einem ausgewogenen Verhältnis und genügt damit nicht den Anforderungen der Hay'schen Trennkost. Gefährlich wird diese Kostform durch die Heilungsversprechungen, die mit ihr verknüpft werden und die manchen Kranken davon abhalten, ärztliche Hilfe in Anspruch zu nehmen. Moderne, modifizierte Anleitungen zur Hay'schen Trennkost beinhalten aber auch Richtlinien einer gesunden Vollwerternährung.

HDL-Cholesterinspiegel →Cholesterin.

Hefe (Bierhefe/Bäckerhefe). Ursprünglich ein Abfallprodukt des Bierbrauens, gilt Hefe heute als wertvolle Nahrungsergänzung, die im Labor auf zuckerhaltigen Rohstoffen gezüchtet wird. Hefe versorgt den Körper mit wertvollen Vitaminen, vor allem Vitaminen des B-Komplexes, sowie mit essentiellen →Aminosäuren, Mineralien und Spurenelementen, u.a. Selen. Obwohl Hefe viele Purine enthält, aus denen beim Abbau Harnsäure entsteht, muß Hefe im allgemeinen nicht gemieden werden, weil in der Regel keine großen Mengen verzehrt werden (→Gicht). Im Handel ist Hefe in vielfältiger Form erhältlich, als Hefeflocken, Hefepulver, Hefewürfel und Hefe-Extrakt. Auch bei Hefe ist Qualität das entscheidende Auswahlkriterium. Bevorzugen Sie Primärhefe, wenn Sie beispielsweise Bierhefe kaufen. Dazu kommt eine Reihe von Hefeprodukten wie Hefe-Pasten, Hefe-Würzen und andere. Die meisten dieser Hefeprodukte enthalten

sehr viel Kochsalz, sind aber auch in salzarmer Qualität erhältlich.
Neben diesen künstlich kultivierten Hefen, die für den menschlichen Verzehr bestimmt sind, spielen Hefen bei der Herstellung, Reifung und Geschmacksbildung von Lebensmitteln eine große Rolle und können zu ihrem Verderb beitragen. Übermäßige Hefebildung verursacht starke Säuerung und eine meist harmlose Geruchs- und Geschmacksabweichung. Dennoch sind Produkte, die Hefe enthalten, von Allergikern zu meiden. Pathogene Hefen wie →Candida, die auch über die Nahrung aufgenommen werden, können sich im Darm und an anderen Körperorganen und Körperhöhlen festsetzen, wenn die →Darmflora gestört ist und somit das Immunsystem nicht mehr reibungslos funktioniert.

Heilfasten →Fasten.

Heilwasser, natürliches →Mineralwasser, das aufgrund des hohen Gehalts an besonderen Mineralstoffen eine heilende Wirkung hat, das heißt durch seine Zusammensetzung der Vorbeugung, Behebung oder Linderung bestimmter Körperleiden wie Verstopfung, Nieren-/Blasenschwäche, Magenübersäuerung etc. dient. Heilwasser unterliegt dem Arzneimittelgesetz, darf aber frei verkauft werden. Zum täglichen Durstlöschen ist Heilwasser nicht geeignet. Es sollte nur nach Anweisung des Arztes oder nach der auf dem Etikett aufgedruckten Anleitung getrunken werden.

Heißgetränke →Brausen.

Herbizide. Toxische Chemikalien zur Vernichtung von Wildpflanzen und Kräutern, die sich zwischen Kulturpflanzen ansiedeln. Untergruppe der Pflanzenvernichtungsmittel. →Pestizide.

Herz-Kreislauf-Krankheiten, krankhafte Veränderungen des Herzens und der Schlagadern (z. B. Herzinfarkt, →Arteriosklerose, →Bluthochdruck). Sie stehen als typische, durch falsche Lebens- und Ernährungsgewohnheiten selbst verursachte Zivilisationskrankheiten an erster Stelle der Sterbestatistiken. Als Risikofaktoren gelten →Übergewicht, erhöhte Blutfettwerte (Mangel an essentiellen →Fettsäuren, hoher Zuckerkonsum), Bluthochdruck (hohe Zufuhr von Natriumsalzen, Streß), Rauchen (Zellschädigung durch Tabakrauch und das darin enthaltene Cadmium), mineralarmes Wasser und Bewegungsarmut. →Ernährungsbedingte Krankheiten.

Hesperidin →Vitamin P.

Hexosen, Überbegriff für die wichtigsten und bekanntesten Zuckerarten mit sechs Kohlenstoffatomen, z. B. Traubenzucker.

Hirschhornsalz, Ammoniumverbindung mit salzartigem Charakter. Findet als Treibmittel, beispielsweise bei Backwaren, Verwendung. Hirschhornsalz fällt durch seinen starken Ammoniakgeruch unangenehm auf.

Hirse, sehr mineralstoffreiche Getreideart, die als älteste kultivierte Getreidesorte der Welt gilt. Aus dem leicht verdaulichen, nußartig schmeckenden Getreide, das kein →Gluten enthält, lassen sich Fladen, Suppen, Brei, Pfannkuchen, Pudding, Aufläufe, Gebäcke und viele süße und pikante Gerichte zubereiten.

Hirseflocken →Flocken.

Histidin. L-Histidin zählt zu den essentiellen →Aminosäuren und ist an der Sauerstoffversorgung des Organismus beteiligt.

Hiziki (Hijiki), schwarzes Seegras aus dem Pazifik. In getrockneter Form im Handel. Naturkostprodukt. →Algen.

H-Milch. Diese 6–8 Wochen haltbare Milch wird durch Ultrahocherhitzung gewonnen. Die Milch wird für 3–6 Sekunden auf 135–150 Grad erhitzt oder für 2,4 Sekunden auf 150 Grad. Bei diesem Prozeß werden wertvolle natürliche Inhaltsstoffe der Milch zerstört – das Milcheiweiß wird zu 50–90 % denaturiert und auch die Vitamine erleiden erhebliche Verluste. Der typische Kochgeschmack von H-Milch entsteht durch die Hitzezersetzung des Milchzuckers. Zudem wird H-Milch homogenisiert (→Homogenisieren). H-Milch hat einen Fettgehalt von 3,5 %, wird aber auch als teilentrahmte Sorte mit einem Fettgehalt von 1,5–1,8 % oder als Mager-H-Milch mit einem Fettgehalt von 0,3 % angeboten. Obwohl H-Milch ein typisches denaturiertes Fabrikprodukt darstellt, das für eine gesunde Ernährung nicht zu empfehlen ist, hat sie bereits einen Anteil von 46 % am Gesamtverzehr von Konsummilch erreicht. Die Bequemlichkeit einer verlängerten Haltbarkeit bezahlt der Verbraucher mit gesundheitlichen Nachteilen. →Milch, →Oxycholesterin.

Hojicha-Tee. Gerösteter →grüner Tee mit wenig Coffein.

Homogenisieren. Meist wird Milch vor der Wärmebehandlung (→Pasteurisieren), gelegentlich auch danach, homogenisiert. Dabei wird die Milch unter Hochdruck durch feine Düsen auf eine Stahlplatte gespritzt, wobei sich das Milchfett feinst verteilt. Die Milch rahmt danach nicht mehr auf. Das Verfahren ist völlig überflüssig; außerdem ist in letzter Zeit der Verdacht aufgekommen, daß durch das Aufbrechen der natürlichen Emulsion Fett-Wasser in der Milch Verdauungsstörungen entstehen können und daß die durch das Homogenisieren erheblich vergrößerte Gesamtoberfläche der Fettkügelchen gesundheitlich bedenklich ist.

Honig ist ein Naturprodukt, das von Bienen aus Blütennektar und Honigtau hergestellt wird. Zwar ist Honig durch seinen Gehalt an Vitalstoffen (er enthält über 100 Wirkstoffe, was ihm den Ruf als Heilmittel eingebracht hat) wertvoller als raffinierter Zucker, doch ganz unbedenklich ist das süße Konzentrat, das zu 70 bis 80 Prozent aus Zucker besteht, nicht. Obwohl die Bienen stets hohe Qualität produzieren, gibt es bei Honig gravierende Qualitätsunterschiede, die allein von der Bearbeitung des Honigs durch den Menschen abhängen. Als Faustregel kann gelten: je naturbelassener ein Honig, desto hochwertiger ist er. Wichtig ist vor allem, daß der Honig ungeklärt ist und nicht über 40 Grad erhitzt wurde, denn durch die Klärung und Wärmebehandlung verliert er Pollen, wichtige Vitalstoffe und Enzyme. Auch durch seine Schadstoffbelastung (z. B. die radioaktive Belastung nach Tschernobyl) ist Honig immer wieder ins Kreuzfeuer der Kritik geraten. Schadstoffe gelangen vor allem in Form von Chemikalien und Medikamenten gegen Bienenkrankheiten, die von den Imkern verwendet werden, in den Honig.

Etikett-Aufschriften wie »naturrein« oder »Auslese« sagen nicht unbedingt etwas über die tatsächliche Qualität des Honigs aus. Auch die verschiedenen, nach über hundert Aromakomponenten unterschiedenen Sorten, wie Blütenhonig, Heidehonig, Rapshonig, Waldhonig etc. sagen nur etwas über das revierbedingte Sammelgut der Bienen und die Geschmacksausprägung aus. Ein qualitativ hochwertiger Honig sollte folgende Anforderungen erfüllen:

– Das Revier befindet sich nicht in der Nähe industrieller Ballungszentren oder landwirtschaftlicher Intensivwirtschaft.

– Die Bienen werden nicht mit Zucker gefüttert.

– Bienenkrankheiten werden nur mit Naturmitteln behandelt.

– Nur der vollständig reife Honig wird geerntet und bei der Abfüllung nicht erhitzt. Achten Sie auf Hinweise wie »kalt abgefüllt« oder »kalt geschleudert«. Viele Imker erhitzen den Honig, damit er flüssiger wird, sich die Waben besser ausleeren lassen und der Honig sich leichter abfüllen läßt. Ein guter Honig kristallisiert mit der Zeit, was seine Qualität aber nicht mindert.

– Ein guter Honig stammt von einem einzigen Imker und stellt nicht eine willkürliche Mischung von Honigsorten, teilweise aus importierten Honigen, dar. Beim konventionellen Honigangebot ist dies leider die Regel. Etwa 80 % des Honigs für den deutschen Markt werden importiert.

– Gute Honige übertreffen die Mindestanforderungen der »Deutschen Honigverordnung« bei weitem: Die HMF-Zahl gibt an, ob Honig erwärmt wurde. Beim Erwärmen bildet sich das meßbare Hydroxymethylfural (HMF). Je höher die HMF-Zahl, desto minderwertiger der Honig. Die Honigverordnung schreibt eine HMF-Zahl von maximal 40 vor, hochwertige Honige haben eine HMF-Zahl von 15 und weniger. Die Diastase-Zahl gibt den Gehalt an wertvollen Enzymen an. Hier bedeutet die höhere Zahl die bessere Qualität. Die Honigverordnung verlangt mindestens 8, gute Honige haben aber bis zu 30.

Wirklich erstklassigen Honig bekommen Sie am besten direkt bei einem Imker Ihres Vertrauens oder teilweise im Naturkosthandel. Honig zum Kochen und Backen muß aber nicht von höchster Qualität sein, da durch das Erhitzen die wertvollen Bestandteile verloren gehen.

Honigtau, klebrig süßer Saft auf Pflanzen, meist Nadelgewächsen, der von Blatt- und Schildläusen abgesondert wird und von den Bienen zusammen mit Pollen aufgesammelt und zu Honig weiterverarbeitet wird.

Hormone. In der →Massentierhaltung läßt sich mit hormonhaltigen

Chemiecocktails die Fleischproduktion um bis zu 30% steigern. Die Anwendung von anabolen (muskelbildenden, wachstumsfördernden) Hormonen wie Gestagen, Östrogen oder dem synthetisch hergestellten und krebserregenden Diäthylstilböstrol ist zwar EU-weit verboten, aber trotzdem weit verbreitet, da sich durch den schnelleren Muskelansatz mit Hilfe einer Hormonbehandlung höhere Gewinne von etwa 25 bis 50 Euro pro Tier erzielen lassen. Auch die verbotenen, aber trotzdem zum Doping im Hochleistungs- und Kraftsport verwendeten →Anabolika werden in der Tiermast illegal eingesetzt. Zu diesen Stoffen gehört das erst seit wenigen Jahren gentechnisch herstellbare BST (→Rinderwachstumshormon), das die Milchproduktion von Kühen steigert. Rückstände solcher Hormonmittel in tierischen Nahrungsmitteln können beim Menschen zu hormonellen Entgleisungen führen.

In anderen Ländern jedoch ist die Behandlung von Tieren mit Hormonen legal, zum Beispiel in den USA, wo Hormonfleisch als »weicher und besser« bezeichnet wird und die mächtige Rinderlobby es geschafft hat, das bislang geltende EU-Importverbot für hormonbehandeltes US-Fleisch aufzuweichen. Die Amerikaner triumphieren mit süffisanten Bemerkungen über die Europäer, die »seit zehn Jahren kein gutes Rindfleisch mehr gegessen haben«, und stattdessen »auf kleinen, lederartigen, überraschend teuren Stückchen unbekannter Herkunft herumkauen müssen. Wir Amerikaner dagegen haben zarte, saftige Steaks zum halben Preis« (USA today).

Daß die zarten Billigsteaks schwerwiegende gesundheitliche Folgen haben können, wird dabei großzügig übersehen. Die amerikanischen Farmer können sich die Hormone zur Tiermast rezeptfrei im Supermarkt kaufen. Dadurch ist dem Mißbrauch Tür und Tor geöffnet. Auf Fleisch aus den USA sollte man daher auf jeden Fall verzichten, und bei einer Amerikareise gilt die bekannte Globetrotter-Faustregel: »Ernähre dich als Reisender im allgemeinen wie die Bewohner des Landes – außer in den USA.«

Hühner →Geflügel.

Hülsenfrüchte (Leguminosen). Unter Hülsenfrüchten versteht man die reifen, trockenen Samen von Schmetterlingsblütlern. Erbsen, Linsen und die verschiedenen Bohnenarten, einschließlich →Soja, sind die bekanntesten Vertreter. Hervorstechend ist der hohe Eiweißgehalt der Hülsenfrüchte, wenn auch die →biologische Wertigkeit aufgrund des Mangels an den →Aminosäuren Lysin und Tryptophan eingeschränkt ist. Dieser Mangel läßt sich aber durch eine sinnvolle Kombination von Hülsenfrüchten mit →Getreide, Milch oder bestimmten Gemüsesorten ausgleichen. Ein gutes Beispiel ist die Kombination von Mais und Bohnen, bei der eine mehrfache biologische Wertigkeit erreicht wird. Aus Hülsenfrüchten lassen sich viele vollwertige, wohlschmeckende Gerichte zubereiten. Im Gegensatz zum rasch verderblichen Frischgemüse lassen sich Hülsenfrüchte ohne nennenswerte Vitalstoffverluste relativ einfach bis zu einem Jahr aufbewahren, wenn sie kühl, trocken und dunkel gelagert werden. Da beim Anbau von Hülsenfrüchten auf Stickstoffdünger verzichtet werden kann, zeichnet sich ihre Erzeugung durch hohe Umweltverträglichkeit aus. →Eiweiß.

Hummous, Gericht aus Sesammus, Kichererbsen und Gewürzen, das auch als Brotaufstrich erhältlich ist. Naturkostprodukt.

Hunger ist eine grundlegende Überlebensfunktion des Organismus, das Bedürfnis des Körpers nach Nährstoffen, ohne die er nicht zu existieren vermag. Hunger steht also am Anfang allen Essens. Das Hungergefühl hat übrigens wenig mit dem Zusammenziehen des leeren Magens zu tun, wie man lange glaubte. Selbst wenn der Magen operativ entfernt wird, bleibt das Signal des Körpers, das nach Nahrung verlangt. Gesteuert wird der Hunger durch das im Zwischenhirn befindliche »Hungerzentrum«, das sofort Bedarf anmeldet, wenn im Organismus bestimmte Funktionen aus dem Gleichgewicht geraten, wenn beispielsweise der Blutzuckerspiegel sinkt, der Wärmebedarf des Organismus steigt oder wenn mit der Nahrung nicht genügend essentielle →Aminosäuren in den Körper gelangen (Eiweiß-Unterversorgung). Diese komplizierten biologischen Mechanismen verursachen das Empfinden, das jeder Mensch kennt, das aber von keinem bestimmten Sinnesorgan wahrgenommen wird, sondern das allgemeine Befinden beeinträchtigt. Hunger kann auf unterschiedliche Weise empfunden werden – der eine bekommt ein flaues Gefühl in der Magengegend, dem anderen wird schwarz vor den Augen, ein dritter hat grimmiges Magenknurren. Selbstverständlich wirken auch psychische Faktoren wie Frustration, Schmerz, Erregung, Angst und andere auf die Entstehung des Hungergefühls ein. Ebenso spielt die Gewohnheit eine große Rolle. Haben wir unseren Körper darauf getrimmt, mehrmals am Tag tüchtig zu essen, wird sich automatisch »Hunger« einstellen, auch wenn kein tatsächlicher Bedarf an Nahrung besteht. Hier verläuft die sehr fließende und in unserem subjektiven Empfinden nicht genau zu bestimmende Grenze zwischen Hunger und →Appetit. Vor allem Übergewichtige müssen in der Regel lernen, die Körpersignale für Hunger und Sättigung wieder wahrzunehmen bzw. nicht jede Verlockung als »Hunger« und Signal zum Essen zu interpretieren. Ist der Hunger gestillt, spricht man von →Sättigung. →Übergewicht.

Der Hunger in der Dritten Welt ist eines der drängendsten Probleme der Gegenwart. Obwohl auf der Erde über 10 % mehr Nahrungsmittel erzeugt werden als zur Versorgung der gesamten Menschheit erforderlich wären, müssen über eine halbe Milliarde Menschen hungern. Dies hängt indirekt auch mit den Ernährungsgewohnheiten in den reichen Industrieländern zusammen. →Unterernährung, →Fleisch-Teufelskreis, →Getreide-Teufelskreis.

Hybridweizen →Getreide-Teufelskreis.

Hydrierung, Verfahren zur Härtung von flüssigen, raffinierten pflanzlichen und tierischen Speiseölen. Durch Anlagerung von Wasserstoff an die ungesättigten Bindungen, Umesterung und Abpressen niedrigschmelzender Fettgemische entstehen gesättigte Fettsäuren mit einem höheren Schmelzpunkt und veränderter Konsistenz (Streichfähigkeit bei Margarine). Aufgrund technisch unvermeidbarer Reste der Nickelkatalysatoren können bei empfindlichen Menschen allergische Reaktionen ausgelöst werden. Außerdem entstehen durch Veränderungen in der Konfiguration sogenannte →trans-Fettsäuren, über deren Wirkung im Stoffwechsel noch wenig bekannt ist. Ernährungsphysiologisch wichtige Vitalstoffe wie essentielle Fettsäuren, hitzeempfindliches Vitamin A und Fettbegleitstoffe werden dabei weitgehend zerstört.

Hydroxyglutaminsäure, nicht-essentielle →Aminosäure. →Glutaminsäure.

Hydroxyprolin, nicht-essentielle →Aminosäure.

Hyperaktivität wird auch als hyperkinetisches oder hypermotorisches Syndrom beschrieben. Häufig wird ein Zusammenhang mit Ernährung noch immer in Abrede gestellt. Es kommen jedoch drei diätetische Ursachen für die immer häufiger bei Kindern zu beobachtenden Aufmerksamkeitsstörungen, die mangelnde Impulskontrolle und emotionale Überreaktion in Frage:

1. Zuckerhaltige Nahrungsmittel, die Blutunterzucker-Reaktionen auslösen. →Zucker.
2. Phosphathaltige Nahrungsmittel und Zusatzstoffe.
3. Hohe Bleiaufnahme, die unumstritten zu Verhaltensstörungen und Intelligenzminderung bei Kindern führt.

Die Behandlung von Hyperaktivität mit Tranquilizern, wie manche Ärzte sie gerne verschreiben, ist gänzlich unangebracht. Eine phosphatreduzierte (kaum Wurst, kein Schmelzkäse etc.), weitgehend zusatzstoffarme, zuckerarme, fettarme, an pflanzlichem Eiweiß reiche Ernährungsweise, frei von Instant- und Fertigprodukten, vermag Lern- und Verhaltensstörungen bei Kindern neben einer gleichzeitigen Verminderung allergischer Reaktionen durch Stärkung des Immunsystems und Schaffung eines streßfreien sozialen Umfelds zu stabilisieren.

Hypoglykämie, medizinischer Begriff für Blutunterzucker. →Zucker.

I

Idealgewicht →Übergewicht, →Body Mass Index, →Broca-Formel.

IFOAM-Richtlinien, internationale Mindestrichtlinien für den biologischen Landbau, die vom Welt-Dachverband IFOAM aufgestellt werden. →Anbauverbände.

Immunsystem. Das Immunsystem ist eines der kompliziertesten Systeme unseres Organismus. Ohne Immunsystem wäre der Mensch in seiner natürlichen Umwelt nicht überlebensfähig. Um diesen höchst komplexen Abwehrmechanismus aufrechtzuerhalten, benötigen wir eine optimale Zufuhr von Nähr- und Vitalstoffen. Über 70 % der Immunsysteme des Körpers sind an den Darmschleimhäuten lokalisiert. Fehlernährung oder Mangelernährung äußern sich nicht sofort in krankhaften Symptomen, sondern wirken sich vorwiegend in einer Schwächung des Immunsystems aus. →Ernährungsbedingte Krankheiten, →Faserstoffe, →Rohkost, → Krebs, →Vitamin C, →Zucker, →Information der Nahrung.

Information der Nahrung. Alle Lebensvorgänge werden durch unsichtbare Energiefelder beeinflußt und gesteuert. Deshalb ist auch jedes Zellgeschehen von einer informationstragenden Energiestruktur abhängig. Materie besitzt die ihr innewohnende Eigenschaft der zielgerichteten Selbstorganisation. Das zugrundeliegende Gestaltprinzip wird in östlichen Philosophien »Chi« oder »Prana«, im Westen »Lebenskraft« genannt. Es handelt sich dabei um das elektrodynamische morphogenetische Feld.

Heute beschreibt die Quantentheorie die Zusammenhänge zwischen Licht, Schwingungen und Materie. Dieses Energiefeld, das selbständig Organisationsstrukturen aufzubauen vermag, zeigt sich beispielsweise bei der Zellteilung, bei der die stets freiwerdende Energie gemessen werden kann. Diese Strahlung, die Biosignale der Zellen, die jeder lebende Organismus aussendet, heißt in der Biophysik »Biophotonen«. Sie sind innerhalb der DNS-Doppelhelix gespeichert und für die Steuerung des gesamten Zellgeschehens verantwortlich. Sie liefern im übrigen die Energie für die notwendige enorme Zellteilungsrate, welche nicht von den als Katalysatoren beteiligten Enzymen stammt. Die bei Körpertemperatur mögliche Reaktionsenergie reicht bei weitem nicht

aus, um pro Sekunde rund zehn Millionen Zellen neu zu synthetisieren. Dieses Schwingungsfeld aus Biophotonen existiert als übergreifende intrazelluläre elektromagnetische Wechselwirkung.
Um die innere Struktur und Ordnung aufrechtzuerhalten, sind wir auf eine ständige Zufuhr von informationshaltigen Energiestrukturen angewiesen. Ohne eine solche strukturierte Energiezufuhr würde das intrazelluläre Schwingungsfeld zusammenbrechen. Nahrung hat daher nicht nur die Aufgabe, uns mit Nährstoffen, Vitalstoffen und Wasser zu versorgen, sondern auch mit strukturierter Information aus dem in viele Formen, Strukturen, Farben und Gerüche umgesetzten Sonnenlicht.
Durch Essen und Trinken kommt es zum Informationsaustausch. Nahrung und Wasser versorgen uns vor allem mit energetischer Information im Wechselwirken von Sonnenlicht und Materie. Unsere Nahrung ist ein Netzwerk struktureller und dynamischer Ordnung und dient im wesentlichen als notwendige Informationsquelle für unseren Organismus. Wir leben von umgesetzter Sonnenenergie und speichern die über die Nahrungskette mit Information angereicherte Lichtenergie. Wir ernähren uns von den verschiedenen Informationsgehalten kohärenter Schwingungsfelder der in den Nahrungsmitteln gespeicherten Lichtteilchen. Entsprechend verbessert hohe Qualität der Nahrung die energetische Ordnung des Organismus. Wir leben daher im Grunde von Unterschieden im Energiepotential, d.h. wir nehmen hochdifferenzierte Nahrungsmittel zu uns, die wir in der Form von einförmigen Ausscheidungen wieder abgeben. Je besser die Lichtspeicherfähigkeit von Nahrungsmitteln, desto höherwertiger sind sie (→Biophotonen-Analytik). Dies stellt ein völlig neues Qualitätskriterium für Nahrungsmittel dar, das bislang kaum berücksichtigt wurde. Auch →Wasser kann nach diesem bio-physikalischen Qualitätskriterium bewertet werden. Der bio-energetische Zustand, seine »Information« also, beeinflußt auch die Struktur und Eigenschaften des Zellwassers. →Wasserbehandlung.

Ingwer stammt aus Japan, China, Indien und Afrika. Schon im Mittelalter war Ingwer ein ebenso beliebtes wie teures Gewürz, das mildaromatisch riecht und brennend scharf schmeckt. Die Wurzel gelangt frisch, kandiert, getrocknet, gemahlen oder in Sirup eingelegt in den Handel. Mit Abstand am besten ist natürlich der frische Ingwer, der sich für Fleisch, Geflügel, Gebäck, Suppen, Getränke, Kompott, Gemüse, Soßen, Beizen und für den köstlichen Ingwer-Tee verwenden läßt.

Innereien sind tierische Organe wie Herz, Leber, Zunge, Bries, Nieren, Magen, Hirn, Milz, Lunge, Blut, Gedärme, Drüsen, Euter, Speiseröhre etc. Innereien gehören zu den am stärksten mit Schadstoffen belasteten Teilen und sollten deshalb am besten ganz vom Speiseplan gestrichen werden. Bei Nieren beispielsweise gibt es kaum mehr cadmiumfreie Ware. Bei der Festlegung der geltenden Grenzwerte aber scheint auf

Praktikabilität Wert gelegt zu werden, das heißt, wie Kritiker der Kölner Katalyse-Umweltgruppe feststellen: »Der Richtwert ist so festgelegt, daß genügend Nieren im Angebot bleiben.« Seit dem BSE-Skandal gelten Innereien als »Risiko-Material«. →Fleisch, →BSE.

Inosit →Vitamin Inosit (Bios I).

Insekten als Nahrung sind bisher nur als exotische »Leckerbissen« wie geröstete Termiten, geröstete Heuschrecken oder Raupen und verschiedene Larven bei uns bekannt, gelten aber schon seit der Antike und in vielen Ländern der Dritten Welt als Köstlichkeit. Die auf ca. 500 geschätzten eßbaren Arten könnten sich aber in Zukunft als wichtige leichtverdauliche Eiweißquellen erweisen. Eßbare Insekten enthalten bis zu 80% Eiweiß, Fleisch dagegen nur 20%. Aufgrund des Mangels an ätherischen Ölen sind sie allerdings geschmacksarm.

Insektizide. Untergruppe der Pestizide zur Bekämpfung von Insekten, die Kulturpflanzen befallen. Von den auch auf Menschen toxisch wirkenden Chemikalien sind vor allem die Wirkstoffgruppen der Chlorkohlenwasserstoffe (mit dem berüchtigten Vertreter →DDT), der Pyrethroide, der Phosphorsäureester, der Carbamate am verbreitetsten.

Instantprodukte →Fertignahrung.

Instantzucker, rasch löslicher →Zucker mit größerem Volumen. (2 TL Instantzucker entsprechen 1 TL Haushaltszucker.)

Insulin, von der Bauchspeicheldrüse produziertes Hormon, das vor allem bei Blutzuckerüberschuß den →Blutzuckerspiegel auf Normalstand senkt. Insulin hemmt die Fettverwertung, was besonders bei →Übergewicht bzw. für die Gewichtsreduktion von zentraler Bedeutung ist. Synthetisches Insulin wird zur Behandlung von Diabetes eingesetzt. →Zucker, →Glykämischer Index.

Inulin ist ein Fruktose-Polysaccharid, das u.a. in Topinambur, Artischoke und Zichorie vorkommt. Wird zur Herstellung von Diabetiker-Erzeugnissen verwendet. Menschen mit Fruktose-Intoleranz müssen Inulin meiden.

Invertzucker, Gemisch von gleichen Anteilen →Traubenzucker und →Fruchtzucker, das durch Auflösung (Inversion) von →Saccharose entsteht. Findet in der Nahrungsmittelindustrie Verwendung. Aromatisierte und gefärbte Invertzuckercremes sind auch unter dem Namen »Kunsthonig« bekannt. Unter dieser Bezeichnung dürfen diese Produkte heute aber nicht mehr angeboten werden. →Zucker.

Isoglukose, vergleichbar mit flüssigem →Invertzucker. Wird von der Nahrungsmittelindustrie vorwiegend in Getränken und Obstkonserven verwendet. Ist auch unter den Bezeichnungen Maissirup oder Maiszucker bekannt, da sie vorzugsweise aus Maisstärke hergestellt werden. →Zucker.

Isoleucin. L-Isoleucin ist eine essentielle Aminosäure und fördert den Muskelstoffwechsel und -aufbau.

Isomalt ist ein neuer Zuckeraustauschstoff, der aus Zuckerrüben hergestellt wird und nur etwa die

Hälfte der Kalorien von Zucker enthält. Als raffiniertes Industrieerzeugnis stellt Isomalt allerdings keinen gesunden Ersatz für →Zucker dar.

Isomaltose ist ein →Disaccharid, das bei der Stärkegewinnung anfällt. Die Molekülstruktur ist spiegelbildlich identisch (stereoisomer) mit →Maltose. Isomaltose ist für Verwendung in Süßwaren und Streusüßen zugelassen. Sie hat eine →Süßkraft von 0,5. Sie wirkt nicht kariös, beeinflußt kaum den Blutzuckerspiegel, kann aber ab etwa 30 Gramm abführend wirken.

Isotonische Getränke →Elektrolytdrinks.

J

Jod (Spurenelement)
Funktion: Schilddrüsenfunktion, Stoffwechselregulation.
Vorkommen: Fisch, Meeresfrüchte, Algen, Gemüse, jodiertes Speisesalz. Verlust durch Verarbeitung und Nahrungszubereitung: 10 bis 30 %.
Mangelsymptome: Kropf, Wärmeregulationsstörungen, Funktionsstörungen der Schilddrüse. Kretinismus. Jedes Jahr werden in Deutschland über 90000 Menschen wegen Jodmangel an der Schilddrüse operiert. Jodmangel verursacht ein gesteigertes Wachstum der Schilddrüse und Kropfbildung. Zwischen 8 und 10 Millionen Menschen sind in Deutschland von einer vergrößerten Schilddrüse betroffen. Die am schlechtesten versorgte Bevölkerungsgruppe sind stillende Frauen, die keine zusätzliche Versorgung mit Jodtabletten erhalten.
Tagesbedarf: 0,2 mg.
Erhöhter Bedarf: Bei regionaler Unterversorgung durch Jodmangel in der Nahrung, wie in weiten Bereichen Deutschlands der Fall, ferner für Schwangere und Stillende. Im internationalen Vergleich gehört Deutschland zu den größten Jodmangelgebieten. Auch regelmäßiger Seefischverzehr als alleinige Maßnahme zur Jodbedarfsdeckung ist nicht ausreichend. Jodidtabletten als Nahrungsergänzung sind mitunter sinnvoll.
Überdosierung: Hautentzündungen, Schilddrüsenfunktionsstörungen, »Basedowsche Krankheit«: Anschwellen der Schilddrüse, hervortretende Augen. →Mineralstoffe.

Jodsalz ist Speisesalz, dem entsprechend den Vorschriften der Diätverordnung zwischen 15 und 25 mg/kg Natrium- oder Kaliumjodid zugesetzt wird. Die freiwillige Verwendung von jodiertem Speisesalz ist eine wirkungsvolle und zuverlässige Form der Vorsorge gegen Jodmangel. In Deutschland muß Jodsalz auf der Packung als solches kenntlich gemacht werden und Speisen, denen Jodsalz zugesetzt wurde, müssen mit dem Packungsaufdruck »mit jodiertem Speisesalz« gekennzeichnet werden. In den Alpenländern Österreich und Schweiz hingegen ist Jodsalz das gängige, reguläre Speisesalz. Überdosierungen sind selbst bei starkem regelmäßigen Verbrauch von Jodsalz kaum möglich. →Jod, →Kochsalz.

Joghurt gehört zu den gesäuerten Milcherzeugnissen, die mit speziellen Kulturen von Milchsäurebakterien und anderen Mikroorganismen gewonnen werden. Der seit Jahrhunderten in den Balkanländern beliebte und seit Anfang des 20. Jahrhunderts in Mitteleuropa bekannte Joghurt wird vorwiegend mit Hilfe der Bakterienstämme Lactobacillus bulgaricus und Streptococcus thermophilus hergestellt. Die verschiedenen Bakterienstämme erzeugen unterschiedlich drehende →Milchsäure. Joghurt ist in verschiedenen Fettstufen erhältlich: Joghurt mit mindestens 3,5% Fett, fettarmer Joghurt mit 1,5 bis 1,8% Fett, Magermilchjoghurt mit höchstens 0,3% Fett – und Sahnejoghurt mit mindestens 10% Fett. Er wird stichfest, gerührt und trinkfertig angeboten. Joghurt und die verschiedenen auf Joghurt basierenden Speisen (z. B. →Fruchtjoghurt) lassen sich im Haushalt mit einem entsprechenden, im Handel erhältlichen Gerät auch selbst machen. Ursprünglich wurde Joghurt vor allem aus Schaf- oder Ziegenmilch hergestellt. Bei uns hat sich die Erzeugung aus Kuhmilch durchgesetzt. Kaufen Sie keinen Joghurt, der »zu Tode erhitzt« wurde und achten sie auf der Zutatenliste darauf, daß keine →Gelatine und kein →Zucker enthalten ist. →Milch, →Bioghurt, →Milchsäure.

Joule →Brennwert.

Junk Food. Umgangssprachlicher Begriff aus dem amerikanischen Slang für minderwertige Nahrung, zu deutsch »Müll-Essen«. Mit diesem abwertenden Begriff wird vor allem →Fast Food bezeichnet, z.B. Hamburger. »Müll-Essen« steht für zwei Aspekte von Fast Food: Zum einen für seine ernährungsphysiologische Minderwertigkeit (in Massenproduktion erzeugte Zutaten, dazu viel Fett, Salz, Zucker, Zusatzstoffe), zum anderen für die Tatsache, daß Fast Food oft aufwendig verpackt ist und daher nach jeder Mahlzeit auch eine Menge Müll anfällt.

K

Kaffee wurde seit seinem Bekanntwerden in Europa im 17. Jahrhundert zu einem Volksgetränk. Rund 170 Liter trinkt der Durchschnittsverbraucher in Deutschland, in Form von Bohnenkaffee, Mokka, Espresso und so weiter. Kenner preisen die Vielfalt der Sorten, Mischungen und Zubereitungsarten, während Kaffeesüchtige auch vor undefinierbarer Flüssigkeit aus Automaten nicht zurückschrecken.

Die typischen Aromakomponenten entwickeln die Kaffeebohnen erst beim Rösten – über 700 Substanzen wurden bisher gaschromatographisch als Röstprodukte nachgewiesen. Der bekannteste Inhaltsstoff der Kaffeebohnen aber ist →Coffein (1 bis 1,5 %). Neben Coffein und den in der Bohne vorkommenden Gerbsäuren, vor allem der Chlorogensäure, sind die Röstöle dafür verantwortlich, daß empfindliche Personen Kaffee schlecht vertragen.

Es wurden Verfahren entwickelt, die Kaffee bekömmlicher machen sollen. Der sogenannte coffeinfreie Kaffee ist jedoch nie ganz frei von Coffein. Sein Coffeingehalt ist lediglich auf etwa 0,1 % reduziert. Neuere Untersuchungen haben ergeben, daß entcoffeinierter Kaffee höhere gesundheitliche Risiken birgt als coffeinhaltiger. Er wirkt blutfetterhöhend und wird daher mit der Entstehung von →Arteriosklerose in Verbindung gebracht. Ein weiteres Verfahren ist die Behandlung mit Wasserdampf unter Druck, bei der die als schwer verträglich angesehene Chlorogensäure aufgespalten wird. Der so gewonnene gedämpfte Kaffee (»Ideekaffee«) gilt als magenfreundlich.

Im Gegensatz zu →Tee und →Kakao fällt beim Kaffee das Problem der Schadstoffe kaum ins Gewicht, denn die Kaffeebohne wächst geschützt von einer pflanzeneigenen Lederhaut und umhüllt von Fruchtfleisch heran, und beim Röstvorgang zersetzen sich eventuelle Pestizidrückstände weitgehend. Mit den in Naturkosthäusern und Dritte-Welt-Läden angebotenen Kaffeesorten, teilweise aus Bioanbau, unterstützen Sie in vielen Fällen aber alternative Kooperativen in der Dritten Welt, die für naturgemäße, umweltschonende Erzeugung und fairen Handel eintreten.

Zur Schonung des Magens sollte Kaffee nie auf nüchternen Magen – dies erzeugt Säureüberschuß – und stets mit etwas Milch – das erhöht die

Bekömmlichkeit – getrunken werden.

Kaffee-Ersatz. Seit langer Zeit gibt es die als Kaffee-Ersatz oder Kaffeesurrogate bezeichneten Röstprodukte von Pflanzenteilen, wie Getreidekaffee, Malzkaffee, Yannoh, Löwenzahnkaffee, Zichorienkaffee. Zwar sind all diese Sorten frei von →Coffein, doch um einen annehmbaren Geschmack zu erzeugen, werden die Zutaten bei der Herstellung besonders stark geröstet. Dadurch können krebserregende Kohlenwasserstoffe entstehen. In Malzkaffee beispielsweise ist der Gehalt an Kohlenwasserstoffen etwa viermal so hoch wie in Bohnenkaffee.

Kaffeesahne, Sahneprodukt mit einem Mindestgehalt von 10% Fett. Sie wird manchmal nach der Gewinnung homogenisiert, um die »Weißkraft« im Kaffee zu steigern. Auch unter den Namen Kaffeerahm, Trinksahne, Sahne oder Rahm im Handel. Meiden Sie gesüßte Kaffeesahne. →Oxycholesterin, →Zucker.

Käfighaltung. Bezeichnung für die →Massentierhaltung von Hühnern zum Zweck der Produktion von →Eiern. Die Fabrikation von Fließbandeiern ist ein Musterbeispiel für die moderne Massentierhaltung. 85% aller Legehennen werden von nur 1,3% der Betriebe gehalten. Diese Betriebe sind mit mindestens 1000 Hühnern Großproduzenten, bei denen eine artgerechte Tierhaltung nicht mehr möglich ist. Es gibt Eierfabriken mit bis zu einer Million Hühnern. Am beliebtesten, weil am rationellsten, ist die sogenannte Käfig- oder Batteriehaltung. In Deutschland vegetieren etwa 90% der mehr als 36 Millionen Hühner in Drahtkäfigen (EU-weit sind es etwa 225 Millionen). In automatisierten Brütereien, fast ausnahmslos Lizenzfirmen von vier weltweit agierenden Zuchtbetrieben, werden diese Hühner zum Leben erweckt. Männliche Küken gelten als Ausschuß und werden von »Chicken Sexern« gleich nach dem Schlüpfen aussortiert – allein in Deutschland 42 Millionen jährlich – und lebendig in Musmaschinen geworfen und als Dünger oder als Tierfutter an Pelztierfarmen verkauft, da sie nicht für eine schnelle Mast geeignet sind. Die Hennen müssen unter qualvollen Bedingungen im Akkord Eier legen oder werden gemästet. Jahrelang beschäftigte sich eine EU-Kommission mit dem »realistischen Lebensraum« für Hühner. Im Jahre 1986 einigte man sich auf die Norm für Käfige von Legehennen. Mehrere Millionen Mark kostete diese Untersuchung. Den Tieren hat sie nichts gebracht, denn am grünen Tisch wurden Lebensbedingungen bestimmt, die von einigen EU-Ländern ohnehin längst festgelegt waren. Hühner brauchen viel freien Auslauf, um ihrem natürlichen Pick- und Scharrtrieb nachzugehen; sie nächtigen auf Sitzbäumen und legen ihre Eier in Nester (→Freilandhaltung). In der Käfighaltung steht jeder Henne nach der EU-Norm 450 cm^2 Bodenfläche zur Verfügung, das ist weniger als ein DIN-A4-Blatt. In der Bundesrepublik hat ein Huhn Anspruch auf 550 cm^2, was an seinem jämmerlichen Schicksal aber wenig ändert. Die Tiere stehen auf einem Drahtrost, der leicht nach vorne geneigt ist. Futter- und Eitransport erfolgen automatisch. Vier oder fünf Hennen werden in einen Käfig gesteckt, manchmal sogar sechs, da der Züchter davon ausgeht, daß ein bis zwei Tiere die Qualen nicht überleben. Die Käfige stehen in vier bis fünf Etagen übereinander. Bis zu zwanzig Stunden täglich brennt künstliches Licht, um die »Eierlegemaschinen« zur Arbeit zu treiben. In dieser qualvollen Enge kommt es zu schweren Verhaltensstörungen der Tiere. Die Hühner hacken sich blutig und reißen sich gegenseitig die Federn aus. Beruhigungsmittel im Futter oder »vorbeugende« Maßnahmen, wie das Abhacken der Schnäbel 1 Millimeter vor dem Nasenloch (gemäß Zuchtanleitung mit »dunkelrot glühendem Messer«) wirken dem entgegen. Die Nahrung besteht aus Knochenmehlen von Tierkörperverwertungsfirmen, →Tiermehl, →Fischmehl, Futtermitteln und Zusatzstoffen. Ein hoher Medikamenten- und Chemikalieneinsatz soll die Tiere gesund erhalten (→Antibiotika). Trotzdem sterben mindestens 20% vorzeitig. Permanenter Durchfall, Knochenbrüche, Lähmungen in den Beinen, Infektionen gehören zum Alltag in den Eierfabriken. Nach 12 bis 16 Monaten hat die Qual der Tiere ein Ende. Sie werden geschlachtet und kommen als Brat- oder Suppenhühner in den Handel – »Abfallprodukte«, »total heruntergemergeltes Wirtschaftsgut«, wie es ein Geflügelschlachter ausdrückte.

In der Schweiz ist die Käfighaltung seit 1992 verboten. Dieses Gesetz wurde 1981 per Volksentscheid erwirkt. In den USA hingegen geht es den Hennen noch schlechter als in der EU – »in Gottes eigenem Land« müssen die Tiere ihr Dasein auf jämmerlichen 320 cm^2 pro Henne fristen.

Nach jahrelangen heftigen Protesten von Verbraucher- und Tierschutzverbänden gegen die Käfighaltung wurde im Herbst 2001 endlich das Verbot dieser beispiellosen Tierquälerei beschlossen. Im Zeichen der »Agrarwende« ist die Käfighaltung von Hühnern in Deutschland ab dem Jahr 2007 verboten, EU-weit erst ab 2012. Gemäß der neuen Legehennenverordnung muß jeder Henne dann mindestens 1100 cm^2 in einem mindestens 2 m hohen Raum zur Verfügung stehen. Außerdem müssen die Hühner artgemäß fressen, trinken, staubbaden und zur Eiablage ein Nest aufsuchen können. Pro Stall dürfen nicht mehr als 6000 Hennen gehalten werden. Trotz dieser Verbesserungen in der Intensivhaltung bleibt die →Freilandhaltung die einzig wirklich artgerechte Form der Hühnerhaltung. Die Empfehlung, Eier aus Käfighaltung nicht mehr zu kaufen, bringt nicht nur Vorteile für die eigene Gesundheit, sondern ist auch ein Schritt gegen diese Form brutalster industrieller Tierquälerei. →Geflügel, →Eier, →Bodenhaltung, →Freilandhaltung.

Kakao und Trinkschokolade werden

im Gegensatz zu Tee und Kaffee, nicht als wäßriger Auszug, sondern mit dem feingemahlenen, in der Flüssigkeit aufgekochten Pulver getrunken. Zu den anregenden Alkaloiden wie dem Theobromin, das ähnlich wie →Coffein aufgebaut ist, die im Kakao enthalten sind, kommen deshalb hohe Anteile an Fett, Eiweiß und Kohlenhydraten. In den käuflichen Kakaoprodukten ist jedoch Fabrikzucker der Hauptbestandteil. Bis zu 97 % Zucker (!) enthalten manche dieser besonders bei Kindern beliebten Instantpulver, die von der Werbung als vermeintliche Fitmacher angepriesen werden.

In einem langwierigen Verfahren werden aus Kakaobohnen Kakaobruch, Kakaomasse und schließlich Kakaopulver, Kakaobutter, Schokolade und viele andere Produkte hergestellt. Die über 200 000 Tonnen Kakaobohnen, die jährlich importiert werden, stammen vor allem aus Ländern in Lateinamerika und Afrika, aber auch aus Südostasien. Die empfindlichen Bohnen müssen durch sachgemäße Lagerung vor Verderb und Insektenfraß geschützt werden. Dies geschieht natürlich vor allem durch chemische Hilfsmittel. Die Fußböden der Lagerplätze werden mit Tetralinseife besprengt, die Bohnen selbst mit hochgiftigen Chemikalien wie Blausäure, Ethylenoxid oder Methylbromid begast, Gifte, die Reaktionsprodukte bilden und in Restmengen in den käuflichen Kakaopulvern verbleiben können. Dazu kommen Rückstände von Cadmium und Pestiziden. Kontrolliert ökologisch angebauter und verarbeiteter Kakao ist im Naturkosthandel erhältlich. In vielen Cafés und Restaurants wird Kakao (heiße Schokolade) meist mit →H-Milch oder gar nur mit Wasser und Schokopulver zubereitet. Mit einem echten Kakaotrunk hat ein solches Gebräu nichts mehr zu tun.

Kalium (Mineralstoff)
Funktion: Muskelkontraktion, Flüssigkeitshaushalt, Nervenerregungsübertragung, Bestandteil mancher Enzyme.

Vorkommen: Milch, Vollkorngetreide, Obst, Gemüse, Nüsse, Verlust durch Verarbeitung und Nahrungsmittelzubereitung: 10–40 %.

Mangelsymptome: Muskelschwäche, Herzrhythmusstörungen, Schwindel, Übelkeit.

Tagesbedarf: 3000–4000 mg. Sollte in etwa gleicher Menge wie Natrium aufgenommen werden.

Erhöhter Bedarf: Bei anhaltendem Erbrechen und Durchfall. Bei Resorptionsstörungen. Bei Einnahme von Abführmitteln.

Überdosierung: Wasserausscheidung, Lähmungserscheinungen.
→Mineralstoffe.

Kalmus (Magenwurz, Ackerwurz, deutscher Ingwer). Diese Gewürzpflanze wächst an Sümpfen, Teichen und Flußufern und stammt ursprünglich aus Indien. Die aromatische appetitanregende Wurzel wird geschält, getrocknet und gemahlen verwendet, vor allem für Obstsuppen und Obstsalate. Der würzig-bittere Geschmack erinnert an den Geschmack von Ingwer.

Kalorien →Brennwert.

Kalorienarme Fertigprodukte →Formula-Diäten.

Kalorienblocker sind gefährliche »Schlankheitsmittel«, die wegen der gesundheitlichen Risiken vom Markt genommen wurden. Ihr Zweck war, die Aufnahme von Nährstoffen aus dem Darm in den Körper zu blockieren. Solche und ähnliche Mittel können aber jederzeit unter anderen Namen wieder im Handel auftauchen.

Kaltgetränke →Brausen.

Kalträucherung →Räuchern.

Kandiszucker, Sammelbezeichnung für grobe Zuckerkristalle von unterschiedlicher Größe und weißer oder brauner Farbe. Kandis wird aus reinen Zuckerlösungen durch langsames Auskristallisieren gewonnen, beim braunen Kandis wird karamelisierter Zucker zugesetzt. Kandis hat die gleiche Wirkung wie normaler Fabrikzucker. →Zucker.

Kantine. In Deutschland werden täglich etwa 7,3 Millionen Menschen von rund 13 000 Firmenkantinen verköstigt. Hinzu kommen ca. 1,7 Millionen Essensportionen in Krankenhäusern, Senioreneinrichtungen, Kasernen und Mensen. Daß dabei nicht Sterneköche am Werk sind, die in manchen Casinos für das leibliche Wohl von Topmanagern sorgen, ist klar, doch gehören matschiges Gemüse, fette Braten und schwere Mehlschwitzen mittlerweile in den meisten Kantinen der Vergangenheit an. Immer mehr Arbeitgeber haben erkannt, daß eine leichte, wohlschmeckende Kantinenkost der Leistungsfähigkeit ihrer Mitarbeiter zuträglicher ist als billige Sattmacher. Durch das »Free-Flow-Concept« kann in vielen Kantinen mittlerweile aus einer Palette verschiedener Angebote die Mahlzeit individuell zusammengestellt werden. Die vegetarische oder Vollwert-Alternative oder die Salatbar ist dabei kaum mehr wegzudenken. Die Essen werden zunehmend von spezialisierten Fremdlieferanten geliefert, deren Konkurrenzdruck untereinander sich nicht nur auf den Preis, sondern auch auf das verbesserte Angebot auswirkt. Und doch liegt die Entscheidung, wie das Mittagessen zusammengestellt wird, letztlich beim Nutzer der Kantinen. Auch in Kantinen kann man die Grundregeln der →Vollwerternährung berücksichtigen und vor allem auf industriell vorbereitete Speisen, sogenannte →Convenience Produkte, verzichten. Viele Arbeitnehmer in Firmen, die nicht über eine Kantine verfügen, verpflegen sich in der Mittagspause aber vor allem mit →Fast Food.

Keine Wahl haben Patienten in Krankenhäusern und auch die Senioren in vielen Altenheimen – sie müssen auslöffeln, was ihnen vorgesetzt wird und was meist allen Regeln gesunder, vitalstoffreicher Ernährung widerspricht. →Krankenhauskost.

Karamel, braune, nicht kristallisierende Masse, die durch Erhitzen von Rohrzucker auf 150 bis 180° C entsteht. →Zucker.

Kardamom. Dieses tropische Gewürz von feinwürzigem Geschmack ist in Form ganzer Körner oder gemahlen erhältlich und paßt zu Back-

Karies

waren, Obstspeisen, Geflügel, Marinaden. Beliebte Zutat von Gewürzmischungen.

Karies, typische Zivilisationskrankheit, von der ca. 98% der Bevölkerung in den Industrienationen betroffen ist. Die Entstehung von Karies steht in engem Zusammenhang mit den Ernährungsgewohnheiten, insbesondere mit der Aufnahme von raffiniertem →Zucker und →Auszugsmehlen. Bei einer ursprünglichen Ernährungsweise ohne diese typischen Produkte der modernen Zivilisationskost, z. B. bei Naturvölkern, ist Karies trotz mangelnder Mundhygiene so gut wie unbekannt. Schon bei 90% aller Kinder zwischen drei und sechs Jahren ist Karies feststellbar, ebenso bei etwa 60% aller Kleinkinder. Fabrikzucker ist der zentrale Faktor bei der Entstehung von Karies. Zucker ist die ideale Kraftnahrung für die Mikroorganismen im Mundraum, die Zahnbelag (Plaque) bilden. Die Bakterien wandeln Zucker in aggressive Säuren um, die den Zahnschmelz angreifen und Mineralstoffe herauslösen. Der ursprünglich harte Zahn – Zähne gehören zu den härtesten und widerstandsfähigsten Teilen unseres Körpers – wird brüchig, die Bakterien dringen in den Zahn ein und verursachen Karies. Gegen den Zahnkiller Zucker hilft Mundhygiene allein nicht. Ebensowenig ist eine Zwangsmedikation mit →Fluor als geeignete Maßnahme annehmbar, um Karies zu stoppen. Das einzig wirksame Mittel ist neben Zahnhygiene der Verzicht auf Zucker und alle mit Fabrikzucker gesüßten Speisen und Getränke, denn: »Ein süßer Zahn wird immer krank.« →Zucker, →Ernährungsbedingte Krankheiten.

Karlsbader-Salz →Entschlackungssalze.

Kartoffel. Die ersten Kartoffeln in Deutschland wurden erst im Jahre 1621 gepflanzt, und zwar als Zier- und Gartenpflanzen, die wegen der hübschen Blüte und des üppigen Laubes gerühmt wurden. Von der Wildform, die um 1570 aus Südamerika nach Europa eingeführt wurde, bis zu den heutigen zahlreichen Kultursorten war ein langer Weg. Durch züchterische Maßnahmen wurden Form, Größe und Stärkegehalt der Knollen und die Schälbarkeit verändert. Erst in der zweiten Hälfte des 18. Jahrhunderts erkannte man den Wert der Kartoffel für die Ernährung. Seither ist die Kartoffel bei uns ein Grundnahrungsmittel. In den letzten Jahren war der Verzehr von Kartoffeln in der Bundesrepublik rückläufig. Jährlich werden in Deutschland etwa 70 kg pro Kopf verzehrt, davon entfallen rund 23 kg auf Fertigprodukte. Rund 125 Sorten der verschiedenen Reife- und Eigenschaftsgruppen stehen zur Verfügung, grob unterteilt in Speise- und Wirtschaftssorten.

Die wichtigsten Unterscheidungsmerkmale bei den Speisekartoffeln sind der Reifezeitpunkt und die Kocheigenschaft. So findet man Frühkartoffeln (Ernte Juni und Juli), die als besondere Delikatesse gelten, mittelfrühe Sorten, die ab Mitte August geerntet werden und sich zur Einlagerung im Keller eignen, und mittelspäte bis sehr späte Sorten, die ebenfalls zur Einkellerung angeboten werden. Wenn man die importierten Sorten berücksichtigt, sind bei uns von Februar bis November frisch geerntete Kartoffeln erhältlich.

Kartoffeln müssen einem der folgenden Kochtypen entsprechen: festkochend, vorwiegend festkochend und mehlig kochend.

Kartoffeln sind nur in gekochtem Zustand genießbar und verdaulich. Obwohl sie dem Körper wertvolle Nähr-, Vital- und Faserstoffe liefern, sollten sie bei Übergewichtigen nicht zu oft auf dem Speiseplan stehen. (→Glykämischer Index) Von den etwa 8 Millionen Tonnen Kartoffeln, die jährlich in der Bundesrepublik zur Verfügung stehen, werden 1,5 Millionen Tonnen zu Kartoffelfertigprodukten verarbeitet. 3,5 Millionen Tonnen werden als Frischkartoffeln verzehrt, 1 Million Tonnen dienen der Stärke- und Alkoholherstellung, 500 000 Tonnen dienen als Pflanzkartoffeln, der Rest wird als Viehfutter verwendet.

Kartoffelerzeugnisse wie Pommes frites, Kartoffelkonserven, Knabberprodukte, Tiefkühlprodukte, Trockenprodukte, Knödelmehle und vieles mehr erfreuen sich großer Beliebtheit und steigender Umsätze. Der Nährwert dieser Industrieprodukte entspricht aber bei weitem nicht dem Wert der frischen Kartoffel. Außerdem enthalten viele dieser Produkte große Mengen an Fabrikfetten und Kochsalz, beides unerwünschte und ungesunde Zutaten. Die sogenannte industrielle »Kartoffelveredelung« ist also eher eine »Kartoffelentwertung«. Die meisten Fertigprodukte aus Kartoffeln, wie Püree, Kartoffelpuffer, Rösti und vieles mehr, lassen sich zu Hause gesünder und besser herstellen. Die Vollwertküche kann auf solche Industrieprodukte verzichten.

Kascha, gerösteter Buchweizen, der gekocht oder als Müslizutat verwendet werden kann.

Käse. Käseproduktion und Käseverbrauch sind in der Bundesrepublik ständig angewachsen. 1999 verzehrte der durchschnittliche Verbraucher über 20 kg Käse. Über 4000 verschiedene Sorten soll es weltweit geben. Archäologen haben nachgewiesen, daß schon die Sumerer vor 6000 Jahren Käse herstellten. Käse wird aus der Milch von Kühen, Schafen, Ziegen und Büffeln gemacht; bei uns ist hauptsächlich Käse aus Kuhmilch im Handel. Es gibt Käse für jeden Geschmack und natürlich in jeder Qualität – von billiger Massenware, die eher an Gummi erinnert, bis zu feinstem, sorgsam gereiften Rohmilchkäse für Feinschmecker. Qualitativ hochwertiger Käse ist ein natürliches, gesundes Nahrungsmittel, das neben Eiweiß wichtige Vitamine und Mineralstoffe enthält. Wegen seines hohen Calciumgehalts und Eiweißanteils nimmt Käse ernährungsphysiologisch einen hohen Stellenwert ein. Je nach Sorte und Alter ist Käse leichter oder schwerer verdaulich. Lange gereifter Käse beispielsweise, wie etwa ein alter Emmentaler, Gouda oder Parmesan, ist leichter verdaulich, weil während der Reifung die Struktur des Milcheiweißes gelockert und teil-

Käse

weise sogar aufgespalten wird, so daß die einzelnen →Aminosäuren in leicht verwertbarer Form vorliegen. Wie bei allen Milchprodukten hängt die Güte eines Käses natürlich vor allem von der Qualität des Ausgangsproduktes Milch ab. Die Käsereien achten meist auf gute Qualität, da sich Milch mit Antibiotika nicht zur Käseherstellung eignet und zu Produktionsausfällen führt. In den großen Molkerei- und Nahrungsmittelfabriken mit ihren rationellen Produktionsanlagen und ihrem Gebot der möglichst billigen und ertragreichen Erzeugung wird zum Großteil genormte Einheitsware produziert, die mit der alten und aufwendigen Kunst handwerklicher Käserei kaum mehr etwas gemein hat und sich statt dessen mit diversen Chemikalien und Zusatzstoffen behilft. Kein Wunder also, daß Feinschmecker, für die guter Käse einen wichtigen Bestandteil gehobener Eßkultur darstellt, auf Käse aus kleinen Käsereien zurückgreifen, wo das köstliche Milchprodukt noch nach traditionellen Verfahren hergestellt wird, in vielen Fällen aus Rohmilch. Aber auch im Naturkosthandel ist hochwertiger Käse aus kontrollierter ökologischer Milch erhältlich.

Jede Käsesorte benötigt eigene Herstellungsverfahren und spezielle, sorgsam gehütete Bakterienkulturen. Nach dem Herstellungsverfahren lassen sich grob zwei Käsearten unterscheiden: →Frischkäse und →Labkäse. Die fast unüberschaubare Vielfalt der Sorten und Arten wird in folgende, nach dem Wassergehalt in der fettfreien Käsemasse unterschiedene Gruppen geteilt: →Hartkäse, →Schnittkäse und halbfester Schnittkäse, →Weichkäse, →Frischkäse, →Molkenkäse, →Käsezubereitungen, →Schmelzkäse.

Fett im Käse

Bei allen im Handel befindlichen Käsesorten muß die Fettgehaltsstufe ausgewiesen werden. 45 % Fett in Trockenmasse (Fett in Tr.) heißt es zum Beispiel beim Emmentaler. Trockenmasse bedeutet Gesamtkäsemasse abzüglich Wassergehalt, bezeichnet also alle festen Stoffe im Käse. Der Wassergehalt hingegen, nach dem die Käsesorten unterschieden werden, wird in Prozent der *fettfreien* Käsemasse (Gesamtkäsemasse abzüglich Fett) ausgedrückt. Deshalb gehen die Angaben (z. B. Hartkäse = Trockenmasse bis 60 % und Wassergehalt bis 56 %) nicht glatt auf. Der tatsächliche Fettanteil beträgt etwa die Hälfte des angegebenen Wertes von Fett in Trockenmasse. Für Käse sind acht Fettgehaltsstufen festgelegt:

Doppelrahmstufe	60–85 % Fett in Tr.
Rahmstufe	50–59 % Fett in Tr.
Vollfettstufe	45–49,9 % Fett in Tr.
Fettstufe	40–44,9 % Fett in Tr.
Dreiviertelfettstufe Fett in Tr.	30–39,9 %
Halbfettstufe	20–29,9 % Fett in Tr.
Viertelfettstufe	10–19,9 % Fett in Tr.
Magerstufe	0– 9,9 % Fett in Tr.

Schad- und Zusatzstoffe im Käse
Zum einen gelangen →Schadstoffe über die Milch in den Käse, zum anderen sind es Stoffe, die während der Herstellung zugesetzt werden. Der

Käse

Gehalt an Schwermetallen, wie Blei, Cadmium und Quecksilber, verdichtet sich bei der Käseherstellung und liegt im Käse um das Zwei- bis Fünffache über den Werten der Milch. Auch die chlorierten Kohlenwasserstoffe (PCB, HCH, HCB etc.) gelangen über die Milch in den Käse, allerdings in etwa gleichbleibenden Werten. Regelmäßig durchgeführte Monitoring-Kontrollen belegen, daß die festgelegten Höchstmengen nur in Einzelfällen überschritten werden. Das Problem der radioaktiven Belastung in der Milch bleibt auch beim Käse bestehen.

Darüber hinaus sind folgende Zusätze bei der Herstellung mancher Käsesorten erlaubt: Lab und Labaustauschstoffe (oft aus gentechnologischer Herstellung →Gentechnik), Milchsäure, diverse Pilzkulturen, als Farbstoff Beta-Carotin (Provitamin A), der Farbstoff Bixin (Orange 3, E 160b), Salz und Gewürze, Calciumchlorid zur Labfällung bei Süßkäsen, Natriumchlorid und Calciumcarbonat zur Neutralisierung des Säuerungsvorgangs bei Sauermilchkäsen, Nitrate, um Reifungsfehler (Spätblähung) zu vermeiden, Natamycin, ein Antibiotikum, welches das Wachstum von Schimmelpilzen auf der Rinde hemmt, Bindemittel bei Frischkäse, sowie bei Schmelzkäsen phosphorhaltige Schmelzsalze, Milchpulver, Rahm, Aromen, Fleischprodukte (z. B. für Schinken- oder Salamischmelzkäse), Gemüse, Butter und Butterschmalz. Ständige Raumdesinfektion mit Formalin in den Großmolkereien bleibt sicher auch nicht ohne Spuren im Käse. Manche dieser Zusätze (Lab, Pilzkulturen etc.) sind zur Käseherstellung unentbehrlich, andere hingegen sollten auf jeden Fall gemieden werden (z. B. Phosphate im Schmelzkäse).

Auch durch die →Verpackung von Käse in Plastik oder PVC-Folien können Schadstoffe wie Weichmacher in das Nahrungsmittel eindringen. Als Ersatz bieten sich Pergamentpapier oder Zellophan an.

Praktische Tips
– Rohmilchkäse bevorzugen.
– Auf Schmelzkäse und andere Fabrikprodukte verzichten.
– Vorsicht bei der Verpackung von Käse. PVC-Verpackungen sofort entfernen.
– Käse im allgemeinen kühl und dunkel lagern. Am besten eine Stunde vor dem Verzehr aus dem Kühlschrank nehmen, damit sich Aroma und Geschmack entfalten können. Käse am Stück hält länger als aufgeschnittener Käse. Bei nicht zu kühler Lagerung, z. B. unter einer Käseglocke, reift Käse nach.
– Wildwachsender →Schimmel ist gesundheitsgefährdend und darf nicht mit den Edelschimmelkulturen (z. B. bei Camembert oder Edelpilzkäse) verwechselt werden. Bei Hartkäse genügt es, den Schimmel großzügig abzuschneiden, Schnitt-, Weich- und Frischkäse müssen bei Schimmelbefall weggeworfen werden.
– Käserinden von Hart- und Schnittkäse nicht verzehren. (Schimmelbildung, Antibiotika, Kunststoffüberzüge).
– Käse ist eine Quelle von versteck-

211

ten Fetten. Wenn Sie Ihren Fettkonsum reduzieren wollen, bevorzugen Sie fettarme Käsesorten unter 50% i.Tr.

Käsezubereitungen bestehen aus mindestens 50% Käse, sowie anderen Milcherzeugnissen oder Nahrungsmitteln. Früchte- oder Kräuterquark gehören beispielsweise in diese Gruppe, ebenso Walnußkäse und ähnliches.

Kaufverhalten. Das Kaufverhalten des einzelnen ist Ausdruck der Verbrauchermacht und eine wesentliche Möglichkeit, die Industrie zu beeinflussen. Der Mechanismus ist einfach: Produziert wird nur, was auch gekauft wird. Eine Umstellung der Ernährungsgewohnheiten führt logischerweise zu einer Änderung des Kaufverhaltens. Der Bio-Boom der letzten Jahre, das Entstehen der Naturkosthäuser mit wachsendem Angebot, das Umsteigen vieler Bauern auf ökologische Anbau- und Zuchtformen, die Gründung zahlreicher Verbraucherinitiativen, Kooperativen und anderer alternativer Modelle ist ausschließlich auf die wachsende Bewußtheit über Ernährung und ein daraus entwickeltes Kaufverhalten zurückzuführen. Längst hat der Bio-Boom auch die konventionelle Industrie erfaßt, längst gehen auch diese Hersteller mit Zusatzstoffen vorsichtiger um, weil sie spüren, daß chemisierte Waren nicht mehr so gut abzusetzen sind. Durch sein Kaufverhalten kann also jeder einzelne dazu beitragen, daß die Qualität der angebotenen Waren steigt.

Kaviar wird aus dem Rogen verschiedener Fischarten, z. B. der Lachsforelle, gewonnen. Echter Kaviar ist eine hochbezahlte Delikatesse und stammt von Störarten, vorwiegend aus dem Schwarzen und dem Kaspischen Meer und deren Zuflüssen. Da er gesalzen geliefert wird, zählt er eigentlich zu den Salzfischerzeugnissen. Stark gesalzener Kaviar kann beginnenden Verderb überdecken. Bevorzugen Sie salzarme Ware. Die Eier müssen prall und frisch sein und dürfen nicht zusammenkleben. Durch die Verschmutzung der Wolga und des Kaspischen Meeres – dem Verbreitungsgebiet der Beluga-Störe – weisen bereits etwa 60% der Fische pathologische Gewebeveränderungen auf, und der Störbestand ist durch Mutationen der Eier gefährdet. Das vollständige Verschwinden der Störe in naher Zukunft ist auch wegen der unkontrollierten Überfischung nicht ausgeschlossen. Der sogenannte Deutsche Kaviar ist als billiger Kaviarersatz auf dem Markt weit verbreitet. Er wird aus dem Rogen des Seehasen hergestellt, gesäuert, gesalzen, gewürzt, schwarz gefärbt, gebunden und mit Konservierungsmitteln versetzt.

Kefir ist ein leicht fermentiertes Sauermilchgetränk, das durch den Zusatz von »Kefirknöllchen« (Symbiose aus Hefen und Bakterien, Streptococcus lactis und Lactobacillus caucasicus) hergestellt wird. Neben der Milchsäuregärung findet gleichzeitig in geringem Umfang eine alkoholische Gärung statt. Kefir enthält je nach Reifungsgrad 0,2 bis 0,8% Alkohol sowie etwas Kohlensäure. Kefir wird in den vier üblichen

Kennzeichnung

Fettgehaltsstufen (→Milch) hergestellt und kann auf einfache Weise auch zu Hause selbst gemacht werden. Kefir enthält einen hohen Anteil an rechtsdrehender Milchsäure.

Keimlinge. Auch in der kleinsten Küche lassen sich Keimlinge als gesunde und schadstofffreie Gemüsesorten züchten. Der eigene Garten in der Küche ist pflegeleicht und versorgt den Haushalt Sommer wie Winter mit lebenswichtigen Nähr- und Vitalstoffen. Samen zum Keimen, Keimgeräte, in denen die Sprossen problemlos großgezogen werden können, sowie Anleitungen und Rezepte sind im Handel erhältlich. Am besten zum Keimen eignen sich Alfalfa (Luzerne), Kresse, Radieschen, Senf, Soja, Mungbohnen, Weizen und andere. Als Frischkost verzehrt sind Keimlinge natürlich am wertvollsten. Beachten sollte man allerdings, daß Sprossen mindestens 4 bis 5 Tage (Sojakeimlinge 5 bis 6 Tage) auskeimen müssen, damit sich der Nitratgehalt der jungen Sprossen abbaut. Der in der roten Sojabohne enthaltene, die Eiweißverdauung hemmende Inhibitor sollte durch Ansäuern oder Erhitzen der Sojasprossen zerstört werden. Mitunter werden in den Kühltheken des Handels auch fertige Keimlinge in Plastikverpackung angeboten, die nur in frischem Zustand den selbst gekeimten, frisch geernteten Sprossen das Wasser reichen können.

Keimöle →Speisefett.

Kelp, Sammelname für verschiedene in Pulverform verarbeitete Meeresalgen, die getrocknet und mit Meersalz vermischt als Gewürz verwendet werden. Naturkostprodukt. →Algen.

Kennzeichnung. Gemäß der Kennzeichnungsverordnung müssen auf abgepackten Nahrungsmitteln folgende Informationen auf der Packung erscheinen, und zwar in deutscher Sprache, leicht verständlich, leicht lesbar, deutlich sichtbar und unverwischbar:

– Die Verkehrsbezeichnung, das heißt die genaue Bezeichnung des Produkts.

– Name oder Firma und Anschrift des Herstellers, Verpackers oder Verkäufers in der EU.

– Die genaue Mengenangabe.

– Das Mindesthaltbarkeitsdatum, Verbrauchsdatum oder Herstelldatum.

– Die →Zutatenliste.

Letztere ist für die Qualitätsbestimmung des Produkts durch den Verbraucher von besonderem Interesse. Gegebenenfalls, zum Beispiel bei →Diätetischen Lebensmitteln, müssen Broteinheiten, besonderer Ernährungszweck und wertbestimmende Inhaltsstoffe angegeben werden.

Für bestimmte Warengruppen gibt es darüber hinaus weitere Kennzeichnungsvorschriften.

Für lose Ware gibt es Sonderregelungen und Ausnahmen zum Nachteil der Verbraucher. Hier weist die Kennzeichnung erhebliche Lücken auf. Auch →Zusatzstoffe müssen entweder mit ihrem Namen oder E-Nummer sowie immer mit dem Klassennamen (z. B. »Farbstoff«) ausgezeichnet werden.

Die Etikettierung und die Art und

213

Weise, in der sie erfolgt, muß Irreführungen des Verbrauchers, z.B. über Eigenschaften, Wirkung oder Besonderheiten des Nahrungsmittels, ausschließen.
Hinweise über gesundheitliche Wirkungen und krankheitsbezogene Werbung dürfen in der Kennzeichnung von Lebensmitteln nicht enthalten sein.

Kerbel ist ein Küchenkraut, das auch bei uns wächst und roh verwendet wird. Beim Kochen verändert sich der Geschmack. Kerbel paßt zu vielen Gemüsesorten, Suppen, Salaten, Fleisch, Fisch, Geflügel, Soßen, Eierspeisen und Kräuterbutter.

Kernobst. Zu dieser Untergruppe der Obstsorten gehören die wichtigsten heimischen Obstsorten wie Äpfel, Birnen, Mispeln und Quitten. Auch Wildfrüchte wie Weißdorn, Hagebutte etc. zählen dazu. 20 000 Apfelsorten gibt es weltweit, allein in Deutschland über 1000, verschieden in Geschmack, Farbe, Form, Konsistenz. Im Handel aber sind meist nur die Massensorten wie Golden Delicious, Granny Smith, Cox Orange und Boskop erhältlich – genormt, wachstumsgesteuert, gespritzt, gestylt und mit einer vielversprechenden →Handelsklasse prämiert – und nicht selten unreif aus fernen Ländern importiert. Wer den Geschmack eines aromatischen, baumgereiften und unbehandelten Apfels kennt, verzichtet gern auf die Massenware der Großmärkte. Bei Birnen ist es ähnlich. Quitten hingegen verlieren leider mehr und mehr an Marktbedeutung.

Kindernahrung →Babynahrung.

Klärhilfsmittel sind technische Hilfsstoffe bei der Nahrungsmittelherstellung, die bei Säften und Weinen eingesetzt werden, um fein verteilte oder gelöste Trübteilchen abzuscheiden. →Lebensmittelzusatzstoffe.

Klärschlamm ist der Abfall, der in den rund 10 000 Kläranlagen in Deutschland aus dem Abwasser herausgefiltert wird. Neben gefährlichen Mikroorganismen, Parasiten, Chemikalienresten, Arzneimittelrückständen (u.a. hormonell wirksame Substanzen) enthält er auch giftige →Schwermetalle. Jährlich fallen rund 60 Millionen Tonnen (!) Klärschlamm (entsprechend einer Trockenmasse von rund 3 Millionen Tonnen) an, der als Abfallprodukt natürlich entsorgt werden muß. Teilweise wird Klärschlamm verbrannt, im großem Umfang jedoch – weil billiger – unter bewußter Mißachtung von Vorsorgegesichtspunkten immer noch auf landwirtschaftliche Flächen und Felder ausgebracht. Skrupellose Vertreter der konventionell wirtschaftenden Bauern, die in ihrer Intensivwirtschaft ohnehin schon mit einem Übermaß an →Gülle Boden und Grundwasser verseuchen, lassen sich bis zu 12 Euro pro Kubikmeter von den Klärwerken bezahlen, damit sie den Klärschlamm auf ihre Felder ausbringen. So werden Bauern für die Verseuchung ihrer eigenen Äcker und das Einbringen von Schadstoffen in die Nahrungskette auch noch bezahlt! Ein kurzfristiger Ausstieg aus der landwirtschaftlichen Klärschlammverwendung sei nicht möglich, beteuern kommunale Spitzenverbände. 92 % der Kommunen lassen ihren Klärschlamm landwirtschaftlich verwerten. Daß auf solchen Böden keine gesunden Lebensmittel erzeugt werden können und die Gesundheit der Menschen Schaden leidet, die solche Erzeugnisse essen, scheint die »Volksvertreter« dabei nicht zu stören. Daß solche Produkte dann auch noch Gütesiegel wie das der →CMA (»Qualität aus deutschen Landen«) tragen, wirkt wie eine Verhöhnung des Verbrauchers. →Schadstoffe.

Klebereiweiß →Gluten.

Kleie ist ein »Abfallprodukt« bei der Herstellung von →Auszugsmehlen. Kleie besteht aus den abgetrennten Randschichten des Getreidekorns, die reich an Vital- und Faserstoffen sind. Die wertvolle Kleie dient als Viehfutter oder wird den »ernährungsbewußten«, aber weißmehlgeschädigten Zeitgenossen für teures Geld als gesunde Ergänzungskost verkauft. Auch in Form von Tabletten ist Kleie erhältlich. Die isolierte Kleie wird durch Heißluft »stabilisiert«, da sie andernfalls rasch ranzig würde. Wer sich vollwertig ernährt, hat die Faserstoffe aus der Tüte nicht nötig, denn das volle Korn liefert die Kleie im natürlichen Verbund.

Kleingebäck. Überbegriff für Brötchen, Frühstückshörnchen, Salzwecken, Mohnbrötchen, Laugenbrezen, Salz- und Kümmelstangen, Käsestangen und viele andere Backwaren, die lebensmittelrechtlich zu →Brot zählen, da sie sich in der Regel nicht durch die Bestandteile, sondern allein durch Größe, Form und Gewicht von Brot unterscheiden.

Klimaveränderung →Fleisch-Teufelskreis.

Knabberwaren. Die salzigen Alternativen zu Süßwaren, zum Beispiel Salzstangen, Erdnußflips, Chips und ähnliches, sind gewöhnlich denaturierte, mit Auszugsmehlen, Fabrikfetten (→trans-Fettsäuren) und →Salz überladene Industrieprodukte, die in den meisten Fällen gedankenlos »nebenbei« verzehrt werden (beim Fernsehen, beim Lesen etc.). Sie tragen wesentlich zur unbewußten Kalorienaufnahme bei (→Übergewicht). Außerdem werden in vielen Fällen unerwünschte Zusatzstoffe »mitgeknabbert«. Im Naturkosthandel stehen gesündere Alternativen zur Verfügung, z. B. Knusperkürbiskerne, Vollreiswaffeln, Sojaknabberwaren, Sonnenblumenkerne mit Shoyu, Meeresgemüsechips, Gemüsechips, aber auch Vollkorn-Knusper- und Käsestangen und natürlich auch die unentbehrlich scheinenden Kartoffelchips mit weniger Salz und hochwertigen Fetten. Auch ungesalzene Nüsse und ähnliches vermögen den »Knabbertrieb« auf gesündere Weise zu befriedigen.

Knäckebrot, durch ein besonderes Backverfahren gewonnene, wasserarme und kalorienarme Brotsorte, die sich durch lange Haltbarkeit auszeichnet. Mittlerweile sind viele Sorten von Knäckebrot auch in vollwertiger Qualität im Handel.

Knoblauch gilt für viele als König der Gewürze, während andere ihn im wahrsten Sinne des Wortes nicht riechen können. Diese kulinarische

Köstlichkeit ist universal einsetzbar und wegen ihrer vielfältigen Wirkungen auf Stoffwechsel und Blutkreislauf sehr gesund. Fleisch, Fisch, Geflügel, Wild, Gemüsen, Salaten, Suppen, Brühen, Soßen, Fondues, Quarkspeisen und anderem verleiht Knoblauch die pikante Verfeinerung und den typischen unvergleichlichen Geschmack. Zwar ist Knoblauch auch getrocknet oder als Pulver im Handel, von außerordentlicher Güte ist aber nur die frische Knoblauchzehe, welche die Fans dieses Zwiebelgewächses, das ursprünglich aus Ägypten stammt, sogar gerne roh verzehren.

Knollengemüse kann roh und/oder gekocht verzehrt werden. Zu dieser Gruppe der Gemüse gehören Steckrübe, Rote Bete, Knollensellerie, Kohlrabi. →Gemüse.

Kobalt (Spurenelement)
Funktion: Bestandteil von Vitamin B12. Aktivierung mancher Enzyme.
Vorkommen: Gemüse, Hülsenfrüchte, Hefe. Verlust bei Verarbeitung und Nahrungsmittelzubereitung: 10–20 %.
Mangelsymptome: Nicht erforscht.
Tagesbedarf: 0,01 mg.
Erhöhter Bedarf: Nicht erforderlich.
Überdosierung: Herzmuskelschäden. →Mineralstoffe.

Kochbutter →Butter.

Kochen, Zubereitungsart, bei der am meisten Vitalstoffe verlorengehen. Das Essen wird im wahrsten Sinne des Wortes »totgekocht«. Kochen bedeutet Garen in reichlich Flüssigkeit, die Vitalstoffe finden sich nach dem Kochprozeß im Kochwasser wieder. Geht beim Kochen von Blumenkohl beispielsweise 44 % des in dem Gemüse enthaltenen Vitamin C verloren, so sind es beim →Dämpfen nur 22 % und beim →Dünsten 18 %. Spinat sollte man besser roh als Salat essen oder nur sehr kurz bei mäßiger Wärme erhitzen, denn beim Kochen verliert er neben anderen Vitalstoffen 58 % des Vitamin C.

Kochfischwaren sind gekochte oder gedämpfte Fische oder Fischteile, die unter Mitverwendung von Essig, Genußsäuren, Salz und Konservierungsstoffen gegart werden. Sie sind ganz von Gelee umschlossen oder in Aufguß oder Soßen eingelegt. Hering in Gelee, Rollmops in Gelee und Seeaal (Dornhai) in Gelee sind die bekanntesten Sorten. →Fisch.

Kochsalz. Salz ist ein Sammelbegriff für chemische Verbindungen, die in der Schmelze und in wäßrigen Lösungen in positive und negative Ionen dissoziieren. In der Natur, in Pflanzen, Tieren und im menschlichen Organismus gibt es eine Reihe von Salzen, die für die Erhaltung des Lebens von entscheidender Bedeutung sind. Wenn im Zusammenhang mit Ernährung von Salz die Rede ist, ist stets Kochsalz gemeint – chemisch: Natriumchlorid (NaCl) –, eine Verbindung der beiden Elemente →Natrium (Na) und →Chlor (Cl). Die Gewichtsanteile von Natrium und Chlor sind wegen der verschiedenen Atomgewichte allerdings nicht gleich, sondern entsprechen folgender Aufschlüsselung: 1 g Kochsalz (NaCl) = 0,4 g Natrium (Na) + 0,6 g Chlorid (Cl).

Kochsalz ist für den Menschen neben

Kochsalz

einer Vielzahl weiterer Salze lebensnotwendig und erfüllt im Organismus eine Reihe wichtiger Aufgaben. Salzmangel im Körper, der unter normalen Lebensbedingungen allerdings kaum zu befürchten ist, würde zu schweren Störungen führen. Das Problem unserer Zeit ist aber nicht Salzmangel, sondern ein Zuviel an Salz im Organismus. Doch nicht nur durch den Griff zum Salzstreuer kann man sich die Gesundheit versalzen – Kochsalz wird gewöhnlich aus unzähligen versteckten Quellen aufgenommen; aus Brot, Wurst, Käse, Konserven und Fertignahrung, Keksen und Gebäck.

Der Geschmack von Salz, den wir in unserer täglichen Ernährung nicht missen wollen, ist übrigens durch nichts zu ersetzen. Bisher ist es noch nicht gelungen, den typischen Geschmack von Natriumchlorid durch andere Mittel nachzuahmen. Den Sammlern und Jägern der Urzeit war Salz als Nahrungszusatz wahrscheinlich unbekannt. Doch schon um 10 000 v. Chr. begann die regelmäßige Verwendung von Salz, wie archäologische Funde und schriftliche Überlieferungen belegen. Sumerer und Babylonier setzten Kochsalz als Konservierungsmittel ein (Salzfisch und Salzfleisch), die Ägypter unter anderem auch zur Leichenkonservierung. Man gewann das Salz aus dem Meer oder aus Salzseen, wo es sich natürlich am Ufer oder an Felsklippen ablagerte. Schon in der Antike gab es von Menschenhand angelegte »Salzgärten« an den Meeresküsten, in denen das »weiße Gold«, eine überaus begehrte und wertvolle Handelsware, gewonnen wurde. Später wurden auch unterirdische Salzvorkommen und Salzquellen entdeckt, vor allem in Spanien, Indien und den österreichischen Alpen. In Deutschland fanden sich bei Reichenhall, Berchtesgaden und Schwäbisch Hall große unterirdische Salzlager. Das begehrte Gewürz, das nicht überall verfügbar war und deshalb über zum Teil weite Strecken transportiert werden mußte, wurde bald zu einer heiß umstrittenen Ware. Die Geschichte des Salzes wurde ähnlich wie die des →Zuckers mit Blut geschrieben. Bewaffnete Auseinandersetzungen, hohe Salzsteuern und -zölle, strenge Salzgesetze und Handelsmonopole, die vor allem die arme Bevölkerung trafen und mancherorts zu blutigen Aufständen führten, prägen die Geschichte des Salzes ebenso wie Salzwege und Salzstraßen, auf denen das kostbare Gut über Land und Wasser transportiert wurde. Städte und Landstriche, die durch den Salzhandel Bedeutung erlangten, sind noch heute an ihrem Namen zu erkennen, wie beispielsweise Salzburg und das Salzkammergut. Auch der Name Hall (Schwäbisch Hall, Reichenhall etc.) läßt sich auf das mittelhochdeutsche Wort hal = Salzquelle zurückführen. Andere Städte, wie etwa München, verdanken ihre Entstehung und ihre rasch wachsende Bedeutung ebenfalls ihrer strategisch günstigen Lage an Salz-Handelswegen und dem Kampf um Salzzölle und -abgaben. Die enge Verknüpfung von Salz mit Geld bezeugen einige geflügelte Worte, die sich über die Zeit erhalten haben, zum

Beispiel »gesalzene Preise« oder »Salaire«, die französische Bezeichnung für Salär, Sold, Gehalt und Lohn.

Salz hat auch in der modernen Zeit nichts von seiner Bedeutung verloren. Ein großer Teil der industriellen Produktion ist auf der Grundlage von Natriumchlorid aufgebaut. Deshalb verwundert es nicht, daß die Kochsalzerzeugung innerhalb der letzten neunzig Jahre um etwa 2000 % angestiegen ist. Die Bundesrepublik Deutschland steht im Weltmarkt an vierter Stelle.

Das industriell genutzte Salz findet vor allem Verwendung bei der Sodaerzeugung und der Gewinnung von Alkalilaugen. »Gewerbesalz« wird als Konservierungsmittel, in der Kosmetikindustrie, in der Pelz- und Lederwarenindustrie, als Regeneriersalz für die Wasserenthärtung, für Oberflächenveredlung, als Auftausalz gegen Schnee und Eis (was schwerwiegende Umweltprobleme verursacht) und für viele andere Zwecke benutzt.

Salz, das ausschließlich für die menschliche Ernährung eingesetzt wird, heißt »Speisesalz«. Wir können nach Gewinnung und Weiterverarbeitung zwischen mehreren Arten unterscheiden: →Meersalz, →Steinsalz, →Siedesalz. Zudem sind noch folgende Sorten im Handel: →Jodsalz, →Halbsalz, →Diätsalz, →Gewürzsalze.

Die versalzene Gesundheit. Wie erwähnt, sind Salze lebensnotwendige Bestandteile des Organismus von Pflanzen, Tieren und Menschen. Salze besitzen die Fähigkeit, das Lebenselixier Wasser zu binden. 1 g Kochsalz vermag ca. 100 g Wasser im Körper zu binden. Angesichts der Tatsache, daß der menschliche Körper zu über 60 % aus Wasser besteht, wird die Bedeutung von Salzen deutlich: Sie sorgen innerhalb und außerhalb der Zellen für die Regulierung des Wasserhaushalts, sichern die Gewebespannung und erhalten den osmotischen Druck in den Körperflüssigkeiten. In allen Verdauungssäften sind Salze, vorwiegend Natrium und Chlorid enthalten. Die Mineralstoffe oder Salze sind zudem an der Aktivierung der Enzyme und an der Erregbarkeit von Muskeln und Nerven beteiligt und stellen wichtige Bausteine des Knochengerüsts dar.

Rund 200 g Natriumchlorid sind durchschnittlich im menschlichen Körper vorhanden, das meiste davon als Bestandteil des Körperwassers. Da Wasser und Salz vom Organismus gebraucht und wieder ausgeschieden werden, müssen täglich mindestens 3 bis 5 g zugeführt werden. Salzmangel durch starke Salzverluste, die immer mit starken Wasserverlusten einhergehen, können zu einer Reihe ernsthafter Beschwerden führen. Salzverlust kann durch starkes Schwitzen, Erbrechen, anhaltenden Durchfall, harntreibende Medikamente, übersteigerte Flüssigkeitsaufnahme, das Trinken von destilliertem oder mineralarmem, weichem Wasser und ähnliches verursacht werden. Durch Essen von salzhaltigen Nahrungsmitteln kann dem entgegengewirkt werden. Unter normalen Lebensumständen im gemäßigten Klima be-

Kochsalz

steht die Gefahr des Salzmangels nicht.

Ein weit größeres Problem ist der übermäßige Konsum von durchschnittlich 15 bis 30 g Kochsalz, das meist aus versteckten Quellen stammt. Der überhöhte Kochsalzkonsum fördert eine Reihe lebensverkürzender Gesundheitsstörungen, vor allem →Bluthochdruck (Hypertonie), wovon 10 bis 20% der Bevölkerung betroffen sind, mit ihren Folgeerscheinungen, wie Herzinfarkt, Schlaganfall und Nierenversagen. In der Statistik rangieren Herz- und Kreislauferkrankungen noch vor Krebs an erster Stelle der Todesursachen. Sie werden mit der zu hohen Natriumaufnahme durch die Nahrung in Verbindung gebracht (→Ernährungsbedingte Krankheiten). Allein die Tatsache, daß in Ländern mit hohem Salzverbrauch die Zahl der Hypertoniker, das heißt der Menschen mit Bluthochdruck, entsprechend hoch ist, spricht für sich. Japan, das mit einer durchschnittlichen Salzaufnahme von etwa 40 g pro Tag und Person den Weltrekord im Salzverbrauch hält (nicht zuletzt durch die in der japanischen Küche beliebten, stark salzhaltigen Sojasoßen), verzeichnet dementsprechend die höchste Hypertonikerrate der Welt, ebenso die meisten Fälle von Magen- und Darmkrebs. Die nachhaltige Einschränkung des Kochsalzverbrauchs führt zu einem Abfall des Blutdrucks bei hypertonen Menschen und zur Normalisierung des Natriumstoffwechsels.

Verstecktes Salz. Fast 500 000 Tonnen Speisesalz werden jährlich in der Bundesrepublik verbraucht, etwa 70% davon von der Nahrungsmittelindustrie. So ist es nicht verwunderlich, daß der Hauptteil des verzehrten Kochsalzes aus versteckten Quellen aufgenommen wird. Fast 40% der täglich verzehrten Kochsalzmenge stammt aus Brot und Backwaren, 30% aus Fleisch und Fleischwaren, 7% aus Käse und Quark, 5% aus Gemüseprodukten, 4% aus Fisch und Fischwaren und 8% aus Getränken und sonstigen Gerichten. Mäßigkeit beim Verwenden des Salzstreuers allein ist also keine wirksame Lösung des Salzproblems, vielmehr muß die Auswahl unserer Nahrungsmittel bewußt geschehen. Die Industrie verteidigt übrigens die hohen Salzzugaben zu ihren Produkten mit dem üblichen Argument des »vom Kunden so gewünschten Geschmacks« (→Geschmacksvorlieben). Die oft als gesund geltende Sojasoße, die auch außerhalb der chinesischen und japanischen Küche immer mehr Verwendung findet, ist außerordentlich salzhaltig und somit gesundheitlich nicht unbedenklich. Ein Eßlöffel Sojasoße (20 ml) enthält etwa 3 g Kochsalz (→Shoyu, →Tamari)!

Erwiesen ist, daß weniger gesalzene Nahrungsmittel Aroma und Geschmack viel intensiver entfalten. Wer einmal auf den Einheitsgeschmack »salzig« verzichtet, der noch in vielen Küchen an der Tagesordnung ist, entdeckt eine völlig neue Welt des Schmeckens. Den natürlichen Salzgehalt von Nahrungsmitteln können wir nicht verändern, wohl aber können wir durch aufmerksame Auswahl der Nahrungsmittel die überflüssigen Salzmengen vermeiden, die bei der Verarbeitung zugegeben werden. Übrigens wird auf den Zutatenlisten der Nahrungsmittel Salz zwar als Zutat aufgeführt, nicht aber die verwendete Menge.

Im folgenden eine Tabelle über den Kochsalz- und Natriumgehalt einiger Nahrungsmittel.

Salzgehalt von Nahrungsmitteln
Angaben in Milligramm (mg) pro 100 Gramm (g) Nahrungsmittel

Nahrungsmittel	Kochsalz	Natrium
Bismarckhering	2600 mg	980 mg
Brathering	1400 mg	570 mg
Kaviarersatz	2700 mg	2120 mg
Geräucherte Makrele	700 mg	260 mg
Matjesfilet	6300 mg	2250 mg
Ölsardinen	1300 mg	510 mg
Salzhering	15100 mg	5930 mg
Lachsersatz	7300 mg	2900 mg
Fischstäbchen (Tiefkühl)	700 mg	275 mg
Bierschinken	1600 mg	740 mg
Bratwurst	1300 mg	520 mg
Bündner Fleisch	5300 mg	2100 mg
Cervelat	3200 mg	1260 mg
Fleischwurst	2000 mg	820 mg
Frankfurter Würstchen	1900 mg	780 mg
Frühstücksfleisch	2700 mg	1060 mg
Gelbwurst	1300 mg	615 mg
Knackwurst	3000 mg	1190 mg
Leberwurst	2000 mg	790 mg
Mettwurst	2700 mg	1070 mg
Salami	3200 mg	1190 mg
Gekochter Schinken	2300 mg	875 mg
Roher Schinken	6300 mg	2530 mg
Geräucherter Speck	2000 mg	910 mg
Vollmilch, fettarme Milch	100 mg	50 mg
Joghurt	Spuren	45 mg
Sahne	100 mg	40 mg
Butter	Spuren	5 mg
Speisequark	100 mg	30 mg
Hüttenkäse (20 % Fett i.Tr.)	1000 mg	550 mg

Kochsalz

Nahrungsmittel	Kochsalz	Natrium
Camembert (30 % Fett i.Tr.)	2100 mg	955 mg
Brie (50 % Fett i.Tr.)	2900 mg	1170 mg
Edelpilzkäse (50 % Fett i.Tr.)	3700 mg	1450 mg
Schmelzkäse (45 % Fett i.Tr.)	3100 mg	1260 mg
Edamer (30 % Fett i.Tr.)	1700 mg	730 mg
Emmentaler (30 % Fett i.Tr.)	1100 mg	620 mg
Gouda (45 % Fett i.Tr.)	2100 mg	870 mg
Limburger (20 % Fett i.Tr.)	3100 mg	1280 mg
Knäckebrot	1000 mg	460 mg
Graubrot	1000 mg	400 mg
Toastbrot	800 mg	380 mg
Weizenvollkornbrot	800 mg	430 mg
Brötchen (Semmel)	1200 mg	485 mg
Zwieback	700 mg	260 mg
Grüne Bohnen (Konserve)	700 mg	275 mg
Spargel (Konserve)	900 mg	355 mg
Mais (Konserve)	500 mg	210 mg
Champignons (Konserve)	900 mg	360 mg
Salzgurken	2400 mg	960 mg
Gewürzgurken	1200 mg	485 mg
Sauerkraut	900 mg	355 mg
mit Paprika gefüllte Oliven	5000 mg	2100 mg
Tomatensaft	bis 9700 mg	bis 3000 mg
Tomatenketchup	3300 mg	1300 mg
Senf	3300 mg	1305 mg
Mayonnaise (80 % Fett)	1200 mg	700 mg
Instant Bratensoße	2000 mg	815 mg
Tomatensoße aus frischen Tomaten	600 mg	245 mg
Tomatensoße Trockenprodukt	1200 mg	465 mg
Sojasoße	15500 mg	6090 mg
Fleischbrühe (Extrakt)	1000 mg	370 mg
Gulaschsuppe (Konserve)	1000 mg	390 mg
Kartoffelpüree (Trockenprodukt)	600 mg	240 mg
Reis gekocht	900 mg	355 mg
Nudeln roh	900 mg	350 mg
Salzstangen	4500 mg	1790 mg
Nudeln roh	900 mg	950 mg
Salzstangen	4500 mg	1790 mg

Anhand dieser Tabelle läßt sich erkennen, daß industriell verarbeitete Nahrungsmittel hohe Konzentrationen von Kochsalz und damit Natrium aufweisen, dessen Überschüsse der Körper nur schwer ausscheiden kann. Vor allem bei Wurst und Fischerzeugnissen ist Vorsicht geboten, denn hier wird Salz zum Zwecke der Konservierung in großen Mengen eingesetzt. So nimmt man mit 100 g rohem Schinken bereits über 6 g Kochsalz zu sich, das ist etwa das Doppelte des Tagesbedarfs!

Natrium liegt auch in vielen nicht gesalzenen Nahrungsmitteln verborgen, deren übermäßiger Genuß zu gesundheitlichen Problemen beitragen kann. So gerieten in letzter Zeit die Mineralwässer mit hohem Natriumgehalt ins Kreuzfeuer der Kritik (→Mineralwasser). Doch auch in Nahrungsmitteln, bei denen niemand an Salz oder Natrium denkt, ist das Mineral in zum Teil hohen Mengen enthalten, beispielsweise als Natriumhydrogensulfit, das zur Obstkonservierung eingesetzt wird, als Natriumcyclamat in Süßstoff, als Natriumphosphat in Backpulver und Kondensmilch, als Natriumkaseinat in Sauermilcherzeugnissen, als Natriumbicarbonat in Obstkonserven und als Natriumalginat in Puddings und Soßenpulvern.

Natrium ist ein lebenswichtiges Mineral, ohne das der Organismus nicht funktionsfähig wäre, doch in großen Mengen führt es zusammen mit Chlorid unweigerlich zu gesundheitlichen Risiken.

Praktische Tips
– Salzkonsum einschränken. Auf den Salz- bzw. Natriumgehalt von Nahrungsmitteln achten.
– Bei →Mineralwasser natriumarme Marken bevorzugen.
– Wenn Salz, dann →Meersalz, doch auch das nur sparsam verwenden. Das gilt auch für Kräutersalz und alle anderen Salzarten und insbesondere für Sojasoße.
– Babynahrung und Nahrung für Kleinkinder nicht salzen. Die Vorliebe für salzigen Geschmack ist nicht angeboren, sondern wird anerzogen. Säuglinge unterscheiden nicht zwischen salzigen und ungesalzenen Speisen.
– Verzichten Sie auf Fertigprodukte, Fast Food, salzige Knabberwaren und ähnliches. Achten Sie auch in Kantinen und Restaurants auf salzarme Kost.
– Würzen Sie statt mit Salz mit →Gewürzen und →Küchenkräutern.

Kochwürste sind aus überwiegend gebrühtem und vorgekochtem Fleisch und/oder Innereien hergestellt. Sie werden nach dem Abfüllen in Därme nochmals bei 85 Grad erhitzt, Würste in Naturdärmen auch geräuchert. Zu den Kochwürsten gehören: Leberwürste, Blutwürste, Rotwürste, Roter Preßsack, Aspikwaren und Sülzwürste wie Schinkensülze, Weißer Schwartenmagen und Weißer Preßsack, Corned beef. →Wurst, →Fleisch.

Kohlenhydrate gehören zu den Grundbausteinen unserer Nahrung. Es sind organische Verbindungen, die von Pflanzen mit Hilfe des Sonnenlichts (Photosynthese) aus Kohlendioxid und Wasser hergestellt werden. Grundbestandteile aller

Kohlenhydrate

Kohlenhydrate sind die sogenannten →Einfachzucker. Zum Beispiel Glukose (=Traubenzucker) oder Fruktose (= Fruchtzucker). Wichtigster Kohlenhydratlieferant des Körpers ist die pflanzliche Stärke, wie sie vor allem in Getreide, Kartoffeln, Hülsenfrüchten, Obst und Gemüse vorkommt. Beim Stoffwechsel werden die Kohlenhydrate (mit Ausnahme der für den Menschen unverdaulichen oder schwer verdaulichen →Faserstoffe im Dünndarm in ihre Grundbestandteile (Einfachzucker) zerlegt und gelangen über die Darmwand ins Blut. Sie werden in den Körperzellen zur Energiegewinnung verbrannt oder zu anderen Körperstrukturen um- und aufgebaut.

Die Tatsache, daß Kohlenhydrate aus »Zuckern« bestehen, hat zu fatalen Ernährungsirrtümern geführt, die zum Teil leider noch immer von manchen Ernährungsforschern, vor allem aber von der Industriewerbung verbreitet werden. Der Trugschluß: Kohlenhydrate = Energie = Zucker = Fabrikzucker ist das Ergebnis einer eindimensionalen Denkweise, welche die Qualität von Nahrung völlig außer acht läßt und biochemische Vorgänge im Stoffwechsel entstellt oder nur bruchstückhaft erfaßt (→Glykämischer Index). Wie auch bei den anderen Grundnährstoffen Eiweiß und Fett ist die Art, die Kettenlänge und Struktur sowie die Qualität der Kohlenhydrate, die wir mit unserer Nahrung zu uns nehmen, von gravierender Bedeutung. Wir können unterscheiden zwischen vollwertigen und »leeren« Kohlenhydraten. Vollwertige, langkettige, faserstoffhaltige Kohlenhydrate liefern dem Körper neben den in Joule oder Kalorien meßbaren Nährstoffen alle zur Verdauung und zum Leben nötigen Vitalstoffe. Leere, kurzkettige Kohlenhydrate hingegen wurden durch Verarbeitungsprozesse dieser lebensnotwendigen Vitalstoffe beraubt. So liefert beispielsweise Vollkorn vollwertige Kohlenhydrate, während das handelsübliche →Auszugsmehl fast nur mehr aus leeren Kalorien besteht. Das traurigste Beispiel für leere Kohlenhydrate ist der Fabrikzucker, der mittlerweile schon in fast allen vorbereiteten und abgepackten Nahrungsmitteln enthalten ist. →Zucker besteht gemäß

Kohlenhydratgehalt einiger Nahrungsmittel
Angaben in Gramm pro 100 Gramm Nahrungsmittel

Reis	79	Hülsenfrüchte	57
Knäckebrot	77	Vollkornbrot	46
Grieß	75	Kartoffeln	17
Mehl	74	Frischobst	ca. 11
Teigwaren	72	Gemüse	ca. 7
Haferflocken	66	Milch	ca. 5
Trockenobst	60	Fleisch und Eier	1

der chemischen Analyse zu 100% aus Kohlenhydraten, ist also »reine Energie«. In Wirklichkeit ist zuviel Zucker wertlos und schädlich. Überschüssige Kohlenhydrate werden übrigens im Körper in Fett umgewandelt, weil die Speicher von →Glykogen sehr begrenzt sind (Kapazität 300 bis 400 g) und der Überschuß bei den meisten Menschen mangels Bewegung und sportlicher Betätigung nicht aufgebraucht wird. Die großen Mengen an Süßwaren und Weißmehlprodukten, die der Durchschnittsverbraucher zu sich nimmt, sind in hohem Maße für seine überflüssigen Pfunde verantwortlich.

360 bis 500 g oder 60 bis 65% der Nahrungsmenge decken den täglichen Kohlenhydratbedarf. Dabei sollte Stärke mengenmäßig das wichtigste Kohlenhydrat sein. Bei körperlicher Arbeit besteht ein erhöhter Bedarf. Werden zu wenig Kohlenhydrate aufgenommen, kommt es zu Untergewicht, verminderter Leistungsfähigkeit, gestörter Darmtätigkeit, Stoffwechselstörungen, Ketose und Blutunterzucker (Hypoglykämie). Letztere wird jedoch auch durch ein Zuviel an Fabrikzucker hervorgerufen. Fettsucht, Kohlenhydratmast und Überwiegen der Gärung im Darm sind die Folgen von einem Überschuß an Kohlenhydraten.

Kohlenhydratreiche Diäten (z. B. Pritikin-Diät, Schroth-Kur, Reisdiät etc.) Diese →Schlankheitsdiäten schränken Fett und Eiweiß ein. Etwa 80% der Kalorienzufuhr stammt aus zum Teil stark faserhaltigen Kohlenhydratlieferanten wie Reis, Kartoffeln, Nudeln. Damit wird eine reichliche Magenfüllung bei allerdings nur kurzfristiger Sättigung bewirkt. Der Körper wehrt sich gegen solch einseitige Mangelkost schon bald durch Entwicklung von Widerwillen gegen die angebotenen Nahrungsmittel. Aus diesem Grund läßt sich die niedrige Kalorienzufuhr durchsetzen. Manche dieser Diäten nähern sich den Fastenkuren an. Der Gewichtsverlust entspricht dem Energiedefizit. Ein Lerneffekt für künftiges vernünftiges Ernährungsverhalten ist bei diesen Diäten nicht gegeben. Ein Kuriosum stellt die »Schroth-Kur« dar, deren Beliebtheit damit zusammenhängen mag, daß fünfmal pro Woche herber Wein erlaubt ist. Die Wirkung des Alkohols auf den geschwächten Organismus läßt diese extreme Mangeldiät offenbar erträglich erscheinen.

Koji, Zutat für die Gärungsprozesse bei der Herstellung von →Miso und →Shoyu.

Kokoh, pulverisierte Mischung aus gedarrten Getreidearten, Hülsenfrüchten, Ölsamen und manchmal Algen. Mit Wasser vermischt ergibt Kokoh die sogenannte Getreidemilch, die als hochwertige und leicht verdauliche Nahrung für Säuglinge, Kranke und Senioren gilt, die keine Milch vertragen. Kokoh ist aber auch für Frühstücksgerichte und Nachspeisen verwendbar. Erhältlich in vorgekochter oder auch unbehandelter Form.

Kollath. Der Ernährungsforscher und Arzt Prof. Dr. Werner Kollath (1892–1970) war einer der Pioniere der modernen Vollwerternährung. Seine wissenschaftliche Arbeit stellt noch heute eine wesentliche Grundlage für alle dar, die sich mit gesunder Ernährung beschäftigen. Prof. Dr. Kollath hat Lebens- und Nahrungsmittel in sechs Qualitätsgruppen unterteilt. →Ordnung der Nahrung.

Kombu, Sammelname für verschiedene Braunalgenarten. In Reisessig mariniert und getrocknet werden sie unter der Bezeichnung Tororo angeboten. →Algen.

Kombucha, aus einer gelatinösen Pilzgeflecht-Membran bestehender Teepilz, der in einer Nährlösung aus gezuckertem Tee an der Oberfläche wächst. Die im fertigen cidreartig schmeckenden Kombucha-Getränk unter anderem enthaltene Milchsäure und Glukoronsäuren wirken im Organismus entgiftend, entschlackend und belebend.

Kondensmilch (Dosenmilch). Dieses Industrieprodukt verdient kaum mehr den Namen »Milch«. Es wird homogenisiert, im Unterdruck bei 55–65 Grad eingedickt und anschließend in der Dose bei 110–120 Grad sterilisiert. Kondensmilch ist in verschiedenen Fettstufen und sogar mit Zuckerzusatz (bis zu 50% Fabrikzucker!) erhältlich. Bei der gezuckerten Kondensmilch erübrigt sich das Sterilisieren. →Milch, →Oxycholesterin.

Konfitüren sind streichfertige Zubereitungen von Früchten aller Art, außer Zitrusfrüchten. Sie werden aus frischen oder tiefgefrorenen Früchten oder Pulpe (Fruchtfleisch) hergestellt und durch den Zusatz von Fabrikzucker (mindestens 55%) haltbar gemacht. Konfitüre »Extra« muß einen Fruchtfleischanteil von mindestens 43% aufweisen, Konfitüre »Einfach« einen Anteil von mindestens 35%. Einfache Konfitüre darf auch aus mit Schwefeldioxid konservierten Früchten hergestellt werden. Wenn Sie Konfitüre essen wollen, dann am besten mit möglichst wenig Zucker selber einkochen. →Marmelade, →Fruchtmus, →Gelee.

Konservierungsstoffe. Diese →Lebensmittelzusatzstoffe hemmen das Wachstum von Mikroorganismen zur Verhütung von Gärung, Fäulnis oder Schimmelbildung. Sie beeinflussen die Haltbarkeit von Nahrungsmitteln und werden eingesetzt, wenn Kühlen, Tiefgefrieren, Erhitzen oder andere Konservierungsmethoden allein nicht ausreichen oder weil ihr Einsatz billiger ist als ein herkömmliches Konservierungsverfahren. Die altbekannten »Konservierungsmittel« Essig, Salz und Zucker zählen nicht zu den Zusatzstoffen und müssen in der →Zutatenliste gesondert aufgeführt werden. In vielen Fällen setzt die Industrie chemische Konservierungsstoffe wie Propionsäure, Sorbinsäure und deren Salze, Benzoesäure und deren Salze, PHB-Ester, Ameisensäure und deren Salze nur aus Gründen der Kostenersparnis ein. Deshalb finden Sie manche identische Produkte mit und ohne chemische Konservierer. Wählen Sie in jedem Fall das Produkt ohne Konservierungsstoff, denn manche dieser chemischen Zusätze sind – abgesehen von ihrer geschmacksverändernden

Wirkung – nicht unbedenklich. So stehen einige Konservierungsstoffe im Verdacht, Allergien auszulösen und krebserregend und erbgutverändernd zu wirken. Manche der zugelassenen Konservierungsstoffe sind toxikologisch nicht ausreichend untersucht. Die Liste der Nahrungsmittel, denen Konservierungsstoffe zugesetzt werden dürfen, ist lang: Fleisch- und Fischerzeugnisse, Soßen, Fruchterzeugnisse, Fleisch- und Gemüsesalate, Margarine, Käse, Marmeladen, Sauergemüse, Limonaden, Fruchtsaftgetränke, Süßwaren, Schnittbrot, Weine, Senf und vieles mehr.

Die Konservierungsmittel müssen auf den Zutatenlisten der Verpackungen angegeben werden – mit zwei wichtigen Ausnahmen: Nitritpökelsalze bei unverpackten Fleischwaren und Schwefeldioxid im →Wein dürfen auch weiterhin verschwiegen werden, obwohl sie mehr als bedenklich sind. Diese beiden Substanzen haben neben ihren konservierenden Eigenschaften noch andere Funktionen. Sie können deshalb auch gesondert in der Zutatenliste erscheinen (→Pökeln, →Schwefeln).

Neben Trocknen, →Gefriertrocknung, Einlegen in Essig- oder Milchsäure, Zuckern, →Pökeln und →Schwefeln ist das →Räuchern ein weiteres beliebtes Verfahren der Konservierung.

Alle heute zugelassenen Konservierungsstoffe sind mit ihrer EU-Nummer in der Liste im Anhang dieses Buches (S. 440) aufgeführt.

Koriander. Dieses Gewürz stammt aus dem Mittelmeerraum und Kleinasien und wird als Samen in ganzen Körnern oder gemahlen, aber auch frisch als Koriandergrün angeboten. Paßt zu Wirsing, Rohkost, Salaten, Fleisch, Wild, Fisch, Soßen, Marinaden, Gebäck und Kompott. Koriander wird gern als Brotgewürz verwendet. Er wirkt magenstärkend und appetitanregend.

Krankenhauskost. Krankenhäuser sollten in punkto Ernährung eigentlich eine Vorbildfunktion ausüben und eine Gesundheitskost anbieten. Der Genesung suchende Patient braucht eine sehr nährstoff- und vitalstoffreiche und in vielen Fällen auf seine speziellen Bedürfnisse zugeschnittene Kost. Zudem kann er anhand praktischer Anleitung lernen, sein Ernährungsverhalten zu verbessern oder zu verändern, da eine richtige vollwertige Ernährung die wirksamste und kostengünstigste Vorbeugung für viele Krankheiten ist (→Ernährungsbedingte Krankheiten).

Die traurige Wirklichkeit in den meisten Krankenhäusern ist jedoch eine Einheitskost, die in einer Großküche zubereitet und stundenlang erhitzt und dennoch häufig fast kalt am Krankenbett serviert wird. »Es ist erschütternd, was den Patienten im Krankenhaus vorgesetzt wird«, meint der Ernährungsmediziner Prof. Peter Schauder, »das Essen kann dort regelrecht krank machen.« Die von der Weltgesundheitsorganisation WHO empfohlenen Kriterien für eine ausgewogene Zusammensetzung wurden einer Untersuchung zufolge vor allem beim Abendessen in den meisten Fällen nicht erreicht. Das normale Essen im Krankenhaus ist noch fetthaltiger, vitalstoffärmer und faserstoffärmer – und damit ungesünder – als die übliche deutsche Hausmannskost, die ohnehin schon zu reich an tierischem Eiweiß, zu fett, zu süß und zu salzig ist. Im Krankenhaus werden zwar von Ernährungswissenschaftlern und Diätassistentinnen umfassende Tagespläne mit genauen Kalorienangaben erstellt, aber über das längst veraltete Rechnen mit Kalorien gehen solche Pläne selten hinaus – an Qualität und Frische der Nahrungsmittel fehlt es weit. In der Praxis spielen oft Budgetvorgaben eine Rolle –fettreiche Kost kostet weniger als Vollwerternährung. Das gleiche gilt auch für die Kost in vielen Alteneinrichtungen und Seniorenheimen. →Kantine, →Schonkost.

Kräutersalze und →Gewürzsalze bestehen zu mindestens 40% aus →Kochsalz und aus diversen Gewürzen, Kräutern und Gewürzzubereitungen. Wenn man streng darauf achtet, von diesen Kräutersalzen nur die gleiche Menge zu verwenden, wie man es beim reinen Kochsalz gewohnt war, sind sie durchaus ein brauchbares Mittel, den Kochsalzkonsum zu reduzieren. Da in diesem Fall aber der gewohnte salzige Geschmack ausbleibt, besteht leicht die Gefahr, daß man entsprechend mehr von ihnen benutzt oder sie sogar zusätzlich zur gewohnten Kochsalzration als Gewürze benutzt.

Kräutertees und Früchtetees werden von vielen Ernährungsbewußten als gesunde Alternativen zu Kaffee und Tee gepriesen. Seit alters her werden diese Getränke nicht nur wegen ihres erfrischenden Wohlgeschmacks, sondern auch wegen ihrer vielseitigen heilbringenden Wirkung geschätzt. Für unzählige Leiden und Krankheiten weiß die Kräuterheilkunde ein von der Natur geschenktes Mittel, das meist ohne Nebenwirkungen auf sanfte Weise Linderung und Heilung bringt. Über 500 verschiedene Heil- und Genußkräuter sind bekannt und in ihren Wirkungen beschrieben. Pflanzenauszüge mit überwiegenden Heilwirkungen sollte man aber nicht als Nahrungsmittel betrachten, sondern als Medizin. Aus diesem Grund dienen die für ihre Heilwirkung bekannten Kräutertees nicht als Durststiller über einen längeren Zeitraum, sondern nur im Bedarfsfall als Heilmittel, damit sie dann ihre Heilwirkung voll entfalten können. Im Fachhandel sind Kräutertee-Mischungen erhältlich, deren Zutaten aufeinander abgestimmt sind und unbedenklich auch in größeren Mengen und über längere Zeiträume hinweg genossen werden können. Sie sind gesunde und wohlschmeckende Alternativen zum herkömmlichen Tee für die ganze Familie.

Das gilt auch für Früchtetees, die in verschiedenen Geschmacksrichtungen und Mischungen auf dem Markt sind. Sie sind heiß oder gekühlt serviert eine natürliche, köstliche Erfrischung – wenn man sie nicht mit Fabrikzucker süßt. Auch Gewürztees wie Yogi-Tee (Mischung aus Zimt, Ingwer, Pfeffer, Kardamom und Nelken) zählen zu dieser Gruppe. Erhältlich sind Kräuter- und Früchtetees in loser, getrockneter Form, als Aufgußbeutel oder gefriergetrocknet als Instantprodukt, bei dem aber mit Geschmacks- und Aromaverlusten gerechnet werden muß.

Schadstoffe sind auch bei Kräuter- und Früchtetees ein ernstes Problem, zumal die meisten Kräuter importiert werden und giftige Pflanzenbehandlungsmittel enthalten können. Bei vielen Kräutern, die aus überdüngten Kräuterfarmen stammen, sind zudem die wertbestimmenden Inhaltsstoffe nicht mehr in vollem Ausmaß enthalten. Wählen Sie deshalb Kräuter- und Früchtetees aus wirkstoffkontrolliertem Anbau (in Apotheken erhältlich, nicht in Kräuterläden).

Das kommerzielle Sammeln wildwachsender Kräuter ist vor allem aus Pflanzenschutzgründen abzulehnen.

Krebs oder das unkontrollierte Wachstum von bösartigen malignen Tumoren oder Zellgeschwülsten ist in den westlichen Industrienationen nach den Herz-Kreislauf-Krankheiten mit steigender Tendenz die häufigste Todesursache. In Deutschland leben etwa 2 Millionen Menschen mit Krebs; jährlich kommen zwischen 200 000 und 300 000 hinzu, und über 210 000 sterben jährlich an einer der zahlreichen Krebsformen. Bei der Entstehung spielt neben Umweltfaktoren die Ernährung eine entscheidende Rolle. Die regional erheblich unterschiedlichen Häufigkeiten verschiedener Krebsformen weisen auf die speziellen Einflüsse von Umweltbedingungen und Ernährungsgewohnheiten hin.

Vitalstoffe, wie besonders
– die antioxidativ wirkenden Vitamine C und E, die →Carotinoide, →Polyphenole, →Flavonoide, →Wasserstoff-Anion sowie Ubichinon,
– Spurenelemente wie Germanium, Molybdän, Selen, Zink u. a.,
– Enzyme wie Glutathion-Peroxidase, Superoxid-Dismutase u. a.
– andere natürliche Stoffe wie Glutathion, Tumosteron u. a. üben hohe Schutzfunktionen aus.

Das Krebsrisiko wird allgemein durch Konsum von Alkohol und Nikotin sowie durch hohen Fettkonsum, hohen Fleischverzehr, salzreiche Nahrungsmittel, vital- und faserstoffarme Nahrungsmittel und den Verzehr von sehr heißen Speisen gefördert. Viele Nahrungsmittel werden durch gewollte oder billigend in Kauf genommene Verunreinigungen, Zusätze oder Verarbeitungsprozesse krebserregend.

Gesenkt wird das Krebsrisiko durch den Verzehr von Obst und Gemüse, frisch ausgepreßten Säften, faserstoffreichen Nahrungsmitteln. Der Krebsvorsorge kommt außerordentliche Bedeutung zu, hierzu zählen insbesondere die Stärkung des Immunsystems, die Vermeidung von Zellschäden durch Ausschluß von krebserregenden Substanzen und die Zufuhr von Schutzfaktoren. →Gemüsesaft.

Krebstiere →Meeresfrüchte.

Kresse (Brunnen- oder Gartenkresse) ist ein aromatisch-scharf schmeckendes Küchenkraut, das frisch für Salat, Suppen, Kräuterbutter und Kräutertunken, gekeimt als Frischkost, Brotbelag oder Beigabe zu verschiedenen Speisen verwendet wird. Kresse wirkt anregend auf den Stoffwechsel.

Kreuzkümmel (Cumin), Gewürz, das in Ostasien, Indien und im Mittelmeerraum beheimatet ist und eine Hauptzutat für Currymischungen darstellt. Mit dieser Kümmelart lassen sich alle scharf-pikanten Gerichte verfeinern.

Kristallzucker. Schönfärberische Bezeichnung für den normalen Fabrikzucker. →Zucker.

Kruska →Frischkornbrei aus den Getreidesorten Weizen, Roggen, Gerste und Hafer, der in der →Waerland-Diät eine große Rolle spielt.

Kuchen →Feinbackwaren.

Küchenkräuter zählen eigentlich zu den Gemüsen und sind je nach ihrer Art den verschiedenen Gemüsegruppen (Zwiebelgemüse, Wildgemüse etc.) zuzurechnen. In der täglichen Küchenpraxis werden sie jedoch vor allem als →Gewürze verwendet.

Kukicha-Tee (»Drei-Jahres-Tee«). Dieses Getränk besteht aus den dreijährigen Zweigen des Teestrauches sowie gerösteten Stücken von Stamm und Blättern. Kukicha enthält fast kein Theophyllin – ein dem →Coffein ähnlicher Stoff –, dafür aber eine Reihe von Mineralien. Naturkostprodukt.

Kukuruz →Mais.

Kümmel ist ein einheimisches Gewürz, das sich wegen seines starken Eigengeschmacks kaum mit anderen Gewürzen verträgt. Trotzdem sind die ganzen Körner oder das Pulver vielseitig für Fleisch, Fisch, Geflügel, Gemüse, Gebäck, Quark, Kartoffeln und Brot verwendbar, nicht zuletzt deshalb, weil Kümmel verdauungsfördernd, blähungswidrig und appetitanregend wirkt.

Kumys, ein aus Stutenmilch hergestelltes Gärungsgetränk. Nationalgetränk der Steppenvölker Zentralasiens.

Kunsthonig →Invertzuckercreme.

Kunststoffverpackungen →Verpackung.

Kupfer (Spurenelement)
Funktion: Blutbildung, Zellatmung, Immunabwehr, Bestandteil mancher Enzyme.
Vorkommen: Fisch, Milchprodukte, Vollkorngetreide, Obst, grüne Gemüse, Nüsse. Verlust durch Verarbeitung und Nahrungsmittelzubereitung: 10–20 %.
Mangelsymptome: Gefäßschwäche, Anämie, Pigmentabbau in der Haut, Infektionsanfälligkeit.
Tagesbedarf: 2–4 mg.
Erhöhter Bedarf: Zink und Kupfer beeinflussen sich gegenseitig. Aufnahme im Verhältnis 10:1 empfohlen.
Überdosierung: Gedächtnisschwäche, Stoffwechselstörungen.
→Mineralstoffe.

Kurkuma (Turmeric, Gelbwurzel) ist ein gelbes Gewürzpulver, das aus dem Wurzelstock des staudigen Gewächses hergestellt und manchmal indischer Safran genannt wird. Seine Heimat ist Südostasien, und es kommt in dortigen Gewürzmischungen (Curry) vor. Das stark lichtempfindliche Gewürz (dunkel lagern) paßt zu Fleisch, Soßen, Beizen, Eierspeisen und Gemüse.

Kutterhilfsmittel sind Phosphatzusätze, die bei der Verarbeitung von nicht mehr schlachtwarmem Fleisch erforderlich sind. Sie verbessern das Wasserbindungsvermögen bei Brüh- und Kochwürsten, verleihen den Erzeugnissen eine höhere Schnittfestigkeit und verstärken deren Farbe. →Lebensmittelzusatzstoffe, →Phosphate, →Wurst.

Kuzu. Stärkemehl aus der Wurzel einer wilden Weinart aus Japan. Geeignet zum Andicken von Suppen, Soßen, Dressings, Pfannkuchen sowie für Gelees, Puddings und Bonbons. In Japan wird Kuzu auch für Heilzwecke verwendet. Naturkostprodukt.

Kwaß →Brottrunk.

L

Labkäse. Nach dem Herstellungsverfahren lassen sich grob zwei Käsesorten unterscheiden: →Frischkäse und Labkäse, der durch den Zusatz von Lab entsteht. Lab ist ein Gerinnungsferment, das aus dem Labmagen von Kälbern gewonnen wird. Auch Extrakte aus Pflanzen oder von Bakterien gentechnisch gebildetes Lab (→Gentechnik) werden zur Käseherstellung verwendet. Das Milcheiweiß gerinnt durch Zugabe von Lab zu einer gallertähnlichen Masse und wird durch Schneiden mit der sogenannten Käseharfe, Rühren und Erwärmen zum sogenannten Käsebruch. Je intensiver die Bearbeitung, desto kleiner werden die Körner des Käsebruchs und desto fester wird die Käsemasse, aus der die →Molke (Käsewasser) abfließt. Von der Größe der Körner hängt es ab, welche Käsesorten hergestellt werden. Anschließend wird die Käsemasse in Formen gebracht und unter Anwendung starken Drucks gepreßt, damit sie die gewünschte Dichte erhält und weitere überflüssige Molke abfließt. Durch Bestreuen der gepreßten Käse mit Salz oder durch Einlegen in ein Salzbad wird nochmals Molke entzogen und eine Verfestigung der Rinde erzeugt. Die Konzentration und zeitliche Einwirkung von Salz beeinflußt den Reifungsprozeß und wirkt sich auf Geschmack und Haltbarkeit des Käses aus. Die Reifung des Käses schließlich wird durch die in der Käsemasse enthaltenen Mikroorganismen bewirkt. Es gibt eine Reihe von Reifungskulturen, die für die verschiedenen Käsesorten sorgen. So werden beispielsweise bei der Herstellung von Camembert oder Edelpilzkäse bestimmte Schimmelpilzkulturen zugesetzt. Je nach Sorte muß Käse Tage, Wochen oder Monate in besonderen Räumen, in denen eine gleichbleibende Luftfeuchtigkeit und bestimmte Temperatur herrschen, reifen. Manche Käsesorten durchwandern in ihrem Reifeprozeß mehrere, unterschiedlich temperierte Räume. Bei den verschiedenen Käsesorten verläuft der Reifungsprozeß sehr unterschiedlich. Weichkäse reifen von außen nach innen, Schnitt- und Hartkäse reifen gleichmäßig durch die ganze Masse. Die für manche Sorten typischen Löcher (z. B. im Emmentaler) bilden sich durch Gasentwicklung (vor allem Kohlensäure), die durch die Tätigkeit der Mikroorganismen entsteht. Im Reifungsprozeß laufen wesentliche biochemische Umsetzungen ab, die Aussehen, Konsistenz, Geschmack und Geruch der einzelnen Käsesorten maßgeblich bestimmen.

Käseherstellung ist aufwendig – aus 100 kg Milch lassen sich 4–7 kg Hartkäse oder 10–13 kg Weichkäse gewinnen. Ist der Käse ausgereift, gelangt er entweder gleich in den Handel oder wird zu →Schmelzkäse oder →Käsezubereitungen weiterverarbeitet. →Käse.

Laetril →Vitamin B17.

Lagerung. Durch falsche oder zu lange Lagerung können Lebens- und Nahrungsmittel an Qualität verlieren oder gar verderben. Die Vollwertküche legt Wert auf möglichst frische Nahrung. Es ist in jedem Fall zu empfehlen, Frischprodukte täglich einzukaufen und sie möglichst rasch nach dem Kauf zu verarbeiten. Manche Fleischprodukte müssen sogar binnen Stunden zubereitet werden, weil sie sonst verderben. Doch auch wenn äußerlich keine Veränderungen feststellbar sind, kommt es bei der Lagerung zu Vitalstoffverlusten. So verliert Vollkornmehl schon Minuten nach dem Mahlen wertvolle Vitalstoffe.

Auch Produkte, die länger haltbar sind und auf Vorrat gekauft werden, wie beispielsweise Getreide, Nudeln, Kartoffeln, Honig, Konserven und ähnliches, sind nicht unbeschränkt haltbar und verlieren durch längere und vor allem durch unsachgemäße Lagerung wertvolle Vitalstoffe.

In vielen Haushalten ist der Kühlschrank die wichtigste Vorratskammer, da eine Speisekammer oder ein geeigneter Kellerraum oft nicht zur Verfügung stehen. Doch auch diese Errungenschaft moderner Technik schützt viele Produkte nur wenige Tage vor dem Verderb.

Unter den Stichworten der einzelnen Warengruppen werden, wenn nötig, Hinweise zur Lagerung bestimmter Nahrungsmittel gegeben. Einige Faustregeln gelten aber für alle Vorräte:

– Die auf den Packungen angegebenen Haltbarkeitsdaten strikt beachten. Allerdings haben manche Hersteller überzogene Vorstellungen von der Haltbarkeit ihrer Produkte, die nicht den tatsächlichen Gegebenheiten entsprechen.

– Vorratsräume müssen kühl, trocken und dunkel sein, denn Wärme, Feuchtigkeit und Licht begünstigen Qualitätsverlust und Verderb am meisten.

– Nutzt man einen Gefrierschrank oder eine Tiefkühltruhe für die Lagerung von Nahrungsmitteln, muß man beachten, daß einmal An- oder Aufgetautes wegen der Gefahr mikrobiellen Verderbs nicht wieder eingefroren werden darf. Man muß auf eine lückenlose Kühlkette achten, die auch beim Einkauf nicht unterbrochen werden darf.

– Achten Sie auf aufgeblähte Dosen, Folien oder Beutel, denn sie deuten auf Verderb durch Mikroorganismen hin. Weitere verdächtige Anzeichen sind stark schillernde Flecken, unnatürliche Veränderungen, Schimmel und starke Geruchsabweichungen. →Haltbarmachung, →Verderb.

Laktose →Milchzucker.

Lammfleisch. Der Anteil von Schaffleisch am Fleischkonsum der Deutschen macht weniger als 1 % aus. Der durchschnittliche Pro-Kopf-Verzehr in Deutschland beträgt nur 1 kg Schaffleisch im Jahr, obwohl das Fleisch der Wollproduzenten neben Pferde- und Ziegenfleisch als gesundes und wertvolles Fleisch gilt, da es einen minimalen Fettanteil aufweist, relativ schadstoffarm und gut bekömmlich ist, sich sogar als →Schonkost eignet und überdies einen feinen Geschmack besitzt, sieht man einmal vom Hammelfleisch ab.

Schafe lassen sich nicht in die industrielle Intensivmast zwingen. (→Massentierhaltung) Sie wachsen in der Hauptsache in der freien Natur auf und ernähren sich von frischen Blättern, Knospen, Gräsern und Kräutern. Selbst bei Mastlämmern werden keine Hormone und Antibiotika eingesetzt. Wer also an Fleisch von natürlich aufgezogenen Tieren interessiert ist, kann auf Lamm- und Hammelfleisch zurückgreifen. Bei Fleisch vom Schaf gibt es vier Qualitätsmerkmale:

Milchlammfleisch stammt von Lämmern, die unter 6 Monate alt sind. Es ist das zarteste, wohlschmeckendste und fettärmste Lammfleisch. Das Fleisch ist lachsfarben und hat nur wenig weißes Fett.

Mastlämmer sind bei der Schlachtung bis zu 12 Monate alt. Der Fettrand des ziegelroten Fleisches ist gelblich.

Hammelfleisch stammt von bis zu 2 Jahre alten Tieren und hat bereits den typischen »Schafgeschmack«, der in orientalischen Ländern beliebt, bei uns aber eher verpönt ist.

Schaffleisch schließlich stammt von Tieren, die über 2 Jahre alt sind. Schaffleisch ist wie Hammelfleisch mittel- bis grobfaserig und weist eine gelbliche bis gelbe Fettmaserung und Fettumrandung auf.

Landbutter →Butter.
Landwirtschaft →Ökologischer Landbau.
Laos ist ein frisch oder getrocknet gemahlener Wurzelstock mit pikant säuerlichem Duft und scharfem, prickelndem Geschmack. Dieses ostasiatische Gewürz wird bei der Zubereitung vieler indischer und indonesischer Gerichte verwendet, paßt aber auch zu Kartoffelsuppe, Braten, Heringen und Salaten.
Lavendel wächst in Südeuropa und wird frisch oder getrocknet angeboten. Neben seiner hauptsächlichen Verwendung für Seifen und Kosmetika paßt Lavendel als Küchenkraut in vorsichtiger Dosierung auch zu Fleisch, Gemüse, Salat, Eintopf, Kräutersoßen und Fischsuppen.
Lebensmittel. Die Begriffe »Lebensmittel« und »Nahrungsmittel« werden gewöhnlich synonym gebraucht. Ist das im täglichen Sprachgebrauch auch in Ordnung, so ist in der Küchenpraxis die klare Unterscheidung zwischen Lebensmitteln und Nahrungsmitteln bereits der erste Schritt zur Unterscheidung zwischen qualitativ hochwertiger und qualitativ minderwertiger Ernährung. Unter Lebensmittel versteht man hochwertige, vitale, naturbelassene Produkte, die sämtliche »Mittel zum Leben« enthalten, das heißt Stoffe, die der Mensch für ein gesundes Leben braucht (→Grundbausteine der Nahrung). Lebensmittel sind die

Lebensmittelbestrahlung

Grundbestandteile einer guten →Vollwerternährung. →Information der Nahrung, →Nahrungsmittel.

Lebensmittelbestrahlung. Ein beliebtes Mittel zur Konservierung von Lebensmitteln ist in vielen Ländern die radioaktive Bestrahlung der Waren. Wissenschaftlich korrekter ist der Begriff »ionisierende Strahlung«, doch da zur Lebensmittelbestrahlung hauptsächlich Gammastrahlen von Kobalt 60 und Cäsium 137 verwendet werden, geht es bei der Lebensmittelbestrahlung tatsächlich um →Radioaktivität. 1990 wurden weltweit bereits 500 000 Tonnen Lebensmittel bestrahlt, der Hauptteil davon war Getreide für die damalige UdSSR. In der Bundesrepublik ist dieses Verfahren zur Konservierung verboten, der Import bestrahlter Ware ist auf einige wenige Lebensmittel beschränkt und unterliegt der Kennzeichnungspflicht. Die Überwachung ist aber praktisch kaum durchführbar, denn es gibt für die Untersuchungsbehörden nur wenige Kontrollmöglichkeiten, bestrahlte Ware von nicht bestrahlter zu unterscheiden. Wiederholt wurde bekannt, daß auch bei uns bestrahlte Ware in den Handel gelangt. So kann die Frage, wieviel bestrahlte Nahrungsmittel über die Grenzen in die Regale und Tiefkühltruhen der Supermärkte und die Fabriken der Nahrungsmittelhersteller gelangen, nicht zufriedenstellend beantwortet werden.

Noch gilt in Deutschland das Bestrahlungsverbot für Lebensmittel, wobei aber über EU-Verordnungen mittels »Allgemeinverfügungen« bestimmte Produkte wie etwa manche Gewürze ausgenommen sind. Es gilt aber bereits eine Kennzeichnungsvorschrift, gemäß der auf bestrahlten Produkten der Hinweis »bestrahlt« oder mit »ionisierenden Strahlen behandelt« angebracht werden muß.

In anderen EU-Ländern zählt die Bestrahlung nämlich zu den üblichen Konservierungsmethoden – in Spanien, Dänemark, Holland, Frankreich, Italien, aber auch in Ungarn, Bulgarien, Südafrika, Israel, um nur wenige zu nennen, die Lebensmittel auch in die Bundesrepublik liefern. Am häufigsten bestrahlt werden Kartoffeln, Garnelen und Krabben, Zwiebeln, Knoblauch, Geflügel, Salate, Kräuter und Gewürze. Das Bestrahlen verhindert das Auskeimen von Zwiebeln und Kartoffeln, verzögert die Reife bei Obst, macht Lagerbestände insektenfrei, tötet Bakterien ab, vernichtet Salmonellen in Geflügelfleisch, vermindert Schimmelbefall (die →Aflatoxine als giftige Stoffwechselprodukte verbleiben aber in der Nahrung, auch wenn der Schimmel abgetötet wurde) und verlängert die Haltbarkeit. Die Strahlendosen bewirken durch die Ionisation von Atomen und Molekülen eine Abtötung von Mikroorganismen und machen so selbst leichtverderbliche Nahrungsmittel ohne Kühlung dauerhaft haltbar, wenn sie nach Bestrahlung luftdicht verpackt werden. Die verwendete Dosis, gemessen in Gray (→Radioaktivität), zum Beispiel zur Verhinderung des Auskeimens von Kartoffeln, beträgt

20 bis 150 Gray; die Vernichtung von Parasiten und Insekten in Getreide, Hülsenfrüchten, Obst, Fisch und Fleisch wird mit einer Dosis zwischen 150 und 1000 Gray bewirkt. Dies ist schon 10- bis 15mal höher als die für den Menschen tödliche Dosis. Zwar nehmen die behandelten Nahrungsmittel die radioaktive Bestrahlung nicht an, da sie von der Strahlung ähnlich wie beim Röntgen nur durchdrungen werden, doch die Qualität der Nahrungsmittel verändert sich. Durch die Bestrahlung treten chemische Veränderungen an Proteinen und Fetten auf. Es entstehen Molekülbruchstücke und freie →Radikale. Der unvermeidlichen Veränderung von Farbe, Geruch, Geschmack (»Bestrahlungsgeschmack«) und Konsistenz wird teilweise entgegengewirkt, indem den Nahrungsmitteln vor der Bestrahlung →Antioxidantien zugesetzt werden. Die Bestrahlung von Nahrungsmitteln stellt eine Täuschung des Verbrauchers dar, weil tatsächliche Frische, Qualität und Nährstoffverluste der bestrahlten Waren nicht mehr erkennbar sind. Die mangelnde Qualität von Lebensmitteln kann kaschiert, Hygienemängel überdeckt, verdorbene Ware wieder »verkehrsfähig« gemacht werden. Das Problem der Mutation von Erbgut wird gänzlich übergangen.

Notwendig ist die Bestrahlung auf keinen Fall. Sie ist nur für die Atomlobby gewinnbringend. Obwohl die Bestrahlung von Nahrungsmitteln in der Bundesrepublik prinzipiell (noch) nicht erlaubt ist, stehen 5 der 120 Bestrahlungsanlagen in der Welt (40 in Europa) auf bundesdeutschem Boden, sterilisieren bislang aber nur Non-Food-Artikel (Handschuhe, Einwegspritzen, Kanülen etc.) mit Gammastrahlen, aber bereits auch Lebensmittel für den Export und Krankenhauskost für bestimmte Patientengruppen. Das Bestrahlen von Nahrungsmitteln für den allgemeinen Gebrauch wäre jederzeit möglich.

Gesundheitliche Risikoberechnungen für den Menschen werden nicht durchgeführt, obwohl Toxizitätsuntersuchungen auf ein 2000mal höheres Risiko als bei Konservierungsstoffen hinweisen und Blutbildveränderungen bei Kindern, Fruchtbarkeitseinschränkungen und Nierenstörungen nachgewiesen sind. Dazu der Lebensmittelwissenschaftler Professor Pfeilsticker von der Universität Bonn: »Bestrahlte Lebensmittel haben solange als schädlich zu gelten, solange ihre Unschädlichkeit nicht bewiesen ist.« Der Verbraucher sollte sich daher gegen jeden Versuch, Lebensmittelbestrahlung auch bei uns zu erlauben, entschieden zur Wehr setzen und keine Lebensmittel kaufen, bei denen der Verdacht besteht, daß sie bestrahlt wurden. →Information der Nahrung.

Lebensmittelhandel. Der konventionelle Lebensmittelhandel gerät mehr und mehr in die Hände einiger weniger Handelsriesen. Hand in Hand mit der Nahrungsmittelindustrie (→Lebensmittelverarbeitung) diktiert der Handel in zunehmendem Maß die Qualität der Alltagskost, die weniger den Anforderungen an Qualität und Vollwertigkeit genügen muß als den Zwängen rationeller Herstellungs- und Vertriebswege. Kein Wunder also, daß →Fertignahrung den größten Teil des Angebots in konventionellen Lebensmittelläden ausmacht. Da im Lebensmittelhandel ein gnadenloser Preiskampf tobt und die Verbraucher mit immer billigeren Angeboten in bestimmte Supermarktketten gelockt werden sollen, diktieren die Handelskonzerne, gestützt von ihrer immensen Marktmacht, den Herstellern oft ihre Preisvorstellungen. Die Lebensmittelindustrie wird gezwungen, ihre Waren so billig wie möglich herzustellen, um gegenüber der drückenden Konkurrenz im Geschäft zu bleiben, was sich natürlich ebenfalls in einer Minderung der Warenqualität auswirkt.

Der Lebensmittelhandel reagiert aber auch auf aktuelle Trends und wechselndes Nachfrageverhalten der Verbraucher. So wurde in den achtziger Jahren vermehrt Luxus-Feinkost ins Angebot genommen und seit den neunziger Jahren bietet auch der konventionelle Handel vermehrt Waren aus Ökoanbau an. Zwar handelt es sich dabei vor allem um Ökoprodukte, die zwar den von der EU vorgeschriebenen Mindestanforderungen genügen, doch ist diese Tendenz, die durch die steigende Nachfrage der Verbraucher nach Ökowaren angeregt wurde, sehr zu begrüßen. Wie groß die Macht der Handelskonzerne ist, belegen eindrucksvoll die Umsatzzahlen der fünf größten deutschen Handelsriesen. Im Jahr 2000 erzielten sie nur mit Lebensmitteln folgende Umsätze:

Edeka/Ava	39,8 Milliarden Euro
Rewe	37,2 Milliarden Euro
Aldi	31,3 Milliarden Euro
Metro	26,0 Milliarden Euro
Lidl & Schwarz	19,3 Milliarden Euro
Tengelmann	17,2 Milliarden Euro

Addiert ergibt das einen Gesamtumsatz von 170,8 Milliarden Euro in einem Jahr. Dazu kommen dann noch die Umsätze mit Non-Food-Produkten wie Haushaltswaren und ähnlichem. →Supermärkte.

Lebensmittelrecht. Das Lebensmittelrecht umfaßt umfangreiche Rechtsnormen und Bestimmungen zum Schutz des Verbrauchers vor Gesundheitsgefährdung durch nicht einwandfreie Lebensmittel und vor Täuschung durch falsch gekennzeichnete, nachgemachte oder verfälschte Lebensmittel. Es regelt unter anderem die Beschaffenheit und das Inverkehrbringen von Lebensmitteln, ihre Aufmachung, Mindesthaltbarkeit und Verpackung, die Verwendung von Zusatzstoffen, Höchstmengen von Schadstoffen und Hygienevorschriften. Auf die Zulassung von Zusatzstoffen und die Festlegung von Grenzwerten und Höchstmengen haben Verbraucherverbände keinen Einfluß. →Kennzeichnung, →Lebensmittelzusatzstoffe.

Lebensmittelüberwachung. Die Überwachung von lebensmittelrechtlichen Vorschriften geschieht durch regelmäßige Überprüfungen und Stichprobennahmen nach dem Zufallsprinzip in herstellenden und verarbeitenden Betrieben und im Handel oder auf Verdacht durch Verbraucherbeschwerden. Beschwerdeproben falsch ausgezeichneter oder verdorbener Nahrungsmittel können zusammen mit dem Kaufbeleg bei den jeweiligen Bezirksinspektionen oder Lebensmittelüberwachungsbehörden abgegeben werden. In der Praxis ist die Einhaltung der Bestimmungen nach dem Lebensmittelrecht und der geltenden Grenzwerte durch Nachweisschwierigkeiten, Personalmangel, Mittelknappheit und große Stichprobenabstände nur sehr lückenhaft möglich, abgesehen davon, daß für viele Schadstoffe und Chemikalien keine Höchstmengen festgesetzt sind. Die Chancen, ein schwarzes Schaf unter den Herstellern und Händlern zu erwischen, sind minimal. Entsprechend hoch ist die Dunkelziffer. Falschauszeichnung von Handelsklassen, Umbewertung konventioneller Ware auf Biokost, »Hormonkuren« bei der Kälberzucht, Schnitzel aus Formfleisch, Beimischung von »rückverdünntem« radioaktiv belastetem Milchpulver, Weinpanschereien mit Zucker und Frostschutzmittel sind nur einige wenige Beispiele für Zuwiderhandlungen. Die Strafen für nachgewiesene Verstöße sind so lächerlich gering – falls es überhaupt zu einer Verurteilung kommt –, daß sie nicht einmal einen Bruchteil der wirtschaftlichen Vorteile ausmachen. Die frühere Gesundheitsministerin Antje Huber beklagte sich, daß die Geldstrafen bei Verstößen »kaum geeignet sind, eine nachhaltig abschreckende Wirkung hervorzurufen«. Mit Einführung des EU-Binnenmarktes sind Grenzkontrollen und Einfuhruntersuchungen nicht mehr gestattet. Die Überwachung der hygienischen und lebensmittelrechtlichen Bestimmungen soll statt dessen in die herstellenden und verarbeitenden Betriebe der Ursprungsländer verlagert werden, die zum Teil (noch) nicht über die strengen Lebensmittelvorschriften Deutschlands verfügen.

Lebensmittelverarbeitung. Die naturgegebenen rohen Produkte aus Landwirtschaft, Viehzucht, Fischfang etc. werden zu einem großen Teil von der Nahrungsmittelindustrie verarbeitet, bevor sie in den Handel gelangen. Die Lebensmittelverarbeitung ist heute zu einem hochtechnisierten und aufwendigen Prozeß geworden, bei dem wesentliche natürliche, qualitätsbestimmende Inhaltsstoffe der Lebensmittel verlorengehen und statt dessen eine Reihe chemischer Zusatzstoffe hinzugefügt werden. Die Produkte dieses Prozesses gelangen als →Fertignahrung an den Verbraucher. Andererseits gibt es auch Verarbeitungsschritte, die notwendige und erwünschte Eigenschaftsveränderungen herbeiführen, z. B. bei der Käseoder Ölproduktion.

Die Ernährungsindustrie gehört mit einem Jahresumsatz von 235 Milliarden Mark im Jahre 2000 zu den bedeutenden Wirtschaftszweigen der Bundesrepublik. Zusammen mit dem Handel (→Lebensmittelhandel) diktiert die Nahrungsmittelindustrie die Qualität der Alltagskost. Die äußere Qualität von Lebensmitteln (Größe, Aussehen, Farbe, Form etc.), die technologische Qualität (ständige Verfügbarkeit, Lagerfä-

Lebensmittelverarbeitung

higkeit, fabrikmäßige Verarbeitbarkeit etc.) und der möglichst niedrige Preis gewinnen im System der industriellen Erzeugung und Handhabung von Lebensmitteln Vorrang vor den eigentlichen Gütemaßstäben Vollwertigkeit, Naturbelassenheit, Frische und Schadstoffarmut. Das Verlangen nach konfektionierter, kalkulierbarer, den genormten Herstellungs- und Vertriebswegen von Industrie und Handel angepaßter Ware hat die naturfremde und ökologisch unverträgliche Massenproduktion von Agrarerzeugnissen unentbehrlich gemacht – beispielsweise die →Massentierhaltung und die chemisierte Erzeugung von Obst und Gemüse in einer Landwirtschaft, deren Ertragsüberschüsse dank massivem Agrargifteinsatz wesentlich zur Verringerung der Qualität unserer Nahrung und zur Zerstörung unserer Umwelt beitragen. Doch solche, zum Teil von Staat und EU unterstützten Methoden sind notwendig, damit die Fließbänder der Industrie kontinuierlich laufen. Massenproduktion und Massenverarbeitung bedingen sich gegenseitig. Endgültig zur naturentfremdeten Handelsware degradiert wird die Nahrung durch die Nahrungsmittelindustrie. In vollautomatisierten Verarbeitungsprozessen werden die landwirtschaftlichen Erzeugnisse gereinigt, zerkleinert, zerkocht, raffiniert, pasteurisiert, konserviert, konzentriert, getrocknet, tiefgefroren, gepreßt, geformt und handelsgerecht auf den Markt gebracht. Eine Unmenge von chemischen und technischen Hilfsstoffen unterstützt diesen Prozeß. Qualitätsgeminderte Erzeugnisse werden durch →Lebensmittelzusatzstoffe künstlich aufgewertet: Farbstoffe sorgen für die rechte Optik, Stabilisatoren für den richtigen Biß, Aromastoffe für den gewünschten Geschmack, Konservierungsstoffe für die Haltbarkeit. Ein Heer von Marketingstrategen ist für die Verpackung zuständig, das Image, den Vertriebsweg, den Preis. Die Handelsgiganten schließlich nehmen große Mengen ab und können so über den gewonnenen Preisvorteil die kleinen Lebensmittelgeschäfte, die teilweise noch hochwertige Lebensmittel anbieten (beispielsweise Bäcker, Gemüseläden etc.) durch einen unablässigen Preisdruck vom Markt verdrängen. Das minderwertige Fabrikbrot aus Fertig-Backmischungen ist eben billiger zu produzieren als das in langwierigen und kostenintensiven Arbeitsgängen erzeugte Vollkornbrot mit Natursauerteig. Den Verbraucher schien das lange nicht zu kümmern. Er sah zuerst auf den Preis, dann auf die Qualität. Das wachsende Ernährungsbewußtsein der Verbraucher in den letzten Jahren hat aber zu einer Umkehr dieser Entwicklung geführt und vielen kleinen Geschäften, wie etwa den Naturkostläden, eine Existenzgrundlage geschaffen. →Naturkost, →Slow Food.

Bei der industriellen Lebensmittelverarbeitung gelangen neben den erlaubten →Lebensmittelzusatzstoffen nicht selten auch →Schadstoffe in die verarbeiteten Waren. Die berühmte tote Maus in der fabrikfrisch

Lebensmittelverarbeitung

verkorkten Colaflasche ging durch die Weltpresse und brachte der betroffenen Kundin hohen Schadensersatz. Aber nicht alle Fremdstoffe, die durch Fehler bei der Verarbeitung in die Lebensmittel gelangen, sind so offensichtlich. Meist sind es technische Hilfsstoffe, Reinigungs- und Desinfektionsmittel, die als technisch unvermeidbare Rückstände oder wegen mangelnder Sorgfalt bei der maschinellen Verarbeitung in die Nahrung gelangen. Aber auch verdorbene Zutaten, die mit in die fabrikmäßige Verarbeitung geraten, sorgen immer wieder für Aufsehen und veranlassen die Hersteller zu Rückrufaktionen oder die Behörden zu Räumaktionen beim Groß- und Einzelhandel. Der Olivenölskandal und der Flüssigeiskandal sind nur zwei Beispiele aus der jüngeren Vergangenheit. Beim ersten wurden in Flaschen mit hochwertigem Olivenöl Anteile der krebserregenden Substanz Perchlorethylen gefunden, die weit über den gesundheitlich tolerierbaren Höchstmengen lagen, beim zweiten wurden in der Bundesrepublik tonnenweise Nahrungsmittel mit verdorbenem, stinkendem und bakterienverseuchtem Flüssigei produziert und an den ahnungslosen Verbraucher gebracht. Ist die Verseuchung durch Reinigungs- und Desinfektionsmittel zum großen Teil auf nachlässige Arbeitsweise und ungenügende Kontrolle zurückzuführen, so war Ursache des Flüssigei-Skandals eindeutig die Profitgier der beteiligten Unternehmen: Die Verwendung von minderwertigen Abfalleiern aus Schlacht- oder Brutbetrieben bringt gegenüber Frischeiern einen Kostenvorteil von drei bis vier Mark pro Kilo. Und auf der →Zutatenliste der Packung ist Ei gleich Ei. Das rücksichtslose Gewinnstreben und der aggressive Konkurrenzdruck in der Nahrungsmittelbranche ist für viele Praktiken und Panschereien verantwortlich, die immer wieder als Lebensmittelskandale in den Medien auftauchen – natürlich sind sie nur die Spitze des Eisbergs.

In den letzten Jahren gab es auch in der Lebensmittelverarbeitung Alternativen. Durch die zunehmende Nachfrage des Verbrauchers nach Bioware und Gesundkost nahm nicht nur der →ökologische Landbau stark an Bedeutung zu, sondern auch alternative Konzepte der Lebensmittelverarbeitung. Wie die ökologischen Landwirte unterwerfen sich auch die seriösen Hersteller von Naturkost einer Reihe von Leitlinien:
– Verwendet werden vorwiegend Rohstoffe aus kontrolliert-ökologischem Anbau. Sind manche Zutaten nicht in dieser Qualität erhältlich, wird bestmöglicher Ersatz gesucht und dies auf der Zutatenliste kenntlich gemacht.
– Die Lebensmittel werden nur so wenig wie nötig mit möglichst schonenden und umweltfreundlichen Verfahren behandelt und verarbeitet.
– Auf chemisch-synthetische Lebensmittelzusatzstoffe und technische Hilfsstoffe wird verzichtet.
– Ökologisch erzeugte Produkte dürfen nicht bestrahlt werden oder in Kontakt mit potentiell schädlichen

synthetischen Substanzen kommen. Sie müssen zudem klar getrennt von nicht-ökologischen Produkten gelagert werden.

– Die Verpackung soll umweltfreundlich sein und sich möglichst zum Recycling eignen. Mehrweg- und Pfandsysteme haben Vorrang. Aus der Verpackung dürfen keinerlei Schadstoffe in die Lebensmittel übergehen.

– Es werden Herstellungsmethoden eingesetzt, die nicht nur die Qualität der Produkte sichern, sondern auch die Umwelt schonen, Energie sparen und den Mitarbeitern menschenwürdige Arbeitsbedingungen gewährleisten.

– Die Verteilung der Ware erfolgt dezentral. Der möglichst kurze Weg vom Erzeuger zum Verbraucher hilft Energie sparen.

Obwohl in jedem Fall frische, selbst zubereitete Ware verarbeiteten Produkten vorzuziehen ist, kann der Verbraucher durch bewußte Auswahl auf die Politik der Nahrungsmittelindustrie einwirken. →Kaufverhalten.

Lebensmittelzusatzstoffe. Endlos haltbare, schreiend bunte Nahrungsmittel mit synthetischen Geschmacksrichtungen sind aus unserem modernen Leben nicht mehr wegzudenken. Solche Kunstprodukte aus den Labors der Nahrungsmittelindustrie sind die extremen Beispiele für die Verfälschung unserer täglichen Nahrung. Doch Lebensmittelzusatzstoffe finden sich nicht nur im giftgrünen Wackelpudding oder im buntgestreiften Dauerlutscher, sondern haben längst Einzug gehalten in alle nur denkbaren industriell behandelten Speisen und Getränke.

Freilich kann man nicht pauschal und unqualifiziert alle Zusatzstoffe als »Gift im Essen« verdammen. Ein Großteil davon ist natürlichen Ursprungs und völlig harmlos. Zugleich aber ist eine Abwiegelung, wie sie von seiten der Behörden und der Industrie erfolgt, nicht angebracht, denn eine Reihe der erlaubten Zusatzstoffe können die Gesundheit gefährden und verdienen die Bezeichnung Schadstoffe. Sie lassen sich durch bewußte Auswahl unserer täglichen Nahrungsmittel vermeiden. Schätzungsweise 13 000 Menschen jährlich, Tendenz steigend, reagieren in der Bundesrepublik mit →Allergien auf Lebensmittelzusatzstoffe. Der Umgang mit Zusatzstoffen ist zwar vom Gesetzgeber geregelt, doch sind die Verordnungen viel zu lückenhaft und zudem für den Verbraucher verwirrend. Seit 1981 müssen Zusatzstoffe auf der Verpackung von Nahrungsmitteln angegeben werden, doch der Käufer erfährt auf dem Etikett nichts über die zugesetzte Menge und natürlich nichts über die Gesundheitsschädlichkeit mancher Zusätze. Und viele Zusätze bleiben ihm ganz verborgen (→Zutatenliste). Bei loser Ware muß die Verwendung mancher Zusatzstoffe ersatzweise auf einem Schild neben der Ware gekennzeichnet werden, zum Beispiel »mit Konservierungsstoff ...«, »mit Farbstoff«, »geschwefelt«, »gewachst« etc.

Es gibt eine Vielzahl von Stoffen, die unseren Nahrungsmitteln, zum Teil ohne Kennzeichnungsauflagen, aber mit Mengenbegrenzungen zugesetzt werden dürfen. Unter dem jeweiligen Stichwort, z. B. Farbstoffe, Konservierungsstoffe etc. sind die jeweiligen Gruppen näher erklärt. Die Tabelle im Anhang dieses Buches (S. 440) führt alle derzeit erlaubten Lebensmittelzusatzstoffe mit ihren EU-Nummern auf.

Die Frage, wann Zusatzstoffe zu Schadstoffen werden, bewegt Verbraucher, Industrie und Behörden seit langem. Die Zusatzstoffe müssen vom Gesetzgeber für die Verwendung in Nahrungsmitteln zugelassen werden. Das Verfahren der Zulassung von Lebensmittelzusatzstoffen ist allerdings umstritten. →ADI-Wert.

Lebensqualität. Essen ist eng verbunden mit Lebensqualität. Bei der Zubereitung und Anrichtung von Nahrungsmitteln darf nicht übersehen werden, daß es beim Essen nicht nur um das Sattwerden oder um das Decken von Nähr- und Vitalstoffbedarf geht. Die Ernährung hat Einfluß auf unser gesamtes physisches, psychisches und geistiges Wohlbefinden. Essen darf, soll und muß Freude machen. Auch die »gesündeste« Mahlzeit verliert ihre Qualität, ist sie lieblos gekocht und angerichtet und wird sie eilig hinuntergeschlungen. Gesunde Ernährung hat nichts zu tun mit freudlosem Asketentum. Sektiererischer Fanatismus, Ärger, Streß und Hektik haben in der Küche und am Eßtisch nichts verloren. Zu einer bewußten, qualitativ hochwertigen Ernährung gehört auch die Betonung der »inneren« Lebensqualitäten.

Alle Speisen sollten appetitanregend und ansprechend auf den Tisch kommen, denn der Mensch ißt auch mit den Augen. Gestalten Sie Ihre Mahlzeiten zu Erholungspausen. Kauen Sie gut, speicheln Sie jeden Bissen gründlich ein. Konzentrieren Sie sich auf Ihre Mahlzeit. Freude am Essen bedeutet, es bewußt zu genießen. Unarten wie Lesen oder Fernsehen beim Essen zerstören viel von der Freude, dem Genuß an der guten Mahlzeit und der Bekömmlichkeit. Fast Food jeder Art, ob im Restaurant oder zuhause, ist ein Todfeind von Lebensqualität. →Slow Food.

Lebertran wird durch schonendes Ausschmelzen von Fischleber gewonnen. Dieses geschmacksintensive Stärkungsmittel, das manchen aus der Kindheit in unangenehmer Erinnerung ist, ist reich an Vitamin A und dem sonst in der Nahrung kaum vorkommenden Vitamin D. Es war besonders empfehlenswert für Kinder und Menschen, die sich sehr wenig in der Sonne aufhalten, muß aber heute wegen der hohen Schadstoffbelastung, vor allem durch chlorierte Kohlenwasserstoffe, durch andere Nahrungsmittel und Nahrungsergänzungen ersetzt werden. Nicht einmal mehr die löffelweise Einnahme von Lebertran ist anzuraten. Beim Kauf von Fischöl-Kapseln ist streng darauf zu achten, daß sie rückstandskontrolliert sind. →Fisch.

Leckstrahlung →Mikrowelle.

Leguminosen →Hülsenfrüchte.

Leinsamen, Samen der Flachspflanze, aus der Leinen gewonnen wird. Die kleinen goldbraunen Körner mit dem nußartigen Geschmack werden wegen ihres hohen Gehalts an Faserstoffen als wertvolles Lebensmittel geschätzt und hauptsächlich geschrotet als Zugabe beim Brotbacken und im Müsli verwendet. Das aus Leinsamen gewonnene Leinöl hat einen hohen Anteil an ungesättigten →Fettsäuren.

Leucin. L-Leucin ist eine essentielle Aminosäure, die den Muskelstoffwechsel und Muskelaufbau fördert.

Lezithin, wichtiger Bestandteil im Zellstoffwechsel. Enthalten vor allem in Eidotter und Hülsenfrüchten. Lezithin ist seit vielen Jahren als wertvoller Inhaltsstoff bekannt und im Handel überwiegend als Sojalezithin-Granulat erhältlich. Es enthält viel →Cholin und →Inosit. Lezithin wirkt blutfettsenkend und stärkt die Nervenzellen.

Liebstöckl (Maggikraut). Dieses Küchenkraut gibt es frisch oder getrocknet. Blätter und Stengel werden verwendet und eignen sich für Spinat, Kohlrabi, Rohkost, Suppen, Grünen Salat, Fleisch, Fisch, Brühen, Kräuterbutter und Kräutersoßen. Sehr geschmacksintensiv, daher sparsam verwenden.

Light-Produkte. Diese neue, stark wachsende Produktlinie wendet sich vor allem an eine »kalorienbewußte« Zielgruppe, an Menschen, die abnehmen oder ihr Gewicht halten wollen oder die glauben, mit solchen Produkten etwas für die gesunde Ernährung zu tun. Entsprechend ist die Werbung für diese Produkte aufgemacht. Für viele beliebte Limonaden, Kaugummis und andere Genußmittel gibt es heute bereits die »light«-Version mit dem gesundheitsfördernden Image. Auch Milchprodukte, Margarinen, Getränke und andere Nahrungsmittel werben in der »leichten« Version um die Gunst der Kunden. In Wirklichkeit bedeutet »light« in den meisten Fällen aber: noch mehr industriell bearbeitet, noch mehr künstliche Zusatzstoffe, noch weniger Vitamine und Vitalstoffe. Oft werden die teureren »Light«-Produkte mit billigen Zutaten »leicht« gemacht, wie zum Beispiel durch Luft (aufgeschäumte Milchdesserts) oder durch mit Wasser versetzte Fette. Der Kampf gegen Übergewicht mit »Light«- Produkten bleibt zumeist eine Illusion – zwar liefern diese Produkte weniger Kalorien, stillen aber entsprechend weniger den Hunger, was zur Folge hat, daß man gegebenenfalls mehr dieser »Light«Produkte ißt, um ein Sättigungsgefühl zu erreichen. Das Ergebnis liegt auf der Hand – alles beim alten für den Verbraucher, doppelter Gewinn für den Hersteller, zumal viele »Light«-Produkte teurer sind als herkömmliche. Im übrigen zementieren »Light«-Produkte die alten, falschen Ernährungsgewohnheiten und Diätfehler, da sie die Illusion vermitteln, man brauche sich dank dieser Produkte keine Gedanken mehr über Gewichts- und Eßprobleme zu machen. Manchmal ist das leichte Image allerdings nur ein Werbegag – manche »Light«-Produkte, die genauer unter die Lupe genommen wurden, enthielten genausoviel oder sogar noch mehr Kalorien als die normalen Nahrungsmittel. Es gibt keine gesetzlichen Regelungen für die Verwendung des Begriffs »light«. Lediglich die Bezeichnung »kalorienreduziert« ist aussagekräftig. Ist dieses Wort auf der Packung aufgedruckt, müssen mindestens 40% weniger Kalorien enthalten sein als in vergleichbaren Nahrungsmitteln. Die Natur bietet übrigens genügend echte »Light«-Produkte – Mineralwasser, Kräutertees, frisches Obst und Gemüse. →Diätetische Nahrungsmittel, →Fettersatzstoffe.

Limonade. Die Nachfrage nach alkoholfreien, süßen Erfrischungsgetränken steigt ständig. Lag der Verbrauch 1972 noch bei 49,9 Liter pro Kopf und Jahr, so liefen 1999 bereits über 90 Liter durch die Kehle des deutschen Durchschnittsverbrauchers, darunter 18 Liter Diätlimonaden. Natürliches ist in Limonadenflaschen nur in Spuren vorhanden. In Limonaden, die mit Fruchtsaft hergestellt werden, muß der Fruchtsaftanteil nur halb so groß sein, wie in Fruchtsaftgetränken, das bedeutet 15% bei Limonaden mit Kernobst- und Traubensäften, 3% bei Limonaden mit Zitrusfrüchten und 5% bei Limonaden mit anderen Früchten. Zitronenlimonade enthält also gerade 3% Zitronensaft, wenn sie nicht ganz künstlich hergestellt wurde (→Brausen).
Der Zuckergehalt der Limonaden beträgt mindestens 7%, im Durchschnitt sind aber etwa 11 bis 12% Zucker enthalten. Ein Beispiel: Eine Literflasche Cola enthält 110 Gramm Fabrikzucker, das sind ungefähr 44 Stück Würfelzucker! Das entspricht der 12–15fachen Menge des gesamten Blutzuckers im menschlichen Körper! Etwa 435 Kilokalorien werden dem Körper durch eine solche Zuckerbombe zugeführt – diese Menge an leerer Energie deckt fast ein Viertel des Kalorienbedarfs eines zehnjährigen Kindes. Limonaden und andere süße Getränke machen einen Großteil der Überdosis Zucker aus, die wir täglich zu uns nehmen (→Zucker).
Außer Zucker und den obengenannten Mengen an Fruchtsaft darf Limonade noch folgende Stoffe enthalten: natürliche Aromen, Genußsäuren, wie Zitronensäure, Milchsäure, Weinsäure, DL-Apfelsäure, Phosphorsäure (nur bei coffeinhaltigen Getränken), Coffein (bei Cola-Limonaden), Chinin (bei Bitterlimonaden), Molke, auch in eingedickter oder Pulverform, natürliche Farbstoffe, wie Beta-Carotin, Hibiskusextrakt, Holunderbeersaft, Lactoflavin, Rote-Bete-Saft und Zuckercouleur, natürlich Trinkwasser, Mineralwasser, Sole oder Meerwasser und die unvermeidliche Kohlensäure. Limonaden, die keine Kohlensäure enthalten, heißen je nachdem, wie sie getrunken werden sollen, »Kaltgetränke« oder »Heißgetränke« oder auch »Limonade ohne Kohlensäure«.
Da Limonaden den Kalorienhaushalt erheblich belasten, ohne den Körper mit →Vitalstoffen zu versorgen, sollte man auf sie verzichten. »Gesunde Limonaden« lassen sich aus Fruchtsaft und Mineralwasser leicht selbst herstellen (Schorle).
Linolsäure →Fettsäuren.

Lipasen sind Enzyme, die Fette in Glycerin und Fettsäuren spalten. Sie sind unter anderem für das Ranzigwerden von fettreichen Nahrungsmitteln verantwortlich. Bei der Fettverdauung werden die Lipasen in Leber, Bauchspeicheldrüse und Darm durch die Gallensäuren aktiviert.

Lipide, Sammelbezeichnung für Fette und Fettbegleitstoffe, die sich gemeinsam unter anderem durch ihre Wasserunlöslichkeit auszeichnen.
→Fett, →Lipoide.

Lipoide, Sammelbegriff für alle fettähnlichen Substanzen und Fettbegleitstoffe wie fettlösliche Farbstoffe, Vitamine, →Carotinoide, →Lezithin, Sterine. Ihnen kommen wichtige ernährungsphysiologische Funktionen im Stoffwechsel zu, und sie sind in allen fetthaltigen Nahrungsmitteln enthalten. Sie bleiben nur bei schonender Zubereitung in nennenswertem Umfang erhalten.

Lithium ist ein Spurenelement, das in der Psychiatrie manisch Kranken therapeutisch verabreicht wird. In der Ernährung kommen ihm möglicherweise essentielle Funktionen zu. Ausgehend von geschätzten 10 mg Tagesbedarf bestände nach dem gegenwärtigen Wissensstand eine erhebliche Unterversorgung, die mit aggressivem Verhalten und Störungen des seelischen Gleichgewichts in Zusammenhang gebracht wird.

Löffelkraut, angenehm duftendes, appetitanregend wirkendes Küchenkraut, von dem die frischen Blätter und Blüten verwendet werden, und zwar hauptsächlich für Salate.

Lorbeer. Die Blätter dieser aus Kleinasien stammenden Pflanze sorgen bei vielen Gerichten für die rechte Würze. Karotten, Auberginen, Eintopf, Sauerkraut, Suppen, Fischsalate, marinierte Heringe, Krabben und Krebse, Geflügel, Wild, Brühen, Soßen, Marinaden, Essigkonserven und anderes läßt sich mit Lorbeer verfeinern. Allerdings muß dieses geschmacksintensive, würzig-bittere, magenfreundliche Gewürz sehr sparsam verwendet werden. Zu Kränzen geflochten gilt Lorbeer als Symbol für Ruhm, Ehre und Sieg.

Lotuswurzel. Eingeweichte und gekochte Lotuswurzeln werden als stärkereiches Gemüse serviert, das Mehl aus dem Stamm der Lotuspflanze dient zur Zubereitung von Tee. Naturkostprodukt.

Löwenzahnwurzelkaffee →Kaffee-Ersatz.

Luzerne →Alfalfa, →Keimlinge.

Lysin. L-Lysin ist eine essentielle Aminosäure, an der es in pflanzlichen Eiweißträgern häufig mangelt. Sie ist durch Bildung von Collagen für das Wachstum, die Funktion des Immunsystems und des Stoffwechselgleichgewichts sowie für die Fortpflanzung wichtig und fördert die geistige Leistungskraft. Lysin ist auch bekannt als bewährtes Mittel gegen Herpes simplex und Aphthen. Es zersetzt sich beim Kochen. Als →Nahrungsergänzungsmittel einsetzbar.

M

Magen →Stoffwechsel.
Magenwurz →Kalmus.
Magermilch →Milch, die auf einen Fettgehalt von 0,3 % eingestellt wurde. Sie ist pasteurisiert, homogenisiert und manchmal mit Eiweiß angereichert.
Magersucht oder Anorexia nervosa ist eine Krankheit, die vorwiegend bei jungen Frauen in den Industrienationen verbreitet ist. Sie zeigt sich in der Verweigerung der Nahrungsaufnahme und geht mit Störungen der Persönlichkeitsentwicklung und des Selbstwertgefühls einher. Etwa ein Prozent aller Mädchen zwischen 10 und 25 Jahren leiden unter dieser selbstzerstörerischen Krankheit, die so weit gehen kann, daß der Magen automatisch jede Nahrung verweigert. Der damit verbundene extreme Gewichtsverlust kann zu gesundheitsgefährdenden und lebensbedrohenden Zuständen führen. Fast die Hälfte aller Betroffenen leidet gleichzeitig an →Bulimie.
Maggikraut →Liebstöckl.
Magnesium (Mineralstoff)
Funktion: Knochenbildung, Energieübertragung, Zellatmung, Reizleitung zwischen Nerven und Muskeln, Aktivierung vieler Enzyme.
Vorkommen: Vollkorngetreide, Obst, Gemüse, Hülsenfrüchte, Nüsse. Verlust durch Verarbeitung und Nahrungsmittelzubereitung: 10–30 %.
Mangelsymptome: Herzrhythmusstörungen, Zittern, Muskelkrämpfe.
Tagesbedarf: 400–500 mg.
Erhöhter Bedarf: Bei Magen-Darm-Erkrankungen, bei Störungen der Nierenfunktion, bei starkem Alkoholgenuß.
Überdosierung: Muskelschwäche, Lethargie, Übelkeit.
Sonstiges: Calcium, Phosphor und Magnesium beeinflussen sich gegenseitig. Aufnahme im Verhältnis 1 : 1 bis 1,5 : 0,5 empfohlen.
Wasserenthärter entziehen dem Wasser diesen lebenswichtigen Mineralstoff. Auch in mineralarmem Wasser ist der Magnesiumgehalt gering. Es besteht ein enger Zusammenhang zwischen Magnesiumgehalt im Wasser und Herzkrankheiten. →Mineralstoffe.
Mais (Kukuruz) dient in unseren Breiten neben der Verwendung als Viehfutter zur industriellen Erzeugung von Speisestärke, Stärkesirup, Malzzucker, Maiskeimöl, Cornflakes und Popcorn. Dabei werden verschiedene Sorten verwendet, z. B. Hartmais, Puffmais, Stärkemais,

Maissirup

Zuckermais. Viele →Knabberwaren werden aus Maisgrieß hergestellt und mit Speiseöl und Aromen besprüht. Für die Indianer Südamerikas ist Mais seit über 5000 Jahren ein Grundnahrungsmittel, das in Verbindung mit Bohnen für eine vollwertige Proteinkombination sorgt. Schon die Inkas kannten Mais in über 350 Sorten. Mais beansprucht von allen Getreidesorten den Boden am intensivsten und trägt vor allem durch die verbreitete Monokultivierung zur Bodenerosion und Grundwasserverschmutzung bei. Maisfelder schlucken täglich bis zu fünf Kilo Stickstoff pro Hektar und sind so perfekte Mülldeponien für die →Gülle aus der →Massentierhaltung. Trotzdem wird Maisanbau von der EU mit 350 Euro pro Jahr und Hektar subventioniert. Kein Wunder also, daß in Deutschland auf 1,2 Millionen Hektar Mais angebaut wird. Der Mais, der bei uns auf den Feldern wächst, ist ausschließlich Futtermais und eben wegen der intensiven chemisierten Monokultur für den heimischen Kochtopf ungeeignet. Die Hybridzüchtung, die eine spektakuläre Ertragssteigerung ermöglichte, gelang bei Mais erstmals im Jahre 1910. Der Maisanbau in den Industrieländern stützt sich ausschließlich auf nicht vermehrungsfähige Hybridsorten. Aus den USA, die mit 270 Millionen Tonnen knapp die Hälfte der Weltjahresproduktion liefern, drängt überwiegend gentechnisch veränderter Mais auf den Weltmarkt. Die Genmais-Sorte »Starlink« kam bereits wegen Allergiereaktionen bei den Verbrauchern in Verruf (→Gentechnik). Gemüsemais bzw. Zuckermais gibt es als Frischkolben (am besten im Naturkosthaus) oder als Konserve, Tiefkühlkost oder Pickles.

Aus dem würzig schmeckenden Mais, der kein zöliakieauslösendes →Gluten enthält, lassen sich →Polenta, Fladen, Gemüsegerichte und andere süße und pikante Gerichte zubereiten. Gedünstete Maiskolben sind ein köstliches Sommergemüse, Maiskörner – meist in Dosen angeboten – findet man oft in Salaten.

Maissirup, flüssiger Zucker, der in der Nahrungsmittelindustrie als Zusatzstoff steigende Bedeutung erlangt. →Isoglucose.

Majoran. Dieses nervenbelebende Küchenkraut gibt es gerebelt oder gemahlen. Ursprünglich aus Nordafrika stammend, gedeiht es heute auch bei uns. Kartoffel- und Bohnensuppen, Eintopf, Erbsen- und Kartoffelsalate, Fleischgerichte, Geflügel, Wild, Innereien, Marinaden und Soßen sowie verschiedene Kartoffelgerichte verdanken ihren feinen Geschmack diesem kräftig aromatischen Kraut, das sich allerdings kaum mit anderen Gewürzen verträgt.

Makrobiotik. Die Ernährungslehre der Makrobiotik (makros = lang, bios = Leben) verheißt ein langes Leben in Gesundheit und Glück. Geprägt wurde dieser Name von dem deutschen Arzt Hufeland (1762–1836), die Ernährungslehre der Makrobiotik aber wurde durch den Japaner Georges Ohsawa geformt und mit Elementen aus dem Zen-Buddhismus vermischt, vor allem dem Prinzip der Dualität, im Chinesischen Yin und Yang genannt. Der Ausgleich zwischen Yin und Yang in allen Aspekten des Lebens, also auch in der Ernährung, soll zu einem dynamischen Gleichgewicht und zu einem glücklichen, erfüllten Leben führen. Ohne Verständnis des philosophischen Hintergrunds ist die Makrobiotik kaum zu praktizieren, und selbst dann fällt es im Alltag schwer, sich nach ihren Prinzipien zu ernähren, denn die Einteilung der Nahrungsmittel und Zubereitungsarten in Yin und Yang ist kompliziert und widersprüchlich, und die ungewohnte Zusammenstellung und Zubereitung der Speisen mitunter wenig appetitanregend und gesundheitsfördernd.

Die Makrobiotik sieht die Ursache fast aller Krankheiten in einer zu »yinigen« Ernährung und versucht dem durch richtige Diät gegenzusteuern. Daraus wurden Heilungsversprechen abgeleitet, die weitgehend unhaltbar sind. Viele Aussagen Ohsawas, der selbst übrigens an Kehlkopfkrebs starb, stehen im krassen Widerspruch zur modernen Ernährungswissenschaft, so die Empfehlung, das wenige Gemüse zu zerkochen, so wenig Flüssigkeit wie möglich aufzunehmen, pro Tag 30 bis 50 Gramm Meersalz zu essen usw. Die moderne Makrobiotik hat zwar viele Anweisungen ihres Meisters relativiert, doch eine gesunde Ernährungsweise wurde die Makrobiotik – vor allem in ihren extremen Ausformungen – deshalb nicht. Von den zehn Stufen (»Zehn Wege durch Gesundheit zum Frieden«), in welche sich die Ernährungsphilosophie der Makrobiotik einteilen läßt, können lediglich die ersten drei als praktikabel bezeichnet werden, die anderen sind eine sich steigernde Mangelkost. Die Endstufen – auf der höchsten Stufe darf nur mehr Getreide und Salz gegessen werden – sind gesundheitlich gefährlich.

Maltit ist ein Zuckeralkohol und kommt in verschiedenen Wurzeln und Knollen sowie in Malz vor und entsteht beim Abbau von Maltosesirup. Maltit ist für die Verwendung in Süßwaren zugelassen und besitzt eine →Süßkraft von 0,9. Maltit wirkt nicht kariös, beeinflußt kaum den Blutzuckerspiegel, kann aber ab etwa 30 Gramm abführend wirken.

Maltol entsteht bei Röst- und Backvorgängen. Es schmeckt karamelartig und wird als Geschmacksverstärker in süßen Speisen verwendet.

Maltose →Malzzucker.

Malzkaffee →Kaffee-Ersatz.

Malzsirup oder Malzdextrine, ist ein meist aus Gerste hergestelltes Süßmittel mit höherem Anteil von →Maltose, doch sonst ähnlich dem →Glukosesirup. Daher hat es, in größeren Mengen genossen, eine ähnliche Wirkung wie →Zucker, und einen hohen →glykämischen Index.

Malzzucker oder Maltose wird aus Stärke gewonnen und bei der Spiritusfabrikation und der Bier- und Branntweinherstellung verwendet. Maltose schmeckt etwa halb so süß wie Fabrikzucker und wirkt stark karieserregend.

Mangan (Spurenelement)
Funktion: Knochenbildung, Bestandteil vieler Enzyme.

Vorkommen: Vollkorngetreide, Hülsenfrüchte, Nüsse. Verlust durch Verarbeitung und Nahrungsmittelzubereitung: 10–30 %.
Mangelsymptome: Blutgerinnungsstörungen, Stoffwechselstörungen.
Tagesbedarf: 5–15 mg.
Erhöhter Bedarf: Manganmangel weit verbreitet.
Überdosierung: Wachstumsstörungen.
Sonstiges: Zink und Mangan beeinflussen sich gegenseitig. Aufnahme im Verhältnis 20:1 empfohlen. Mangan unterstützt die Ausscheidung von Kupfer im Urin. →Mineralstoffe.

Maniok →Tapioka.

Mannit, besonders schlecht verträglicher →Zuckeraustauschstoff, der schon bei einer Aufnahme ab 10 Gramm pro Tag zu Durchfällen führen kann. Mannit erreicht nur eine Süßkraft von 30 % gegenüber Haushaltszucker, hat nur eine leicht karieserregende Wirkung, führt dem Körper aber wie Zucker viele leere Kalorien zu. In manchen Produkten, die mit der Werbeaussage »ohne Zuckerzusatz« angeboten werden, ist Mannit als Süßmittel enthalten.

Margarine ist ein industrielles Kunstprodukt. Sie wurde im Jahre 1867 erstmals in der Absicht hergestellt, einen billigen und haltbaren Brotaufstrich für die Versorgung der Armee und der armen Leute zu erfinden. Die Werbung suggeriert, das Kunstfett Margarine sei gesünder als das Naturprodukt Butter. Tatsächlich hat der gezielte Einsatz von Werbemillionen erreicht, daß der Bürger glaubt, Margarine bestehe im Gegensatz zu Butter aus pflanzlichen Fetten und enthalte viele ungesättigte Fettsäuren, was den Cholesterinspiegel senke. Diese Behauptung hält neueren wissenschaftlichen Überprüfungen nicht stand. Im Gegenteil: Mindestens die Hälfte aller Margarinen enthalten die sogenannten →»trans-Fettsäuren«, die den Cholesterinspiegel anheben und den Fettstoffwechsel verschlechtern. Trans-Fettsäuren entstehen, wenn flüssiges Öl in festes Fett umgewandelt wird. Neben der unerwünschten Hydrierung zur Bildung einer streichfähigen Konsistenz gibt es noch den Weg der Strukturveränderung. Dabei wird die gebogene »cis«-Form der ungesättigten Fettsäuren in die gestreckte »trans«-Form überführt. Diese Fettsäuren wirken in größerer Menge ungünstig auf Herz und Kreislauf und stehen sogar in dem Verdacht, Krebs zu erregen. Eine Kennzeichnungspflicht von trans-Fettsäuren auf Margarinepackungen gibt es bislang leider nicht. Zudem bestehen längst nicht alle Margarinen nur aus pflanzlichen Fetten. Die Zeitschrift ÖKO-TEST fand heraus, daß von 25 Margarinesorten nur acht als hochwertig bezeichnet werden können (mit hohem Gehalt an mehrfach ungesättigten →Fettsäuren) und nur 16 rein pflanzlicher Herkunft waren. Eine getestete Margarine bestand sogar zu 80 % aus Rindertalg.
Ausgangsstoff für die Margarineherstellung sind in den meisten Fällen (mit Ausnahme einiger Reformmargarinen) durch Raffination de-

naturierte, gehärtete Fabrikfette. Meist wird beim Härten Nickel als Katalysator verwendet, der bei manchen Margarinesorten als Schadstoffrückstand im fertigen Produkt verbleibt. Neben verschiedenen raffinierten Fetten kommen noch Wasser und Magermilch (18 bis 20%), sowie in den meisten Fällen Salz, Aroma- und Farbstoffe in das Gemisch, das durch Zugabe von Emulgatoren stabil gehalten wird. Bei den sogenannten Halbfettmargarinen, die vorwiegend schlankheitsbewußten Verbrauchern schmackhaft gemacht werden, darf der Wassergehalt bis zu 60% betragen! Hier wird Wasser wahrlich teuer verkauft. →Fettaustauschstoffe.

Das Naturprodukt Butter ist dem Kunstfett Margarine allein schon deshalb überlegen, weil es nicht die aufwendigen industriellen Herstellungsprozesse durchläuft. Butter aus unbelasteter Milch ist der gehärteten und chemisch behandelten Margarine auf jeden Fall vorzuziehen. In der Gunst der Verbraucher sinkt Margarine stetig – 1999 wurden nur mehr 6,9 kg pro Kopf verzehrt, gegenüber 8 kg im Jahr 1990. Wenn Margarine, dann nur 100% reine Pflanzenmargarine. Wie bei allen Fetten ist aber auch bei Butter und Pflanzenmargarine Sparsamkeit im Verbrauch angesagt. →Cholesterin.

Marinaden sind Erzeugnisse aus ungekochten Fischen oder Fischteilen, die durch Behandlung mit Essig, Genußsäuren, Salz und Gewürzen hergestellt und meist in saure, süßsaure und gewürzte Aufgüsse, Soßen, Tunken, Öl, Remoulade oder Mayonnaise eingelegt werden. Auch verschiedene, nicht unbedenkliche Konservierungsstoffe werden verwendet. Verarbeitet werden vorwiegend Heringe. Marinaden sind als lose Ware oder in Dosen und Gläsern im Handel. Bis zu 50% des Nettogewichts mancher Marinaden besteht aus Soße oder Tunke. Die bekanntesten Marinadenerzeugnisse sind Bismarckheringe, Rollmöpse, marinierte oder eingelegte Heringe, Kronsardinen/Kronsild und Heringsstripp. →Fisch, →Fischerzeugnisse.

Markenbutter →Butter.

Marketing für Nahrungsmittel. Marketing ist der Sammelbegriff für alle Maßnahmen, die mit der Durchsetzung von Produkten, Dienstleistungen oder allgemein Unternehmenszielen auf dem jeweiligen Markt zusammenhängen, angefangen von der Neuschöpfung eines Produktes über seine Preisgestaltung, seine Vertriebswege im Handel bis hin zur Werbung, die den Verbraucher zum Kauf animieren soll. Letztere ist nur die für die Öffentlichkeit sichtbare Spitze einer genau durchkalkulierten Marketingstrategie. Das Marketing der Nahrungsmittelindustrie und der Handelsgiganten bestimmt in zunehmendem Maß nicht nur die Qualität der täglichen Nahrung, sondern auch das Ernährungswissen, die Entscheidungskriterien und das Kaufverhalten des durchschnittlichen Verbrauchers (→Lebensmittelhandel, →Lebensmittelverarbeitung). Die Werbung, die aus dem Alltag nicht mehr wegzu-

Märkte

denken ist und bis in die Intimsphäre des Wohnzimmers vordringt, ist ein Spiegel dieser Entwicklung. Mit Werbung ist nicht nur der pfiffige Fernseh- und Rundfunkspot, die bunte Zeitschriftenanzeige oder das großflächige Plakat gemeint, sondern beispielsweise auch die ansprechende Verpackung der Produkte oder ihre geschickte Plazierung an strategisch wichtigen Punkten in den Läden oder die ein Produkt begleitenden Maßnahmen wie Gewinnspiele und ähnliches. Marketing ist eine weitreichende Wissenschaft, die über Erfolg oder Mißerfolg eines Produktes entscheiden kann, unabhängig davon, ob dieses Produkt qualitativ gut oder schlecht ist. Der Werbung geht es immer weniger um Produktinformation, als um das Aufbauen eines »Image«, der Verbindung des Produktes mit Wert- und Wunschvorstellungen, mit Träumen und Phantasien, mit Prestige und Ansehen. Nicht die Sache selbst wird suggeriert, sondern die Illusion, durch ihren Besitz oder Konsum Freiheit, Jugendlichkeit, Attraktivität, Liebe, Abenteuer, Exotik, Anerkennung oder Individualität zu gewinnen. Nur auf diese Weise ist es möglich, auf einem restlos übersättigten Markt künstlich neue Bedürfnisse zu schaffen und Produkte zu verkaufen, die eigentlich gar nicht benötigt werden, sondern nur der Scheinbefriedigung obengenannter Illusionen dienen. Auch die Werbung für Nahrungsmittel aller Art geht diesen Weg. Mit einem Budget von über 1,4 Milliarden Euro im Jahr 1998 macht sie knapp 20% der gesamten Investitionen in Werbemaßnahmen aus und steht damit nach Werbung für Körperpflege und Pharmazie an zweiter Stelle. Die Budgets steigen im Vergleich mit dem Gesamtmarkt überproportional. 80% der Werbegelder fließen in die Fernsehwerbung. Geworben wird vor allen Dingen für Produkte mit hohen Gewinnspannen wie Schokolade und Süßwaren, für Kaffee, Tee und Kakao, für alkoholfreie und alkoholische Getränke, für Fleisch, Fertignahrung, Knabberwaren.

Die Zielgruppe der Jugendlichen wird besonders stark umworben. Etwa die Hälfte der Jugendlichen verfügt bereits über ein eigenes Fernsehgerät im eigenen Zimmer und verbringt im Tagesdurchschnitt rund zwei Stunden vor dem Bildschirm. Ungefähr 12% der Fernsehzeit besteht aus Werbung – zuckerhaltige Produkte (von Frühstücksflocken über Schokoriegel bis zu süßen Milchprodukten) werden dann am meisten beworben. Kinder und Jugendliche bestimmen maßgeblich mit, was zu Hause auf den Tisch kommt. Daher beginnt die »frühkindliche Markenprägung« bereits im Alter von drei Jahren. Marktforscher wissen, daß die Kinder diesen Marken bis ins Jugend- und Erwachsenenalter treu bleiben – oft über Jahrzehnte. Interessant in diesem Zusammenhang ist die Tatsache, daß stark beworbene Nahrungsmittel bei Kindern und Jugendlichen ein positives Image haben, ungeachtet dessen, was Eltern und Lehrer über die Gesundheitsschädlichkeit solcher Produkte sagen. Kinder glauben den Werbeaussagen kritiklos. Daneben gibt es Nahrungsmittel, für die so gut wie keine Werbung gemacht wird, zum Beispiel frisches Obst und Gemüse, Brot, Getreide und anderes. Geworben wird vorwiegend also für Nahrungsmittel, die ernährungsphysiologisch als nicht notwendig oder sogar als ungünstig einzustufen sind. Verbraucherverbände raten: Wenn Sie sich gesund ernähren wollen, dann sollten Sie vorwiegend Nahrungsmittel kaufen und essen, für die keine Werbung gemacht wird.

Märkte. Eine Einkaufsquelle, die in den letzten Jahren stark an Beliebtheit zugenommen hat, sind die fest eingerichteten Märkte oder die wechselnden Wochenmärkte, die zum Teil direkt von den Erzeugern beschickt werden. Auf vielen dieser Märkte findet man mittlerweile auch Stände von Bio-Bauern, an denen man Produkte aus ökologischer Erzeugung bekommen kann, meist wesentlich preiswerter als im Naturkosthaus. Viele Waren sind jedoch auf dem gleichen Qualitätsniveau wie die Waren im normalen konventionellen →Lebensmittelhandel.

Marmelade. Gemäß Konfitürenverordnung sind Marmeladen ausschließlich Erzeugnisse aus Zitrusfrüchten. Sie bestehen aus Fruchtpulpe, Fruchtmark, Saft und wäßrigen Auszügen der Zitrusfrüchte. Teilweise ist auch die Schale der Früchte enthalten. Die Hauptzutat ist mit meist über 50 % allerdings Fabrikzucker. Gemäß Verordnung muß 1 Kilo Marmelade nur 200 Gramm Zitrusfrüchte enthalten. Um die hohen Zuckermengen in konventioneller Marmelade zu vermeiden, sollte man Marmeladen mit weniger Zucker selber einkochen oder auf die weit zuckerärmeren oder ganz fabrikzuckerlosen →Fruchtmuse zurückgreifen. →Konfitüre.

Massentierhaltung. In der Bundesrepublik Deutschland werden jährlich etwa 40 Millionen Schweine, 4 Millionen Rinder und eine halbe Million Kälber geschlachtet, die meisten in Großbetrieben. 73 % aller Schweine werden in nur 10 % der Betriebe gehalten. Der Preiskampf und Verdrängungswettbewerb der großen Lebensmittelhandelsgruppen (→Lebensmittelhandel) setzt eine reibungslose und immer kostengünstigere Serienproduktion voraus. Die Massentierhaltung ist ein exzellentes Beispiel für eine Produktion von Nahrung, in diesem Fall von tierischem Eiweiß (oder Milch), bei der es nicht mehr auf Qualität und artgerechte Tierhaltung ankommt, sondern ausschließlich auf möglichst raschen und möglichst hohen Ertrag. Die Tiere in der Massenhaltung werden nicht wie Lebewesen behandelt, sondern wie seelenlose Wirtschaftsgüter. Die EU subventioniert die Massentierhaltung mit bis zu 60 % für den Bau von Hightech-Ställen. »Erfunden« wurde die Massentierhaltung in den USA, wo man in den vierziger Jahren dahinterkam, daß man mit Getreide noch mehr Geld verdienen kann, wenn man es an Rinder in riesigen Zuchtbetrieben verfüttert. Vor allem Banken und Ölkonzerne stiegen in die lukrative Fleischproduktion ein. Aber auch bei uns verdrängte bald die Massenaufzucht die ökologisch gesunde, bäuerliche Mischwirtschaft. Das unsinnige Streben nach höheren Erträgen bei sinkender Qualität förderte die Entstehung von Großbetrieben, die nur mit rationeller Produktionsweise überleben können. Das Ergebnis dieser Massenproduktion ist zum einen der übersteigerte Fleischkonsum des Durchschnittsverbrauchers, der durch Werbung kräftig angekurbelt wird, zum anderen ein Überschuß an Fleisch, der mit Milliardenaufwand in den Kühlhäusern der EU gelagert oder zu subventionierten Billigpreisen an die Dritte Welt abgegeben wird (→Fleisch-Teufelskreis). Auch die zahlreichen Fleischskandale (→BSE, →MKS, →Tierbehandlungsmittel) konnten nicht die dringend notwendige Abkehr von der Massentierhaltung bewirken. Selbst die Verbraucher vergessen rasch und wenden sich schon nach kurzfristigen Panikreaktionen auf manche Skandale wieder dem Billigfleisch im Kühlregal der Supermärkte zu.

Kaum ein Fleischgenießer ist sich bewußt, welches Leid die Massenproduktion von Fleisch den Tieren bringt. Hier in Stichpunkten der Lebenslauf durchschnittlicher Schweine aus der Massentierhaltung: In einer engen Box und festgeschnallt gebiert die Muttersau ihre Ferkel auf rohen Metallgittern, nachdem die Geburt nach etwa 115 Tagen Tragezeit künstlich eingeleitet wurde. Nach den vorgeschriebenen drei Wochen werden die Ferkel der Mutter vorzeitig weggenommen, damit die Mutter möglichst rasch wieder trächtig gemacht werden kann. Die Ferkel bräuchten die Muttermilch allerdings etwa acht Wochen lang, um genügend Abwehrkräfte gegen Krankheiten aufzubauen. Dieses Manko wird durch verschiedene vorbeugende Antibiotika ausgeglichen, welche vielen Schweinen ihr ganzes Leben lang verabreicht werden. Um die Schweine für die Massenhaltung »tauglich« zu machen, werden ihnen die Schwänze abgeschnitten, die Eckzähne und die Hoden entfernt. Ihr kurzes Leben verbringen die Schweine ohne Tageslicht und ohne Auslauf in eben jenen engen Boxen mit Metallgitterboden oder Betonspaltboden oder auf engstem Raum zusammengepfercht mit anderen Leidensgenossen. Kot und Gülle fallen durch die Spalten oder Gitter und werden auf dem Fließband abtransportiert. Deformierte Gelenke, Gewebezerstörungen, Fleisch- und Fettfehler, schmerzhafte Entzündungen und Kreislaufschwächen sind die Folgen solcher zeit- und geldsparender Methoden. Auch andere Krankheiten kommen in den Massenställen vor und werden durch massiven Einsatz von →Tierbehandlungsmitteln bekämpft. Chemisierte Kraftfutterernährung (→Tiermehl) und der Einsatz von ß-Sympathomimetika und Wachstumshormonen sorgen dafür, daß die Schweine möglichst schnell das Schlachtgewicht

Massentierhaltung

von etwa 100 kg erreichen. Nach 120 Tagen ist es soweit. (Zum Vergleich: Ein freilaufendes Schwein auf einem Bauernhof brauchte früher etwa drei Jahre bis zur Schlachtreife). Mit schweren seelischen und Verhaltensstörungen, auf schwachen, entzündeten und geschwollenen Gelenken, die das Übergewicht kaum zu tragen vermögen, mit Gleichgewichtsstörungen und halbtot vor Streß, Angst und Erschöpfung treten die Schweine den Weg zum Schlachthof an. Beta-Blocker, das sind starke Herzdrogen, und Psychopharmaka sollen dafür sorgen, daß die chronisch kranken Fleischberge den Transport überleben. Trotzdem sterben viele Schweine auf der Fahrt zum Schlachthof, der Stunden, aber auch Tage dauern kann. Ohne Futter und Wasser, eng zusammengepfercht, zwischen den Körpern verendeter und sterbender Tiere, nähern sie sich ihrem Bestimmungsort, der sich häufig in einem anderen, manchmal sogar außereuropäischen Land befindet (→Tiertransporte). Mit Knüppeln und Fußtritten werden die Tiere aus den Wagen und Waggons herausgetrieben und auf Rutschen geworfen. Sie rutschen in hoher Geschwindigkeit hinunter, schlagen auf die bereits unten liegenden Leidensgenossen auf, werden ergriffen, mit Elektrostöcken betäubt und getötet. (→Schweinefleisch)

Den Kälbern in der Massenaufzucht ergeht es nicht besser. Gleich nach der Geburt werden sie von der Mutter getrennt und in Einzelboxen gesteckt, wo sie drei qualvolle Monate vor sich haben, bevor sie geschlachtet werden. Mit einem Nahrungsbrei aus Milchpulver und verschiedenen chemischen Zusatzstoffen werden die Kälber aufgezogen (→Milchaustauscher). Die Raumtemperatur in den Ställen wird künstlich hoch gehalten (bis 37 Grad), damit die Kälber mit diesem Brei ihren ständig vorhandenen Durst löschen. Das ab dem 14. Lebenstag unbedingt notwendige Rauhfutter, wie Heu, das viele natürliche Aufbaustoffe enthält, bekommen die Tiere nicht. Unter solch mörderischen Lebensbedingungen ist der hohe Einsatz von Antibiotika, Hormonen, Psychopharmaka und anderen Chemikalien erforderlich, um die Tiere bis zum Schlachten am Leben zu erhalten. Trotzdem stirbt etwa ein Viertel der Kälber vorzeitig. Kälber sind Herdentiere und leiden schwer unter der erzwungenen Einsamkeit in der Einzelbox. Schwerste Verhaltensstörungen sind die Folge. Verformte, wunde Füße, dicke, geschwollene Kniegelenke bereiten den Tieren ihr Leben lang Schmerzen. Eine Weide sehen sie nie, das Tageslicht oft nur auf dem Weg zum Schlachthof. Das Versprechen der Behörden nach den letzten Hormonskandalen um Kalbfleisch, es werde kein weißes Kalbfleisch mehr geben – weißes Fleisch ist ein Erkennungszeichen von Kälbern aus Massenzucht –, ändert bei den schwarzen Schafen der Branche an den Aufzuchtbedingungen nichts. Es werden dem Futter lediglich Eisenpräparate beigemischt, die das Fleisch dunkler färben.

Das Martyrium der Mastrinder dauert etwa sieben Monate und ist nicht minder grausam wie das der Schweine und Kälber. Wer auf Steaks aus dem Land der Prärien und Cowboys ausweichen möchte, sollte wissen, daß in den USA die Fleischproduktion noch perfekter und automatisierter abläuft, mit noch mehr Chemie und noch mehr Medikamenten. Dort ist beispielsweise die Aufzucht von Rindern mit Hormoncocktails, die bei uns verboten sind, legal (→Tierbehandlungsmittel).

Das Ergebnis solcher tierquälerischer Fleischproduktion ist minderwertiges Fleisch von kranken Tieren, das auch den Verbraucher krank macht. Mit jedem Stück Fleisch aus Massentierhaltung, das der Verbraucher kauft – in den Supermärkten und vielen Metzgereien ist kaum noch anderes Fleisch zu bekommen –, fördert er die Qual der Tiere und trägt zu einem →Fleisch-Teufelskreis bei, der wesentlich an der Schädigung der Umwelt Mitschuld trägt. Der Besuch eines Zuchtbetriebes oder eines Schlachthofes würde einem Fleischliebhaber interessante Informationen und unvergeßliche Eindrücke über die Herkunft vieler seiner Leibgerichte liefern. Außerdem ist die Massenproduktion von Fleisch eine Verschwendung von pflanzlichen Nahrungsmitteln.

Ein weiterer Aspekt der Massentierhaltung sind die →Tiertransporte quer durch die EU-Länder und darüber hinaus, bei denen unsägliche Grausamkeiten an der Tagesordnung sind.

Die Einführung von Bestandsobergrenzen – wie beispielsweise in Österreich als einem der ersten Länder in Europa, dort aber durch EU-Recht wieder aufgeweicht – wäre ein beispielhafter Schritt zur Verhinderung der industriellen Massentierhaltung. Die Obergrenze für den Viehbestand richtet sich dabei nach der Grundstücksgröße, da die vom Vieh produzierte Güllemenge vom Boden verkraftet werden muß. Die Festsetzung von Bestandsobergrenzen ist eine wichtige ökologische Forderung, die derzeit in den EU-Ländern gegen den Widerstand der Lobby von Großbauern, die um ihre Profite fürchtet, durchgesetzt werden soll. Doch sie ist nur der Anfang zu einer artgerechten Tierhaltung, die folgende Anforderungen erfüllen muß:

– Artgemäße Fütterung ohne chemische und pharmakologische Zusätze (→Tierbehandlungsmittel).
– Tageslicht in den Ställen.
– Stallböden mit Stroheinstreu oder Tiefstreu.
– Ausreichender Platz zum Umhergehen und unbehinderten Liegen und Aufstehen.
– Umstellung der Käfighaltung von Schweinen und Geflügel auf Bodenhaltung. Umstellung der Rinderhaltung auf Boxenlaufställe.
– Verbot von Verstümmelungen, wie Kupieren der Schwänze bei Ferkeln und Schnabelkürzen bei Geflügel. Kastrieren darf nur ein Tierarzt.
– Kontrollen durch einen Tierschutzbeauftragten müssen jederzeit möglich sein.

Doch nicht nur bei Schweinen, Kälbern und Rindern hat sich die Massentierhaltung durchgesetzt. Auch bei der Produktion von Geflügelfleisch (→Geflügel), Eiern (→Eier, →Bodenhaltung, →Käfighaltung, →Freilandhaltung) und →Fisch hat sich eine tierquälerische, umweltschädliche Massenzucht durchgesetzt.

Mate. Volksgetränk aus Südamerika, das aus den Blättern einer Stechpalmenart gewonnen wird und weniger →Coffein und Gerbstoffe als Tee enthält. Gerösteter oder ungerösteter Mate ist eine erfrischende Alternative zu Tee und Kaffee.

Mazdaznan-Ernährung. Diese Ernährungslehre gründet auf dem Zoroastrismus, einer persischen Religion aus dem 6. Jahrhundert vor unserer Zeitrechnung. Die in der westlichen Welt von Otto Hanisch verbreitete vegetarische Kostform bedarf zwar der Auseinandersetzung mit dem religiösen Hintergrund, ist aber durchaus als vollwertig und im Alltag praktikabel zu bezeichnen. →Ernährungsformen.

Mekabu, Meeresgemüse mit starkem Eigengeschmack. Mekabu ist die Wurzel der Algenart →Wakame. →Algen.

Meboshi-Pflaume. Diese Früchte, bei denen es sich eigentlich um eine Aprikosenart handelt, gelten in Japan als kraftvolles Nahrungs- und Heilmittel. Sie werden zusammen mit Blättern des Sisho-Strauches über ein Jahr in Salzlake eingelegt und dann ganz oder zu Paste verarbeitet als Umeboshi angeboten. Bedenklich an diesem Naturkostprodukt ist der hohe Salzgehalt.

Meeresfrüchte. Unter diesen Sammelbegriff fallen alle Krebstiere, Schalentiere und Weichtiere. Diese Nahrungsmittel, die lange Zeit als exklusiver Genuß für Gourmets galten, erfreuen sich im Zuge der »Luxus-Freßwelle« ständig wachsender Beliebtheit. Wie →Fische sind natürlich auch sie von der zunehmenden Verschmutzung der Meere und Flüsse betroffen und werden, bedingt durch die steigende Nachfrage, bereits in →Massentierhaltung »erzeugt«.

Krebstiere (z. B. Nordseegarnele/Nordseekrabbe, Tiefseegarnele/Prawn, Grönlandkrabben, Langustino/Kaisergranat, Scampi, Hummer, Languste, Gamba, Flußkrebs etc.) werden entweder frisch, tiefgefroren oder als gekochte und pasteurisierte Krebstiererzeugnisse, Krebsbutter oder Krebsdauerkonserven angeboten. Garnelen werden meist bereits auf See in kochsalzhaltigem Wasser gargekocht, um die rötliche Farbe zu erhalten. Viele der aus Thailand eingeführten Riesengarnelen werden in Massenzucht großgezogen und sehen ihr Leben lang das Meer nicht. Sie werden im Inland in künstlichen Salzwasserteichen gemästet und kräftig mit Antibiotika, Pestiziden und Wachstumsbeschleunigern mit so klangvollen Namen wie »Speed« oder »Turbo« behandelt, denn allein die Größe der Garnelen bestimmt den Preis. Das Wasser wird während der Zuchtperiode nicht gewechselt – die Tiere leben sozusagen in ihren eigenen Exkrementen. Nach dem »Ernten« der Garnelen wird das Wasser als Gülle zum Düngen der umliegenden Felder verwendet.

Schalentiere (z. B. Miesmuschel,

Pfahlmuschel, Seemuschel, Auster) werden gerühmt wegen ihres hohen Eiweißgehalts und Mineralstoffreichtums, doch die hohe Schadstoffbelastung und die gelegentliche Bildung von Neurotoxinen, die zu Lähmungserscheinungen und Vergiftungen führen können, wiegen diesen Vorteil leider wieder auf. Um den Schadstoffgehalt zu reduzieren, müssen Muscheln in frischem Wasser durchgespült werden. Ein Hinweis zur Frischebestimmung: Schalen frischer Muscheln müssen fest zusammenhalten. Offene Muscheln sofort wegwerfen! Muscheln, die sich beim Kochen nicht öffnen, sind ungenießbar und müssen weggeworfen werden.

Weichtiere (Tintenfische, Weinberg- und Achatschnecke etc.) werden tiefgefroren oder als Dauerkonserven angeboten. Durch den intensiven Bodenkontakt der Schnecken war nach Tschernobyl in betroffenen Regionen mit starker radioaktiver Belastung zu rechnen.

Meerrettich, scharf-würziges Wurzelgemüse aus unseren Landen, das frisch oder schon zubereitet (in Gläsern oder Tuben) angeboten wird. Bevorzugen Sie auf jeden Fall den frischen Meerrettich, denn der tischfertig zubereitete ist oft mit Schwefeldioxid gebleicht. Meerrettich paßt zu Fisch, Fleisch, Salat, Fischsuppen, Soßen, Quark, Mayonnaisen, Essigkonserven und ist als Apfel- oder Sahnemeerrettich eine schmackhafte Beigabe.

Meersalz wird aus dem Wasser des Ozeans und aus Salzseen gewonnen. Etwa 30 % des Weltbedarfs wird aus diesen Quellen geschöpft. Das salzhaltige Wasser wird in flache Becken, sogenannte Salzgärten, geleitet, wo es durch Sonneneinstrahlung verdunstet und auskristallisiertes Salz zurückläßt. Die Salzschicht wird abgetragen und von Verunreinigungen gesäubert. Die Salzkristalle werden anschließend gemahlen. Auf diese Weise wird schon seit grauer Vorzeit das »weiße Gold« gewonnen. Zwar besteht Meersalz wie das gewöhnliche →Salinensalz ebenfalls aus →Kochsalz (Natriumchlorid), enthält zusätzlich aber geringe Mengen weiterer Mineralstoffe wie beispielsweise Jod, Brom und andere Spurenelemente. Eine »gesunde Alternative« zu normalem Kochsalz, wie oft von der Werbung angepriesen, ist Meersalz aber nicht, obwohl es von allen Salzsorten im Handel die empfehlenswerteste ist. »Gesundes« Salz gibt es nicht, daher sollte man auch Meersalz nur sehr sparsam verwenden. Qualitativ gutes Meersalz ist nicht raffiniert, nicht gebleicht und nicht mit Rieselhilfsmitteln versetzt. Meersalz guter Qualität ist leicht grau und klumpt etwas.

Meerwasser wird in Seebädern zur Herstellung von Tafelwassern oder alkoholfreien Erfrischungsgetränken verwendet. Es muß sich um keimfreies Meerestiefwasser handeln.

Megadosierung bezeichnet hochdosierte Verabreichung von Vitalstoffen bei Mangelerscheinungen. →Nahrungsergänzungsmittel.

Mehl →Getreide, →Auszugsmehle, →Ausmahlungsgrad, →Brot, →Vollkornbrot.

Mehlbehandlungsmittel wie Ascorbinsäure, bestimmte Aminosäuren, Emulgatoren, Verdickungsmittel etc. sollen die Backeigenschaften von Mehlen, besonders Weizenmehlen, verbessern. Sie sind nicht zu verwechseln mit den giftigen »Mehlbleichmitteln«, die in Deutschland verboten sind. →Lebensmittelzusatzstoffe.

Mehlkörper →Getreide.

Mehltypen →Ausmahlungsgrad.

Mehrfachzucker →Polysaccharide.

Melasse, letztes Abfallprodukt bei der Zuckerherstellung – ein dunkelbrauner Sirup, aus dem sich weitere Zuckergewinnung nicht mehr lohnt. Wird vorwiegend als Viehfutter und zur Alkoholherstellung verwendet. Melasse aus Zuckerrohr ist der Grundstoff bei der Rum-Herstellung. Melasse, die ähnlich wie Lakritze schmeckt, enthält ungefähr 67 % Zucker und eine Reihe von Mineralstoffen und Spurenelementen. Melasse ist kein »gesunder« Ersatz für Fabrikzucker, da sie wegen des Mangels an B-Vitaminen wie →Zucker als Vitaminräuber im Organismus fungiert.

Melisse (Zitronenmelisse, Zitronenkraut) stammt ursprünglich aus dem Orient. Die würzig schmeckenden Blätter duften beim Zerreiben nach Zitrone. Das durchdringende Aroma der bei uns wachsenden Melisse, aus der übrigens auch der bekannte Melissengeist hergestellt wird, verträgt sich zwar mit anderen Gewürzen, sollte aber sehr vorsichtig verwendet werden. Junge Melissenblätter, frisch oder getrocknet, passen zu Gemüse, Salaten, Fleisch, Fisch, Milch- und Eierspeisen, Soßen und Obstsuppen. Außerdem ergeben sie einen wohlschmeckenden, beruhigend wirkenden Tee.

Methionin. L-Methionin ist als essentielle Aminosäure die wichtigste schwefelhaltige Aminosäure, die als Leberschutz fungiert. Sie ist an den Entgiftungsmechanismen des Organismus und Energieübertragungsvorgängen beteiligt. Außerdem ist sie für die Wundheilung, Strahlentherapie und Behebung allergischer Reaktionen und geistiger Störungen wichtig. Methionin zersetzt sich beim Erhitzen und bei unsachgemäßer Lagerung.

Mikroorganismen sind meist einzellige, meist nur im Mikroskop sichtbare pflanzliche und tierische Lebewesen. Über 50 bis 60 % unserer Nahrungsmittel werden heute mit Hilfe von Mikroorganismen hergestellt. Daneben stellt der mikrobiell verursachte Verderb von Nahrungsmitteln durch pathogene, das heißt krankheitserzeugende Keime oder deren Stoffwechselprodukte eine tatsächliche Gesundheitsgefährdung dar, die toxikologisch höher zu bewerten ist als die Risiken durch Schadstoffe und Rückstände. Bedenklich ist hierbei die steigende Zahl von Infektionen durch →Salmonellen und die Verbreitung der Schweinepest (→Schweinefleisch). Krankheitskeime können vom lebenden Tier oder während der Gewinnung, Be- und Verarbeitung oder Zubereitung auf Nahrungsmittel übergehen, sich dort vermehren und sich auf den Menschen übertragen. Produktwissen, Reinlichkeit, Küchenhygiene und ausreichende Garung bestimmter Nahrungsmittel tragen zur wesentlichen Verminderung eines möglichen Infektionsrisikos bei. →Allergie, →Aflatoxine, →Ernährungsbedingte Krankheiten, →Gentechnologie, →Milchsäure,→Schimmel.

Mikrowelle. Zubereitungsart, die in den letzten Jahren sehr in Mode gekommen ist und von der Werbung als bequemes Mittel zum Zeitsparen angepriesen wird. Doch nicht nur Schnellrestaurants und Singles mit chronischem Zeitmangel schwören auf die »schnelle Welle«, auch in der normalen Familienküche setzen sich diese Geräte immer mehr durch. Der Mikrowellenherd erzeugt eine energiereiche Strahlung von 2450 Megahertz (entspricht 2,45 Milliarden Schwingungen pro Sekunde), die Kochgeschirr aus Glas, Porzellan und Keramik (nicht aber Metall) durchdringt und vor allem die in den Nahrungsmitteln enthaltenen Wasserteilchen in schnellste Bewegung versetzt. Die dabei entstehende Reibungswärme erhitzt das Gargut in wenigen Minuten von innen heraus. Je wasserhaltiger die Speise ist, desto rascher ist der Garungsvorgang abgeschlossen. Über die biologische Wirkung von Mikrowellen in Nahrungsmitteln und von mikrowellenbestrahlter Kost auf den Menschen liegen noch keine systematischen Studien vor. Viele Mediziner warnen vor dem Mikrowellenherd, da es vieles gibt, was das Mikrowellengaren für die gesunde Küche bedenklich erscheinen läßt. Durch ungleichmäßige Erhitzung kommt es in einem aus verschiedenen Komponenten zusammengesetzten Menü zu Temperaturunterschieden – der eine Bissen ist lauwarm, der andere glühend heiß. Beim Erhitzen von Babynahrung hat dies bereits zu schweren Verbrennungen bei Kindern geführt. Gefriergut kann im Kern noch gefroren sein, wenn die Oberfläche schon aufgetaut ist. Bei Flüssigkeiten ist das Temperaturgefälle umgekehrt: Der Rand ist kühl, das Zentrum heiß. Schwerwiegender ist jedoch der Effekt der starken Energieeinwirkung auf die Molekülstruktur des Nahrungsmittels. Sie verändert die Struktur der Nähr- und Vitalstoffe, macht sie teilweise unbrauchbar und verursacht unliebsame Veränderungen in Geschmack und Konsistenz. Zudem vermag die elektromagnetische Mikrowellenstrahlung Zellen, Zellwände und Zellbestandteile zu zertrümmern, wobei auch sogenannte freie →Radikale entstehen können, die das Immunsystem des Körpers erheblich belasten und einen erhöhten Vitalstoffbedarf zur Folge haben. Beim herkömmlichen Garen hingegen bleibt die Zellstruktur intakt; sie wird lediglich gelockert, bzw. sie schrumpft. Beim Mikrowellengaren von fettreichen Nahrungsmitteln kommt es zu Veränderungen, speziell bei hochwertigen ungesättigten →Fettsäuren. Sie werden zum Teil in →»trans-Fettsäuren« umgewandelt, die in Verdacht stehen, Krebs zu erzeugen. Darüber hinaus kann aus Cholesterin das gesundheitlich überaus bedenkliche →Oxycholesterin entstehen, das als tatsächli-

cher Mitverursacher von →Arteriosklerose gilt. Das Aufwärmen vorgegarter Speisen im Mikrowellenherd kann hygienisch bedenklich sein, da durch ungenügendes Erwärmen vorhandene Mikroorganismen weniger stark reduziert werden als bei herkömmlichen Verfahren.
Im Vergleich zur Herdplatte schneidet der Mikrowellenherd also nicht gut ab. Auch in bezug auf den Energieverbrauch ist die Mikrowelle der Kochplatte unterlegen. Schon ab zwei Portionen verbraucht der Mikrowellenherd deutlich mehr Energie, ab vier Portionen entfällt zudem der Zeitgewinn. Für die Getreideküche ist der Mikrowellenherd gänzlich ungeeignet, da Getreide zeitaufwendig quellen muß.
Eine weitere Gefahr ist die sogenannte *Leckstrahlung,* die bei mangelnder Dichtung der Türe nach außen dringt und beispielsweise Kinder, die sich neugierig vor der Scheibe drängen, verletzen kann. Die Nahrungsmittelindustrie reitet auf der Mikrowelle mit und stellt bereits spezielle Fertigkost für diese Zubereitungsart her. Wer Fertignahrung für die Mikrowelle kauft, muß aber damit rechnen, daß zur Vermeidung von Nachteilen durch die Mikrowellengarung besondere Zusatzstoffe enthalten sind. Wer höhere Ansprüche an seine Ernährung stellt, findet in der Mikrowelle keine lohnende Alternative. Informieren Sie sich über die möglichen negativen Wirkungen von künstlichen elektromagnetischen Feldern, bevor Sie eine Strahlenquelle von der Kapazität eines Fernsehrichtsenders in Ihrer Küche aufstellen. Vermeiden Sie Restaurants, die mikrowellenerhitzte Fertigkost servieren.
Milch dient dem Menschen bereits seit Jahrtausenden als Nahrung. Das Land, in dem Milch und Honig fließen, galt schon den biblischen Völkern als Symbol für Fülle und Wohlstand. Nicht ohne Grund, denn Milch versorgt den Menschen mit vielen notwendigen Nährstoffen und ist zudem reich an wertgebenden Vitalstoffen – sofern er Milch verträgt. Ein Großteil der Weltbevölkerung nämlich, vor allem in Asien und Afrika, ist durch den Mangel an dem Enzym Lactase, welches für die Verdauung von Milchzucker (Lactose) zuständig ist, nicht fähig Milch zu verdauen. Aus diesem Grund ist das Milchpulver, das als Nahrungsmittelhilfe an die Hungernden in der Dritten Welt geschickt wird, in manchen Fällen eher schädlich als nützlich. Die Fähigkeit, z. B. der Europäer und Amerikaner, zur Verdauung von Milch wird auf eine evolutionäre Anpassung zurückgeführt.
Unter Milch als Handelsware wird üblicherweise nur Kuhmilch verstanden. Die Milch anderer Paarhufer darf nur unter deutlicher Bezeichnung der Tierart, beispielsweise als →Ziegenmilch, Stutenmilch etc. in den Verkehr gebracht werden. Über 62 Liter Milch nimmt der Durchschnittsverbraucher in Deutschland jährlich zu sich, hinzu kommen →Milchprodukte sowie →Butter und →Käse.
Inhaltsstoffe der Milch
Milch als wichtigste Nahrung für heranwachsende Lebewesen enthält un-

Milch

Nährstoffgehalt verschiedener Milchsorten
Angaben in Prozent

Milchsorte	Eiweiß	Fett	Kohlenhydrate
Muttermilch	1,3	3,5	7,0
Kuhmilch	3,2	3,7	4,6
Ziegenmilch	3,6	4,2	4,8
Schafmilch	5,3	6,3	4,9
Stutenmilch	1,7	0,3	6,7

entbehrliche Nähr- und Vitalstoffe. *Milcheiweiß* enthält fast alle essentiellen Aminosäuren, ist leicht verdaulich und besitzt eine hohe biologische Wertigkeit. Im Gegensatz zum Fleisch ist das Milchprotein arm an säurebildenden Purinen. Milch ist also eine wichtige und leicht verfügbare Quelle für tierisches Eiweiß, enthält allerdings zu wenig →Methionin und →Tryptophan.

Milchfett ist leicht verdaulich. Es setzt sich aus über 200 Fettsäuren zusammen und enthält im Gegensatz zu anderen tierischen Lebensmitteln nur wenig Cholesterin. Bei Erkrankungen des Magen- und Darmtrakts, der Nieren, der Galle und bei Fettverdauungsstörungen ist Milchfett (z. B. als Butter) im Gegensatz zu anderen Fetten auf den Diätplänen erwünscht. Allerdings liefert Milch nur wenig essentielle Fettsäuren.

→*Milchzucker* (Laktose) wird von Darmbakterien in Milchsäure umgewandelt, die das Wachstum erwünschter Darmbesiedler fördert und die Vermehrung von Fäulnisbakterien unterdrückt, die →Darmflora also positiv beeinflußt. Zudem wird die Aufnahme einiger Mineralstoffe und Spurenelemente verbessert. Die Umwandlung von Milchzucker zu Milchsäure ist ein wesentlicher Vorgang bei der Entstehung der diversen Sauermilchprodukte. Bei der sogenannten Laktose-Unverträglichkeit herrscht bei einer meist gestörten Darmflora ein Mangel an dem Enzym Laktase, das den Milchzucker abbaut. In Folge davon kommt es zu Verdauungsstörungen und Unverträglichkeitsreaktionen.

Außerdem sind in der Milch eine Reihe wichtiger Vitamine, Mineralstoffe und Spurenelemente enthalten.

Natürlich hat die moderne Nahrungsmittelindustrie nicht vor dem Naturprodukt Milch haltgemacht. In der breiten Palette von →Milchprodukten, die auf dem Markt angeboten werden, ist längst nicht alles so gesund, wie es einem die Werbung gerne glauben machen will. Nicht in allen Milchsorten, die im Handel erhältlich sind, finden sich die wertgebenden Inhaltsstoffe in vollwertiger Form. Durch Behandlung der Milch verändern sie sich in ihrer Struktur bzw. werden ganz zerstört. In den Molkereien werden verschiedene Erhitzungsverfahren angewendet, die Krankheitskeime in der Milch vernichten sollen. Leider schädigen sie auch die natürliche Bakterienflora und die wertgebenden Inhaltsstoffe der Milch. Zwar ist Milch ein idealer Nährboden für Bakterien, aber nur manche können dem Menschen gefährlich werden. Keimfreiheit ist nicht gleichzusetzen mit Gesundheit. In Nordamerika, wo die Bakterienhysterie auf die Spitze getrieben wurde, mußte man feststellen, daß durch die Keimfreiheit besonders bei Kindernahrung die Abwehrkräfte entscheidend geschwächt wurden. Im Euter der Kuh ist die Milch noch steril, doch bereits beim Melken kommt sie mit Keimen aller Art in Berührung, denen sie einen willkommenen Nährboden bietet. Neben natürlichen Keimen wie Milchsäurebakterien können auch pathogene Keime oder Krankheitserreger auftreten. Durch die verschiedenen Kontrollverfahren ist heute weitgehend sichergestellt, daß Milch frei von Krankheitserregern bleibt.

Trotzdem werden folgende Verfahren zur Haltbarmachung von Milch angewendet: →Pasteurisieren, Ultrahocherhitzung (→H-Milch), →Sterilisierung, →Homogenisierung.

Diese verschiedenen Behandlungen verändern die Qualität der Milch. Daher gilt auch für Milch der Grundsatz der Vollwerternährung: je naturbelassener, desto besser. Gemäß den Verarbeitungsgraden der Milch sind verschiedene Milchsorten im Handel, die sich in bezug auf ihre Vollwertigkeit zum Teil drastisch unterscheiden: →Rohmilch, →Vorzugsmilch, →Vollmilch, →Teilentrahmte Milch, →Magermilch, →H-Milch, →Sterilmilch, →Kondensmilch, →Trockenmilch.

Schadstoffe in der Milch
Leider ist auch das hochwertige Lebensmittel Milch vom allgegenwärtigen Problem der Schadstoffe betroffen und längst nicht mehr frei von gesundheitsschädlichen Rückständen. Eine Reihe von Milchskandalen und nicht zuletzt die Meldungen über radioaktiv verseuchte Milch in den Monaten nach Tschernobyl haben in der Bevölkerung für Aufsehen gesorgt. Die Schadstoffe gelangen über das Futter der Kühe und durch Tierbehandlungsmittel in die Milch. Da auch bei der konventionellen Milchproduktion Methoden der →Massentierhaltung angewendet, das heißt Kraftfuttermittel und Tierbehandlungsmittel verabreicht werden, ist hier der Schadstoffgehalt höher als in Milch von ökologisch bewirtschafteten Bauernhöfen. Chlorierte Kohlenwasserstoffe, Pestizide, Aflatoxine, Dioxine, Schwermetalle aus dem Futter sowie Rückstände von →Tierbehandlungsmitteln (Antibiotika, Sulfonamide, Hormone, Tierarzneimittel) finden sich in der Milch. Da Alter und Krankheit der Tiere Menge und Zusammensetzung von Milch ungünstig beeinflussen, werden viele Tierbehandlungsmittel vorsorglich verabreicht, besonders auch, um die besonderen Bedingungen zum Verkauf von Rohmilch zu erfüllen. Für die Steigerung der Milchleistung von Kühen durch Kraftfutter und neuerdings durch das aus den USA stammende Hormon BST (→Rinderwachstumshormon), das auch in Europa zugelas-

Milch

sen werden soll, muß der Verbraucher mit unnötigen Gesundheitsrisiken bezahlen. Dabei ist das Streben nach immer mehr Milchleistung – derzeit über 6900 Liter pro Jahr für »gedopte« Spitzenleistungskühe in Deutschland – aus Sicht des Verbrauchers unerwünscht. Die Milchüberschüsse der →EU, deren Subventionierung und Lagerung als sogenannter Milchsee, Milchpulverberg und Butterberg den Steuerzahler jährlich Milliarden kosten, verdeutlichen die Notwendigkeit einer Drosselung der Milchproduktion. Sie wurde mittlerweile durch die Milchquotenregelung durchgesetzt. Mit der im Jahr 2000 erzeugten Menge von über 28 Millionen Tonnen Milch liegt Deutschland innerhalb der zugewiesenen Quote. An der Qualität und Belastung der Milch hat diese Regelung aber wenig geändert, da ein Großteil der konventionellen Milchproduktion noch immer in Massentierhaltung erfolgt, die noch dazu von der EU subventioniert wird. Lebte früher eine Milchkuh ca. 20 Jahre auf dem Bauernhof, wird sie heute spätestens nach fünf Jahren ausgetauscht. Sie muß so früh wie möglich ein Kalb zur Welt bringen, damit sie Milch geben kann. Schon mit zwei Jahren wird die Kuh, selbst noch fast ein Kalb, künstlich gesamt. Damit deswegen der Fleischüberschuß nicht zu sehr zunimmt, zahlte die EU bis 1998 »Kälberschlachtprämien«. 2,3 Millionen Kälber im Alter bis zu 6 Wochen wurden »prämienbegünstigt« geschlachtet.

Die Molkereien versuchen der Schadstoffbelastung von Milch entgegenzusteuern, indem sie wenig belastete Milch mit belasteter Milch mischen und so in der Mischung günstigere Schadstoffwerte erzielen. Wertvolle, gering belastete Milch wird dadurch bewußt wertgemindert. Solches Rechnen mit Grenzwerten ist aber äußerst gefährlich (→ADI-Wert). Auch die Folgen von Tschernobyl sind noch nicht überwunden. Es ist schwer zu verstehen, wie radioaktiv verseuchtes Molkepulver in eigens eingerichteten Entseuchungsanlagen »entkontaminiert« werden kann. Da die Endlagerung von radioaktiven Abfällen als Sondermüll auf absehbare Zeit nicht lösbar ist, wären die Vernichtungskosten so hoch, daß es wirtschaftlicher erscheint, den Verbraucher durch Einmischung und Rückverdünnung mit unbelastetem Milchpulver als Endlager zu benutzen.

Von dem unverantwortlichen Umgang mit Chemikalien und der steigenden Umweltbelastung blieb auch die →Muttermilch nicht verschont.

Die Qualität der Milch

Milchqualität hängt also von verschiedenen Faktoren ab. Zum einen von der Naturbelassenheit der Milch. Je naturbelassener, desto besser, und je weniger Schadstoffe, desto besser, kann als Faustregel dienen. Industriell veränderte Produkte, wie →H-Milch, →Kondensmilch oder →Sterilmilch sind der frischen Vollfettmilch in jeder Hinsicht (bis auf die Haltbarkeit) weit unterlegen und sollten vom Speiseplan gestrichen werden, ebenso homogenisierte Milch.

Auf das leicht verdauliche Milchfett sollte man nur verzichten, wenn man abnehmen möchte. Deshalb ist die nicht homogenisierte Vollfettmilch mit naturbelassenem Fettgehalt (mindestens 3,8%) der Vollmilch mit einem eingestellten Fettgehalt von meist 3,5% vorzuziehen. Bei allen Milchsorten mit eingestelltem Fettgehalt liegt eine Störung der Emulsion vor, da das zuvor entfernte Fett genau dosiert über feine Düsen wieder eingespritzt wird. Dieses Aufbrechen und Verändern der natürlichen Emulsion ist für viele Unverträglichkeitsreaktionen verantwortlich.

Ebenfalls empfehlenswert ist Vorzugsmilch von ökologisch bewirtschafteten Höfen. Auch pasteurisierte Milch sollte nach Möglichkeit aus ökologischer Erzeugung stammen. Bei der artgemäßen Tierhaltung verbringen die Kühe ihr Leben nicht als »Milchmaschinen« angekettet im Stall, sondern dürfen auf die freie Weide. Ihr Futter ist frei von Antibiotika und sonstigen Tierbehandlungsmitteln. Es wird kein Kraftfutter verabreicht, sondern Heu, Grünfutter und Rüben aus Öko-Anbau. Diese Tiere werden auch nicht an Hochleistungs-Vakuumpumpen oder Melkmaschinen angeschlossen, die häufig Euterentzündungen verursachen. Kranke Kühe werden mit Naturheilmethoden behandelt, nicht mit den chemischen Keulen der modernen Tiermedizin. All das ist nicht nur aktiver Tierschutz, sondern wirkt sich auch positiv auf Qualität und Geschmack der Milch aus und bewirkt weitgehende Schadstoffarmut. Aus Bio-Milch werden auch hochwertige →Milchprodukte hergestellt.

Praktische Tips

– Milch am besten in Mehrweg-Glasflaschen kaufen. Flaschen aus braunem Glas schützen die Milch am besten. Milch in Plastikumhüllungen sollte vermieden werden, da aus den Folien geringe Mengen an Weichmachern in die Milch übertreten können.

– Auf das Mindesthaltbarkeitsdatum der Milch achten. Milch und Milchprodukte kühl lagern und vor dem Einfluß von Licht und Wärme schützen. Packungen und Flaschen gut verschlossen halten, denn Milch nimmt leicht Fremdgerüche an.

– Milch ist ein Lebensmittel. Daher sollte Milch nicht als Getränk zum Durstlöschen verwendet werden. Erwachsene sollten nicht mehr als einen halben Liter täglich zu sich nehmen.

– Pasteurisierte und homogenisierte Milch ist nicht der vielgelobte Calciumlieferant zur Vermeidung von →Osteoporose, da durch die Hitzeeinwirkung die für die Calciumresorption verantwortlichen Enzyme deaktiviert werden.

– Kuhmilch kann bei Säuglingen und Kleinkindern immunologische Abwehrreaktionen im Darm auslösen.

Milchaustauscher. Bei der Aufzucht von Kälbern in der konventionellen Tierhaltung ist dieses Pulver das meistverwendete Futtermittel. Die Kälber werden nämlich sofort nach der Geburt von der Mutter getrennt, denn die eigentlich für das Kalb vorgesehene Kuhmilch gilt als zu wertvolles Handelsgut, das nur für den menschlichen Verzehr und die Herstellung zahlloser Milchprodukte bestimmt ist. Durch den Einsatz der billigen Milchaustauscher spart ein Bauer pro Kalb etwa 400 bis 500 Liter Milch und damit viel Geld. Statt Milch bekommen die Kälber eine industriell hergestellte Mischung aus Trockenmagermilchprodukten, Vitaminen und tierischen Fetten wie Schweineschmalz und Rindertalg, welche meist aus Tierkörperverwertungsanlagen stammen, die auch →Tiermehl herstellen. Ob der Erreger von →BSE auch über Milchaustauscher verbreitet wurde, ist nicht zweifelsfrei geklärt, doch gehen Experten davon aus, daß viele deutsche Kühe über Milchaustauscher mit BSE infiziert wurden. In Deutschland wurde 2001 mit dem Verbot von →Tiermehl auch die Verwendung von tierischen Fetten in Milchaustauschern verboten, doch ist Einfuhrbetrug leicht möglich. Der Anteil an tierischen Fetten muß nun durch pflanzliche Fette ersetzt werden. Trockenmagermilchpulver ist die Hauptzutat der Milchaustauscher. Da die EU im Jahr 2000 Magermilch mit 934 Millionen Euro förderte, bleiben die Milchaustauscher konkurrenzlos billig und werden weiterhin in der tierquälerischen →Massentierhaltung eingesetzt. In der Öko-Landwirtschaft sind Milchaustauscher schon immer verboten.

Milchmischerzeugnisse. Produkte aus Milch mit unterschiedlichem Fettgehalt oder aus anderen Milchprodukten, die durch Vermischung mit Früchten, Zucker, Kakao, Malz, künstlichen Aromen oder sogar Alkohol hergestellt werden. Der »gesunde und erfrischende Kakaotrunk« oder die »fruchtige Himbeermilch« stellen sich aber meist als chemisch behandelte Zuckerbrühe heraus, bei der die »gesunde« Zutat Milch nur mehr eine Alibirolle für die Werbung spielt, denn sie wurde vor der Verarbeitung ultrahocherhitzt oder sterilisiert. In einer gesunden Ernährung sind solche Produkte fehl am Platz. Hervorragende Milchmixgetränke aus hochwertigen Zutaten lassen sich ohne Zucker und Zusatzstoffe zu Hause besser herstellen.

Milchprodukte. Aus Milch lassen sich viele gesunde und wohlschmeckende Erzeugnisse mit wesentlicher Bedeutung für unsere Ernährung herstellen. Doch Milchprodukte sind nur so gut wie die Milch, aus der sie gemacht werden. In der Milch enthaltene Schadstoffe finden sich – je nach Zubereitungsart unterschiedlich verteilt – auch in den aus Milch hergestellten Erzeugnissen. Bei der Verarbeitung werden häufig geschmacks- und werterhöhende Zusätze wie Fermente, Startkulturen und andere zugesetzt, die zur Herstellung der verschiedenen Erzeugnisse erforderlich sind. Unerwünschte Zusatzstoffe wie Farbstoffe, Konservierungsmittel, Verdikkungsmittel etc. oder Zutaten wie Zucker müssen in den meisten Fällen auf der Zutatenliste genannt und können durch bewußtes Einkaufen vermieden werden. Bei der Qualitätsbewertung von Milchprodukten gelten im großen und ganzen die gleichen Maßstäbe wie bei Milch. Die wichtigsten Milchprodukte sind unter dem jeweiligen Stichwort beschrieben: →Sahne, →Sauermilcherzeugnisse, →Joghurt, →Bioghurt, →Kefir, →Buttermilch, →Milchmischerzeugnisse, →Fruchtjoghurt, →Eiscreme, →Butter, →Käse.

Milchsaueres Gemüse →Gärungsgemüse.

Milchsäure. Milchsäurebakterien sind an der Erzeugung von vielen Milchprodukten (→Sauermilcherzeugnisse, →Joghurt, →Bioghurt, →Kefir), sowie von →Gärungsgemüse beteiligt. Es gibt verschiedene Arten von Bakterien, die Milchsäure bilden können. Hinsichtlich ihres optischen Verhaltens (Drehung der Schwingungsebene von polarisiertem Licht) lassen sich zwei Formen von Milchsäure unterscheiden, die in ihrer molekularen Zusammensetzung zwar identisch sind, sich aber durch die voneinander abweichende räumliche Struktur unterscheiden – die rechtsdrehende L(+)- und die linksdrehende D(–)-Milchsäure. Im menschlichen Körper verhalten sich diese beiden Formen unterschiedlich. Während rechtsdrehende L(+)-Milchsäure im Körper rasch umgesetzt werden kann, wird linksdrehende D(–)-Milchsäure langsamer abgebaut und kann dadurch, wenn große Mengen aufgenommen werden, zu einer Übersäuerung des Blutes beitragen. Besonders bei Säuglingen macht sich dieser Unterschied bemerkbar. Sie sollten keine Erzeugnisse mit linksdrehender Milchsäure erhalten.

Manche Milchsäurebakterien bilden hauptsächlich rechtsdrehende Milchsäure, andere nur linksdrehende, und manche bilden ein Gemisch aus beiden. Auch geschmacklich unterscheiden sich die beiden Formen – Produkte mit überwiegend linksdrehender Milchsäure schmecken saurer. Aber nicht nur aus geschmacklichen, sondern aus gesundheitlichen Gründen sollte man die milderen Produkte mit rechtsdrehender L(+)-Milchsäure vorziehen. Auf vielen Packungen von Sauermilchprodukten ist die Art der Milchsäure bereits angegeben. →Joghurt.

Milchzucker (Laktose, Sandzucker) kommt in der Milch von Säugetieren und in der →Muttermilch vor. Milchzucker besteht aus Glukose und Galaktose. In isolierter Form wird er aus der bei der Käseherstellung anfallenden →Molke gewonnen. Milchzucker wird häufig als Tablettengrundlage verwendet. Den Namen Sandzucker verdankt der nur wenig süß schmeckende Milchzucker seiner Eigenschaft, auf der Zunge sandig zu erscheinen.

Mineralarmes Wasser →Mineralwasser.

Mineraldrinks →Elektrolytgetränke.

Mineralstoffe und Spurenelemente sind lebensnotwendige Bestandteile unserer Nahrung, die im Organismus sehr viele unterschiedliche Aufgaben erfüllen. Sie sind beispielsweise unentbehrlich für den Aufbau von

Mineralwasser

Zellen in Körperorganen und im Skelett. Sie aktivieren und regeln viele Stoffwechselvorgänge, beeinflussen die kolloidale Struktur der Körperflüssigkeiten und sorgen für die Aufrechterhaltung des osmotischen Gleichgewichts (Flüssigkeits- und Konzentrationsbalance) zwischen den Zellen und Zellzwischenräumen. Sie sind Bestandteile vieler Enzyme und sind an der Reizleitung von Nerven und Muskeln, an der Pufferung des Säure-Basen-Gleichgewichts in Blut und Gewebe und an anderen Vorgängen im Organismus beteiligt. Im Zusammenspiel mit den →Vitaminen zeigt sich das Prinzip der Vernetzung von Ernährung, Gesundheit und körperlichen Vorgängen.

Mineralsalze sind wasserlösliche, anorganische Substanzen, die auch in der unbelebten Materie unserer Umwelt vorkommen. In gelöster Form, als positiv oder negativ geladene Ionen, werden sie auch Elektrolyte genannt.

Die Wissenschaft beschäftigt sich erst seit wenigen Jahren intensiv mit der Erforschung der Mineralstoffe in der Ernährung, und es sind noch nicht alle Mineralstoffe und Spurenelemente in ihrem vollen Umfang und ihrer Bedeutung für die Gesundheit des Menschen erkannt. Sie müssen dem Körper mit der Nahrung zugeführt werden, da der Organismus sie nicht selbst herstellen kann.

Der Unterschied zwischen Mineralstoffen und Spurenelementen liegt in der vom Körper benötigten Menge. Der Tagesbedarf an Mineralstoffen liegt bei über 100 mg. Von den Mineralien hingegen, die als Spurenelemente bezeichnet werden, benötigt der Körper deutlich weniger als 100 mg pro Tag. Mangelerscheinungen treten auf, wenn ein oder mehrere Mineralstoffe und Spurenelemente dem Organismus nicht oder nur in unzureichender Menge zur Verfügung stehen. In den Wachstumsperioden, in der Schwangerschaft, in der Stillzeit und im Alter besteht ein erhöhter Bedarf, vor allem aber auch bei Schwächezuständen nach körperlicher und geistiger Belastung und nach erschöpfenden Krankheiten und bei Magen-Darm-Krankheiten. In diesen Fällen sollten Mineralstoffpräparate sinnvolle Nahrungsergänzungsmittel sein.

Die wichtigsten Mineralstoffe und Spurenelemente sind unter ihren jeweiligen Stichworten beschrieben: →Calcium, →Chlor, →Chrom, →Eisen, →Fluor, →Jod, →Kalium, →Kobalt, →Kupfer, →Magnesium, →Mangan, →Molybdän, →Natrium, →Nickel, →Phosphor, →Schwefel, →Selen, →Silicium, →Vanadium, →Zink. Die dort angegebenen Werte entsprechen dem neuesten Stand der Forschung. Ältere Angaben gehen vom Gesunden in einer unbelasteten Umwelt aus und sind in der Regel so ausgelegt, daß sie gerade ausreichen, um Mangelerscheinungen eben noch zu verhindern. Faktoren wie Streß, Belastung durch Umweltgifte, Genußgifte, Krankheiten, Stoffwechsel- und Resorptionsstörungen, Einflüsse von Witterung, Jahreszeit, industrieller und küchentechnischer Be- und Verarbeitung von Lebensmitteln, bedingen aber einen höheren Bedarf an diesen lebensnotwendigen Stoffen. Die Angaben in diesem Buch tragen diesen Faktoren Rechnung.

Mineralwasser. Gemäß der Verordnung über natürliches Mineralwasser, Quellwasser und Tafelwasser müssen natürliche Mineralwässer ihren Ursprung in einem unterirdischen, vor Verunreinigungen geschützten Wasservorkommen haben, aus einer oder mehreren natürlichen oder künstlich erschlossenen Quellen stammen und einen Gehalt an Mineralien zwischen 1000 und 2000 mg pro Liter aufweisen. Sie müssen von natürlicher Reinheit sein und dürfen erst nach amtlicher Anerkennung in den Handel gelangen. Im Gegensatz zum Trinkwasser (→Wasser) darf Mineralwasser nicht künstlich aufbereitet und mit Chemikalien versetzt werden, nur das Ausfiltern oder Oxidieren bestimmter Geschmack und Optik beeinträchtigender Stoffe sowie das Entziehen freier Kohlensäure durch ausschließlich physikalische Verfahren (z. B. Herausquirlen) und das Versetzen oder Wiederversetzen mit Kohlendioxid ist vom Gesetzgeber gestattet. Da die in Flaschen abgefüllten Mineralwasser eine bestimmte Haltbarkeit aufweisen sollen, werden sie entgast und ausschließlich – sofern es sich nicht um Stille Wasser handelt – mit Kohlendioxyd versetzt, um Keimwachstum zu vermeiden. Neuerdings gibt es im Handel auch Mineralwasser mit natürlich gelöstem Sauerstoff, nach dem Prinzip des lebendigen Wassers (→Wasserbehandlung). Naturfremdes, mit medizinisch-technischem Sauerstoff hochdosiertes Wasser sollte man jedoch meiden.

Die natürliche Reinheit der Mineralwässer und ihr gesunder Gehalt an Mineralien und Spurenelementen hat den Umsatz der Sprudel-Branche angesichts der heutigen traurigen Trinkwasserlage sprunghaft ansteigen lassen. Zwischen 1975 und 1985 hat sich der Mineralwasserverbrauch in der Bundesrepublik verdoppelt. Und danach stieg der Verbrauch weiter auf einen durchschnittlichen jährlichen Pro-Kopf-Verbrauch von knapp 100 Litern im Jahre 1999. Immer mehr Haushalte gehen sogar dazu über, vor allem Babynahrung mit mineralarmem Wasser aus der Flasche zu kochen, um Schadstoffe im Leitungswasser zu vermeiden.

Doch auch die »natürliche Reinheit« der Mineralwässer ist heute gefährdet. Ein groß angelegter Test der Zeitschrift ›Natur‹ im Jahre 1987 brachte an den Tag, daß viele der Mineralwassermarken zuviel Nitrat, zuviel Natrium und einige sogar Arsen enthielten. Das allgegenwärtige Nitrat, das durch massiven Düngemitteleinsatz in der Landwirtschaft unser Wasser belastet (der Nitrateinsatz in der Landwirtschaft steigerte sich seit Mitte der 50er Jahre um 400 %), hat auch vor dem Mineralwasser nicht haltgemacht. Bei 121 von 240 getesteten Marken hatte das Magazin eine Belastung durch Nitrat und/oder Natrium festgestellt, die über dem EU-Richtwert für Trinkwasser liegt. Die Folge: Die Umsätze der kritisierten Marken gingen bis zu 30 % zurück, der Verband der rund 300 Mineralbrunnen in Deutschland zog gegen die Zeitschrift vor Gericht. Trotz aller Abstriche bleibt Mineralwasser ein gesunder Durststiller, wenn man einige Kriterien beachtet.

Mineralien geben dem Wasser nicht nur seinen ganz individuellen Geschmack (Kenner vermögen ihre Lieblingssorte herauszuschmekken), sondern löschen den Durst, denn der Körper signalisiert durch →Durst, daß der Mineralgehalt im Blut und Zellgewebe entweder aufgefrischt oder der Salzüberschuß rückverdünnt werden muß. Mineralwässer führen dem Organismus essentielle Mineralstoffe und Spurenelemente in gelöster und verwertbarer Form zu. Man sollte also darauf achten, daß die bevorzugte Mineralwassersorte einen ausgewogenen Mineralstoffgehalt aufweist, zum Beispiel Natrium und Kalium im Verhältnis 1:1, wenig Sulfat, viel Magnesium. Die Mineralien im Mineralwasser werden übrigens aus den Gesteinsschichten, die das Wasser durchsickert, herausgelöst.

Mineralarme Wässer ohne Kohlensäure können aber trotz der fehlenden Salze wertvolle Dienste leisten. Sie können als schadstoffarmer Ersatz für Leitungswasser dienen (zum Kochen, Zähneputzen etc.) oder sind für Durchspülkuren geeignet. Vorsichtig sein sollte man nur mit den Wässern, die in Plastikflaschen angeboten werden, wie viele der Wässer aus Frankreich. Die Plastikflaschen sind hygienisch nicht immer einwandfrei – der Kunststoff gibt organische Stoffe an das Wasser ab, das zudem gelegentlich mikrobiell belastet ist – und ökologisch sehr bedenklich, da die Plastikflaschen Müllprobleme schaffen. Einige der beliebten französischen Wässer sind mittlerweile auch in Glasflaschen erhältlich. Mineralwasser muß immer gut schmecken. Viele getestete Stille Wässer wiesen einen dumpfen Nebengeschmack auf, auch teure Sorten.

Die Verteilung des Mineralstoffgehalts ist von Sorte zu Sorte verschieden. Gemäß des überwiegenden Minerals gibt es mehrere Gruppen, wie Chloridwässer, Hydrogencarbonatwässer, Sulfatwässer, Säuerlinge. Letztere zeichnen sich unabhängig von ihrem Mineraliengehalt durch einen besonders hohen Anteil von Kohlensäure aus (über 250 mg/l). Solche Wässer sind reine Geschmackssache, ebenso die Stillen Wässer, die sehr wenig Kohlensäure enthalten. Die Menge der zugesetzten Kohlensäure ist vor allem für das »Frischeerlebnis« beim Trinken verantwortlich. Größere Mengen können Unverträglichkeitsreaktionen im Darm hervorrufen. Aufschluß über den Mineraliengehalt des Wassers gibt das Etikett, auf dem die gelösten Ionen angegeben sind. Allerdings hat ›Natur‹ einigen Mineralbrunnen nachgewiesen, daß veraltete Werte auf den Etiketten erschienen, um Belastungen mit Nitrat zu verschleiern.

Achten Sie vor allem auf die Stoffe →Natrium und →Nitrat. Bei der heute üblichen kochsalzreichen Kost stellt ein Zuviel an Natrium eine unerwünschte gesundheitliche Belastung dar (→Kochsalz). Durch die Wahl des richtigen Mineralwassers können Sie wesentlich zu einer Reduzierung Ihrer täglichen Natriumaufnahme beitragen: während das eine über 1000 mg/l Natrium enthält, weist ein anderes dagegen nur etwa 3 mg/l auf. Hier kann man pro Liter Mineralwasser dem Körper schon über 1000 mg Natrium ersparen. Ein Vergleich lohnt sich also. Achten Sie auf die Angaben auf dem Etikett. Am empfehlenswertesten sind Sorten, die den Aufdruck »Geeignet für natriumarme Ernährung« oder »Geeignet für die Zubereitung von Babykost« führen. Achten Sie auch darauf, daß das Mineralwasser nicht mehr als 25 mg/l Sulfat enthält. Im Grundwasser kommen Werte zwischen 10 und 30 mg/l natürlich vor. Höhere Sulfatwerte, wie sie selbst die Deutsche Trinkwasserverordnung erlaubt, sind zu meiden. Ab einer Konzentration von 200 mg/l kann man sagen, daß man stark verdünnte Schwefel- oder Batteriesäure trinkt. Medizinische Studien belegen erhebliche Verdauungsstörungen.

Neben natürlichem Mineralwasser sind noch andere Wässer im Handel: →Quellwasser, →Tafelwasser, →Sole, →Meerwasser, →Heilwasser, Sauerstoffwasser. (→Wasserbehandlung)

Mirin, natursüße japanische Reisweinwürze. Naturkostprodukt.

Mischsäfte, verschiedene Mischungen von Obst- und Gemüsesäften, zum Beispiel »Kindersaft« aus Trauben, Äpfeln, Möhren, Birnen, Heidelbeeren, Erdbeeren und Hagebutten. →Fruchtsaft.

Miso, milchsauer vergorene Paste aus Sojabohnen, Salz und (in den meisten Fällen) einer Getreideart. In Japan, wo Miso zu den Grundnahrungsmitteln gehört, gibt es hunderte von Sorten. Die von japanischen Großfirmen angebotenen Misos sind industriell hergestellt und enthalten meist eine Reihe von unerwünschten chemischen Zusatzstoffen. Das bei uns vorwiegend im Naturkosthandel angebotene Miso ist aber meist auf traditionelle Art hergestellt und reift mindestens ein Jahr in mit schweren Gewichten belasteten Holzfässern. Unter Einwirkung der Schimmelkultur »Koji« findet ein komplexer Gärungsprozeß statt, an dem viele Arten von Enzymen und Mikroorganismen beteiligt sind. Miso liefert Eiweiß und Mineralstoffe, regt die Verdauung an und wirkt günstig auf die Darmflora. Es wird vor allem für Suppen verwendet, aber auch für Soßen, Dressings und pikante Vollwertgerichte. Der relativ hohe Salzgehalt sollte nicht aus den Augen verloren werden.

MKS (Maul- und Klauenseuche). Die hochinfektiöse Maul- und Klauenseuche ist eine Viruskrankheit, die vor allem Paarhufer befällt. Bis zu ihrem erneuten Ausbruch im Februar 2001, als Bilder von brennenden Tierkadavern und peniblen Desinfektionsmaßnahmen die Verbraucher schockierten, galt MKS in den Ländern der EU als ausgerottet. Ähnlich wie →BSE hatte auch MKS vermutlich in Großbritannien seinen Ursprung, und zwar durch die Verfütterung von aus Asien importierten, infektiösen Speiseresten. Auch in Frankreich, Irland und den Niederlanden sind MKS-Fälle aufgetreten, ebenso in außereuropäischen Ländern wie Argentinien. Die Seuche kann Rinder, Ziegen, Schafe, Haus- und Wildschweine sowie Rot-, Reh- und Damwild befallen. Pferde sind nicht gefährdet, können wie Hunde und Katzen das Virus der Picorna-Gruppe jedoch übertragen. Die wichtigste Infektionsquelle sind Tiere während der ca. 2 bis 14 Tage dauernden Inkubationszeit. Das Virus wird von den Tieren bereits vor Ausbruch der Krankheit über Körperflüssigkeiten wie Speichel, Nasensekret, Samen und Milch ausgeschieden und verursacht schmerzhafte Bläschen an Schleimhäuten und der Haut, insbesondere am Maul und an den Klauen. Wegen der langen Haltbarkeit des Erregers in der Umwelt und der extrem hohen Ansteckungsgefahr ist eine Übertragung selbst über Kleider, Schuhe, Lebensmittel, Küchenabfälle, Fahrzeuge und über den Wind möglich.

Nach den bisherigen EU-Bestimmungen müssen infizierte Tiere getötet werden. Das Fleisch und die Milch dieser Tiere darf nicht in den Handel gelangen und darf nicht exportiert werden. Weiterhin besteht ein Transportverbot für alle Klauentiere.

Obwohl Deutschland bislang von einem Übergreifen der Seuche verschont blieb, ist hierzulande die Gefahr des Ausbruchs der MKS außerordentlich groß, da die Tiere seit vielen Jahren keinen Impfschutz mehr haben und somit den Infektionswellen völlig ungeschützt ausgesetzt sind. Ein Übergreifen der Seuche würde wie in Großbritannien ebenfalls Massentötungen notwendig machen. Aus diesem Grund wird bei einem MKS-Verdachtsfall hauptsächlich aus ökonomischen Interessen die sogenannte Keulung praktiziert, d.h. der gesamte Tierbestand und alle notgeimpften Tiere im Umkreis werden getötet. Das Hauptargument für die Ablehnung einer Impfung der Tierbestände sind die dann drohenden Exportverluste. Das Fleisch und die Produkte geimpfter Tiere sind genießbar, geimpfte Tiere und deren Produkte wären aber nach den derzeitigen Bestimmungen EU-weit nicht exportierbar. Die Keulung hunderttausender gesunder Tiere und ganzer Tierbestände ohne begründete Notwendigkeit ist auch aus ethischen Gründen abzulehnen.

MKS gilt als ungefährlich für den Menschen. Eine Ansteckung erfolgt nur höchst selten bei sehr intensivem Kontakt mit infizierten Tieren und in Kontakt mit extrem hohen Virusmengen, wie sie zum Beispiel Bauern und Tierärzte ausgesetzt sind. Als Krankheitsverlauf werden Fieber, offene Hautstellen an Zehen und Fingern, Bläschenbildung am Mund oder Nagelbettentzündungen beschrieben. Das britische Gesundheitsministerium meldete im Mai 2001 einen ersten Krankheitsverdacht bei einem Schlachter, der MKS-infizierte Tiere getötet hatte.

Bei Reisen in Länder, in denen die Maul- und Klauenseuche ausgebrochen ist, sollten die Sperrbezirke nicht betreten werden und alle vorgeschriebenen Schutzmaßnahmen zur Verhinderung einer Verbreitung der Seuche beachtet werden. Vorsorglich sollten keine Lebensmittel, vor allem Fleisch und Fleischwaren sowie Milch und Milchprodukte aus MKS-Ländern, nach Deutschland mitgebracht werden. Der enge Kontakt mit für die Maul- und Klauenseuche empfängliche Tiere in den betroffenen Ländern sollte vermieden werden. Auf den Besuch von Bauernhöfen, Produktionsbetrieben und Tierparks, vor allem Streichelzoos, sollte verzichtet werden.

Erhitzte Fleisch- und Fleischprodukte, pasteurisierte Milch (Frischmilch, H-Milch) und daraus hergestellte Produkte sind für den Menschen unbedenklich, weil der MKS-Virus Hitzeeinwirkung nicht überstehen kann. Rohes Fleisch und Rohwurst sind ebenfalls als unbedenklich einzustufen, da durch die nach dem Schlachten eintretende Fleischreifung die Viren abgetötet werden. Bei der Herstellung von Rohmilchkäse werden durch die Dicklegung der Milch und die Absenkung des pH-Wertes die Viren abgetötet.

Interessant in diesem Zusammenhang ist die Einleitung einer Untersuchung über mögliche Gesundheitsrisiken durch die britischen Behörden: bei der Massenverbrennung getöteter Tiere auf den großen Scheiterhaufen könnten gefährliche Mengen an →Dioxinen freigesetzt werden.

Modifizierte Stärke →Stärke.

Molke ist eine wäßrige, gelbgrüne Flüssigkeit, die bei der Käseherstellung nach dem Abscheiden von Kasein und Fett durch die Gerinnung von Milch anfällt. Süßmolke entsteht beim Dicklegen der Milch mit Lab, Sauermolke bei natürlicher Säuerung (→Sauermilchprodukte). Molke enthält die wasserlöslichen Bestandteile der Milch wie Milchzucker, Milchsäure, wasserlösliche Vitamine und Mineralstoffe sowie Eiweiß. Seit der Antike gilt Molke als natürliches und gesundes Nahrungs- und Heilmittel, das bis heute für Trinkkuren und als Nahrungsergänzung verwendet wird. Molke ist in flüssiger, konzentrierter und getrocknet-pulverisierter Form im Handel, außerdem als Inhaltsstoff vieler Mischprodukte, als Fertignahrung und sogar als Badezusatz.

Molkenkäse. Zu dieser Sonderform von →Frischkäse gehören zum Beispiel die italienischen Spezialitäten Ricotta und Mascarpone, sowie der Ziegenkäse des Alpenlandes, der Mysost und der Geidost aus Skandinavien. Bei seiner Herstellung wird der →Molke Wasser entzogen und dann werden Sahne, Butter oder andere Milchbestandteile zugesetzt.

Molybdän (Spurenelement)
Funktion: Bestandteil mancher Enzyme.
Vorkommen: Vollkorngetreide, Obst, Gemüse, Hülsenfrüchte, Nüsse. Verlust durch Verarbeitung und Nahrungsmittelzubereitung: 10–30 %.
Mangelsymptome: Entstehung von

Krebs und Karies, Haarverlust, Unfruchtbarkeit.
Tagesbedarf: 0,2–0,3 mg.
Erhöhter Bedarf: Nicht erforderlich.
Überdosierung: Suchtähnliche Symptome. →Mineralstoffe.

Monosaccharide (Einfachzucker), Grundbausteine der Zuckersorten, die durch Hydrolyse (Auflösung in Wasser) nicht weiter zerlegt werden können. Zu den Einfachzuckern gehören zum Beispiel Glukose (Traubenzucker) und Fruktose (Fruchtzucker). →Disaccharide, →Zucker.

Morbus Crohn ist eine noch weitgehend unbekannte, aber häufiger werdende entzündliche Krankheit des Verdauungstraktes, die vor allem in den Industrienationen vorkommt. Es besteht ein unübersehbarer Zusammenhang mit zu hohem Verbrauch von →Zucker und →Auszugsmehlen bei geringer Aufnahme von →Faserstoffen. →Ernährungsbedingte Krankheiten.

Mungbohne, grüne Sojabohne, aus der sich köstliche →Keimlinge (Sprossen) ziehen lassen. Die Sprossen müssen 5 bis 6 Tage keimen.

Muscheln →Meeresfrüchte.

Muskat, tropisches Gewürz, das verdauungsfördernd wirkt. Verwendbar sind die kleinen Nüsse, die man am besten selbst reibt, oder die getrockneten Samenmäntel (Macis). Muskat verfeinert zahlreiche Gemüsegerichte, Salat, Gebäck, Suppen, Fleischbrühen, Kartoffel-, Reis-, Teigwaren, Käsegerichte, Eierspeisen.

Müsli, klassisches Vollwertfrühstück, das von dem Arzt Dr. Bircher-Benner aus der traditionellen Abendmahlzeit der Schweizer Bergbauern entwickelt wurde. Für manche Menschen ist Müsli der Inbegriff gesunder Ernährung, für andere Symbol freudloser Körnerfresserei. Die Folge der steigenden Beliebtheit dieses Frühstückswunders aus Getreide, Früchten und Nüssen – mit und ohne Zucker – ist eine breite Palette an Fertigmüslis im Angebot des Handels. Hinter bunten Verpackungen und mit einem »Gesund-Image« befrachteten Markennamen finden sich aber gravierende Qualitätsunterschiede. Das beste und gesündeste Müsli kann man nur selber machen: →Frischkornbrei aus selbst geschrotetem Korn. An zweiter Stelle steht das selbst gemischte Trockenmüsli aus Getreideflocken, Nüssen, Trockenfrüchten, Leinsamen, Hefeflocken und anderen Zutaten, das man kurz in Milch, Joghurt oder Saft einweicht und mit frischen Früchten ergänzt. Häufig gibt es solche Trockenmüslis bereits fertig gemischt und abgepackt zu kaufen. Ein wichtiges Qualitätsmerkmal ist, ob die Zutaten weitgehend aus ökologischem Anbau stammen und ob keine unerwünschten Zutaten, wie Zucker, enthalten sind.

Die Fertigmüslis in Plastik- oder Alufolie, vakuumverpackt und mit bunten, werbewirksamen Kartonverpackungen versehen, enthalten meist isolierte Zucker. Diese verstecken sich hinter klangvollen Namen, wie Fruchtzucker, Fruktose, Glukosesirup, Rohrzucker, Rübenzucker, Saccharose, Traubenzucker und anderen. Bis zu 28 % (!) Fabrikzucker enthalten manche dieser

Müslisorten, außerdem Schokosplitter, Krokant und ähnliches Unnötige. Nicht selten sind die enthaltenen Trockenfrüchte geschwefelt. Einer gesunden Ernährung dienen solche Müslis nur mehr wenig oder gar nicht. Wachsender Beliebtheit erfreuen sich die knusprigen, weil zum Teil mit Honig gerösteten Müslivarianten (→Crunchies), die aber stark kariesfördernd wirken. Vorsicht! Auch im Reformhaus werden viele nicht empfehlenswerte Müslis angeboten. Vor dem Kauf unbedingt die Zutatenliste lesen.

Noch mehr Zucker enthalten die besonders bei Kindern beliebten Frühstücksflocken, wie Cornflakes, Frosties und Smacks. Sie sind mit Zuckerzugaben von bis zu 48 % aufgemotzte Industrieprodukte, die für eine gesunde Vollwerternährung so notwendig sind wie Gummibärchen oder Limonade. Der in der Werbung angepriesene Vitaminzusatz ist meist nicht der Rede wert.

Müsliriegel profitieren vom gesunden Müsli-Image, haben mit gesunder Ernährung aber kaum etwas zu tun, da die Hauptzutat bei konventionellen Müsliriegeln Fabrikzucker ist.

Mu-Tee, koffeinfreie Kräuterteemischung aus 16 Kräutern, Wurzeln, Rinden und Gewürzen, die von Georges Oshawa, dem Begründer der →Makrobiotik zusammengestellt wurde.

Mutterkorn kann als »natürlicher« Schadstoff in Getreide und Brot vorkommen. Das schwarzbraune, meist leicht gebogene, kornartige Gebilde bis 25 mm Länge entsteht in der Kornähre anstatt des Getreidekorns, wenn die Blütenstände durch den Mutterkornpilz infiziert wurden. Mutterkorn enthält giftige Alkaloide, die schwere Erkrankungen auslösen können. Gewichtsausleser reinigen heute alles Getreide von Mutterkorn. Wenn Sie Ihr Getreide aber direkt beim Bauern kaufen, sollten Sie das Getreide auf Mutterkorn prüfen.

Muttermilch ist die natürliche Grundnahrung für das Baby, eine von der Natur dargebotene ideale »Fertignahrung«, die durch nichts zu ersetzen ist und vom Säugling zu 98 % verwertet wird. Sie enthält in den ersten Tagen in der sogenannten Vormilch oder Kolostrum Immunglobuline für den Aufbau des Immunschutzes im Neugeborenen und liefert als »reife Muttermilch« (ab der 3. Woche) alle für das Kind erforderlichen Nährstoffe in ausreichenden Mengen. Muttermilch sorgt am besten für Gesundheit und richtige Entwicklung des Säuglings. So berichten Kinderärzte, daß in Krankenhäusern kaum Säuglinge oder Kleinkinder, die wenigstens teilweise mit Muttermilch ernährt werden, mit Ernährungsstörungen, Darmfehlbesiedlung (→Darmflora), Infektionskrankheiten, Magen- und Darmerkrankungen, Durchfällen oder ähnlichen Symptomen zu finden sind. Muttermilch enthält zudem →Taurin, das für die Entwicklung des Gehirns und Nervensystems des Säuglings wesentlich ist. Die aus Kuh- und Sojamilch hergestellte Säuglings-Fertignahrung ent-

Muttermilch

hält dagegen wenig bzw. kein Taurin. Darüber hinaus fehlen die in der Muttermilch enthaltenen Abwehrstoffe (Intrinsic Factor), die den Säugling vor Infektionen schützen. Der intime Kontakt des Säuglings zur Mutter beim Stillen ist auch für die gesunde psychische Entwicklung unentbehrlich. Das Baby sollte möglichst schon in der ersten Lebensstunde und später immer dann an die Brust angelegt werden, wenn es hungrig ist und schreit. Die Stillzeit sollte, wenn möglich, mindestens sechs bis acht Monate betragen. Das Stillen regt die Hormonproduktion und damit die Milchbildung während der Stillzeiten an. Beim gesunden reifen Neugeborenen, das nach Bedarf gestillt wird, besteht keine Notwendigkeit, Flüssigkeiten wie Zuckerwasser oder sonstige Nährlösungen zu geben.

Leider finden sich in der Muttermilch viele Schadstoffe, wie chlorierte Kohlenwasserstoffe, und zwar in Mengen, welche die für Kuhmilch festgesetzten Höchstwerte teilweise überschreiten. In den letzten Jahren ist aber ein langsamer Rückgang dieser Werte feststellbar. Fremdstoffe in der Muttermilch können sein: lipophile Chemikalien wie synthetische Nitromoschusverbindungen aus duftenden Haushaltsprodukten und Fisch-Aquakulturen, UV-Filtersubstanzen aus Kosmetik, polybromierte Diphenylether aus Flammenschutzmitteln, Phthalsäureester aus Weichmachern und Kunststoffen. Der momentane Wissenstand über Kontaminierungspfade, Aufnahmewege und Giftigkeit dieser Substanzen ist sehr lückenhaft und reicht für eine Risikobewertung nicht aus. Der präventive Gesundheitsschutz durch die Behörden ist völlig unzureichend. Da auch die beste industrielle Fertignahrung (die zudem meist ebenfalls schadstoffbelastet ist) nicht die Qualität von Muttermilch erreicht, ist der Nutzen des Stillens noch immer höher einzuschätzen als das mögliche Gesundheitsrisiko durch Schadstoffe. Die Mutter kann der Belastung der Milch durch bewußte Öko-Ernährung, enthaltsamen Umgang mit Chemikalien und Vermeidung anderer Schadstoffquellen, wie Nikotin und Alkohol, entgegenwirken. →Babynahrung.

N

Nährstoffe erfüllen die Ernährungsbedürfnisse des Menschen zur Deckung des energetischen und stofflichen Bedarfs des Organismus. →Grundbausteine der Nahrung.
Nahrungsenergie →Brennwert.
Nahrungsergänzungsmittel können sinnvoll sein, um erhöhten Bedarf an Nähr- und/oder Vitalstoffen auszugleichen, wenn der Körper eine Mehrversorgung benötigt. Nahrungsergänzungsmittel sind selbst bei Vollwerternährung dann angezeigt, wenn der Organismus belastet ist. Bei Erschöpfung der Nährstoffdepots im Körper durch langjährige Fehl- und Mangelernährung – selbst bei kalorischer Überversorgung – genügt eine an Frischkost reiche Ernährung nicht mehr, um die Mängel auszugleichen. So sind auch die gängigen Empfehlungen zum Tagesbedarf beispielsweise von Vitaminen so ausgelegt, daß sie beim *Gesunden* gerade eben noch ausreichen, um Mangelerscheinungen zu verhüten. Mit einer optimalen Dosierung unter heutigen Bedingungen hat dies nichts mehr zu tun. Der Mensch ist heute einer Vielzahl von Streßfaktoren ausgesetzt, auf die sich sein Organismus unter Beanspruchung der Nährstoffdepots einstellen muß. Dazu zählen Alkohol, Nikotin, Drogen, Medikamente (auch Antibiotika, Anti-Baby-Pille), Umweltverschmutzung und Radioaktivität, Lärm, Belastung durch elektromagnetische Felder, Bildschirmarbeit, UV-Strahlung und Auftreten von freien →Radikalen. Darüber hinaus sind die meisten Gemüse- und Obstarten durch chemisierte und überdüngte Böden nicht mehr so vitalstoffreich wie noch vor Jahren. Die industrielle Be- und Verarbeitung von Nahrungsmitteln trägt zudem zu einer Verminderung der in der Nahrung enthaltenen Nähr- und Vitalstoffe bei. Zum Ausgleich dieser Belastungen und zum Erhalt seiner Leistungsfähigkeit und Vitalität benötigt der Mensch also ein Mehr an Vitalstoffen in Form von nahrungsergänzenden Präparaten, z. B. Omega-6-Fettsäuren, essentielle Aminosäuren oder antioxidative Substanzen. Durch Hochdosierung (Megadosen) von Vital- und Nährstoffen in einem ausgewogenen Verhältnis als Ergänzung zur Nahrung lassen sich die erschöpften Depots am besten auffüllen. Diesem Feld hat sich ein eigener Zweig der Medizin gewidmet, die orthomolekulare Therapie.

Folgende Personengruppen sind häufig mit Vitalstoffen unterversorgt, was sich unter anderem durch Appetitlosigkeit, Müdigkeit, Anfälligkeit für Infektionskrankheiten, Reizbarkeit, Konzentrationsschwäche etc. äußern kann: *Starke Raucher* zur Entgiftung des Organismus von den gesundheitsschädlichen Rauchbestandteilen. *Jugendliche,* die rauchen, Alkohol trinken und/oder vitaminarme Fast-Food-Kost bevorzugen. *Junge Frauen,* die sich einer Diät unterziehen, die Pille zur Verhütung nehmen und/oder rauchen. *Schwangere und stillende Frauen* wegen erhöhter Anforderungen an den Organismus. *Ältere Menschen* mit eingeschränkter Kostvielfalt.

Die meisten der in Reformhäusern oder Drogerien erhältlichen deutschen Nahrungsergänzungsprodukte (Vitamintabletten, Mineralpräparate etc.) enthalten nicht alle Vitamine und Spurenelemente. Die im Direktvertrieb mit zum Teil marktschreierischen und unhaltbaren Versprechungen verkauften Vitaminpillen sind überteuert und wegen der geringen Dosierung (durch die Bestimmungen des Lebensmittelgesetzes begrenzt) untauglich und daher überflüssig. Achten Sie beim Kauf daher besonders auf die Dosierung der Inhaltsstoffe und vergleichen Sie diese mit den Empfehlungen für Vitamine und Minerale bei den jeweiligen Stichworten in diesem Buch. Hochdosierte Präparate sind nur aus den USA erhältlich. Den Kauf niedrigdosierter Präparate können Sie sich in der Regel sparen.

Auch die Anmerkung, manche Kapseln enthielten Ballaststoffe, ist fragwürdig, denn der Gehalt ist so gering, daß eine einzige Weintraube faserstoffreicher ist. Für eine erhöhte Vitalstoffversorgung sind frisch ausgepreßte Obst- und Gemüsesäfte sehr viel besser geeignet. Substanzen wie beispielsweise Hormone oder arzneiwirksame Stoffe (Wirkstoffe, die Beschwerden lindern, heilen oder verhüten oder Funktionen des Körpers beeinflussen) zählen nicht zu den Nahrungsergänzungsmitteln. →Gemüsesaft. →Grundbausteine der Nahrung, →Mineralstoffe, →Vitamine, →Vitalstoffe.

Nahrungskette. Dieser Begriff bezeichnet die Verbindung zwischen Lebewesen, die in bezug auf die Ernährung stufenweise voneinander abhängig sind. Nur die grünen Pflanzen können aus anorganischen Substanzen mit Hilfe von Sonnenlicht und Sauerstoff organische Stoffe wie Kohlenhydrate aufbauen. Sie stehen damit an erster Stelle der Nahrungskette. Tiere und der Mensch müssen ihren Energie- und Baustoffbedarf über die primär von Pflanzen gebildeten Stoffe decken.

Problematisch ist die Anreicherung von schwer abbaubaren Schadstoffen in den verschiedenen Stufen der Nahrungskette. Da der Mensch am Ende der Nahrungskette steht, gelangen all diese Schadstoffe in seine Nahrung.

Eine wichtige Forderung zur Verringerung des Hungers in der Welt ist die Verkürzung der Nahrungskette, das heißt der Verzicht auf höhere Glieder dieser Kette, wie Tiere, in der Ernährung des Menschen. Die Umwandlung von pflanzlichen Nahrungsmitteln in tierische Nahrungsmittel ist nur über einen erheblichen »Veredelungsverlust« (→Fleisch-Teufelskreis) möglich.

Nahrungsmittel. Die Begriffe »Nahrungsmittel« und →»Lebensmittel« werden gewöhnlich für ein und dieselbe Sache gebraucht. Der Begriff Nahrungsmittel bezeichnet die verarbeiteten, das heißt raffinierten, konservierten, gekochten, präparierten, oft mit Zusatzstoffen versehenen Produkte der Nahrungsmittelindustrie. Im Gegensatz zu den »lebenspendenden« Lebensmitteln machen Nahrungsmittel den Körper meist bloß satt. →Fertigkost, →Lebensmittelverarbeitung, →Vollwerternährung, →Slow Food.

Nahrungsmittelindustrie →Lebensmittelverarbeitung.

Nahrungsmittelskandale →Verbraucherschutz.

Nahrungsmittelvernichtung →EU.

Nährwert. Wert der Nahrung für das gesunde Wachstum und den Fortbestand des Organismus mit all seinen lebenswichtigen Funktionen. Der Nährwert wird nicht allein vom Energiegehalt, gemessen in Kalorien oder Joule (→Brennwert), bestimmt, sondern in entscheidendem Umfang von der ausgewogenen Zusammensetzung, der →Qualität, der Bekömmlichkeit und der Resorption und Ausnutzung der Inhaltsstoffe im Organismus. Der Nährwert von Eiweiß wird in →NPU-Werten ausgedrückt (→Biologische Wertigkeit).

Natrium (Mineralstoff).

Funktion: Regelung des Flüssigkeitshaushalts, Reizleitung zwischen Nerven und Muskeln, Aktivierung vieler Enzyme.

Vorkommen: Salzhaltige Nahrungsmittel, Käse, Gewürze, Kochsalz. Verlust durch Verarbeitung und Nahrungsmittelzubereitung: 10%.

Mangelsymptome: Gestörter Wasserhaushalt, Entwässerung, Apathie, niedriger Blutdruck, Muskelschwäche.

Tagesbedarf: 2000–3000 mg.

Erhöhter Bedarf: Bei starkem Schwitzen.

Überdosierung: Gegenwärtiger Verbrauch von Kochsalz (Natriumchlorid) ist zu hoch! Wasserstau im Gewebe: 1 g bindet 100 ml Wasser. In Form von NaCl (Natriumchlorid) an der Entstehung von Bluthochdruck beteiligt. Die Fähigkeit des Organismus, überschüssiges Natrium auszuscheiden, ist sehr begrenzt. →Mineralstoffe, →Kochsalz.

Natto, fermentierte ganze Sojabohnen. Naturkostprodukt.

Naturbelassenheit. Eines der vier grundlegenden Kriterien, nach denen die Qualität jedes Lebens- und Nahrungsmittels beurteilt werden kann. Ein Grundprinzip gesunder Ernährung besagt, daß die Nahrung so natürlich wie möglich sein soll. Je mehr ein Lebensmittel be- und verarbeitet, das heißt erhitzt, zerkleinert, konserviert, präpariert, raffiniert, vermischt wird, desto mehr verliert es an Qualität, da sein Gehalt an lebenswichtigen Vitalstoffen abnimmt und die Qualität mancher Nährstoffe (z. B. Eiweiß) beeinträchtigt wird. Es sollten also Le-

Naturkost

bensmittel bevorzugt werden, die so wenig wie nötig und so schonend wie möglich bearbeitet wurden. Frische Rohkost ist deshalb ein wesentlicher Bestandteil gesunder Ernährung, Fabriknahrung und Fast Food hingegen wird in einer gesunden Vollwerternährung weitgehend vermieden. Selbstverständlich ist auch wichtig, daß ein Lebensmittel so frei wie möglich von →Schadstoffen sowie →Lebensmittelzusatzstoffen und Hilfsstoffen ist. Die anderen drei Qualitätskriterien sind →Vollwertigkeit, →Frische, →Belastung. – →Information der Nahrung.

Naturkost, Bezeichnung für Lebensmittel aus ökologischer Erzeugung, die klar definierten, hohen Qualitätsansprüchen genügen. Durch den Bio-Boom der letzten Jahre hat Erzeugung, Verarbeitung und Handel von Naturkostprodukten stark zugenommen. Mittlerweile sind so gut wie alle Eßwaren des täglichen Bedarfs in Naturkost-Qualität erhältlich. Etwa 4 % der Bevölkerung verwendet ausschließlich alternativ erzeugte Lebensmittel, 54 % gelegentlich und 42 % nie. Im Gegensatz zu »konventionellen« Waren haben sich die Hersteller von Naturkost zu einer Reihe zusätzlicher Qualitätsvorgaben verpflichtet:

– Naturkost ist vollwertig. Sie enthält die wertbestimmenden Nähr- und Vitalstoffe im höchstmöglichen Maß.

– Naturkost ist möglichst naturbelassen, das heißt nur so wenig wie nötig bearbeitet und frei von chemisch-synthetischen →Lebensmittelzusatzstoffen.

– Naturkost ist so schadstoffarm wie möglich. Pflanzliche Produkte stammen aus →Ökologischem Landbau), tierische Lebensmittel aus artgerechter Haltung, bei der auf alle industriellen Methoden der Tierhaltung (→Massentierhaltung) sowie auf die Verwendung von →Tierbehandlungsmitteln verzichtet wird. Meist sind bei den Erzeugern Ackerbau und Tierhaltung in einer ökologisch gesunden Mischwirtschaft kombiniert.

– Naturkost ist umweltfreundlich. Ökologische Verträglichkeit ist bei Erzeugung, Verarbeitung und Vertrieb oberster Grundsatz.

– Naturkost ist sozial verträglich. Import von Futtermitteln aus der Dritten Welt, Massenproduktion, Konzentration und Industrialisierung landwirtschaftlicher Betriebe etc. werden bewußt vermieden. →Ökologie der Nahrung.

– Naturkost ist kontrolliert. Erzeugung und Verarbeitung vollziehen sich im Rahmen von Richtlinien, deren Einhaltung durch eine EU-Verordnung europaweit einheitlich gesetzlich geregelt ist.

Naturkost ist konventionellen Waren in vielen Punkten qualitativ überlegen – so enthält beispielsweise Kopfsalat aus Bio-Anbau deutlich weniger Nitrat, weil er nicht mit Kunstdünger gedüngt wurde. Aus dem gleichen Grund enthalten Bio-Kohlköpfe mehr Vitamin C. Bei den einzelnen Warengruppen finden sich noch eine Reihe solcher Unterschiede. Wichtigstes Merkmal sind jedoch die deutlich geringeren Rückstände an →Schadstoffen. Eine

Studie aus dem Jahr 1986 zeigte auf, daß in nur 2,9 % der untersuchten Bio-Waren Rückstände nachgewiesen werden konnten. Hier handelte es sich um Fälle, in denen Restmengen aus früheren Pestizidanwendungen aus dem Boden in die Pflanze gelangten, oder um die Ware von Bio-Betrügern (→Bio-Schwindel). Bei den konventionell erzeugten Waren hingegen wiesen laut den Ergebnissen von europaweiten Untersuchungen aus dem Jahr 1996 an frischem Obst und Gemüse 32,5 % Pestizidrückstände unterhalb der geltenden Höchstmengen und 3 % über diesen Grenzwerten auf.

Auch in punkto Geschmack liegt Naturkost vorn. Schmecken beispielsweise die chemiegedüngten, knallroten Treibhaustomaten aus konventioneller Massenerzeugung oft wie gefärbte Zellulose, so entfaltet sich bei echter Bio-Ware das volle Tomatenaroma. Völlig unbelastete Agrarprodukte gibt es allerdings in unserer Zeit der globalen Umweltverschmutzung nicht mehr, doch läßt sich durch bewußtes Einkaufen die Schadstoffbelastung stark reduzieren. Durch Einflüsse wie Bodenbeschaffenheit, Dünger, Fruchtfolge, Wasserbeschaffenheit, Schadstoffeinwirkung durch Umweltbedingungen können zudem auch Schwankungen auftreten, die zum Teil größer sind als der Unterschied zwischen Bio-Ware und konventionellen Produkten.

Die stark gestiegene Nachfrage nach Naturkost und die zunehmende Kommerzialisierung bei der Herstellung von Naturkostprodukten hat dazu geführt, daß auch zahlreiche »Kompromißprodukte« in den Regalen der Naturkosthäuser zu finden sind – Waren, die eigentlich nicht den Regeln der Vollwerternährung entsprechen, von den Kunden aber trotzdem gewünscht werden. Dazu gehören beispielsweise Brauner Zucker, viele der sogenannten »Fleisch-Ersatzprodukte« wie →Sojafleisch, sonstige →Fertignahrung (die in ihrer Naturkost-Variante nicht selten auch schlecht aussieht und schlecht schmeckt) und als kurioser Höhepunkt Zigaretten aus »Bio-Tabak«.

Einkaufsquellen für Naturkost sind die →Naturkosthäuser sowie Bio-Metzgereien, in manchen Fällen auch →Reformhäuser, Wochenmärkte, manche Lebensmittelläden und natürlich die Erzeuger selbst.

Naturkosthaus. In den letzten Jahren sind Naturkosthäuser, die auch »Bio-Läden« oder »grüne Läden« genannt werden, wie Pilze aus dem Boden geschossen. Der Umsatz mit Naturkostprodukten betrug 1999 rund 650 Millionen Euro. Für jeden, der sich nicht direkt vom Erzeuger versorgen kann, stellen sie eine ideale Möglichkeit dar, qualitativ hochwertige Bio-Produkte einzukaufen, leider oft zu recht hohen Preisen. Das Angebot der Naturkostläden ist mittlerweile sehr umfangreich. Neben nahezu allen Lebensmitteln des täglichen Bedarfs in ökologischer Qualität machen spezielle Naturkost-Produkte (Tofu, Miso etc.) sowie Non-Food-Artikel wie Naturkosmetik oder Bio-Reinigungsmittel das Angebot aus.

Fleisch- und Käsetheken gehören in vielen Naturkosthäusern zum Standard, in manchen Fällen auch die Imbißecke mit frischen Säften und Salaten, und manche Läden haben schon die Größe von Supermärkten erreicht. Bücher und Infoschriften informieren über Ernährung im allgemeinen oder über bestimmte Waren, und die gute Beratung gehört ebenso zum Service wie eine Getreidemühle, mit der das vom Kunden gekaufte Getreide auf Wunsch frisch gemahlen wird. Viele Naturkosthäuser haben das etwas freudlos karge und manchmal sektiererisch wirkende Erscheinungsbild der Anfangsjahre abgelegt und so manchem verunsicherten »Normalbürger« die Schwellenangst genommen. Die Kundschaft besteht längst nicht mehr aus bärtigen Ökofreaks in Latzhose und Norwegerpulli, sondern aus Menschen aller Schichten und Altersstufen, die sich bewußt besser und gesünder ernähren wollen.

Spezielle Versandhäuser bieten Naturkost an, natürlich auch bereits über das Internet. Zudem haben sich vielerorts auch Bio-Metzgereien oder Bio-Bäckereien etabliert.

Naturland, 1982 gegründeter anerkannter →Anbauverband. Die Schwerpunkte liegen gleichermaßen im Pflanzenbau und in der Viehzucht. Naturland-Produkte werden unter anderem in eigenen Naturland-Märkten verkauft. Umstellungsware ist gesondert ausgewiesen.

Natürliche Gifte in Lebensmitteln entstehen nicht durch menschliche Bearbeitung, sondern sind von Natur aus in bestimmten Lebensmitteln enthalten, häufig aber in derart geringen Mengen, daß tatsächliche Schäden nur bei einem außergewöhnlich hohen Verzehr auftreten. Gesundheitsschäden durch diese Form von Giften lassen sich durch Wissen über unsere Ernährung vermeiden. Es sind relativ wenige Lebensmittel davon betroffen. Die wichtigsten dieser Giftstoffe sind blausäurehaltige →Glycoside, →Solanin, →Saxitoxine, →Tetrodoxin, →Nitrate. Darüber hinaus gibt es noch eine Reihe weiterer natürlicher Schadstoffe in Lebensmitteln, die aber nur in sehr seltenen Fällen unter ganz besonderen Umständen Schädigungen bewirken können: Kreislaufwirksame biogene Amine, Oxalsäure, die zu Ablagerungen in Form von Nieren- und Harnsteinen führen kann, Enzymhemmer in Eiklar und Sojabohnen, krebserregendes Cumarin in Waldmeister, giftige, hitzempfindliche Eiweiße in rohen grünen Bohnen und Feuerbohnen, giftige hitzeempfindliche Nervengifte in rohen Blatterbsen, Kichererbsen und Sago. Die hitzeempfindlichen Gifte werden durch Kochen zerstört und sind bei den üblichen Verzehrmengen und Zubereitungsarten ungefährlich. Giftige Pilze, die hierzulande jedes Jahr Vergiftungen, zum Teil mit Todesfolge, hervorrufen, fallen nicht unter dieses Stichwort, weil sie nicht als Lebensmittel anzusehen sind. →Mikroorganismen.

Nektar, Bezeichnung für süße Getränke aus →Fruchtsaft, konzentriertem Fruchtsaft, Fruchtmark, konzentriertem Fruchtmark, Trinkwasser und Fabrikzucker. Der Anteil an Fruchtsaft und Fruchtmark beträgt zusammen nur zwischen 25 und 50 %, der Rest ist Zuckerwasser. Der Anteil von Fabrikzucker darf bis zu 20 % betragen. Setzt man den tatsächlichen Fruchtgehalt von Nektaren in Relation zu ihrem Preis, stellt man fest, daß viele Nektare im Vergleich zu reinem Fruchtsaft überteuert sind. Nektare dürfen außerdem wärmebehandelt (Wärmefermentierung, Pasteurisierung), zentrifugiert und filtriert werden. Bei manchen gesondert deklarierten Sorten (z. B. Diätnektare) dürfen auch Süßstoffe, Zuckeraustauschstoffe und Vitamine zugesetzt werden. Trotz des poetischen Namens und der üblichen appetitanregenden Werbung sind Nektare von einem echten Naturprodukt bereits weit entfernt.

Nelken. Dieses Gewürz stammt von den Molukken und aus Madagaskar. Nelken sind ganz oder gemahlen erhältlich und passen zu einer Reihe von Süßspeisen (Kompotte, Obstsalate, Puddings, Gebäck, Obstsuppen) sowie zu Fleisch, Fisch und Gemüse. Auch in Glühwein und Essigkonserven sorgen ganze Nelken für feinen Geschmack.

Neohesperidin, Neuer hitzebeständiger Süßstoff aus einem Flavonoid von Zitrusfrüchten, der häufig süßkraftverstärkend in Kombination mit anderen Süßstoffen verwendet wird. Er ist 400- bis 1500mal süßer als Zucker. Neohesperidin weist einen mentholartigen Beigeschmack auf. Es kann bittere Geschmacksnoten übertönen, daher eignet es sich auch besonders gut für Arzneimittel, wie Tropfen, Sirups und Brausetabletten sowie für Getränke, Süßwaren zur Erfrischung des Atems und Knabbererzeugnisse. Im Zuge der Harmonisierung in der EU ist Neohesperidin nun auch in Deutschland zugelassen.

Neuform, Zusammenschluß von Herstellern und →Reformhäusern.

Neurodermitis ist eine allergische Mangelkrankheit unter Beteiligung des Nervensystems mit juckender Ekzembildung, die bei einem geschwächten Immunsystem auch durch artfremdes Eiweiß sowie Schimmelpilzsporen, vor allem aber durch nachhaltigen B-Vitaminmangel ausgelöst werden kann. In steigendem Umfang sind bereits Kleinkinder davon betroffen. Die Haut ist neben den Darmschleimhäuten das wichtigste Regulations- und Entgiftungsorgan und zeigt Unverträglichkeiten und krankhafte Reaktionen des Körpers auf zugeführte Nahrungsmittel oder Inhaltsstoffe an, die nach längerwährenden Stoffwechselstörungen auf diese Weise zum Ausdruck kommen. →Allergie, →Babykost, →Muttermilch.

Niacin →Vitamin B3.

Nickel (Spurenelement)
Funktion: Stoffwechselvorgänge, Blutgerinnung, Aktivierung vieler Enzyme.
Vorkommen: Vollkorngetreide, Gemüse. Verlust durch Verarbeitung und Nahrungsmittelzubereitung: 10–20 %.
Mangelsymptome: Nicht bekannt.

Tagesbedarf: 0,5–0,8 mg.
Erhöhter Bedarf: Nicht erforderlich.
Überdosierung: Zellschäden. →Mineralstoffe.

Nicotinsäure →Vitamin B 3.

Nigari. Aus Meersalz gewonnenes Bittersalz, das vor allem Magnesiumchlorid enthält und als natürliches Gerinnungsmittel bei der traditionellen Herstellung von →Tofu verwendet wird.

Nitrate. Wasserlösliche Salze der Salpetersäure, die von manchen Gemüsesorten in erhöhtem Maß aufgenommen werden, sie gehören zu den →natürlichen Giften in Lebensmitteln. Nitrate selbst sind eigentlich relativ harmlos, schädlich für den menschlichen Organismus – besonders für Kleinkinder – werden sie erst durch ihre Umwandlung im Körper in →Nitrite und Nitrosamine. Die von Natur aus vorkommenden Nitratmengen kann der erwachsene menschliche Organismus handhaben. Problematisch werden die Nitrate erst durch den zusätzlichen massiven Einsatz von synthetischem Stickstoffdünger und Gülle, die dem Boden große Mengen an Nitraten zuführen und wesentlich zur weltweiten Belastung des Grundwassers beitragen (→Düngemittel). Daher ist vielerorts Trinkwasser hoch mit Nitraten belastet, teilweise so stark (über 50 mg/l), daß selbst die Behörden empfehlen, Säuglingsnahrung mit Mineralwasser zuzubereiten, obwohl sich Nitrat bereits auch in vielen Mineralwassersorten findet (→Wasser, →Mineralwasser). Nitrat kann besonders bei Säuglingen und Kleinkindern durch Behinderung des Sauerstofftransports im Blut schwere Gesundheitsstörungen wie die sogenannte Blausucht hervorrufen.

Auch die Nahrungsmittelindustrie setzt vielen Lebensmitteln Nitrat zu. Der Mensch nimmt Nitrate zu etwa 80 % aus pflanzlichen Nahrungsmitteln auf. Unter dem Stichwort →Gemüse finden Sie daher eine Aufstellung über den Nitratgehalt der wichtigsten Gemüsesorten. Besondere Vorsicht ist bei Treibhausprodukten geboten – Treibhaussalate zum Beispiel zählen zu den am höchsten mit Nitrat belasteten Pflanzen.

Nitrathaltige Speisen wie Spinat oder Rhabarberkompott sollten nicht aufgewärmt werden, da sich in der Zeit vor dem Wiedererwärmen vermehrt Bakterien angesiedelt haben, die eine Nitratumwandlung zu Nitrit bewirken und somit die Bildung der krebserregenden Nitrosamine im Verdauungstrakt fördern.

Nitrit. Die Umwandlung der relativ harmlosen Nitrate in die gesundheitsschädigenden Nitrite und Nitrosamine geschieht durch die Zubereitung von Lebensmitteln oder bei der Verdauung in Mund und Magen durch die Bakterien in Speichel und Magensaft bei gleichzeitiger Anwesenheit von aminhaltigen Nahrungsbestandteilen. Amine sind Eiweißbausteine, die natürlicherweise in eiweißhaltigen Nahrungsmitteln wie etwa Fleisch vorkommen. Zusammen mit Nitrit bilden sie die sogenannten Nitrosamine, die zu den am stärksten krebserregenden Substanzen gehören, die heute bekannt sind. Gemäß dem Heidelberger Krebsprofessor Dietrich

Schmähl können sie »Tumore vom Scheitel bis zur Sohle auslösen«. Ein besonderes Problem in diesem Zusammenhang sind die verarbeiteten Fleischwaren wie →Wurst, die zu 95 % mit Kochsalz und Nitrit gepökelt werden. Sie bringen beide »Zutaten« für die krebserregenden Nitrosamine – Nitrit und Amine – in den Organismus ein (→Pökeln). Raucher sind besonders gefährdet. Mit jedem Päckchen Zigaretten nehmen sie über den Rauch 20 bis 30 mal mehr Nitrosamine auf als über die tägliche Nahrung.

Nitritpökelsalze →Pökeln.

Nitrosamine →Nitrit.

Nori, speziell zubereiteter und in dünne, violett-schwarz schillernde Blätter gepreßter Seetang, der vor allem durch die japanischen Sushi-Restaurants weltweit bekannt geworden ist. →Algen.

Norleucin. L-Norleucin ist eine nicht-essentielle →Aminosäure.

Normalgewicht →Übergewicht.

Novel Food. Sammelbezeichnung für Nahrungsmittel und Zutaten zu Nahrungsmitteln, die »neu« für die menschliche Ernährung sind. In den Bereich Novel Food fallen alle Nahrungsmittel, die unter Einsatz der →Gentechnik erzeugt wurden, aber auch biotechnologische Nahrungsmittel, die eine bisher unbekannte primäre Molekularstruktur besitzen, wie beispielsweise →Fettaustauschstoffe oder Süßungsmittel. Als Novel Food gelten insgesamt:

– alle Nahrungsmittel, die aus bislang im Lebensmittelbereich unbekannten Organismen bestehen, solche enthalten oder daraus hergestellt wurden, zum Beispiel aus Algen, Hefen, Bakterien oder Schimmelpilzen gewonnene Proteine oder andere Stoffe.

– alle Nahrungsmittel, die aus Pflanzen oder Tieren herstellt wurden, die nicht mit Hilfe traditioneller Vermehrungs- und Züchtungsmethoden entstanden sind, wie etwa geklonte Pflanzen und Tiere.

– alle Nahrungsmittel, die nach einem bisher nicht gebräuchlichen Verfahren verarbeitet wurden, welches bedeutende Veränderungen in der Zusammensetzung und Struktur des Endprodukts zur Folge hat, was sich wiederum auf den Nährwert, die Verdaubarkeit oder den Gehalt an unerwünschten Inhaltsstoffen auswirkt, zum Beispiel die Pasteurisierung von Lebensmitteln mit hydrostatischem Hochdruck.

– alle Nahrungsmittel, die als »neuartig« gelten, wie etwa geröstete Heuschrecken, Käferlarven, exotische Meeresfrüchte oder exotisches Obst.

Mit Ausnahme letztgenannter Nahrungsmittel, die in anderen Ländern traditionell auf dem Speiseplan stehen und nur in Europa als »neuartig« gelten, sowie anderer bisher für die menschliche Ernährung ungenutzter natürlicher Lebensmittel oder Bestandteile daraus (z.B. Eiweiß aus Algen) ist Novel Food vom Gesichtspunkt einer gesunden Ernährungsweise abzulehnen. Novel Food muß sehr differenziert betrachtet werden.

Neue Lebensmittelzusatzstoffe, Aromen und ähnliche Zutaten fallen gemäß EU-Recht nicht in den

Bereich Novel Food. →Designer Food.

NPU. Netto-Eiweiß-Verwertung (Net Protein Utilisation) →Biologische Wertigkeit.

Nudeln →Teigwaren.

Null-Diät veraltete, gesundheitsschädliche Form des →Fastens.

Nußmuse, geröstete und gemahlene →Nüsse in cremiger Konsistenz. Am weitesten verbreitet ist Erdnußmus, das nach amerikanischem Vorbild auch unter dem Namen Erdnußbutter (Peanut butter) angeboten wird. Erhältlich sind auch Muse aus Haselnuß, Mandel, Cashew sowie Mischungen aus verschiedenen Nußsorten und Muse mit Zusatz von Honig oder Meersalz. Empfehlenswert sind vor allem Nußmuse aus dem Naturkosthandel, da sie ohne die bei konventionellen Produkten üblichen Zusätze von Zukker, Fetten, Ölen, Emulgatoren, Stabilisatoren, Aromastoffen und ähnlichem hergestellt werden. Viele bekannte konventionelle Handelsmarken bestehen nur aus Mischungen von Zucker, Fett und Nußresten. Solche Produkte haben mit gesunder Ernährung nichts mehr zu tun.

Nüsse zählen zur Gruppe des Schalenobstes. Die eßbaren Samen von Früchten (Walnüsse, Mandeln, Kokosnüsse) sowie die Früchte selbst (Haselnüsse, Eßkastanien, Pistazien, Paranüsse, Erdnüsse und andere) werden unter dem Begriff Nüsse zusammengefaßt. Wegen ihres hohen Gehalts an hochwertigem Eiweiß, Fett und Mineralstoffen wie auch wegen ihres köstlichen Geschmacks gelten sie als wertvolle und gesunde Lebensmittel und sollten daher nicht aus falsch verstandener Kalorienzählerei heraus gemieden werden. Nüsse müssen kühl, trocken und luftig aufbewahrt werden, da sie andernfalls rasch schimmeln oder ranzig werden können. Am besten Nüsse in Originalschale kaufen und selber knacken, denn durch das Rösten gehen die wertvollen ungesättigten Fettsäuren verloren. Außerdem sind viele der gerösteten, abgepackten Nüsse stark gesalzen und tragen zur Belastung des Organismus durch zuviel →Kochsalz bei.

O

Oberflächenbehandlungsmittel sind Konservierungsstoffe wie Diphenyl, Orthophenylphenol und Thiabendazol, die Zitrusfrüchte vor Grün- und Blauschimmel schützen sollen. Die mit diesen Stoffen behandelten Schalen der Früchte sind nicht zum Verzehr geeignet. Bei der Herstellung von Orangeat und Zitronat dürfen diese Stoffe nicht zum Einsatz gekommen sein. →Obst.

Obst. Frisches Obst ist eine der Hauptsäulen einer gesunden und vollwertigen Ernährungsweise. Die je nach Sorte unterschiedliche Art und Menge von Vitaminen, Mineralstoffen, Spurenelementen, Enzymen, Geschmacks- und Aromastoffen sowie Faserstoffe und Wasser machen den Wert von Obst aus, das uns die Natur in köstlicher und breiter Fülle zur Verfügung stellt. Die Unterscheidung zwischen Obst und Gemüse ist nicht ganz einfach. Die Früchte von mehrjährigen Stauden und Holzgewächsen werden als Obst bezeichnet, alle einjährigen Pflanzen hingegen, die sich roh, gekocht oder konserviert zum Verzehr eignen, gelten als →Gemüse. Der jährliche Gesamtverzehr von Obst inklusive Zitrusfrüchten in Deutschland liegt bei über 120 kg pro Kopf. Doch nur ein relativ geringer Teil wird roh und frisch verzehrt, wie das eigentlich sein sollte, der größere Teil in Form von Konserven, Konfitüren, Marmeladen und anderen verarbeiteten →Obsterzeugnissen. Wie auch beim Gemüse wird die Sortenvielfalt durch Monokultivierung stark eingeschränkt. Dafür werden in zunehmendem Maße exotische Früchte angeboten, die nicht immer vorbehaltlos zu empfehlen sind (→Südfrüchte).

Es ist im Rahmen dieses Handbuches nicht möglich und auch nicht nötig, alle Obstsorten einzeln zu beschreiben. Unter den jeweiligen Stichworten sind daher nur die Gruppen der Obstsorten kurz umrissen: →Kernobst, →Steinobst, →Beerenobst, →Südfrüchte, →Wildfrüchte, →Schalenobst. Wichtiger als die detaillierte Einzelbeschreibung von Obstsorten sind grundlegende Anmerkungen zur Qualität, die übergreifend für alle Sorten gelten, denn längst ist Apfel nicht mehr gleich Apfel. Zwischen einem Chemie-Apfel aus dem Großmarkt und einem Apfel aus ökologischem Anbau können Welten liegen, was Geschmack, Aroma, Schadstoffbelastung und Gehalt an Vitalstoffen anbelangt.

Obsterzeugnisse

Auch bei Obst ist es daher unerläßlich, die vier hauptsächlichen Qualitätskriterien →Vollwertigkeit, →Naturbelassenheit, →Frische und →Belastung zu beachten und bewußt einzukaufen, denn längst ist ein Großteil des angebotenen Obstes industriell erzeugte Fließbandware.

Düngemittel, Pflanzenbehandlungsmittel und Schwermetalle sorgen für Schadstoffrückstände. Bis zu 20mal werden beispielsweise Apfelbäume in vielen konventionellen Obstplantagen während einer Reifeperiode chemisch gespritzt. Dazu kommen noch eine Reihe anderer Giftmittel, die bei der Aussaat, Aufzucht, Ernte und Verarbeitung eingesetzt werden können, zum Beispiel Entlaubungsmittel, Wachstumshemmer, Konservierungsmittel etc. Zitrusfrüchte werden gegen Fäulnis und Schimmelbefall mit →Oberflächenbehandlungsmitteln bearbeitet, Äpfel werden gewachst, damit ihr Aussehen frisch und knackig bleibt, Weinbeeren werden durch Kupfersulfat haltbar gemacht. Obst aus dem Ausland kann zudem Rückstände von Pestiziden aufweisen, die bei uns ihrer Gefährlichkeit wegen längst verboten sind (z. B. →DDT, →Arsen). Die Schadstoffe bauen sich bei richtiger Anwendung und Dosierung der Agrargifte zwar teilweise ab, die verbleibenden Reste aber lassen sich nur zum Teil durch Waschen mit warmem Wasser, Abreiben, Schälen oder Zubereiten entfernen, denn ein Großteil verbleibt im Fruchtinneren und gelangt beim Verzehr in den menschlichen Organismus. Der Bleigehalt eines Apfels ist beispielsweise wie folgt verteilt: 51,3 % des Bleis ist in der Schale angereichert, 40,4 % im Fruchtfleisch und 8,3 % im Kerngehäuse.

Zudem wird das Obst meist unreif geerntet, da es lange Transportwege zurücklegen muß, bevor es den Verbraucher erreicht; Aroma, Geschmack und Vitalstoffgehalt können nicht in vollem Umfang ausgebildet werden. Im natürlichen Reifungsprozeß, unter Beteiligung von Enzymen, Pflanzenwirkstoffen und Sonnenlicht, werden die Früchte weich, Geruch und Geschmack entwickeln sich, Färbungen treten auf und die Früchte werden süßer. Trotz Nachreife beim Transport kann unreif geerntetes Obst geschmacklich mit natürlich unter Sonnenlicht ausgereiften Sorten nicht mithalten.

Die gesetzlichen →Handelsklassen, die Obst nur nach äußerlichen Merkmalen wie Größe, Farbe, Aussehen, Gewicht und äußerer Beschaffenheit bewerten und über die tatsächliche Qualität nichts aussagen, sind beim Einkauf leider keine Orientierungshilfe, denn sie stufen makellos aussehende Fließbandware aus chemisierter Erzeugung meist höherwertig ein als das etwas weniger schön aussehende, dafür aber mit allen »inneren« Qualitäten ausgestattete Obst aus ökologischem Anbau.

Praktische Tips

– Kaufen Sie möglichst natürlich gereiftes Obst. Am besten ist natürlich Obst aus dem eigenen Garten oder direkt von einem Erzeuger. Je näher Sie beim Erzeuger einkaufen, desto reiferes Obst bekommen Sie.

– Achten Sie beim Einkauf nicht primär auf Aussehen und Handelsklasse, sondern auf das sortentypische Geruchsaroma. Wo möglich, beriechen oder kosten Sie die angebotene Ware. Wenn eine Frucht keinen arttypischen Geruch aufweist, enthält sie auch kaum Vitalstoffe.
– Richten Sie sich nach den Saisonzeiten. Die chemisierte Massenproduktion bzw. die modernen Transportmittel haben es zwar ermöglicht, daß alle Obstsorten zu allen Jahreszeiten verfügbar sind, doch in den jeweiligen Erntezeiten schmeckt Obst einfach am besten, ist am preiswertesten und weist die geringsten Schadstoffgehalte auf. Im Anhang (S. 438) finden Sie einen Saisonkalender für Obst und Gemüse.
– Bevorzugen Sie Freilandware gegenüber Ware aus Treibhäusern. Vermeiden Sie Obst aus Ländern, in denen besonders viel Agrargifte zum Einsatz kommen, zum Beispiel häufig Holland und Italien (dort besonders Südtirol).
– Erdbeeren aus Selbstpflückplantagen sind zwar reif und frisch, aber oft mit Rückständen von Pestiziden belastet.
– Abgesehen von Lagersorten wie Äpfel und Birnen sollten Sie Obst frisch einkaufen und frisch verbrauchen. Die meisten Obstsorten sind nur wenige Tage haltbar.
– Bevorzugen Sie Obst aus ökologischem Anbau. Hauptargumente für Öko-Produkte sind die geringere Schadstoffbelastung und die ausgewogeneren Vitalstoffgehalte.
– Kaufen Sie kein Obst von Verkaufsständen an belebten Straßen. Die Belastung durch Staub, Blei und andere Umweltgifte ist hier besonders hoch. Zudem verringern sich Frische und Vitalstoffgehalt entscheidend durch die Einwirkung von Licht, Luft und Wärme.
– Kaufen Sie kein Obst, das die Merkmale langer Lagerung aufweist (→Frische).
– Frisches und rohes Obst ist eine Grundsäule der gesunden Ernährung und sollte täglich verzehrt werden. →Obsterzeugnisse wie Konserven, Marmeladen und andere sind kein Ersatz für Frischware. Auch →Fruchtsäfte können frisches Obst nur zum Teil ersetzen. Obst ist eine ideale Zwischenmahlzeit und kann zu unzähligen köstlichen Desserts verarbeitet werden. Auch der reine »Obsttag« ist eine Wohltat für den Körper.

Obsterzeugnisse. Jede Bearbeitung roher Früchte bedeutet eine Wertminderung. Obst ist die ideale Frischkost. Trotzdem gelangen etwa 30 % des Obstes in verarbeiteter Form in den Handel, der größte Teil davon als Obstkonserven, gefolgt von Fruchtsäften. →Trockenobst, →Obstkonserven, →Tiefkühlobst, →Konfitüren, →Marmeladen, →Gelees, →Fruchtmuse, →Fruchtsäfte, →Nektar, →Fruchtsaftgetränke.

Obstessig. Aus verschiedenen Obstsorten kann Obstessig gewonnen werden. Die bekannteste Sorte ist →Apfelessig. Als entschlackendes und stoffwechselanregendes Getränk hat sich ein Eßlöffel Obstessig mit einem Teelöffel Honig zusammen in einem Glas Wasser ver-

Obstkonserven

mischt als altes Hausmittel bewährt.

Obstkonserven sind Früchte, die in luftdicht verschlossenen Gläsern oder Dosen mit Zuckerlösung eingelegt und bei 100 Grad sterilisiert wurden. Als Schutz gegen Bräunung dürfen Fruchtsäuren (Ascorbinsäure, Zitronensäure) zugesetzt werden, bei roten Früchten sind auch Farbstoffe zulässig. Der Vitaminverlust bei der Herstellung von Obstkonserven beträgt etwa 50%, bei längerer Lagerung ist mit weiteren Verlusten zu rechnen. Bei manchen Früchten (z.B. Aprikosen oder Mandarinen) wird vor der Konservierung die Haut entfernt – und zwar mit Hilfe von Natronlauge, die zusätzlich Vitamine zerstört. Außerdem können säurehaltige Obstprodukte bei unlackierten oder schlecht lackierten Dosen mit dem Dosenmaterial reagieren und Schwermetallbelastungen verursachen.

Ebenfalls als Obstkonserven gelten Produkte wie Zitronat und Orangeat und die mit Zucker kandierten und glasierten Belegfrüchte. Farbstoffzusätze (außer bei Zitronat) und Behandlung mit Schwefeldioxid sind zulässig. Der Zuckerzusatz bei kandierten Früchten beträgt bis zu 75%. Auch Rumtopf und in gezuckerten Essig eingelegte Birnen und Pflaumen (Essigfrüchte) zählen zu den Obstkonserven. Ebenso Apfelmus, das gewöhnlich einen Zuckerzusatz von 18 bis 22% aufweist.

Durch den hohen Zuckergehalt, den Vitaminverlust bei Herstellung und Lagerung und die diversen chemischen Zusatzstoffe erleiden frische Früchte starke Qualitätsverluste und werden zu geringwertigen Industrieprodukten mit hohem Kalorien- und niedrigem Vitalstoffgehalt. Daher sind Obstkonserven auf keinen Fall Ersatz für frisches →Obst, →Zucker.

Obstkraut besteht aus eingedicktem Saft. Bei ungezuckerten Sorten beträgt der natürliche Zuckergehalt etwa 50%. Die bekanntesten Sorten sind →Apfelkraut und Birnenkraut. Am meisten Zucker enthält Dattelkraut. Alle drei Sorten sollten nur äußerst sparsam verwendet werden, auch wenn sie noch Anteile an Vitalstoffen aufweisen.

Öchslegrade sind eine Maßeinheit für das sogenannte Mostgewicht von Säften und bezeichnen in abgekürzter Form das spezifische Gewicht. Sie zeigen an, um wieviel Gramm ein Liter Saft mehr als ein Liter Wasser wiegt. 80° Öchsle besagt beispielsweise, daß es sich um einen Most mit einem spezifischen Gewicht von 1,080 handelt. Aus dem Mostgewicht lassen sich Rückschlüsse auf den Zuckergehalt ziehen. So entspricht 1° Öchsle 2,6 g Glukose in einem Liter Wein. Traubenmoste bis 70° Öchsle werden meist für einfache Tafelweine verwendet, ab 80 – 125° für Qualitäts- und Spätleseweine. Spitzenweine erreichen bis 300° Öchsle. →Alkohol, →Wein.

Okara, bei der Herstellung von →Tofu entstehendes Abfallprodukt aus nichtlöslichen Sojabestandteilen in feinkörniger Struktur. Okara, das vor allem verdauungsfördernde Faserstoffe enthält, läßt sich in der Vollwertküche auf vielfältige Art verwenden, beispielsweise als Müslizusatz, zum Brotbacken, für Soßen und Bratlinge und als geröstete Knabberei.

Öko-Bier →Bier.

Ökologie der Nahrung. Unsere tägliche Ernährung ist in ein komplex vernetztes System von Bezügen eingebunden, das weit über die Dinge hinausgeht, die man gewöhnlich mit Essen und Trinken assoziiert. Gerade die Lebensmittelskandale der letzten Jahre haben deutlich gemacht, welch große Rolle soziale, gesellschaftliche und umweltpolitische Aspekte bei der Erzeugung und Verteilung unserer Nahrung spielen. Zwischen Ernährung, Gesundheit, Umwelt, Welthunger, Soziologie, Kultur, Wirtschaft, Tierschutz und anderen Faktoren bestehen enge Wechselwirkungen, in die das Ernährungsverhalten jedes einzelnen Menschen eingebunden ist. Betrachtet man diese Vernetzung näher, lassen sich drei Hauptbereiche unterscheiden:

1. der individuelle Bereich – hier geht es um unsere ganz persönliche Ernährung, um die Gesundheitsverträglichkeit, den Nährwert, den Genußwert. Eine hohe Lebensqualität durch gesunde Ernährung ist das Ziel in diesem Bereich.

2. der soziale Bereich – hier geht es um die weltweiten Bedingungen bei Erzeugung, Verarbeitung, Handel und Verteilung von Nahrungsmitteln. Weltweite soziale Gerechtigkeit ist das Ziel in diesem Bereich. →Unterernährung.

3. die Umwelt – hier geht es um die größtmögliche Schonung der Umwelt bei der Herstellung, Verarbeitung, Verteilung und Vermarktung von Nahrungsmitteln. Ökologischer Landbau statt chemisierte Monokulturen, artgerechte Viehhaltung statt tierquälerische Massentierhaltung, bewußter Umgang mit Ressourcen, Vermeidung von Müll sind nur einige Stichworte, die in diesem Bereich beachtet werden müssen.

Zur Nahrungs-Ökologie kann jeder einzelne seinen persönlichen Beitrag leisten, indem er seine Einsichten bewußt in Kaufverhalten und Eßverhalten umsetzt. →Fleisch-Teufelskreis, →Getreide-Teufelskreis.

Ökologischer Landbau. Alternative zur konventionellen Landwirtschaft, die sich im Zuge der Industrialisierung und Chemisierung immer weiter von den ökologisch vertretbaren und naturverbundenen Anbauweisen entfernt hat. Die ökologische Landwirtschaft arbeitet *mit* der Natur; sie produziert auf möglichst umweltschonende Weise gesundheitlich unbedenkliche und biologisch hochwertige Lebensmittel in ausreichender Menge. Die konventionelle Landwirtschaft hingegen hat einen Teufelskreis in Bewegung gesetzt, der *gegen* die Natur arbeitet, ohne auf Umwelt, Mitgeschöpfe, Qualität und ökologische, biologische und soziale Zusammenhänge Rücksicht zu nehmen. Die staatlich subventionierte Ertragsmaximierung (→EU) führt zur Mechanisierung mit immer energieaufwendigeren Technologien, zum ständig steigenden Einsatz von →Pestiziden, synthetischen →Düngemitteln und Gülle, zur →Massentierhaltung und Monokultivierung,

Ökologischer Landbau

zu Überproduktion mit anschließender kostspieliger Vernichtung der Überschüsse und zu einer bizarren EU-Agrarpolitik. Die Folgen sind sinkende Qualität der massenweise erzeugten Lebensmittel, Schadstoffbelastung, Gesundheitsschädigung, Umweltzerstörung und soziale Probleme. Nur durchrationalisierte Großbetriebe haben in diesem System eine Chance. Immer mehr bäuerliche Kleinbetriebe können diesen kostenintensiven industriellen Landbau nicht mehr verkraften und müssen aufgeben. Seit 1949 ist die Zahl der Bauernhöfe in der Bundesrepublik von 1 646 800 auf ca. 430 000 geschrumpft. Zugleich aber hat sich die landwirtschaftliche Gesamtleistung zwischen 1950 und 1990 mehr als verdoppelt.

Der ökologische Landbau ist ein vernünftiger Ausweg aus dieser Sackgasse. Immer mehr bäuerliche Betriebe steigen auf ökologischen Landbau um und schließen sich einem der anerkannten →Anbauverbände an. Zwar werden heute erst etwa 3 % (1988 noch 0,63 %) der landwirtschaftlichen Anbaufläche nach ökologischen Prinzipien bewirtschaftet, doch nimmt die Zahl der Umsteiger seit den 80er Jahren ständig zu. Waren es 1985 erst 1450 landwirtschaftliche Betriebe, die auf einer Fläche von 24 700 Hektar kontrolliert ökologisch wirtschafteten, stieg ihre Zahl im Jahr 2000 auf über 7200 auf einer Anbaufläche von knapp 420 000 Hektar. Der ökologische Landbau ist zwar arbeitsintensiver, aber wirtschaftlicher und lukrativer. Die fogende Tabelle veranschaulicht dies:

Ökobauern im Vergleich mit konventionellen Vergleichsbetrieben im Wirtschaftsjahr 1990/1991

	Ökol. Betrieb	Konvent. Betrieb
Ertrag an Weizen	36,9 DZ/ha	58,7 DZ/ha
Erzielter Preis	€ 52,50 DZ	€ 16,50 DZ
Arbeitskräfteeinsatz	1,92	1,60
Kosten für Dünger	€ 22,-/ha	€ 120,-/ha
Kosten für Pflanzenbehandlungsmittel	€ 5,10/ha	€ 49,-/ha
Löhne	€ 165,50/ha	€ 52,50/ha

Die wichtigsten Ziele und Arbeitsweisen der ökologischen Landwirtschaft sind:
– Ganzheitliche und ethische Betrachtungsweise aller Vorgänge, die mit der landwirtschaftlichen Produktion verbunden sind. Der Bauernhof wird nach dem Vorbild eines lebendigen Organismus gestaltet. Auch die weitergehenden sozialen,

Ökologischer Landbau

biologischen und ökologischen Auswirkungen der Landwirtschaft werden beachtet.

– Es wird im Einklang mit dem natürlichen Ökosystem gearbeitet, anstatt zu versuchen, die Natur zu beherrschen.

– Biologische Zyklen innerhalb des landbaulichen Systems, das Mikroorganismen, Bodenflora und -fauna, Pflanzen und Tiere einschließt, werden gefördert und verstärkt. Die Bodenfruchtbarkeit wird erhalten und langfristig gefördert.

– Es wird ein geschlossener Betriebskreislauf angestrebt, der den naturgesetzlichen Kreislauf zwischen Boden, Pflanze und Tier beachtet. Nicht erneuerbare Energie- und Rohstoffvorräte werden im geringstmöglichen Maß eingesetzt.

– Alle Umweltbelastungen, die sich aus landwirtschaftlicher Praxis ergeben können, werden bewußt vermieden.

– Die genetische Vielfalt im landbaulichen System und seiner Umwelt wird erhalten – die Lebensräume von Wildpflanzen und Wildtieren werden geschützt. Auf übertriebene Spezialisierung (Monokulturen, Massentierhaltung) wird verzichtet, statt dessen wird eine vielseitige Struktur mit verschiedenen Pflanzen- und Tierarten (Mischwirtschaft) angestrebt.

– Auf leicht lösliche, ätzende, treibende und chemisch aufgearbeitete und synthetisierte Dünger (Kunstdünger) wird verzichtet. Gedüngt wird mit optimal aufbereiteten organischen Düngern und Zusatzmitteln wie Gesteinsmehlen, Algenprodukten und anderen natürlichen Stoffen.

– Auf chemische Pflanzenbehandlungs- und Schädlingsbekämpfungsmittel (Pestizide) wird ebenfalls verzichtet. Pflanzenschutz und Schädlingsbekämpfung erfolgen durch vorbeugende Maßnahmen (standortgerechte Pflanzenwahl, vielseitige Fruchtfolge, Förderung der Nützlinge, Förderung altbewährter Kultursorten etc.), außerdem durch biotechnische Maßnahmen wie Leimringe zur Schädlingsbekämpfung und physikalische Pflegemaßnahmen wie Striegeln, Hacken und mineralische Spezialmittel (z. B. Brennesseljauche).

– Auf chemisch-synthetische Lagerschutz- und Nachreifemittel sowie auf Hormone und Wuchsstoffe in Pflanzenbau und Viehhaltung wird verzichtet.

– Viehzucht wird unter Bedingungen betrieben, die den Tieren erlauben, ihr angeborenes Verhalten angemessen auszuleben. Massentierhaltung ist tabu. Die Fütterung erfolgt möglichst mit hofeigenen Produkten. Aus diesem Grund wird auf Futtermittelimporte aus der Dritten Welt verzichtet und auf eine ökologisch gesunde Mischwirtschaft von Ackerbau und Viehzucht Wert gelegt. Zur Erhaltung der Tiergesundheit werden möglichst nur Naturheilmittel verwendet. Der Tierbestand ist der landwirtschaftlichen Nutzfläche angepaßt. Ethische Gesichtspunkte (das Tier ist kein Ding, sondern ein Lebewesen) spielen eine wesentliche Rolle.

– Die ökologische Landwirtschaft

will menschenwürdige Arbeitsplätze und Entfaltungsmöglichkeiten bei ausreichendem Verdienst schaffen und erhalten. Die Existenz kleiner und mittlerer Landwirtschaftsbetriebe wird gesichert.
Ökosiegel ist mit nur 24 Betrieben der kleinste anerkannte Anbauverband; gegründet 1988 in Norddeutschland.
Öle →Speisefett.
Olivenöl gehört in den südeuropäischen Ländern seit Jahrhunderten zu den Grundnahrungsmitteln. Die verschiedenen Qualitätsstufen von Olivenöl hängen hauptsächlich von der Art der Gewinnung ab. Die geschmacklichen Unterschiede hingegen sind auf die verschiedenen Anbaugebiete zurückzuführen. Die hochwertigste und beste Sorte tritt in geringer Menge bei der ersten kalten Pressung aus. Dieses mit Abstand feinste Olivenöl wird als Jungfernöl (Extra Vierge oder Extra Vergine) bezeichnet und gelangt nach Absetzen der Trübstoffe ohne weitere Behandlung in den Verkehr. Gemäß EU-Bestimmung müßte dieses Öl eigentlich als »Natives Olivenöl extra« ausgezeichnet werden, was aber nur wenige Hersteller auch tun. Das unter steigendem Druck kalt ausgepreßte Öl wird als »Vierge« oder »Vergine« (natives Olivenöl) bezeichnet. Die letzte Kaltnachpressung (Courante) fällt geschmacklich ab. Das anschließend durch Warm- oder Heißpressung gewonnene Öl ist minderwertig und muß vor dem Verbrauch raffiniert werden. Olivenöl verträgt auch hohe Temperaturen und kann daher gut zum Braten verwendet werden. →Speiseöl.

Omega-3- und Omega-6-Fettsäuren. Die in allen pflanzlichen Ölen, Seetierölen und in geringem Umfang auch in der Muttermilch enthaltenen, mehrfach ungesättigten →Fettsäuren werden je nach Position der reaktionsfähigen Doppelbindungen in der chemischen Struktur in Omega-3- (z. B. Linolensäure, Eicosapentaensäure) und Omega-6-Fettsäuren (z. B. Linolsäure, Arachidonsäure) eingeteilt. Beiden Unterteilungen kommen eigene Bedeutungen im Stoffwechsel zu. Sie können sich gegenseitig nicht ersetzen. →Fett.

Oolong Tee, halbfermentierter, intensiv schmeckender →Tee, der eine Zwischenstellung zwischen schwarzem (fermentiertem) und grünem (unfermentiertem) Tee einnimmt.

Orangeat →Obstkonserven.

Ordnung der Nahrung. Der Ernährungsforscher und Arzt Prof. Dr. Werner →Kollath ordnete Lebens- und Nahrungsmittel in einem System von sechs Wertstufen, das auch heute noch Gültigkeit besitzt, wenn es an die veränderten Gegebenheiten der modernen Zeit angepaßt wird. So darf beispielsweise bei den hochwertigen Lebensmitteln der ersten Stufen nie die Schadstoffbelastung und die Frische außer acht gelassen werden. Die Beachtung der Empfehlungen zu den sechs Wertstufen ist ein guter Leitfaden für eine gesunde Vollwerternährung.
Die Wertstufe I (Besonders empfehlenswert) umfaßt alle rohen, natur-

belassenen und frischen Lebensmittel, die vor dem Verzehr nur gewaschen werden oder deren unverzehrbare Schale entfernt wird. Dazu gehören Nüsse, Samen, Ölfrüchte, gekeimtes Getreide, roh verzehrbares Gemüse, Sprossen und Kräuter, Obst, rohe, unbehandelte Milch, Quellwasser und auch rohes Fleisch und roher Fisch in bester Öko-Qualität.

Die Wertstufe II (Sehr empfehlenswert) faßt alle Lebensmittel zusammen, die mechanisch bearbeitet oder aufgeschlossen wurden, zum Beispiel durch Schneiden, Raspeln, Schroten, Schälen, Pressen etc. Dazu gehören kaltgepreßte Öle, frisch gemahlenes oder geschrotetes Vollkorngetreide, frisch geriebene Nüsse und Samen, frisch gepreßte Säfte aus Obst und Gemüse, zerkleinertes Obst und Gemüse (Salate, Muse), manche Produkte aus roher, unbehandelter Milch (Butter, Sahne etc.).

Die Wertstufe III (Noch sehr empfehlenswert) beinhaltet Lebensmittel, die einem natürlichen Prozeß der Fermentation ausgesetzt wurden. Dazu gehören Hefen, Gärgetränke, wie Most oder Kombucha, vergorenes oder eingelegtes Obst und Gemüse, z. B. Sauerkraut, weitere Produkte aus roher, unbehandelter Milch, wie Sauermilch, Joghurt, Kefir etc.

Die Wertstufe IV (Empfehlenswert) bezeichnet streng genommen bereits die Grenze zwischen Lebensmitteln und Nahrungsmitteln, denn in ihr sind die Produkte zusammengefaßt, die bei der Verarbeitung erhitzt werden. Zwar wird durch die verschiedenen Zubereitungsarten, wie Dünsten, Kochen, Braten, Backen und andere der Wert der Nahrung vermindert (Vitamine gehen verloren, Eiweiße beginnen sich zu verändern etc.), doch sind andererseits manche wertvolle Lebensmittel nur im gekochten Zustand genießbar oder besser bekömmlich (Kartoffeln, Hülsenfrüchte, manche Gemüsesorten etc.). Wichtig und qualitätserhaltend ist die möglichst schonende Zubereitungsart. Zu dieser Gruppe gehören Vollkornbrote und andere Produkte aus Vollkorn, erhitztes Obst und Gemüse, selbstgemachte Suppen und Brühen, pasteurisierte Vollmilch und daraus hergestellte Produkte (z. B. Joghurt, Käse etc.), Sojaprodukte wie Tofu, Tamari und andere, Fisch, Fleisch und Eier in erhitzter Form.

Die Wertstufe V (Kaum empfehlenswert) bezeichnet Nahrungsmittel, die stark erhitzt oder durch Verfahren wie Rösten, Pökeln, Pulverisieren, Ultrahocherhitzen, Sterilisieren, Färben, Bleichen, Klären, Konservieren durch Vakuum, Salz, Zucker, Alkohol oder chemische Stoffe zubereitet und konserviert wurden. In dieser Stufe stoßen wir bis auf wenige Ausnahmen auf die denaturierten Produkte der modernen Nahrungsmittelindustrie. Der gesamte Bereich der Fertigkost aus Glas, Dose, Tüte, Alufolie und Tiefkühltruhe zählt zu diesem Bereich, der mit gesunder Vollwerternährung kaum mehr etwas zu tun hat. Zu dieser Gruppe gehören geschältes, poliertes Getreide (weißer Reis, Cornflakes etc.) sowie alle daraus hergestellten Produkte (Weiß- und Graubrot, Backwaren etc.), Obst- und Gemüsekonserven, Fleisch- und Wurstwaren, Fisch- und Fleischkonserven, Marmeladen, Schokoladen, H-Milch, Trockenmilch, Schmelzkäse, raffinierte Fette und Öle, Fertignahrung aller Art, Fruchtnektare, Fruchtsaftgetränke, Tee, Kaffee, Liköre, viele Weine.

Die Wertstufe VI (Nicht empfehlenswert) beinhaltet die chemisch reinen, isolierten Endprodukte der modernen Lebensmittelverarbeitung, die toten Präparate, die vollständig aus ihrem natürlichen Gefüge herausgelöst wurden. Dazu gehören Auszugsmehle und Produkte daraus, isolierter Zucker und Süßwaren aller Art, weiße Plattenfette, Fabrikfette, Branntweine, Limonaden, künstliche Tafelwässer.

Oregano ist wildwachsender →Majoran und in Italien eine Art »Nationalgewürz«, das Fisch, Fleisch, Geflügel, Gemüse, Salat, Gemüsesuppen, Eier- und Käsegerichte, Pizza und anderes geschmacklich verfeinert und auch als Salzersatz dienen kann. Oregano ist gerebelt und in Pulverform (Dost) im Handel.

Ornithin. L-Ornithin ist eine nicht-essentielle →Aminosäure, die beim Abbau von →Arginin entsteht und den Energiestoffwechsel der Muskulatur fördert.

Orotsäure →Vitamin B13.

Osteoporose. Bei der Osteoporose handelt es sich um eine degenerative Erkrankung der Skelettknochen. Durch Calciumabbau kommt es zu Verminderung bzw. Verlust der Knochensubstanz und damit zu erhöhter Anfälligkeit für Knochenbrüche. Die Entstehung gilt für die Schulmedizin weitgehend als ungeklärt. Die Erkrankung tritt häufig vor allem bei Frauen nach den Wechseljahren auf.

Osteoporose kann zu den ernährungsabhängigen Krankheiten gezählt werden. Der Calciumabbau aus den Knochen ist im wesentlichen Folge einer jahrelangen Störung des →Säure-Basen-Gleichgewichtes.

Aus Ermangelung an Basenresten, die wir nur bei reichlich Obst- und Gemüseverzehr unserem Körper zuführen, reißt der Körper schließlich basisch wirkende Calciumionen aus den Knochen, um die Säureüberschüsse abzupuffern.

Die Empfehlung, viel Milch zu trinken oder Milchprodukte zu essen, um damit Calcium in die Knochen einzubauen, ist weitgehend ungeeignet. Durch die üblichen Hitzebehandlungen wird u.a. das in der Milch vorhandene Enzym zerstört, das für den Einbau von Calcium aus der Milch in den Organismus verantwortlich ist. Wirksamer sind Calciumpräparate in sinnvoller Kombination.

Oxalsäure ist eine organische Säure, die zum Ausgleich des →Säure-Basen-Gleichgewichts unter Bindung von Calcium sehr leicht im Körper auskristallisiert und zur Nieren- und Blasensteinbildung führen kann. Sie gilt daher als nachteiliger Inhaltsstoff, denn bei einer Störung des →Säure-Basen-Gleichgewichts besteht die Gefahr, daß sich Oxalatkristalle bilden. Sie ist in vielen Gemüsen enthalten, besonders beispielsweise in Blattstielgemüsen wie Rhabarber, Sauerampfer, Spinat und anderen. Das Vorkommen von Oxalsäure ist abhängig von Düngung, Wachstumsperiode und Erntezeit. Auch beim Kochen bilden sich diese unlöslichen Calciumoxalatkristalle, die vom Verdauungstrakt nicht mehr aufgelöst werden.

Oxycholesterin hat die arteriosklerotische Wirkung, die bisher fälschlicherweise dem →Cholesterin zugeschrieben wurde. Unter Einwirkung von Druck, Hitze und Sauerstoff entsteht aus in der Nahrung enthaltenem Cholesterin bei der Nahrungsmittelverarbeitung, wie etwa bei der Milchpulvertrocknung, der Herstellung von Kondensmilch und H-Milch und anderer Fertigprodukte sowie bei der Zubereitung im Mikrowellenherd das gesundheitsschädliche Oxycholesterin, das mit Schwächung des Immunsystems und Störungen des Fettstoffwechsels in Verbindung gebracht wird.

P

Paarhufermilch. Die →Milch von Ziegen sowie von Stute, Esel, Schaf, Büffel, Kamel, Rentier, Yakkuh, Zebu und Lama und die daraus hergestellten Milchprodukte und Käse sind schon immer als wertvolle Nahrung für den Menschen verwendet worden, insbesondere dort, wo keine oder nur wenig Rinderzucht möglich war. Ziegenmilch ist besonders bekömmlich für Kinder, für Menschen, die auf Diätkost angewiesen sind und für Allergiker. Die Zusammensetzung ist ähnlich der Kuhmilch, Ziegenmilch ist aber eiweißreicher und calciumärmer. Die Milch von Stute und Esel kommen der Zusammensetzung von →Muttermilch am nächsten. Schafmilch zeichnet sich durch hohen Fett- und Calciumgehalt aus. Sehr fettreich sind auch Büffel- und Kamelmilch. Ziegenmilch ist in manchen Feinkost- und Naturkostläden erhältlich.

Pangaminsäure →Vitamin B15.

Pantothensäure/Panthenol →Vitamin B5.

Papain, eiweißspaltendes →Enzym, das aus der tropischen Papayafrucht gewonnen wird. Auch in Pillenform erhältlich. →Proteasen.

Paprika ist ein »milder« Verwandter der Chilis und wird in Südeuropa als grüne, gelbe oder rote Gemüseschoten und Gewürz angebaut. Das Gewürz Paprika ist getrocknet und gemahlen im Handel, und zwar in fünf Schärfegraden von mild bis scharf: Delikateß-, Edelsüß-, Halbsüß-, Rosen- und Scharfpaprika. Paprika läßt sich universal für zahlreiche Gemüse, Suppen, Salate, Fleisch, Fisch, Soßen, Eier-, Käse- und Quarkgerichte verwenden.

Para-Aminobenzoesäure →Vitamin B10.

Parodontose, nicht-entzündlicher Rückgang des Zahnbettes (Zahnfleisch und Kieferknochen), der häufig nicht allein auf mangelhafte Zahnhygiene zurückzuführen, sondern oft auch Anzeichen einer mangelhaften Calciumversorgung ist.

Pasteten sind gebackene Erzeugnisse aus meist feineren Fett- und Fleischteilen. →Fleisch, →Wurst.

Pasteurisieren, nach dem französischen Chemiker Louis Pasteur benanntes Verfahren zur Haltbarmachung von Nahrungsmitteln, beispielsweise von →Milch, →Fruchtsäften, →Limonaden etc. Bis auf Rohmilch ist jede handelsübliche Vollmilch pasteurisiert. Es gibt drei Arten des Pasteurisierens: Kurzzeiterhitzung auf 71–74 Grad für 15–40

Sekunden, Hocherhitzung auf 85 Grad für 10–15 Sekunden, Dauererhitzung auf 62–65 Grad für 30 Minuten. Heute wird vor allem das schonende Kurzerhitzungsverfahren angewendet. Doch schon bei diesem Verfahren kommt es zu Veränderungen in der Milch. Das wertvolle Milcheiweiß wird zu ca. 10 % denaturiert, neben unerwünschten Keimen werden auch wichtige Milchsäurebakterien und Enzyme abgetötet. Die Verluste an wertgebenden Vitalstoffen sind aber relativ gering; das Pasteurisieren ist ernährungsphysiologisch der bestmögliche Kompromiß bei der Hitzebehandlung von Milch. Durch das Abtöten der Milchsäurebakterien beim Pasteurisieren wird die so behandelte Milch bei Überlagerung meist unangenehm sauer. Während sich Rohmilch durch die natürliche Säuerung zu einem wohlschmeckenden Sauermilchprodukt verwandelt, ist faul gewordene pasteurisierte Milch ungenießbar. Pasteurisierte Milch ist 5 bis 6 Tage haltbar.

Pektine, pflanzliche →Polysaccharide, die im Verbund mit Cellulose auftreten und ein hohes Wasserbindevermögen aufweisen. Sie werden in der Lebensmitteltechnologie als unbedenkliche Geliermittel, Verdickungsmittel, Stabilisatoren und Emulgatoren eingesetzt.

Pellagra, schwerwiegende Mangelkrankheit, vor allem in der Dritten Welt, die durch mehrere Mangelfaktoren, wie Nikotinsäureamid, Folsäure, Tryptophan und Eiweiß ausgelöst wird. Sie äußert sich unter anderem in Müdigkeit, Schwäche, Gedächtnis-, Verdauungs- und Nervenstörungen sowie Veränderungen der Haut. Charakteristisches Symptom sind dunkle Verfärbungen von Hautstellen, die der Sonne ausgesetzt sind.

Pepsin, das Eiweiß spaltende Enzym des Magens. →Proteasen.

Pestizide ist der Sammelbegriff für chemische Pflanzenbehandlungs- und Schädlingsbekämpfungsmittel, die beschönigend auch als »Pflanzenschutzmittel« bezeichnet werden. In der Bundesrepublik werden jährlich allein in der Landwirtschaft und im Gartenbau ca. 35 000 Tonnen Pestizide eingesetzt. Weltweit sind es ungefähr 2,3 Millionen Tonnen, davon ca. 500 000 Tonnen in der Dritten Welt. Fehlende Schulung, Analphabetismus und verharmlosende Werbung führen dort, neben mangelhafter Gesetzgebung, zu alarmierenden Gesundheitsschäden. In Deutschland waren 1988 ca. 1700 Präparate auf der Grundlage von ca. 300 Wirkstoffen zugelassen. 160 000 Tonnen dieser giftigen Mittel produzieren allein deutsche Hersteller pro Jahr. Zwar sind etwa 80 % für den Export bestimmt, doch ein Teil dieser Ausfuhren kommt über aus dem Ausland eingeführtes, belastetes Obst und Gemüse sowie Tee und Kakao zu uns zurück. Routinemäßige Kontrollen können nie all diese verschiedenen Wirkstoffe erfassen.

Die Gruppe der Pestizide gliedert sich hauptsächlich in: Fungizide (gegen Pilze, 16 %), Insektizide (gegen Insekten, 21 %), Herbizide (gegen Unkräuter, 44 %), doch dem

Pestizide

Landwirt steht für jedes »Problem« eine Auswahl von Giften zur Verfügung – gegen Bakterien, Schimmelpilze, Fadenwürmer, Milben, Blattläuse, Nagetiere, beim Saatgut und so weiter. Die kumulativen Wirkungen dieser Mittel auf Mensch und Umwelt sind verheerend und stehen in keinem vernünftigen Verhältnis zum vermeintlichen Erfolg. Bei einem Versuch mit dem Insektenvertilgungsmittel »Thiodan 35 flüssig« stellte man fest, daß die von dem Gift getöteten Insekten zu 94 % Nützlinge (Bienen, Marienkäfer und andere Nutzinsekten etc.) und nur zu 6 % Schädlinge (hauptsächlich Blattläuse) waren. Das setzt einen Teufelskreis in Bewegung, denn durch die Vernichtung der natürlichen Widersacher von Schädlingen werden immer größere Giftmengen nötig. Darüber hinaus werden immer mehr Insekten gegen Pestizide resistent (1980 waren es bereits über 400 Arten, davon 100 krankheitsübertragende Arten). Die Abtötung der natürlichen Bodenflora bringt weitere, unüberschaubare Schäden mit sich.

Aber nicht nur Insekten gehen an Pestiziden zugrunde – jährlich kommt es zu etwa drei Millionen Vergiftungen bei Menschen, von denen ca. 330 000 tödlich enden, davon 50 bis 75 % in Ländern der Dritten Welt. In Deutschland ist beispielsweise bekannt geworden, daß die Winzer in den Weinanbaugebieten der Mosel immer häufiger unter Erkrankungen des Nervensystems, Lähmungen bis zum Stillstand der Hirnfunktionen leiden, die auf den intensiven Einsatz von Pestiziden in den Weinbergen zurückzuführen sind. Säugetiere, Vögel und Fische teilen das gleiche Schicksal. Ihr grausamer Tod durch Pestizidvergiftungen ist statistisch nicht erfaßt.

Der »Segen der Chemie« hat noch eine Reihe anderer Auswirkungen: ungelöste Abfallprobleme, Ausrottung von Tier- und Pflanzenarten (15 Millionen Arten sind innerhalb der nächsten fünfzehn Jahre vom Aussterben bedroht, wird der ökologische Raubbau nicht gestoppt), Auslaugung und Vernichtung fruchtbarer Böden, Verseuchung des Grundwassers und so weiter. Nach Angaben der Umweltstiftung World Wide Fund for Nature (WWF) ist ein Drittel des Grundwassers in Deutschland zum Teil besorgniserregend belastet. Ein Großteil des Regens, der über Europa fällt, eignet sich nicht mehr als Trinkwasser. Schweizer Chemiker fanden heraus, daß die Niederschläge zum Teil Pestizidkonzentrationen enthalten, die die EU-Grenzwerte weit überschreiten. Pestizide schaden der Natur und dem Menschen – nur der chemischen Industrie nutzen sie. Sie versucht denn auch das Pestizidproblem abzuwiegeln oder die Agrargifte als harmlos, nützlich und lebensnotwendig zu präsentieren. Doch wie sollen Stoffe, die zur Vernichtung von Leben geschaffen sind, dem Leben nützen?

Die meisten Pestizide sind den chlorierten Kohlenwasserstoffen, den Phosphorsäureestern, Carbamaten oder Pyrethroiden zuzurechnen. Die chlorierten Kohlenwasserstoffe wie PCB (Polychlorierte Biphenyle),

Pestizide

HCH (Hexachlorcyclohexan), HCB (Hexachlorbenzol), DDT (Dichlordiphenyltrichlorethan), TCDD (»Seveso-Gift«), Toxaphen und andere sind nur schwer abbaubar und noch Jahrzehnte nach der Anwendung in der Umwelt nachweisbar. Sie kommen mittlerweile überall vor; sogar im Eis der Antarktis wurden sie nachgewiesen, da sie sich über Luft, Wasser, Boden und Staub ausbreiten. Diese Giftstoffe, die sich über lange Zeit im Körper ansammeln, rufen Schädigungen im Nervensystem und in Leber und Niere hervor. Ferner schwächen sie die körpereigenen Abwehrkräfte und verursachen Allergien. Im menschlichen Körper werden diese Gifte vor allem im Fettgewebe abgespeichert. Selbst die →Muttermilch enthält diese Schadstoffe, zum Teil in Mengen, wie sie in keinem anderen Lebensmittel toleriert würden.

Manche der chlorierten Kohlenwasserstoffe sind in den westlichen Industrieländern wegen ihrer schädlichen Wirkungen mittlerweile verboten, z. B. PCB oder →DDT, das wohl bekannteste Pestizid, für dessen Entdeckung der Schweizer Chemiker Paul Müller 1948 mit dem Nobelpreis ausgezeichnet wurde. Sie werden in der Dritten Welt aber nach wie vor verwendet und gelangen über Futter- und Nahrungsmittel aus diesen Ländern und aus den immer noch in unserer Umwelt vorhandenen Rückständen nach wie vor in die heimischen Kochtöpfe. Nur ein weltweites Herstellungsverbot dieser Gifte kann uns vor ihnen schützen.

In Deutschland gelten folgende pauschale Grenzwerte: 0,1 Mikrogramm pro Kilo für Einzelwirkstoffe und 0,5 Mikrogramm pro Kilo für die Summe aller enthaltenen Pestizide. Überschreitungen dieser Höchstmengen kommen vor allem im Winterhalbjahr vor, weil viele Obst- und Gemüsesorten außerhalb der natürlichen Wachstumsperiode nur mit stärkerem Einsatz von Pestiziden erzeugt werden können. Besonders belastet sind pflanzliche Lebensmittel mit großer Oberfläche und tierische Lebensmittel mit hohem Fettgehalt.

Die organischen Phosphorverbindungen, wie Parathion (E 605), sowie die Carbamate führen schon in geringen Dosen beim Menschen zu akuten Vergiftungen und auch tödlichen Nervenlähmungen, sind aber leichter abbaubar und reichern sich nicht im Fettgewebe an. Pyrethroide galten lange Zeit als weniger bedenklich, können jedoch auch akute und chronische Schäden hervorrufen.

In Verbindung mit anderen Chemikalien können Pestizide eine noch giftigere Wirkung entfalten. Noch viel zu wenig erforscht sind die synergetischen Auswirkungen der Abbauprodukte von Pestiziden, die sich auf Mensch und Umwelt um ein vielfaches schädlicher auswirken können als die ursprünglichen Wirkstoffe. Die kurzfristigen Ertragssteigerungen, die durch den Einsatz von Pestiziden erzielt werden konnten, bedeuten kaum etwas, gemessen an den Langzeitschäden, die diese Gifte der Natur und dem Menschen zufügen.

Nach Einschätzung der Umweltorganisation BUND werden Pestizide bei uns kriminell fahrlässig zugelassen, weil ein Mittel noch immer erst dann vom Markt zurückgezogen werden muß, wenn nachteilige Auswirkungen hinreichend belegt werden. Menschen, Tiere und Pflanzen werden somit also bedenkenlos Großversuchen ausgesetzt, deren Langzeit-Schädigungspotential nicht untersucht ist. Es ist daher eine notwendige Forderung, daß Hersteller künftig die Unbedenklichkeit nachweisen und Analysemethoden zum Nachweis vorlegen müssen. Überhaupt ist das Zulassungsverfahren wenig transparent; weder unabhängige Wissenschaftler noch Umwelt- oder Verbraucherverbände sind an der Bewertung von Pestiziden beteiligt. Fehlende Transparenz ist nicht der einzige Mangel – nur der Einzelwirkstoff wird geprüft, nicht aber die Kombination verschiedener Wirkstoffe. Eine vom WWF in Auftrag gegebene Studie ergab, daß von 18 untersuchten Wirkstoffen 16 in Deutschland zugelassen waren, obwohl sie krebserregend und erbgutschädigend sind. Mensch und Umwelt sind nicht ausreichend vor den giftigen Pestiziden geschützt. →Ökologischer Landbau, →Fleisch-Teufelskreis, →Agrargifte, →ADI-Wert.

Pesto, italienische Spezialität aus frischem Basilikum, Pinienkernen, Knoblauch, Olivenöl und Parmesan oder Pecorino, die vor allem als Spaghettisoße Berühmtheit erlangte und mittlerweile auch fertig im Glas angeboten wird. Frisches Pesto aus der eigenen Küche ist aber kaum durch ein Fertigprodukt ersetzbar.

Petersilie. Dieses reinigend wirkende Universalgewürz kann frisch oder getrocknet reichlich verwendet werden. Blattpetersilie hat glatte oder krause Blätter – die glatten Blätter schmecken würziger –, Petersilienwurzeln sind ein wohlschmeckendes Gemüse. Fleisch, Fisch, Gemüse, Gemüsesuppen, Salate, Brühen, Kräuterbutter, Eier- und Kartoffelgerichte können mit Petersilie, am besten natürlich mit frischer aus dem eigenen Kräutergarten, gewürzt werden.

Pfeffer wächst in Südasien und Südamerika und wurde von Alexander dem Großen als wertvolles und rares Handelsgut in die Mittelmeerländer mitgebracht. Heute steht dieses Universalgewürz neben Salz auf nahezu jedem Küchentisch. Es sind mehrere Sorten als ganze Körner oder gemahlen im Handel: Schwarzer Pfeffer ist scharf-würzig und stammt von den ungeschälten, unreifen Beeren. Weißer Pfeffer besitzt ein mild-feineres Aroma und stammt vom Kern der reifen Beeren. Grüner Pfeffer sind unreife, konservierte Beeren. Der verdauungsfördernde Pfeffer läßt sich universell verwenden und sollte am besten bei Bedarf frisch in der Pfeffermühle vermahlen werden.

Pfefferminze. Dieses kräftig-aromatische erfrischende Küchenkraut ergibt wie alle Minzarten nicht nur schmackhaften Tee, sondern wird auch bei der Herstellung von Bonbons, Likör, Zahnpasta etc. verwendet. In der Küche kommt dieses aus China und Japan stammende Kraut bei Gemüsegerichten, Obst- und Gemüsesalaten, Kräuterbutter,

Mintsoßen und Fleischgerichten frisch oder getrocknet zum Einsatz.
Pfeilwurzel →Arrowroot.
Pferdefleisch. Wie →Lammfleisch gehört auch das Fleisch von Pferden zu den bekömmlicheren Fleischsorten, da sich Pferde nicht in die industrielle Intensivmast zwingen lassen. Doch über dem Genuß des schadstoffarmen und bekömmlichen Pferdefleisches liegt nach wie vor das jahrtausendealte Tabu von Kulturen, die auf Pferde als Reit- und Arbeitstiere angewiesen waren. Pferdefleisch ist in speziellen Pferdemetzgereien erhältlich.
Pflanzenfette →Speisefett.
Pflanzenhormone. Die Wirkungen der Pflanzenhormone oder Phytohormone, die Wachstum und Entwicklung einer Pflanze steuern und mit →Keimlingen und, in geringerem Umfang, auch mit Obst und Gemüse, in den menschlichen Organismus aufgenommen werden, werden erst in jüngster Zeit erforscht. →Sekundäre Pflanzenstoffe.
Pflanzenöle →Speisefett.
Pflanzenschutzmittel →Pestizide.
pH-Wert. Der pH-Wert ist die Maßangabe für die Konzentration von Wasserstoffionen und bezeichnet, ob eine Flüssigkeit mehr Säuren oder Basen enthält. Reines Wasser hat einen pH-Wert von 7, der Säurebereich liegt zwischen 1 und 7, der Basenbereich zwischen 7 und 14. Das →Säure-Basen-Gleichgewicht ist ein wesentlicher Aspekt der gesundheitlichen Balance des Organismus.
Phaseolin, giftiger Eiweißkörper in manchen Hülsenfrüchten, beispielsweise weißen Bohnen, der durch Kochen unschädlich gemacht wird.
Phenylalanin. L-Phenylalanin ist eine essentielle →Aminosäure, die für die Hormonproduktion wesentlich ist, die Gedächtnisleistung verbessert und anti-depressive Wirkungen hat. Der Bedarf des Körpers an Phenylalanin ist größer als der an anderen Aminosäuren. Ausnahme: Menschen mit der angeborenen Stoffwechselkrankheit Phenylketonurie müssen eine phenylalaninarme Diät einhalten (→Aspartam). Es wird auch als nicht-toxisches Schmerzmittel eingesetzt. Als →Nahrungsergänzungsmittel einsetzbar.
Phosphate. Die Salze der Phosphorsäure sind häufig verwendete →Lebensmittelzusatzstoffe. Die verschiedenen Phosphorsalze – Orthophosphate, Diphosphate, Triphosphate, Polyphosphate – werden als Stabilisatoren und Emulgatoren, vor allem bei der Herstellung von Milcherzeugnissen, Fischzubereitungen und Fischstäbchen, Fertigeis, Cola- und Kakao-Fertiggetränken, Backpulver sowie insbesondere bei →Wurst als →Kutterhilfsmittel und in →Schmelzkäse als Schmelzsalze eingesetzt. Die Aufnahme von Phosphaten ist in den letzten Jahren durch veränderte Ernährungsgewohnheiten, vor allem durch den gesteigerten Verzehr von Fertignahrung, deutlich und wird mit erhöhtem Krebsrisiko in Verbindung gebracht. Durch den gleichzeitigen Rückgang des Verbrauchs von Milchprodukten hat sich das Verhältnis Calcium-Phos-

phor zuungunsten von Calcium verschoben. →Hyperaktivität.

Phosphor (Mineralstoff)
Funktion: Bestandteil in Knochen und Zähnen, Zellbaustein, Energiegewinnung und Energieübertragung, Baustein der →Nucleinsäuren und mancher Enzyme.
Vorkommen: Eier, Milchprodukte, Vollkorngetreide, Kartoffeln, Nüsse, Verlust durch Verarbeitung und Nahrungsmittelzubereitung: 1%.
Mangelsymptome: Nicht bekannt.
Tagesbedarf: 800 mg.
Überdosierung: Gegenwärtiger Verbrauch von Phosphor meist zu hoch (→Phosphate). Verdrängung von Calcium aus den Knochen, Störung des Calciumstoffwechsels, Verkalkung der Gewebe, Allergien, »Hyperkinetisches Syndrom« bei Kindern.
Sonstiges: Calcium, Phosphor und Magnesium beeinflussen sich gegenseitig. Daher wird die Aufnahme im Verhältnis 1:1–1,5:0,5 empfohlen.
→Mineralstoffe.

Phosphorsalze →Phosphate.
Phyllochinon →Vitamin K.
Phytinsäure ist in allen Getreiden enthalten. Diese Säure kann die Aufnahme von Mineralstoffen wie Calcium, Eisen, Kupfer, Magnesium, Zink und anderen aus dem Darm einschränken, weil sich mit diesen Mineralstoffen unlösliche Phytatsalze bilden. Allerdings liegt Phytinsäure in Vollkornmehl oder Kleie nie in freier Form vor, sondern als schwerlösliche Calcium- oder Magnesiumverbindungen, die enzymatisch gespalten werden und daher die Aufnahme anderer Mineralstoffe nur zum Teil verhindern können. Bedeutsam kann das nur werden, wenn wenig Milchprodukte aufgenommen werden oder eine Störung im Calcium-Stoffwechsel vorliegt.

Phytoöstrogene zählen zu den →Polyphenolen und bestehen aus der Gruppe der seltenen Isoflavonoide, wie das Genistein in Sojabohnen, und der Lignane, beispielsweise in Leinsamen. Sie sind den Östrogenhormonen ähnlich, allerdings mit einer sehr viel geringeren Wirkung. Sie wirken antioxidativ und, besonders bei hormonbezogenen Krebsarten, antikanzerogen.

Phytosterine als Gruppe von →sekundären Pflanzenstoffen sind den tierischen Sterinen ähnlich. Fettreiche Pflanzenteile, wie Sonnenblumenkerne oder Sesamöl, sind besonders reich an Phytosterinen, wie dem β-Sitosterin, dem cholesterinsenkende Eigenschaften zukommen. Außerdem verlangsamen sie fehlregulierte Zellvermehrungen und wirken damit antikanzerogen.

Pilze. Wegen der hohen Umweltbelastung sind die eßbaren Pilze aus der freien Natur nur mehr mit starken Einschränkungen zu genießen. Ausgesprochen hohe Cadmium- und Quecksilberanreicherungen und – nach Tschernobyl – auch eine andauernd erhöhte radioaktive Belastung lassen das Pilzesammeln und den Verzehr von mehr als einem Pilzgericht pro Monat nicht mehr empfehlenswert erscheinen. Als Alternative bieten sich die in Kulturen gezüchteten Pilze wie Champignons, Egerlinge, Austernpilze, Steinpilze, Maronen und →Shiitake an, die den

Speiseplan wertvoll mit Vitamin B2, Vitamin D und verschiedenen Geschmacksstoffen bereichern. Diese Pilze dürfen allerdings nicht auf Stroh gezüchtet werden, das mit Pestiziden und Halmfestigern behandelt wurde, da die Pilze die Rückstände dieser Mittel in unterschiedlicher Menge aufnehmen. Pilzgerichte sollten nicht mehr aufgewärmt werden.

Piment, Gewürz aus Mittelamerika und Südasien. Er wird wegen seines nelkenähnlichen Geruchs auch Nelkenpfeffer genannt. Die ganzen Körner werden für Soßen, Beizen, Marinaden verwendet, gemahlenes Piment paßt zu Gemüse, Salaten, Fisch, Fleisch, Obstsalaten, Kompotten, Süßspeisen und Gebäck. Piment harmoniert sehr mit Duft und Geschmack von Gewürznelken, Muskat und Zimt.

Pimpinelle, mediterranes, auch wildwachsendes Würzkraut, das auch Bibernelle genannt wird. Die würzigen Blätter passen zu Kartoffel- und Gemüsesuppen, zu Salaten und zu manchen Fischgerichten.

Plattenfette →Speisefett.

Pökeln. 95 % aller verarbeiteten Fleischwaren sind gepökelt. Gepökelt wird mit →Kochsalz und dem gesundheitsgefährdenden →Nitrit. Zusammen mit den in eiweißhaltigen Nahrungsmitteln wie Fleisch natürlich vorkommenden sogenannten sekundären Aminen bildet Nitrit die sogenannten Nitrosamine. Diese Stoffe sind die am stärksten krebserregenden Substanzen, die wir heute kennen. 90 % der bis heute untersuchten ungefähr 300 N-Nitrosoverbindungen wirken krebserregend. Das in Fleischwaren besonders häufig gefundene NDMA (N-Nitrosodimethylamin) ist bereits in geringsten Dosen außerordentlich giftig. Trotzdem werden in Deutschland jährlich ca. 40 000 Tonnen Pökelsalz bei der Herstellung von Wurst und Fleischwaren verbraucht, um folgende Wirkungen zu erzeugen:

– Bildung einer hitze- und lagerbeständigen roten Pökelfarbe. Diese Umrötung ist eine unnötige kosmetische Maßnahme, die die Wurst röter und appetitlicher erscheinen läßt und so den Verkauf fördert. Ohne Nitrit hat die Wurst eine bräunlichgraue Färbung, wie beispielsweise in den Vitrinen der Bio-Metzger zu sehen.

– Erzeugung des typischen Pökelaromas.

– Verlängerung der Haltbarkeit durch Hemmung verderbniserregender Mikroorganismen.

Ein weiterer Nachteil ist der hohe Kochsalzgehalt der Pökelware. Schon der Genuß von hundert Gramm rohem Schweineschinken deckt allein fast den gesamten Tagesbedarf an Kochsalz (3 bis 5 Gramm).

Es gibt drei Verfahren der Pökelung:

– Bei der Trockenpökelung werden Fleischstücke mit Nitrit-Pökelsalz eingerieben und bleiben wochen- bis monatelang liegen, bis sie durchgepökelt sind.

– Bei der Naßpökelung wird das Fleisch einen bis mehrere Tage in eine Pökelsalzlake eingelegt. Dieses Verfahren ist schneller, das Fleisch verliert dabei aber wertvolle Inhaltsstoffe.

– Die Spritzpökelung ist das

schnellste Verfahren. Die Pökelsalzlake wird automatisch in das Adersystem des Fleisches eingespritzt.
Nur ein sehr geringer Teil der Fleischwaren (5%) wird nicht gepökelt, z. B. die sogenannte weiße Ware und Grillwürstchen. Hier erhöht sich aber das Risiko des raschen Verderbs.
Nach dem Pökeln wird ein Großteil der Fleischwaren geräuchert. Beim →Räuchern gelangen weitere Schadstoffe in die Fleischwaren.

Polenta, geschrotete Maiskörner (Maisgrieß).

Polyphenole sind eine wichtige Gruppe der →sekundären Pflanzenstoffe mit antikanzerogenen und antioxidativen Eigenschaften. Sie sind, abgesehen von einer gemeinsamen Phenolstruktur, unterschiedlich aufgebaut, wie etwa die Gruppe der Flavonoide oder Lignane. Bekannteste Vertreter sind die Kaffeesäure in Kaffee und die stark krebshemmende Ellagsäure in Walnüssen und Brombeeren.

Polysaccharide (Vielfachzucker) sind zu langen Ketten verknüpfte Zuckermoleküle. Das für die Ernährung bedeutendste Polysaccharid ist die →Stärke, die aus Glukosemolekülen aufgebaut ist und in vielen Lebensmitteln wie Brot, Kartoffeln, Getreidearten und anderen enthalten ist. Die Polysaccharide sind Zuckerarten, die gering süß schmecken und die im Darm weitgehend zu →Monosacchariden (Einfachzuckern) aufgespalten werden, damit sie vom Blut in die →Glykogen-Speicher transportiert werden können. Der Körper kann daher seinen Energiebedarf problemlos aus nicht süßen Lebensmitteln wie Getreide und Gemüse decken. In der gesunden Ernährung sollte allen langkettigen Kohlenhydraten der Vorzug gegeben werden. →Glykämischer Index, →Zucker.

Popcorn, Maiskörner, die durch Hitzeeinwirkung platzen und ihr Volumen vergrößern. Popcorn läßt sich leicht selbst herstellen. Vorgefertigtem Popcorn sind meist Übermengen von Salz oder Zucker und Fett zugesetzt.

Portulak wächst in Vorderasien wild, bei uns nur im Garten. Die fleischigen Blätter lassen sich als Salat oder Spinat zubereiten, feingehackt paßt Portulak zu grünen Salaten, Gemüsesuppen, Kräuter- und Tomatensoßen.

Poularde →Geflügel.

pp-Faktor →Vitamin B3.

Prebiotisch wird der positive Effekt unverdaulicher Lebensmittelzutaten auf die Darmflora genannt. Solche Stoffe begünstigen selektiv das Wachstum und den Stoffwechsel einer Reihe »gesundheitsfördernder« Bakterien mit dem Resultat einer ausgewogenen Darmflora. →Probiotisch, →Designer Food.

Preise. Viele Menschen schauen beim Einkauf ausschließlich auf Preisvorteile und nutzen die zahllosen Sonderangebote und Billigpreise aus. Dabei achten sie nur auf das Preisschild, nicht aber auf die Qualität. Gesundheit durch gute Ernährung ist aber ein Gut, das man nicht für ein paar eingesparte Pfennige aufs Spiel setzen sollte. Das soll nicht heißen, daß »teuer« immer »besser«

bedeutet und auch nicht zum Kauf von Luxus-Lebensmitteln animieren, aber es ist nun einmal eine Tatsache, daß beispielsweise naturtrüber 100%iger Apfelsaft aus kontrolliert ökologischem Anbau teurer ist als ein Apfelsaftgetränk mit 10% Fruchtanteil, daß Vollfettmilch vom Biohof mehr kostet als ein Päckchen H-Milch, daß ein Vollkornbrot aus frisch vermahlenem Getreide einen höheren Preis hat als plastikverschweißtes Fabrikbrot aus Auszugsmehlen und daß für Gemüse und Obst, das ohne chemische Pflanzenbehandlungsmittel in umweltschonender Weise gezogen wurde, mehr bezahlt werden muß, als für kunstgedüngte, chemiegespritzte und folienverschweißte Fließbandprodukte. In allen Warengruppen lassen sich Beispiele dieser Art anführen. Die Preisunterschiede sind aber mehr als nur gerechtfertigt. Wer sich über den scheinbar überhöhten Preis eines dieser vollwertigen Lebensmittel wundert, sollte sich den enormen Mehraufwand vor Augen führen, den die Produktion und Verteilung solcher Lebensmittel mit sich bringt. Die Gewinnspannen sind bei kleineren Produktionskapazitäten weit geringer als bei Massenproduktion. Hingegen werfen Billigprodukte aus minderwertigen Zutaten oft enorme Profite ab. So ist es keine Seltenheit, daß Süßwaren, die zu Pfennigbeträgen industriell hergestellt werden, mit Aufschlägen bis zu 300% verkauft werden.

Andererseits läßt sich bessere Qualität nicht unbedingt im Preis ausdrücken – nicht alles teure ist gleichzeitig auch besser. Die unzähligen Fertigprodukte, die im Handel angeboten werden, sind zwar bequem, kosten aber auch verhältnismäßig viel. Hier muß der Käufer aufwendige industrielle Verfahren und einen ungeheuren Werbeaufwand mitbezahlen. Das gleiche Gericht, aus hochwertigen Zutaten selbstgemacht, ist nicht nur verträglicher für Geschmacksnerven und Gesundheit, sondern auch für die Haushaltskasse.

Qualität verdient ihren Preis. Und doch muß eine gesunde Vollwerternährung mit qualitativ hochwertigen Produkten nicht teurer sein als die konventionelle Industriekost. Das Reduzieren von Fertignahrung, Fleisch, Wurst, Süßwaren, alkoholischen Getränken und anderen Genußmitteln, das sich notwendigerweise aus der Praxis der Vollwerternährung ergibt, wirkt sich ausgleichend auf die Gesamtausgaben für Lebensmittel aus und erlaubt es, hochwertige Lebensmittel einzukaufen. Durch die richtige Auswahl von →Einkaufsquellen läßt sich Geld sparen, ohne auf Qualität verzichten zu müssen.

Probiotisch nennt man bestimmte lebende Bakterienkulturen, die als Nahrungsmittelzusatz die Darmflora positiv beeinflussen. →Prebiotisch, →Designer Food.

Prolin. L-Prolin ist eine häufig vorkommende nicht-essentielle →Aminosäure.

Propolis, Kittharz der Bienenvölker, das als antibiotisch wirkendes Naturheilmittel verwendet wird.

Proteasen sind eiweißspaltende

Protein

→Enzyme, wie Pepsin, Trypsin, Papain, Bromelin. Sie werden in der Lebensmitteltechnologie bei der Herstellung von Malzgetränken, zum Eiweißabbau in Bier, zur Beeinflussung der Klebereigenschaften bei der Teigzubereitung und zum Weichmachen von altem oder ungenügend abgehangenem Fleisch als »Tenderizer« eingesetzt.

Protein →Eiweiß.

Provitamin A →Carotinoide.

PSE-Fleisch. Bezeichnung für Schweinefleisch aus →Massentierhaltung. PSE ist das Kürzel für pale, soft, exudative (blaß, weich und wäßrig). PSE-Fleisch entsteht durch die unnatürlichen Aufzuchtbedingungen, die zu Störungen im Zellstoffwechsel führen. PSE-Fleisch ist mager, schwammig, weist eine feuchtglatte Oberfläche und einen starken Saftaustritt am frischen Anschnitt auf, schrumpft in der Pfanne nicht selten auf die Hälfte des Volumens zusammen, wird zäh und trocken oder nimmt einen unangenehmen Geschmack an. Das große magere Kotelett, das in der Sonderangebotsvitrine so appetitlich aussah, löst sich in der Pfanne zum Teil in Luft auf. Professor Betcke, der bis 1986 Direktor des Münchner Schlachthofes war, meinte dazu: »Mindestens 30% aller Schweine sind allein wegen ihres PSE-Fleisches so minderwertig, daß wir sie auf die Freibank schicken müßten. Das sind bei 37 Millionen geschlachteten Schweinen im Jahr über 12 Millionen. Das wäre ein volkswirtschaftlicher Wahnsinn.« Also muß der Verbraucher das PSE-Fleisch kaufen und essen. Kurioserweise wird in den besseren →Handelsklassen mehr PSE-Fleisch angeboten. 1983 waren in Handelsklasse Extra 56% des Fleisches minderwertige PSE-Qualität, in der Handelsklasse I 42% und in der Handelsklasse II 22%. →Schweinefleisch.

Pseudo-Schlankheitsmittel, mit oft abstrusen Versprechungen angebotene Mittel zum Schlankwerken, die aber völlig wirkungslos sind. Dazu gehören zum Beispiel Sauna-Anzüge, in denen man das Fett »wegschwitzen« soll, Badezusätze, die das Fett »aufzehren«, »fettfressende« Schlankheitstees, Cremes, Pillen und Pulver, Reizstromgeräte, Massageapparaturen und ähnliches. Sie machen ausschließlich den Geldbeutel schlanker. Einige von ihnen können sogar unangenehme Nebenwirkungen haben. Die Angebote von Figurberatungsinstituten sind ebenfalls zweifelhaft. Die an den »problematischen« Fettschichten vorgenommenen Messungen hängen stark von den Ansatzstellen der Messung und der genauen Bestimmung der Schichtstärke ab. Bei Wiederholungsmessungen genügen Verschiebungen der Meßstelle um wenige Zentimeter, um völlig andere Meßwerte zu erhalten. Auch isolierte Nahrungsbestandteile oder einzelne Nahrungsmittel (Algen, Enzyme, Quellstoffe, Faserstoffe, wassertreibende Präparate) sind keine wirksamen Schlankheitsmittel, auch wenn sie zum Teil wichtige Bestandteile einer gesunden Ernährung sein können. →Schlankheitskuren, →Übergewicht.

Pudding, beliebte Süßspeise, die in unterschiedlichen Qualitäten erhältlich ist. Besteht konventionelles Puddingpulver meist aus billigem Stärkemehl, großen Mengen von Fabrikzucker und allerlei Farb-, Aroma- und Zusatzstoffen, so findet man beispielsweise im Naturkosthandel Puddingpulver ohne Zucker, isolierte Stärke und chemische Zusätze aus Vollkornmehl und Zutaten wie echte Vanille, Nüsse etc.

Puderzucker oder Staubzucker ist ein sehr fein vermahlener weißer Zucker, bei dem die Kristallteilchen nicht mehr fühlbar sind.

Purinbasen oder Purine bilden eine chemische Substanzgruppe, zu der unter anderem die Nukleinsäuren, die →Harnsäure und Alkaloide wie Coffein, Theobromin und Theophyllin zählen. →Gicht.

PVC →Verpackung.

Pyridoxin / Pyridoxal / Pyridoxamin →Vitamin B6.

Q

Q 10 oder Ubiquinol-10 ist ein körpereigenes Coenzym, das in der Zellatmung eine wichtige Funktion ausübt und auch antioxidative Eigenschaften aufweist. Daher wird es gelegentlich auch als »Vitamin Q« bezeichnet. Als Nahrungsergänzungsmittel, vor allem zur Stärkung des Herzens und zur Förderung des allgemeinen Wohlbefindens einsetzbar. →Vitamin Ubichinon.

Qualität. Grundsätzlich entscheiden zwei Kriterien über die Qualität unserer Nahrung:
1. Die Qualität der Rohware, die wir verwenden.
2. Die Art, wie wir diese Rohware verarbeiten und zubereiten.

Im Zeitalter von Fertigkost und Massenproduktion ist diese Unterscheidung für den einzelnen Verbraucher nicht immer einfach. Es ist ein gewisses Maß an Bewußtheit über die tägliche Ernährung vonnöten, um sich qualitativ hochwertig zu ernähren. Die klassische Ernährungswissenschaft hat den Begriff der Lebensmittelqualität aber lange Zeit außer acht gelassen und unsere Nahrung statt dessen in Grundbausteine und Brennwerte zerlegt, mit denen sich rechnen läßt, ohne den Faktor der Qualität in Betracht zu ziehen. Diese Sichtweise entspricht der veralteten Einstellung, das menschliche Leben und die Natur als mechanistisches, maschinengleiches System zu betrachten, das man nach Belieben in seine Einzelteile zerlegen und wieder zusammensetzen kann. Der Sinn für die Ganzheit des Lebens, die über Maßeinheiten und Grundbausteine hinausgeht, ist bei dieser Sichtweise verlorengegangen. Wenn man beispielsweise die chemischen Bestandteile eines Apfels in einem Reagenzglas zusammenmixt, erhält man mit Sicherheit keinen Apfel, sondern ein chemisches Gebräu, das weder in Aussehen und Konsistenz noch in Geschmack und Qualität einem in der Natur gereiften Apfel auch nur im geringsten ähnelt. Nahrung ist Leben, und Leben als Ganzes ist weit mehr als die Summe wissenschaftlich analysierbarer Teile. Doch auch ein naturgereifter Apfel kann sich in seiner Qualität außerordentlich von einem anderen unterscheiden. Ist der eine vielleicht ein Produkt chemisierter Massenerzeugung, geschmacklos, wäßrig, unreif geerntet und mit Schadstoffen belastet, so ist sein Gegenstück vielleicht aromatisch, baumgereift und dank kontrolliertem Bioanbau schadstoffarm.

Das Resultat ist ein drastischer Unterschied in der Qualität beider Äpfel. Diese Qualität ist bestimmt von einer Reihe von Faktoren: Sortenauswahl, Boden und Klima, Anbauart bzw. Art der Tierhaltung, Ernte, Transport, Lagerung, Behandlung, Reinigung, Be- und Verarbeitung, Verpackung, Vertrieb und anderes. (→Information der Nahrung.)

Mit Hilfe einiger grundlegender →Qualitätskriterien läßt sich die Qualität aller Lebens- und Nahrungsmittel richtig einschätzen.

Qualitätskriterien. Spezielle Qualitätskriterien zu einzelnen Warengruppen (Fleisch, Fisch etc.) finden Sie bei den praktischen Tips unter dem jeweiligen Stichwort. Qualität ergibt sich jedoch nicht nur aus einzelnen Kriterien, sondern muß unter ganz verschiedenen Aspekten immer wieder neu bewertet werden.

Ein Qualitätsbewußtsein für unsere tägliche Nahrung entsteht erst unter Berücksichtigung der folgenden Punkte:

– Generell sollte zwischen →Lebensmitteln und →Nahrungsmitteln unterschieden werden.

– Vier grundlegende Qualitätskriterien sollten für die Beurteilung eines beliebigen Lebens- oder Nahrungsmittels beachtet werden: →Vollwertigkeit, →Naturbelassenheit, →Frische, →Belastung.

– Eine weitere Möglichkeit der Qualitätsbeurteilung ist die Orientierung an der von Prof. →Kollath eingeführten →Ordnung der Nahrung.

– Die Qualitätskriterien, die dem →ökologischen Landbau und der alternativen →Lebensmittelverarbeitung zugrundeliegen, lassen sich ebenfalls als Richtlinie für den Einkauf verwenden.

– Mehr über die angebotenen Nahrungsmittel erfahren Sie durch die →Zutatenlisten, die auf allen abgepackten Nahrungsmitteln aufgedruckt sein müssen. Die →Handelsklassen, mit denen landwirtschaftliche Erzeugnisse ausgeschildert sein müssen, sind bei der Ermittlung tatsächlicher Qualität allerdings eher verwirrend. Auch die →Verpackung der Waren kann die Qualität spürbar beeinflussen.

Diese Kriterien helfen vor allem beim Einkauf von Lebens- und Nahrungsmitteln. Diese können jedoch durch falsche →Lagerung und die verschiedenen Arten der →Zubereitung drastisch an Qualität verlieren.

Qualitätssiegel von Herstellern, Händlern und →Anbauverbänden wollen dem Verbraucher die Kaufentscheidung erleichtern. Selbst der Technische Überwachungs-Verein TÜV schaltet sich seit 2001 in Süddeutschland in die Qualitätsprüfung für Lebensmittel ein und vergibt die Plakette »Lebensmittel TÜV-geprüft« (Vitacert). Viele dieser Qualitätssiegel, vor allem solche, die von Herstellern, Händlern und Interessenverbänden selbst vergeben werden und nicht von neutraler Stelle überwacht werden, sind jedoch kaum mehr als Werbeideen zur besseren Produktvermarktung. Obwohl mit Begriffen wie »geprüft,« »kontrolliert« oder »Qualität« sehr großzügig umgegangen wird, sagen sie über die tatsächliche Qualität eines

Produkts oft nur wenig oder gar nichts aus. Man muß bei solchen Siegeln immer hinterfragen: Wer kontrolliert? Welcher Interessenverband steht dahinter? Was wird geprüft? Was sind die Qualitätskriterien? Einer solchen Prüfung halten die meisten Siegel nicht stand. Und manchmal fördert eine kritische Untersuchung sogar das Gegenteil zutage. Über das Qualitätssiegel der →CMA »Markenqualität aus deutschen Landen« beispielsweise sagte SPIEGEL-TV: »Fleisch, das das Gütezeichen der CMA trägt, ist mit Sicherheit minderwertiges Fleisch.« Und »Greenpeace« spricht die Empfehlung aus: »Meiden Sie bei Ihrem Einkauf das CMA-Armutszeugnis.« In manchen Fällen wird sogar handfester Etikettenschwindel betrieben (→Bio-Schwindel).

Die »echten« Siegel hingegen können beim Einkauf durchaus eine Hilfe sein, so beispielsweise die Siegel der neun anerkannten →Anbauverbände, bei denen die ökologische Produktqualität wirklich strengen Prüfungen unterzogen wird. Auch die Bezeichnung »ökologisch« ist EU-weit geschützt und stellt ein wichtiges Qualitätsmerkmal dar. Ende 1999 wurde ein EU-Siegel für ökologischen Anbau eingeführt, das zusammen mit nationalen Kennzeichen verwendet werden darf und schon auf den ersten Blick Bio-Qualität signalisieren soll. Dieses Siegel gilt aber nur für europäische Produkte, nicht für Importe. In Deutschland wurde im Jahr 2001 vom Verbraucherschutzministerium in Zusammenarbeit mit Vertretern von Bauern, Handel und Verbrauchern ein neuer Anlauf für ein deutsches Öko-Siegel nach den Kriterien der EU-Öko-Verordnung unternommen, nachdem die Verbraucherschutzministerin ursprünglich sogar zwei Prüfsiegel geplant hatte – eines für Produkte nach strengen Öko-Landbauregeln, wie sie etwa von den anerkannten Anbauverbänden vertreten werden, und eines für Produkte mit den von der EU definierten ökologischen Mindeststandards. Das neue Siegel »Bio nach EG-Öko-Verordnung« ist ab Herbst 2001 Produkten aufgedruckt, welche den EU-Mindeststandards genügen. Es ist erkennbar an der grünen Wabe.

Doch über andere sehr wichtige →Qualitätskriterien wie beispielsweise die Frische einer Ware, können auch anerkannte und eingeführte Öko-Siegel nichts aussagen. Hier zählt nur Wissen und Erfahrung des einzelnen Verbrauchers.

Quecksilber gehört zu den toxischen Schwermetallen, die über die Nahrungskette auch in unsere Nahrung gelangen. Quecksilber wird für Laborchemikalien, Batterien, Elektroden, Meßgeräte und in Amalgam bei Zahnfüllungen verwendet. Durch Verbrennung von Kohle, Heizöl und Müll, aber auch durch vulkanische Vorgänge gelangt Quecksilber in die Luft. Quecksilberhaltige Abwässer verseuchen Böden, Flüsse, Seen und Meeresbuchten. Rund 10000 Tonnen Quecksilber gelangen in der Bundesrepublik jährlich aus Industrieanlagen in die Umwelt.

Die hochgiftige Wirkung von Quecksilber offenbarte sich vor allem im

Zusammenhang mit der Fischerei. Vor den Küsten Schwedens, Japans und der USA kam es wegen hoher Quecksilberbelastungen zu einem zeitweiligen Verbot des Fischfangs. In Japan, einem Land mit traditionell hohem Fischkonsum, sind chronische Quecksilbervergiftungen bereits 1956 als Minamata-Krankheit nachgewiesen worden. Schon tausende von Menschen sind dieser Krankheit zum Opfer gefallen. Akute Vergiftungen haben Nervenlähmungen und irreversible Gehirnschäden zur Folge. Das organisch gebundene Methylquecksilber vermag nicht nur die Blut-Hirn-Schranke zu überschreiten, sondern auch die sogenannte Plazentaschranke, mit der Folge, daß Kinder mit körperlichen und geistigen Schäden zur Welt kommen.

Das silbrigglänzende Schwermetall, das schon in Milligramm-Mengen unheilbare Schädigungen bewirkt, reichert sich vor allem in wildwachsenden Champignons sowie in der Leber von Wild, Meeresraubfischen und von Tieren an, die mit →Fischmehl gefüttert werden. Die stärkste Anreicherung erfolgt über die aquatische Nahrungskette vom Plankton bis zu langlebigen Raubfischen, die an der Spitze der Nahrungskette stehen. Besonders hoch belastet sind Fische aus Küstengewässern, Mündungsgebieten, Flüssen und Seen. Hochseefische sind in der Regel weniger belastet. Die WHO hat sich auf eine duldbare wöchentliche Aufnahme von 0,005 mg/kg Körpergewicht Quecksilber geeinigt, entsprechend 0,35 mg gesamt bei einer Person mit einem Gewicht von 70 kg. Die derzeitige durchschnittliche Zufuhr liegt bei 0,05 bis 0,15 mg wöchentlich. →Schadstoffe.

Quellwasser ist ein mineralarmes Wasser, das am Quellort abgefüllt wird, und den EU-Richtlinien für Trinkwasser entsprechen muß. →Wasser, →Mineralwasser.

Quendel heißt auch Feldthymian oder Wilder Thymian und wird wie →Thymian gebraucht, würzt aber nicht so intensiv wie dieser. Quendel wird hauptsächlich zum Würzen von Salaten, Suppen und fettreichen Speisen verwendet.

Quinoa. Diese Körnerfrucht war schon vor 5000 Jahren neben Kartoffeln und Mais ein Hauptnahrungsmittel der Inkas. Die widerstandsfähige Pflanze wird noch heute in den Hochebenen der Anden angebaut und ist Existenzgrundlage vieler Indiobauern. Bei uns ist Quinoa meist im Naturkosthandel erhältlich. Aus dem hochwertigen Lebensmittel, das bezüglich seines hohen Gehaltes an vollwertigem Eiweiß (bis 16%) – es enthält sowohl Lysin, Methionin und Cystin, die in anderen Getreidesorten nur mangelhaft vorliegen –, an Vitaminen, Mineralstoffen und ungesättigten Fettsäuren die heimischen Getreidesorten übertrifft, lassen sich Suppen, Aufläufe, Gemüsegerichte, Backwaren, Pfannkuchen, Desserts und vieles mehr zubereiten.

R

Radikale (genauer: freie Radikale) sind Atome oder Moleküle mit einem freien, ungepaarten Elektron, die äußerst reaktionsfähig sind, weiterreagieren und benachbarte Enzyme, Vitamine, Nukleinsäuren, Zellmembranen, ungesättigte Fettsäuren, Kohlenhydrate und andere verändern. Diese unkontrollierte Veränderung bedeutet meist eine unwiederbringliche Zerstörung der biologischen Funktion. Radikale müssen daher zur Vermeidung von Stoffwechselschäden sofort vom Immunsystem unter Zuhilfenahme von bestimmten Vitalstoffen wie den Enzymen SOD (Superoxid-Dismutase), Glutathion-Peroxidase, Katalase, den →Carotinoiden, den →Polyphenolen, →Wasserstoff-Anionen sowie den Vitaminen C und E abgefangen werden. Freie Radikale entstehen, wenn energiereiche Strahlen in Zellgewebe gelangen und Bindungen zwischen Atomen oder Molekülen spalten. Beim Garen mit →Mikrowelle kommt es beispielsweise zu Zellveränderungen und Radikalenbildung im Gargut. Besonders leicht ändert sich zum Beispiel unter Energiezufuhr das Sauerstoffmolekül und bildet das aggressive Superoxid- oder Sauerstoff-Radikal. Andere Radikale sind das Hydroxid-Radikal und das Fettsäure-Reoxid-Radikal. Freie Radikale werden auch von UV-Strahlung, beim Einsatz von Strahlentherapie und durch Einwirkung radioaktiver Strahlung erzeugt sowie durch Zigarettenrauch, bei Aufnahme von toxischen Chemikalien und Umweltgiften, zahlreichen Medikamenten, bei entzündlichen Krankheiten und Infektionen, bei Krebs und degenerativen Erkrankungen. Da sich bei der Zubereitung von Lebensmitteln der Gehalt an antioxidativ wirkenden Pflanzenstoffen verliert, z. B. gehen →Flavonoide beim Schälen von Obst und Gemüse verloren, oder →Carotinoide teilweise beim Erhitzen, sollte auch aus diesem Grund auf die Zufuhr von Rohkost geachtet werden.

Radioaktivität. Seit April 1986, als nach der Reaktorkatastrophe von Tschernobyl radioaktiv verseuchte Wolken über Europa abregneten, ist die Gefahr der radioaktiven Strahlung ein Thema geworden, an dem niemand mehr vorbeikommt. Allein gelassen von kläglich versagenden Behörden und verunsichert von unterschiedlichen Meßwerten und zum Teil verfälschten Informationen

Radioaktivität

sahen sich viele Bürger plötzlich hilflos einer heimtückischen, unsichtbaren und lebensbedrohenden Gefahr gegenüber. Mittlerweile ist die Aufregung um den Super-Gau von Tschernobyl abgeklungen. Behörden und Industrie haben klammheimlich die Heraufsetzung der Strahlengrenzwerte veranlaßt, Atomkraftwerke werden trotz der unaufhörlichen Serie von Störfällen weiterhin befürwortet, weil sie scheinbar unverzichtbar für die Interessen der Großindustrie und angeblich vollkommen sicher sind. Doch auch jetzt, da die akute Gefährdung durch hohe Strahlendosen abgemildert ist, haben wir es noch mit den Folgen des Reaktorunglücks zu tun. Abgesehen davon, daß sich in den nächsten Jahrzehnten die gesundheitlichen Auswirkungen des Super-Gaus in einer deutlichen Erhöhung der Leukämierate und der Mißbildungen niederschlagen werden, sind für die nächsten fünfzig Jahre zahlreiche Nahrungsmittel radioaktiv belastet. Das Thema Radioaktivität in der Nahrung bleibt aktuell. Um mit dieser Bedrohung unserer Gesundheit umgehen zu können, ist es wichtig, sich zumindest ein Grundwissen über Radioaktivität anzueignen. Nur dann lassen sich die oft von wirtschaftlichen Interessen geleiteten und beschönigten »offiziellen« Verlautbarungen durchschauen. Denn eines haben die Folgen des Reaktorunglücks mit Sicherheit deutlich gemacht: Mißtrauen gegen die »Beschwichtigungslügen« von Industrie und Behörden ist der eigenen Gesundheit in hohem Maße zuträglich. Dies gilt übrigens nicht nur in bezug auf radioaktive Belastung, sondern auch für alle anderen →Schadstoffe.

Was ist Radioaktivität? Die Grundbausteine der chemischen Elemente werden Atome genannt. Jedes Atom besteht aus Atomkern und Atomhülle. Der Atomkern besteht aus positiv geladenen Protonen und elektrisch neutralen Neutronen. Die Atomhülle besteht aus negativ geladenen Elektronen. Das gesamte Atom ist elektrisch neutral, der Atomkern normalerweise stabil. Nur bei einigen Elementen, zum Beispiel bei Uran, sendet der Atomkern Teilchen aus und zerfällt dabei solange, bis das Element vollständig zerstrahlt ist oder einen stabilen Zustand erreicht. Dabei sendet das Atom radioaktive Strahlen aus. Diese Strahlen kann man nicht sehen, schmecken, riechen oder hören; wenn man körperliche Symptome ihrer Einwirkung spürt, ist es zu spät – eine Strahlenschädigung ist eingetreten.

Formen der Strahlung:
– Die Alphastrahlung besteht aus Protonen oder Wasserstoffkernen, die beim Zerfall von Atomkernen bestimmter Elemente entstehen (z. B. Plutonium und Uran). Sie besitzt eine geringe Reichweite (in der Luft nur Zentimeter weit, in den Körper kann sie nur 1/10 mm tief eindringen). Gelangen die Protonen aber durch Nahrung und Wasser *in* den Körper, richten sie dort schwerste Schäden an.

– Die Betastrahlung besteht aus negativ geladenen Teilchen der

Radioaktivität

Atomhülle, die ein höheres Durchdringungsvermögen haben und bis zu 2 cm in den Körper eindringen können. Auch sie richten im Körper schwere Schäden an, wenn sie mit Nahrung oder Wasser in den Körper gelangen.

– Die Gammastrahlung ist eine hochfrequente Energiestrahlung. Sie besteht aus elektromagnetischen Wellen von hoher Energie, die den menschlichen Körper vollständig durchdringen. Eine wirksame Abschirmung ist nur durch dicke Bleiplatten oder meterdicke Betonwände möglich.

– Neutronenstrahlung besteht aus elektrisch ungeladenen Neutronen, die vor allem bei der Kernspaltung, das heißt in Atomkraftwerken oder bei Atomexplosionen freiwerden. Ihre Durchdringungskraft ist hoch, und sie entfalten im Körper eine äußerst schädigende Wirkung.

Die radioaktive Belastung. Alle Formen der radioaktiven Strahlung sind für den Menschen schädlich. Der Mensch ist radioaktiven Strahlen aus mehreren Quellen ausgesetzt:

– Die natürliche Strahlenbelastung stammt aus kosmischer Strahlung aus dem Weltall und aus terrestrischer Strahlung aus geologischen Formationen (durch radioaktives Gestein und Mineralien).

– Manche Baumaterialien enthalten natürliche radioaktive Stoffe, die unentwegt auf die Bewohner solcher Häuser abgestrahlt werden. Wohnen in Beton beispielsweise erhöht die Gesamtstrahlenbelastung um ca. 20 Millirem pro Jahr.

– Die künstliche Strahlenbelastung erfolgt im Bereich der Medizin (Röntgen, Strahlentherapie), durch den Einsatz radioaktiver Stoffe in Forschung, Technik und Haushalt, durch überirdische Atomwaffentests und durch freigesetzte Strahlung aus Kernkraftwerken und Wiederaufbereitungsanlagen. Die drei letzten Quellen sind für den drastischen Anstieg der Strahlenbelastung in unserer Umwelt verantwortlich. Durch die Atomwaffentests in den vierziger bis sechziger Jahren stieg die Radioaktivität in ähnlich hohem Maße wie nach der Reaktorkatastrophe von Tschernobyl. Als Folge dieser Kernwaffenversuche, die 1962 ihren Höhepunkt erreichten, blieben in Deutschland etwa 800 bis 3400 Bq/qm Cäsium 137 und 300 bis 1700 Bq/qm Strontium 90 auf der Oberfläche zurück. 1964 nahm jeder Bundesbürger als Folge davon statistisch gemittelt 8,9 Bq Cäsium 137 und 1,1 Bq Strontium 90 mit der Nahrung auf. Frankreich führte bis vor kurzem überirdische Atomwaffentests im Südpazifik durch und hält sich die Entscheidung offen, diese nach Belieben fortzuführen.

– Radioaktiv verseuchte Nahrungsmittel sind seit dem Reaktorunglück von Tschernobyl die Hauptquelle für die Strahlenbelastung, die wir in unseren Organen und Knochen einlagern. Dieses Problem wird sich uns noch viele Jahre stellen.

Wie wird Radioaktivität gemessen?
In den Tagen nach Tschernobyl fand ein Verwirrspiel mit unterschiedlichen Meßeinheiten statt, dem der Durchschnittsbürger hilflos gegen-

überstand. Hier deshalb die wichtigsten Einheiten:
- Becquerel (Bq) gibt die Aktivität einer radioaktiven Substanz an, das heißt die Zahl der Atomkerne, die pro Sekunde zerfallen. In bezug auf Nahrungsmittel gehören die Bq zu den wichtigsten Einheiten. Ist beispielsweise Milch mit 200 Bq/l verseucht, so bedeutet das, daß in einem Liter Milch 200 Atomkerne pro Sekunde zerfallen. Bis 1969 wurde diese Aktivität mit der Meßeinheit Curie (Ci) gemessen. (1 Ci = 37 Milliarden Bq).
- Rad (rd) ist die alte, aber immer noch gebräuchliche Maßeinheit für die physikalische Strahlendosis. Das ist die Energiemenge, die von einer bestimmten Menge bestrahlter Materie aufgenommen wird. Die neue Einheit dafür ist Gray (Gy; 1 Gy = 100 rd).
- rem (Abkürzung für »radiation equivalent men«) ist ein Maß für die biologische Wirksamkeit (sprich: Schädlichkeit) von Strahlung. Im Grunde sind die rem-Angaben grobe Schätzwerte, denn sie lassen eine ganze Reihe von individuellen Faktoren außer acht, wie die Art des Radionuklids, die Art der Strahlung, die Verteilung im Körper, Lebensalter, Stoffwechseleigenschaften, individuelle Immunabwehr und andere. 1983 wurde anstelle des rem das Sievert (Sv) eingeführt. (1 Sv = 100 rem). Zu beachten ist, daß die biologische Wirksamkeit von Alphastrahlen etwa 20mal stärker ist als die von Gammastrahlen.
- Die Halbwertzeit ist eine Maßeinheit besonderer Art. Sie zeigt an, in welchem Zeitraum die Strahlungsaktivität um die Hälfte abnimmt. Jod 131 beispielsweise hat eine Halbwertzeit von 8 Tagen, Cäsium 137 hat eine Halbwertzeit von 30 Jahren, Plutonium 239 hat eine Halbwertzeit von 24000 Jahren. Das bedeutet, daß nach 24000 Jahren die Strahlenaktivität von Plutonium um die Hälfte nachgelassen hat. Der unverantwortliche Umgang mit der Atomnutzung und die ungelöste Frage der Endlagerung beschert vielen kommenden Generationen eine »strahlende« Zukunft.

Wie wirkt Radioaktivität im Körper?
Durch Strahleneinwirkung werden vor allem die Bausteine unserer Zellen, die Moleküle und Atome geschädigt, aber auch das Erbgut. Je schneller die Zellvermehrung und das Zellwachstum, desto stärker greift die Schädigung durch radioaktive Strahlung. Der im Wachstum begriffene Organismus von Kindern reagiert deshalb weit empfindlicher als der Organismus eines Erwachsenen. Ein Embryo im Mutterleib ist etwa 500mal empfindlicher als ein Erwachsener.

Hohe Strahlendosen, nach einer Atomexplosion etwa, führen schnell zu akuten Schäden. Schon bei einer Bestrahlung von 200 bis 600 rem sterben mindestens 40% aller Bestrahlten, bei einer Dosis von 1000 rem gibt es keine Überlebenden mehr. Die Strahlenkrankheit führt immer zu einem qualvollen Tod. Medizinische Hilfe ist nicht mehr möglich.

Die Strahlendosen, die nach dem Unfall von Tschernobyl in Deutschland aufgetreten sind oder aus anderen natürlichen und künstlichen Quellen Tag für Tag auf uns einwirken, sind meist zu gering, um akute Schäden auszulösen. Und doch sind auch die niedrigsten Dosen schädlich und führen unweigerlich zu Langzeitwirkungen, die häufig erst nach Jahren oder Jahrzehnten auftreten. Vor allem Krebs, Leukämie und Störungen des Immunsystems sind die Folge. Die Schwächung des Immunsystems wiederum macht den Körper anfälliger für andere belastende Umwelteinflüsse und Schadstoffe. Die Strahlung wirkt auf alle Organe des Körpers, vor allem auf die Keimdrüsen, wo sie Veränderungen des Erbguts hervorruft. Die Anzahl der Fehlgeburten und Mißbildungen wird mit steigender radioaktiver Belastung deutlich erhöht. Die genetischen Schäden werden an spätere Generationen weitergegeben.

Welche Mengen an Radioaktivität sind schädlich? Jede, auch die geringste Menge an radioaktiver Strahlung hat eine schädigende Wirkung. Doch während die Strahlenbelastung zu einer nicht mehr abwendbaren Gefahr für Leben und Gesundheit wurde, verschanzen sich die Behörden hinter immer neuen (und immer höheren) Strahlengrenzwerten, die von vielen Seiten als wissenschaftlich unhaltbar bezeichnet werden. Da es keine gesicherten Erkenntnisse über die Langzeitwirkung geringer radioaktiver Belastung gibt, beruhen sämtliche Grenzwerte und zulässige Höchstmengen auf Schätzungen und Annahmen. Das erklärt, warum die Angaben schon von Bundesland zu Bundesland oft gravierende Unterschiede aufweisen. (Beispiel: In der Bundesrepublik durfte Milch mit einer Strahlenbelastung von 500 Bq Jod verkauft werden, im Bundesland Hessen aber lag der Grenzwert bei 20 Bq.) Wirtschaftliche Überlegungen spielen bei der Festsetzung dieser Grenzwerte eine ausschlaggebende Rolle. Der Physiker Mario Schmidt vom Heidelberger Institut für Energie- und Umweltforschung führt die neuen, nach Tschernobyl eingeführten und wesentlich höheren Grenzwerte der Europäischen Gemeinschaft auf eine einfache Kosten-Nutzen-Rechnung zurück: »Die Kosten für unkontaminierte (nicht belastete) Lebensmittel werden gegen den volkswirtschaftlichen Schaden durch Krebstote hochgerechnet. Der Schutz der EU-Bevölkerung wird so beim nächsten Super-Gau zur bloßen Kostenfrage: Die Kosten müssen in dieser Philosophie minimiert werden, nicht die Gesundheitsschäden.« Der Umgang mit verseuchten Nahrungsmitteln ist ähnlich erschreckend: Da zum Beispiel eine Endlagerung der mehreren tausend Tonnen Molkepulver, die durch den Tschernobyl-Gau verstrahlt waren, zu teuer war, wurde ein Großteil davon in Viehfutter eingemischt oder in eigens geschaffenen »Entseuchungsanlagen« bearbeitet oder als Rückverdünnungsmischung an ahnungslose Verbraucher gebracht.

Es gibt nur eine unschädliche Strahlendosis: die Dosis null. Selbst die natürliche Strahlenbelastung aus Erde und Weltall (jährlich etwa 600 Millirem) ist ungefähr für 1 bis 10 Prozent aller Krebsfälle und für bis zu 20 Prozent aller Leukämieerkrankungen verantwortlich. Dazu kommt jährlich eine Inhalationsdosis von 1 mSv durch Einatmen von natürlich radioaktivem Radon und von inkorporierter Strahlung aus früheren Kernwaffenversuchen von etwa 400 Millirem. Auch Interkontinentalflüge verursachen eine Strahlenbelastung – zum Beispiel bekommt der Fluggast bei einem Hin- und Rückflug von Europa nach den USA etwa 10 Millirem Strahlung ab. Die infolge von Tschernobyl entstandene jährliche Dosis aus externer Strahlung und mit der Nahrung inkorporierter Strahlung ergibt zudem eine mittlere effektive Dosis von 30 Millirem. Woher die Strahlung stammt, ist für die biologische Wirkung nicht von Bedeutung.

Angesichts der Tatsache, daß es kaum noch unbelastete Nahrungsmittel gibt, kommt man um die Rechnerei mit Becquerel nicht herum. Als grobe Faustregel kann gelten:
– Bis zu 10 Bq pro Kilo oder Liter: strahlenarm.
– 10 bis 30 Bq pro Kilo oder Liter: für Schwangere, Stillende oder Kleinkinder nicht mehr geeignet.
– Ab 30 Bq pro Kilo oder Liter: stark belastet, besser nicht mehr oder nur sehr selten essen.

Im Vergleich dazu wirken die offiziellen Strahlengrenzwerte geradezu lächerlich. Derzeit gelten 370 Bq Cäsium für Milch, 600 Bq Cäsium für alle anderen Lebensmittel. In aller Stille wurde zudem eine neue EU-Verordnung verabschiedet, die besagt, daß im Falle eines nuklearen Unfalls oder einer anderen radiologischen Notstandssituation die Cäsium-Belastung von Milch 1000 Bq/l, die anderer Lebensmittel 1250 Bq/kg betragen darf!

Wie stark die Strahlenbelastung auch längere Zeit nach dem Reaktorunfall anhielt, sollen folgende Beispiele belegen: Im Herbst 1988 (also 30 Monate nach Tschernobyl) wurden in Waldpilzen aus Süddeutschland 83000 Bq Cäsium/kg gemessen, in Wildbret zwischen 300 und 3000 Bq/kg, mit Spitzenwerten bis zu 15000 Bq/kg, in Süßwasserfischen zwischen 200 und 4000 Bq/kg. In der Sandspielkiste eines Münchner Kindergartens wurden im Juni 1988 120000 Bq pro kg Sand gemessen! Auch um die Jahrtausendwende wurden noch hohe Strahlenbelastungen, z. B. in Wildpilzen, gemessen.

Was tun? Ein Super-Gau wie der von Tschernobyl kann jederzeit und überall wieder (oder noch schlimmer) passieren. Die vielgepriesene Sicherheit der Atomkraftwerke und das vertretbare Restrisiko existieren nur in den Köpfen der Atomlobby und der von ihr abhängigen Politiker. Tschernobyl war nicht der erste und nicht der einzige größere Unfall, der geschah, und die Liste der gerade noch glimpflich abgegangenen Störfälle – auch in Deutschland – ist lang. Die Atommeiler neueren Typs können bei einem Unfall weite Landstriche unbewohnbar machen. Doch auch im Normalbetrieb geben die Atomkraftwerke radioaktive Strahlung an die Umwelt ab, was die erhöhte Rate an Krebs- und Leukämieerkrankungen bei der Bevölkerung im Umkreis und in der Windrichtung von Atomkraftwerken auf traurige Art beweist. Der Sicherheitsstandard osteuropäischer Kernkraftwerke und der bedenkenlose Umgang mit radioaktiven Stoffen in diesen Ländern stellen eine zusätzliche Gefahrenquelle dar. Zudem ist die Frage der Endlagerung von Atommüll, der für mehrere hunderttausend Jahre strahlt, noch immer ungelöst. →Lebensmittelbestrahlung.

Raffinade, reiner weißer Zucker (EU-Qualität I), der besonderen Anforderungen der Reinheit entsprechen muß und in verschiedenen Sorten (Körnigkeit) hergestellt wird. Die Raffinade ist unser gebräuchlicher Haushaltszucker. →Zucker.

Raffination, Reinigungsverfahren mit mehreren Verarbeitungsstufen, das bei allen heißgepreßten und extrahierten Ölen, bei Seetierölen, tierischen Fetten minderer Qualität sowie Fetten, die gehärtet werden sollen, erforderlich ist. →Speisefett. Auch bei der Herstellung von Fabrikzucker spricht man von Raffination – Endprodukt ist raffinierter →Zucker.

Raffinose kommt als Trisaccharid in vielen Pflanzen vor, sammelt sich in der →Melasse an und tritt als unerwünschte Verunreinigung des handelsüblichen →Zuckers auf. Raffinose schmeckt nicht süß und darf nicht mit →Raffinade verwechselt werden.

Räucherfisch, Fischerzeugnis, das entweder durch Heißräucherung oder durch Kalträucherung (nach vorangegangener Salzgarung) hergestellt wird. Konservierungsstoffe sind bei Räucherfischen nicht zulässig, dafür kann die mögliche Belastung dieser Erzeugnisse mit aromatischen Kohlenwasserstoffen wie α-Benzpyren ein ernstzunehmendes gesundheitliches Problem darstellen, auch wenn die Belastung meist unter dem Grenzwert liegt. Die bekanntesten Heißräucherfische sind Bücklinge (aus Hering), Räuchersprotten, Räuchermakrelen, Räucherschollen, Räucherdorsch, Räucherkabeljau, Schillerlocken, Räucheraal, Räucherforellen bzw. geräucherte Forellenfilets.

Die bekanntesten Kalträucherfische sind Räucherlachs, Lachshering, Lachsmakrele, Lachsbückling. Auch Forellen können kalt geräuchert werden. →Räuchern.

Räuchern, beliebtes Verfahren der Konservierung, häufig unter Zuhilfenahme von Räuchersalzen, die sich aus Kochsalz, Nitrat und Holzteer zusammensetzen. Bei der Räucherung werden Geschmack, Haltbarkeit und Farbe von Fisch und Fleisch und daraus hergestellten Erzeugnissen beeinflußt. Leider gelangen neben dem erwünschten typischen Räuchergeschmack auch Schadstoffe in die so behandelten Nahrungsmittel, vor allem das krebserregende α-Benzpyren, das unter anderem beim unsachgemäßen Grillen über brennender Holzkohle in der Kruste des Grillgutes entsteht, sowie Formaldehyd. Zwei Verfahren stehen zur Räucherung zur Verfügung: Heißräucherung (über 60 Grad) und Kalträucherung (unter 30 Grad). Beim Schwarzräuchern (z. B. schwarzgeräucherter Schinken) wird mit Hilfe eines stark rußenden Rauches gearbeitet. Fleischwaren werden meist im Anschluß an das →Pökeln geräuchert. →Räucherfisch, →Räucherwaren.

Räucherwaren, Gruppe von Fleischerzeugnissen, zu denen auch Speck und Schinken gehören. Räucherwaren sind Fleischstücke (meist →Schweinefleisch), die durch →Pökeln und teilweise auch durch Räuchern haltbar gemacht werden. Zu dieser Gruppe der Fleischerzeugnisse gehören: fetter Speck, durchwachsener Speck, »Frühstücksspeck«, »Bacon«, »Paprikaspeck«, »Schwarzwälder Speck«, Kassler Rippe, Schinkenspeck und sämtliche Arten von Schinken.

Reformhäuser. Lange Jahre galten Reformhäuser als die einsamen Vorreiter für bewußte, gesunde Ernährung. Entstanden aus der Lebensreformbewegung, die verschiedene Gruppierungen wie die Naturheilbewegung, die vegetarische Bewegung, die antialkoholische Bewegung und die Jugend- und Wandervogel-Bewegung umfaßt, konnten sie 1987 ihr 100jähriges Jubiläum feiern. Rechtzeitig zum Jubiläum überschritt der Gesamtumsatz der ca. 2750 deutschen Reformhäuser, von denen fast alle in der Neuform-Genossenschaft zusammengeschlossen sind, die Milliardengrenze. Neuform verleiht ein eigenes →Qualitätssiegel für geprüfte und zugelassene Produkte, führt Schulungen durch und schreibt Qualitätsrichtlinien für Reformwaren vor. Lebensmittel, Nahrungsergänzungsmittel, diätetische Lebensmittel, Kosmetika und Naturheilmittel sind die fünf Säulen des Sortiments im Reformhaus. Die Qualitätsvorschriften für Reformwaren genügen in vielen Fällen aber nicht den weit strengeren Richtlinien von →Naturkost. So stammen beispielsweise nur ca. 25 % der Lebensmittel, die unter dem Neuform-Siegel verkauft werden, aus kontrolliert ökologischem Anbau. Die Industrialisierung der Nahrungsmittelbranche hat vor den Reformhäusern nicht haltgemacht. Vieles, was sich in den Reformhäusern zu gehobenen Preisen in den Regalen findet, hat mit gesunder, vollwertiger Ernährung wenig gemeinsam. Isolierte Zucker (hier meist →Fruchtzucker), abgepackte Fertignahrung, Dosenpräparate, Süßigkeiten in großer Auswahl, Pulversuppen und viele andere der →Fertignahrung zuzurechnende Nahrungsmittel haben in die Reformhäuser Einzug gehalten. Das Angebot an Frischkost hingegen fehlt in manchen Reformhäusern ganz, in anderen nimmt es nur einen relativ geringen Raum ein. Abgepackte und vorverarbeitete Nahrung macht den Hauptanteil des Nahrungsangebotes aus. Wer streng auf Zutatenlisten und Qualitätskriterien achtet, findet aber auch im Reformhaus gute und hochwertige Waren. Schließlich waren die Reformhäuser die ersten Vertriebsstellen für Demeter-Produkte und andere Ökowaren. Achten Sie auch auf die geprüften Qualitätssiegel der neun anerkannten →Anbauverbände, denn bei Reformwaren gibt es eine Reihe von »Phantasiesiegeln«, die wenig über die tatsächliche Qualität der Waren aussagen. Das Preisniveau der Reformhäuser entspricht in etwa dem der Naturkostläden.

Regenwälder →Fleisch-Teufelskreis.

Reife, wichtiges Qualitätsmerkmal bei →Gemüse und →Obst. Im Anhang dieses Buches (S. 438) finden Sie einen Saisonkalender für Obst und Gemüse, der Ihnen beim Einkauf behilflich sein kann.

Reis, uralte Kulturpflanze, die für mehr als die Hälfte der Weltbevölkerung ein Grundnahrungsmittel darstellt. Nach dem Weizen ist Reis die wichtigste nahrungsliefernde Kulturpflanze der Welt. Es gibt zahlreiche Arten und Unterarten; im Handel wird vorwiegend zwischen Kurzkorn, Mittelkorn, Rundkorn und Langkorn unterschieden, die verschiedene Kocheigenschaften aufweisen. Reis zählt zu den Spelzgetreiden und muß geschält (entspelzt) werden. Der geschälte Naturreis (brauner Reis) ist die eigentliche Reisfrucht und stellt ein vollwertiges und gesundes Lebensmittel dar, das frei ist von zöliakieauslösenden Gluten. Leider setzte sich das Denaturieren des vollen Reiskorns durch, so daß Reis im konventionellen Handel vor allem als nährstoffreduzierter polierter »weißer« Reis angeboten wird. Beim Polieren wird der Keim entfernt und Fruchtschale, Samenschale und Silberhäutchen abgeschliffen. Wie bei den →Auszugsmehlen werden auf diese Weise die wichtigen Vital- und Faserstoffe entfernt. In Asien führte die Umstellung vom traditionellen Naturreis auf den denaturierten weißen Reis, der armen Bevölkerungsschichten als Symbol für Wohlstand galt, zu der Vitaminmangelkrankheit Beriberi. Eine Spezialform ist der sogenannte »Parboiled Reis«, der im Handel als Fertigreis angeboten wird. Durch das Parboiling-Verfahren werden Vitalstoffe aus den Randschichten ins Innere des Korns getrieben und bleiben so nach dem Polieren weitgehend enthalten. Ein Vollwertprodukt ist Parboiled Reis allerdings nicht. Am empfehlenswertesten für die tägliche Ernährung ist Vollreis (brauner Reis) aus ökologischem Anbau. Aus Reis wird neben Reisstärke auch Bier, Reiswein (Sake) und Reisschnaps (Arrak) erzeugt.

Reisflocken →Flocken.

Reiswaffeln. Naturkostsnack aus gepufftem Vollreis.

Resorption →Verdauung.

Restaurants. Der »Außer-Haus-Verpflegung«, also dem Essen in Restaurants, →Kantinen und Mensen kommt in unserer schnellebigen Zeit immer mehr Bedeutung zu (→Fast Food). Die Beachtung der für gesunde Ernährung wichtigen →Qualitätskriterien ist beim Essen außer Haus nicht immer einfach, denn dem Restaurant- oder Kantinenbesucher steht nicht einmal eine Zutatenliste als grober Leitfaden zur Verfügung. Nur einige wenige

Zusatzstoffe müssen per Aushang oder auf der Speisekarte kenntlich gemacht werden. Außer-Haus-Verpflegung ist in allen nur denkbaren Qualitätsabstufungen erhältlich – von der aus erlesenen Rohwaren zubereiteten Gourmet-Küche bis zu vorgefertigter Kantinenkost. Doch auch wer gezwungen ist, häufiger in Restaurants, Gaststätten oder Kantinen zu speisen, muß auf gewisse Grundlagen einer vernünftigen Vollwerternährung nicht verzichten. Folgende Hinweise können dabei hilfreich sein:

– Viele Restaurants und Kantinen bieten inzwischen neben der »Normalkost« auch ein vegetarisches oder Vollwertmenü oder aber ein frisches Salatbuffet an.

– Vielerorts gibt es inzwischen spezielle Vollwert-Restaurants oder Salatbars. Naturkostläden bieten mitunter vollwertige Snacks an, mit denen auch der eilige Berufstätige seinen Hunger auf gesunde Weise stillen kann.

– Auch im »normalen« Restaurant läßt sich durch bewußtes Auswählen von der Karte oder durch ein Gespräch mit dem Personal viel erreichen: z. B. daß der Salat nicht mit Fertigsoße, sondern mit Öl und Zitrone angemacht wird, daß statt dem süßen und fetten Nachtisch frisches Obst zum Dessert gereicht wird, daß in Chinarestaurants die bestellten Speisen ohne Glutamat zubereitet werden etc.

– Auch bei der Außer-Haus-Verpflegung kann der Gast über sein →Kaufverhalten das Angebot beeinflussen. Meiden sollte man Plätze, an denen schlechte Qualität vorprogrammiert ist und Sonderwünsche nicht erfüllt werden – Fast-Food-Ketten beispielsweise.

Retinol →Vitamin A.

Riboflavin →Vitamin B2.

Rinderwachstumshormon. Das mittels gentechnisch manipulierten Bakterien hergestellte Bovine Somatotropin (BST) oder Rinderwachstumshormon wird von der Industrie als ökonomisches Wundermittel gepriesen und soll die Milchproduktion um 40% steigern. Es steht stellvertretend für kommende biotechnologische Mittel, die entscheidend in den Stoffwechsel von Mensch und Tier eingreifen und künftig verstärkt eingesetzt werden sollen (→Gentechnik, →Tierbehandlungsmittel). Behandelte Tiere werden zu würdelosen Maschinen degradiert, Entzündungen im Euter, Fruchtbarkeitsstörungen und Leberverfettung mit Todesfolge sind nicht selten. Verbraucher-, Umwelt- und Tierschutzverbände wehren sich gegen diese chemischen Drogen, deren Langzeitwirkung auf den Stoffwechsel des Rindes und Auswirkungen auf die Gesundheit des Menschen (allergische Reaktionen im Darm sind u. a. zu befürchten) nicht erforscht sind. Die Milchqualität wird darüber hinaus durch Änderungen in der Fett- und Eiweißzusammensetzung beeinträchtigt. Angesichts der Überschußproduktion von Milch sind solche Mittel völlig überflüssig und nützen allein der Industrie, allen voran amerikanischen Großkonzernen, die über eine einflußreiche Lobby mit einem Handelskrieg bei einer Ablehnung durch die Agrarkommission der EU drohen. Der Verbraucher sollte sich durch sein →Kaufverhalten gegen Milch und Fleisch von biochemisch gedopten Rindern zur Wehr setzen.

Roggen. Wichtigstes Brotgetreide neben Weizen. Wird durch Sauerteigführung oder unerwünschterweise auch durch →Backtriebmittel backfähig gemacht und ist in seiner Nähr- und Vitalstoffzusammensetzung etwas wertvoller als Weizen. Aus dem kräftig würzig schmeckenden Roggen lassen sich neben →Vollkornbrot auch Backwaren, Teigwaren sowie viele pikante und süße Gerichte herstellen.

Roggenflocken →Flocken.

Rohfasern →Faserstoffe.

Rohkost. Überbegriff für alle frischen, naturbelassenen und nicht erhitzten Lebensmittel. Treffender ist der Begriff »Frischkost«, da die Frische der verzehrten Rohware von entscheidender Bedeutung ist. Beispielsweise ist bereits drei Tage alter Salat so gut wie wertlos. In der Vollwerternährung spielt Rohkost eine wichtige Rolle, denn nur in frischer, roher, unbehandelter Nahrung sind alle Nähr- und Vitalstoffe in ursprünglicher Form enthalten. Gemäß den Vorgaben der Vollwerternährung sollte mindestens ein Drittel, je nach Klimaverhältnissen bis die Hälfte der täglichen Nahrung aus Rohkost bestehen. Frischkost sollte immer vor der warmen Mahlzeit gegessen werden. Dadurch verhindern Sie das Auftreten der sogenannten Verdauungsleukozytose. Dabei handelt es sich um ein Vermehren der weißen Blutkörperchen nach dem Verzehr von gekochter Nahrung durch immunologische Wirkungen an den Schleimhäuten. Eine Folge davon ist Müdigkeit. Wird die Mahlzeit aber mit Frischkost eingeleitet, bleibt diese unerwünschte Wirkung weitgehend aus. Rohkost kann als Hauptgericht verzehrt werden (aus vielen Gemüsen, die gewöhnlich »totgekocht« werden, lassen sich köstliche Frischkostsalate zubereiten) oder als Dessert und Zwischenmahlzeit (Obst und Nüsse). Zur Zubereitung von Rohkost verwenden Sie naturbelassene, kalt gepreßte Öle von höchster Qualität. So wertvoll Frischkost für die tägliche Ernährung ist – eine ausschließliche Rohkosternährung ist nicht empfehlenswert, denn viele wertvolle Lebensmittel wie Kartoffeln, Hülsenfrüchte etc. lassen sich roh nicht verzehren. Bei überwiegender Frischkost kann es zudem im Verdauungstrakt zu alkoholischen Gärungen kommen.

Rohmilch (Ab-Hof-Milch), rohe, unbehandelte und in keiner Weise veränderte Milch direkt vom Bauern. Die Erlaubnis zur Ab-Hof-Abgabe ist aus hygienischen Gründen mit strengen Sonderauflagen verbunden und erfordert eine besondere Genehmigung durch die Landesbehörden. Wegen dieser hohen Hygieneanforderungen bei Haltung und Pflege der Kühe, beim Melken und der Behandlung der Milch können bei konventioneller Rohmilch Rückstände von →Tierbehandlungsmitteln (Antibiotika) enthalten sein. Daher unbedingt auf kontrolliert ökologische Qualität achten. Rohmilch nur vom Biohof kaufen. Die einzige Milchsorte, die als unbehandelte Rohmilch in den Handel gelangt, heißt *Vorzugsmilch*. Für Vorzugsmilch gelten die gleichen Qualitätsansprüche. →Milch. Solange nicht sichergestellt ist, daß Rohmilch frei von Tierarzneien und Antibiotika ist, sollte man auf den Kauf lieber verzichten. Rohmilch ist nur kurz haltbar und sollte daher unverzüglich aufgebraucht werden. Der häufig feststellbare leicht bittere Geschmack beruht nicht auf unerwünschten Geschmacksbeeinträchtigungen, sondern ist charakteristisch für Rohmilch und enzymatisch bedingt.

Rohmilchkäse →Käse.

Rohrzucker. Bezeichnung für →Saccharose aus Zuckerrohr. →Zucker.

Rohwürste werden aus rohem, grob- oder feingekuttertem Fleisch hergestellt, gepökelt (→Pökeln) oder geräuchert (→Räuchern) oder luftgetrocknet. Zu den schnittfesten Rohwürsten gehören unter anderem: Schlackwurst, Cervelatwurst, Salami, Plockwurst, Schinkenmettwurst, Westfälische Mettwurst. Diese Sorten sind in wasserdampfdurchlässige Kunststoffhüllen oder Därme gefüllt. Streichfähige Rohwürste sind zum Beispiel Teewurst, Mettwurst, Schmierwurst, Streichmettwurst. Sie sind in wasserdampfundurchlässige Hüllen gefüllt. →Wurst.

Rooibush-Tee. Coffeinfreier Kräutertee aus Südafrika, der im Geschmack dem herkömmlichen schwarzen Tee nahekommt.

Rosmarin. Aromatisches Küchenkraut aus dem Mittelmeerraum. Erhältlich frisch, getrocknet, oder als Pulver. Rosmarin stellt ein sparsam zu verwendendes, verdauungsförderndes Gewürz für viele Gemüse, Suppen, Salate, Fleisch, gekochten Fisch, Kartoffelgerichte, Eierspeisen und Fleischbrühen dar.

Rübenkraut (Rübensirup, Rübensaft, Zuckerkraut) wird aus Zuckerrüben hergestellt und war lange Zeit ein beliebter Brotaufstrich und ein Süßmittel beim Backen und Kochen. Es hat einen relativ hohen Gehalt an Vitalstoffen, besteht aber zu etwa 62% aus Zucker. Daher nur sehr sparsam verwenden.

Rübenzucker. Bezeichnung für →Saccharose aus Zuckerrüben. →Zucker.

Rutin →Vitamin P.

S

Saccharin, erster künstlicher →Süßstoff, 1878 zufällig von dem deutschen Chemiker Dr. Constantin Fahlberg entdeckt. Saccharin ist etwa 550mal süßer als Zucker. Die Zuckerindustrie erkannte die Gefährlichkeit des Feindes aus der Retorte sofort und nahm den Kampf gegen ihn auf. Schon um die Jahrhundertwende kam es zu ersten Verboten. In den zuckerarmen Kriegsjahren wurde das Verbot wieder aufgehoben. Seither tobt der Kampf der Lobbies um Marktanteile. Vor allem in den USA will die Zuckerindustrie die Schädlichkeit der Süßstoffe beweisen, die Süßstoffindustrie antwortet mit Gegengutachten und Angriffen auf das kalorienreiche gesundheitsschädliche Genußmittel Zucker. Saccharin ist hitzestabil. Sein →ADI-Wert beträgt 2,5 mg pro Tag und kg Körpergewicht. Wegen seines leichten Nachgeschmacks wird Saccharin meist in Mischung im Verhältnis 1:10 mit →Cyclamat verkauft. Diese Mischung mit einer Süßkraft von 100 ist der am meisten verkaufte Süßstoff. Saccharin wird zu 99 % vom Organismus wieder ausgeschieden.

Saccharose, chemischer Name für weißen →Zucker, gewonnen aus Zuckerrohr oder Zuckerrübe, der in seiner reinsten Form zu 99,9 % aus Saccharose besteht. Saccharose ist ein →Disaccharid, bei dem ein Molekül →Fruchtzucker mit einem Molekül →Traubenzucker (Glukose) verknüpft ist.

Safran ist ein orientalisches Gewürz aus den Blütennarben einer Krokuspflanze und wird als das teuerste Gewürz der Welt bezeichnet. Der scharf-herb schmeckende Safran färbt die Speisen gelblich und wird vor allem für Kuchen, Kekse und Süßspeisen verwendet, aber auch für Fleischbrühen, Suppen, Reisgerichte und Spargelsalat.

Säfte →Fruchtsaft, →Gemüsesaft.

Saftkuren, umfangreiches Trinken von frischen, selbstgepreßten Frucht- und Gemüsesäften aller Art. Diese Art des Kurens läßt sich tageweise oder als Ergänzung zu jeder Art der täglichen Ernährung praktizieren und hat viele Vorzüge für die Gesundheit, beispielsweise Stärkung des Immunsystems, Reinigung, Regeneration und Revitalisation des Organismus, Abbau von Übergewicht etc. Durch das Trinken frisch gepreßter Extrakte von Obst und Gemüse aus vorzugsweise ökologischem Anbau läßt sich eine Konzentration von Vitalstoffen aufnehmen, wie es sonst nur durch den in der Praxis so gut wie unmöglichen Verzehr erheblicher Obst- und Gemüsemengen möglich wäre. Die Vitalstoffe sind dem Organismus unmittelbar verfügbar, denn sie müssen nicht erst aus dem Nahrungsbrei herausgearbeitet werden. Mit Ausnahme von Apfelsaft dürfen Obst- und Gemüsesäfte nicht miteinander vermischt werden, da dies zu Verdauungsstörungen führen kann. Säfte von grünen Gemüsen sollten nur in geringen Mengen verwendet werden. In Flaschen abgefüllte, handelsübliche Säfte müssen pasteurisiert werden. Dadurch gehen die essentiellen Enzyme und andere Vital- und Geschmacksstoffe verloren. Für frisch gepreßten Saft gibt es keinen Ersatz. Wenn Sie frischgepreßte Säfte an Saftbars oder in Restaurants genießen, achten Sie aber streng darauf, daß die Säfte wirklich frisch sind und nicht schon lange Zeit auf den Käufer warten. Durch Einwirkung von Sauerstoff und Licht gehen viele Vitalstoffe, allen voran Enzyme, bereits nach Minuten verloren. →Gemüsesaft.

Sago, weißlich-glasige gekörnte Stärke aus dem Mark der Sagopalme, die zum Andicken von Speisen verwendet wird. Ersatzweise wird häufig auch Stärke aus →Tapioka als Sago verwendet.

Sahne ist die fettreiche Schicht, die sich beim Stehenlassen von nicht homogenisierter Milch an der Oberfläche ansammelt (Aufrahmen). Bei der industriellen Herstellung wird die Milch durch Zentrifugieren entrahmt, und die so gewonnene Sahne ist in Bechern oder Kartons als Schlagsahne erhältlich.

Schlagsahne (Schlagrahm) muß einen Mindestfettgehalt von 30% aufweisen. Die gute Schlagfähigkeit der Sahne hängt vom Fettgehalt (günstig sind 32 bis 34%) und von der Fettzusammensetzung ab. Diese wiederum ist von der Jahreszeit und der Fütterung der Milchkühe abhängig. Schlagsahne mit verschiedenen Fettgehalten wird im Handel unter regional unterschiedlichen Namen angeboten (z. B. Schmand, Obers, Süße Sahne). Beliebt in der Feinschmeckerküche ist Crème double mit besonders hohem Fettgehalt. Sauer gewordene Sahneerzeugnisse dürfen übrigens nicht als Saure Sahne angeboten werden. Echte Saure Sahne wird als →Sauermilchprodukt speziell hergestellt. Bezüglich Schadstoffen etc. gilt für Sahne das gleiche wie für →Milch. Ein spezielles Sahneerzeugnis ist →Kaffeesahne.

Sake, Wein aus Reis, Koji und Wasser. Traditionelles japanisches alkoholisches Getränk, das meist warm getrunken wird.

Salbei, bekanntes Würz-und Heilkraut, das sich, aus Südeuropa und Vorderasien stammend, über Mitteleuropa bis nach Nordamerika verbreitet hat. Fleisch, Geflügel, Wild, Innereien, Fisch, Gemüse, Eierspeisen, grüner Salat, Reis, Teigwaren und Aufläufe lassen sich mit dem herb-würzigen Salbei verfeinern, der sich übrigens gut mit Rosmarin verträgt. Als Kräutertee ist Salbei wegen seiner entzündungshemmenden Eigenschaften bewährt.

Salinensalz →Steinsalz.

Salmonellen sind krankheitsverursachende Bakterien, die auch in Lebensmitteln vorkommen, besonders in Fleisch (vor allem Hackfleisch), Wurst, Fisch, Geflügel, Eiprodukten, Speiseeis, Cremes und Cremespeisen, vorgefertigten Salaten, Soßen und Mayonnaisen. Ende 2001 gab es in Deutschland aber auch Rückrufaktionen für einige Produkte wegen Salmonellen in Schokolade. Die meisten Salmonelleninfektionen beim Menschen sind auf tierische Lebensmittel zurückzuführen. Salmonellen sind die häufigste Ursache für die mit fiebrigen Brechdurchfällen verbundenen Lebensmittelvergiftungen. Seit 1986 ist ein starker Anstieg dieser »klassischen« Lebensmittelvergiftung feststellbar, mit jährlich über 200 000 registrierten Fällen in der Bundesrepublik, von denen etwa 200 Erkrankungen tödlich enden. Die tatsächliche Zahl der Erkrankten liegt schätzungsweise 12mal höher. Die meisten Salmonellenvergiftungen treten in Großküchen auf. Mangelnde Hygiene, verunreinigte Futtermittel, →Massentierhaltung, ungeeignete Schlacht- und Verarbeitungsbedingungen und unzureichende Kontrollen sind im wesentlichen die Ursachen für Salmonellen in Lebensmitteln. Zwar kann der Verbraucher durch hygienische Sorgfalt und bewußten Umgang mit Lebensmitteln einer Infektion vorbeugen, doch sind Salmonellen schon vor dem Kauf in vielen Lebensmitteln enthalten. 90 bis 100 % aller Gefrierhähnchen beispielsweise sind mit Salmonellen belastet. Bei Temperaturen über 80 Grad sterben Salmonellen ab – tierische Nahrungsmittel also stets gut durchgaren. Warmhalteperioden unter 65 Grad, sowie mehrstündige Abkühlphasen zwischen 65 und 15 Grad – besonders bei Eierspeisen – sind zu vermeiden. Beim Wiederaufwärmen Speisen gut durchgaren. Nach jedem Umgang mit riskanten Lebensmitteln, speziell auftauendem Fleisch und Geflügel, sorgfältig Hände und Küchengeräte reinigen. →Mikroorganismen.

Salz →Kochsalz.

Salzfische und Salzfischerzeugnisse werden unterschieden in hart gesalzen (Salzgehalt mehr als 20 g in 100 g Fischgewebewasser) und mildgesalzen (Salzgehalt zwischen 6 und 20 g in 100 g Fischgewebewasser). Der Zusatz von Konservierungsmitteln bei einem Salzgehalt von unter 10 g ist zulässig. Matjesheringe und -filets, Salzheringe, Anchovis, Sardellenringe, Lachsersatz (mit Farbstoff), Sardellenpaste sind die bekanntesten Salzfischerzeugnisse.

Salzgemüse, mit Hilfe von Kochsalz haltbar gemachtes Gemüse, das der Industrie meist als Zwischenstufe zur Weiterverarbeitung dient.

Samengemüse, Gruppe von Gemüsesorten, die nur in gekochtem Zustand genießbar sind. Dazu gehören Edelkastanie, grüne Bohnen und grüne Erbsen. →Gemüse.

Sanddorn, Früchte eines Dornenstrauches mit sehr hohem Gehalt an Vitamin C. Im Handel meist in Form von Saft oder Mark erhältlich. Beim Einkauf darauf achten, daß Saft oder Mark nicht wertmindernd mit Fabrikzucker gesüßt sind.

Saponine gehören zur Gruppe der →sekundären Pflanzenstoffe. Aufgrund ihrer obeflächenaktiven Eigenschaften bilden sie in wäßrigen Lösungen einen Schaum, was sich beispielsweise beim Kochen von Hülsenfrüchten zeigt. Sie üben cholesterinsenkende antibiotische und entzündungshemmende Funktionen aus.

Sättigung. Beim gesunden und normal empfindenden Menschen tritt das Sättigungsgefühl ein, wenn der →Hunger gestillt ist, das heißt, wenn das Bedürfnis des Körpers nach Nahrungsenergie und/oder Nährstoffen zufriedengestellt wurde. Hunger und Sättigung sind die »Start- und Stop-Signale«, mit denen der Körper die Aufnahme von Nahrung und die Erfüllung von Nährstoffbedürfnissen steuert. Der Zustand der Sättigung hält an, bis sich allmählich wieder das Hungergefühl meldet und zur nächsten Mahlzeit ruft. Oft aber ist der →Appetit stärker als das Gefühl der Sättigung. Bei vielen Menschen, vor allem bei Übergewichtigen, sind die Empfindungen von Hunger und Sättigung von den tatsächlichen körperlichen Bedürfnissen abgekoppelt. Sie reagieren nicht mehr auf die Signale ihres Körpers, sondern auf die illusorischen Gefühle eines übersteigerten Appetits, der entweder durch Gewohnheit antrainiert oder durch psychologische Einflüsse gesteuert wird. Bei manchen wird Essen sogar zur zwanghaften Handlung, zur Sucht, ausgelöst durch eine Vielfalt meist unterbewußter Faktoren (→Übergewicht). Dabei funktioniert die innere biologische Hunger- und Sättigungsregulation schon beim Neugeborenen. Beim Säugling wird Hunger und Sättigung ausschließlich durch innere Mechanismen gesteuert. Mit zunehmendem Lebensalter jedoch gewinnen äußere Einflüsse und Reize wie Erziehung, Erfahrung, Werbung, Angebot von Nahrung und gesellschaftliche Normen mehr und mehr Einfluß auf das Eßverhalten. Bei älteren Menschen treten auch diese Außenreize wieder in den Hintergrund und werden ersetzt durch bewußte Kontrolle oder ein gewohnheitsmäßiges stereotypes und oft einseitiges Ernährungsverhalten.

Sauerampfer wächst wild überall in Mitteleuropa. Die Blätter werden nur frisch verwendet und zwar für Frischkost, für Kartoffel- und Fischsuppen, für Salate und Soßen. Er kann auch im Kräutergarten angebaut werden. Wildwachsenden Sauerampfer nicht von gedüngten Wiesen sammeln. →Oxalsäure.

Sauerkraut →Gärungsgemüse.

Sauermilcherzeugnisse. Das Angebot an gesäuerten Milcherzeugnissen ist sehr umfangreich. Sie werden mit speziellen Kulturen von Milchsäurebakterien und anderen Mikroorganismen aus Milch oder Sahne gewonnen und dienen wiederum als Ausgangsbasis für zahlreiche Milchmischerzeugnisse. Milchsäurebakterien sind übrigens auch an der Erzeugung anderer wertvoller Nahrungsmittel wie Gärungsgemüse, milchsauren Gemüsesäften etc. beteilgt. Sauermilcherzeugnisse stellen wahrscheinlich die älteste Form von Milchprodukten dar – Rohmilch wird durch die säurebildende Tätigkeit vor allem der Milchsäurebakterien »von selbst« sauer. Die im Handel erhältlichen Sauermilcherzeugnisse werden durch gezielte Impfung von pasteurisierter Milch mit Milchsäurekulturen hergestellt. Diese Bakterienkulturen (Streptococcus lactis, Streptococcus cremoris) vergären einen Teil des Milchzuckers zu Milchsäure. Ab einem bestimmten Säuregrad gerinnt das Milcheiweiß (Casein) und flockt aus. Sauermilchprodukte zeichnen sich durch gute Bekömmlichkeit und relativ lange Haltbarkeit aus und werden unter verschiedenen Bezeichnungen angeboten: Dickmilch, Sauermilch, Trinksauermilch, Setzmilch, Rahmsauermilch, Saure Sahne, Sauerrahm, Crème fraîche und andere. Sie unterscheiden sich durch ihren Fettgehalt und ihre Konsistenz (dicksämig wie Trinksauermilch oder stichfest wie Dickmilch). →Joghurt, →Bioghurt, →Kefir und →Buttermilch sind weitere gesäuerte Milcherzeugnisse. Auf vielen Packungen von Sauermilchprodukten ist die Art der →Milchsäure (linksdrehend oder rechtsdrehend) angegeben. Produkte mit rechtsdrehender Milchsäure sollten wegen der besseren Bekömmlichkeit vorgezogen werden. In bezug auf Schadstoffe gilt das gleiche wie für →Milch.

Sauerrahmbutter →Butter.

Sauerteig, ältestes Brottreibmittel, das vor allem für Roggenbrot verwendet wird. Natursauerteig in der traditionellen Drei-Stufen-Sauerteigführung wird im Zeitalter der Fabrikbrote nur mehr von Bio-Bäckern und wenigen konventionellen Bäckereien verwendet. Manche davon setzen den Sauerteig selbst an, was ungefähr 15 Stunden dauert, anstatt einen industriellen Fertigsauer aus der Fabrik zu bestellen, mit dem sich der Brotteig in einer halben Stunde ansetzen läßt. Natursauerteig läßt sich auch im Haushalt selbst zubereiten oder in guter Qualität fertig im Naturkosthandel kaufen. →Brot.

Säuglingsnahrung →Kindernahrung.

Sauna. Von manchen Menschen wird die Sauna als bequemes Mittel zum Abnehmen gepriesen, was sich bei genauerer Betrachtung aber als Illusion herausstellt. Zwar bringt man nach dem Saunagang weniger Gewicht auf die Waage, doch wurde dem Körper durch das starke Schwitzen nur Wasser entzogen, das bei der nächsten Flüssigkeitsaufnahme wieder zurückgeholt wird. Zur Steigerung des Wohlbefindens, der Muskelentspannung und der Stärkung des Kreislaufs ist die Sauna allerdings ein gutes und erprobtes Naturverfahren.

Säure-Basen-Gleichgewicht. Wesentlicher Aspekt der gesunden Balance des menschlichen Organismus ist das Säure-Basen-Gleichgewicht. In allen Körperflüssigkeiten gibt es Säuren und Basen, die als →pH-Wert gemessen werden. Der Säurebereich liegt zwischen pH 1–7, der Basenbereich zwischen pH 7–14.

Säure-Basen-Gleichgewicht

Säure- bzw. basenbildende Nahrungsmittel
x = schwach / xx = mittel / xxx = stark

Säurebildend		Basenbildend	
Fleisch	xx/xxx	Milch	x
Fisch	x/xx	Obst und Gemüse	x/xx
Ei	xxx	Kartoffeln	x
Milchprodukte, Käse	x/xx	Tomaten	xx
Getreide/Brot	x/xx	Grüner Salat	x
Hülsenfrüchte	x	Tee/Kaffee *	x
Zucker, Süßwaren	xxx	Kokosnuß	x
Nüsse	x	Meeresfrüchte	x
Kartoffelerzeugnisse	x	Oliven	xx

* Tee und Kaffee wirkt bei vollem Magen basenbildend, nüchtern getrunken wird Magensäure gelockt.

Nahrungsmittel sind entweder säure- oder basenbildend.

Diese Tabelle enthält nur Richtwerte, da sich Unterschiede aus Anbau, Düngung, Bodenart und Zubereitung ergeben. Ausgelaugte und überdüngte Böden besitzen keinen optimalen Mineralstoffgehalt, was zu einem Mineral- und Basendefizit der dort angebauten Pflanzen führt.

Im gesunden Organismus und bei einer ausgewogenen Ernährung halten sich Säuren und Basen die Waage. Verschiebungen im Säure-Basen-Haushalt üben entscheidenden Einfluß auf sämtliche Lebens- und Stoffwechselvorgänge im Körper aus. In der modernen Zivilisationskost sowie bei einseitiger Ernährung überwiegen die Säurebildner – das sensible Gleichgewicht, das im Tageslauf pendelt (Säureflut/Basenflut), wird gestört, denn die Neutralisierungs- und Ausscheidekapazität des Körpers ist begrenzt. Die Wirkung auf die kolloidale Zusammensetzung der Körperflüssigkeiten ist gravierend: der Sauerstoff im Blut kann nicht mehr richtig transportiert werden, Mineralstoffe und Spurenelemente werden aus Körperspeichern wie Zähnen und Knochen herausgelöst, das Bindegewebe verliert an Struktur. Die säurebedingten Beschwerden werden durch den Mangel an basischen Mineralstoffen im Gewebe ausgelöst, der entsteht, wenn der Organismus versucht, den Säureüberschuß auszugleichen. Rheuma, Gicht, chronische Erkältungen, diverse Stoffwechselschwächen, Haarausfall, Neuralgien, Hautveränderungen, Harnsäure-, Phosphatsäure- und Oxalsäuresteinablagerungen, Arterienverkalkung, Zellmembranverhärtung, Verdickung der Körpersäfte, Verminderung der Elastizität von Gewebe, Sehnen und Bändern und andere Leiden können die Folgen der Übersäuerung des Organismus sein. Auch das Immunsystem, unser Schutzschild gegen alle schädlichen Einflüsse, wird durch Übersäuerung geschwächt.

Säureregulatoren

Die gängigen Ernährungsempfehlungen vernachlässigen das Säure-Basen-Gleichgewicht, obwohl es vor allem durch die aufgenommene Kost beeinflußt wird. Dabei ist zu beachten, daß nicht alles, was sauer schmeckt, zum Beispiel Obst, auch säurebildend ist. Die Wirkung im Körper ist abhängig von der Verstoffwechselung. Die organischen Säuren, wie etwa aus Obst, werden zu Kohlensäure und Wasser abgebaut und abgeatmet; zurück bleiben schwache Basen. Nahrungsmittel wie Fleisch, Eier, süße und fette Speisen hingegen wirken stark säurebildend. Es ist also nicht wichtig, die Kost säurefrei zu halten, sondern den Organismus.

Die Einnahme von basisch wirkenden Salzen in Mengen von mehreren Gramm, wie →Soda oder anderen Mischungen, kann als kurzfristige Kur in Abhängigkeit vom pH-Wert des Morgenurins durchgeführt werden, um durch einen starken basischen Schub die auskristallisierten Säurereste wieder in Lösung zu bringen und mit dem Harn auszuschwemmen. →Osteoporose.

Säureregulatoren und Säuerungsmittel sind Lebensmittelzusatzstoffe, die den Säuerungsgrad von Nahrungsmitteln wie Wein, Trinkwasser, Stockfisch etc. regeln. Dazu gehören die Salze der Milch-, Apfel-, Wein- oder Zitronensäure, aber auch →Phosphate und andere.

Saxitoxine, Nervengifte, die in Muscheln vorkommen können und zu epidemieartigen Vergiftungen nach dem Verzehr dieser →Meeresfrüchte in den betroffenen Fanggebieten führen.

Schädlingsbekämpfungsmittel
→Pestizide.

Schadstoffe. »Jährlich 200 000 Tote durch Pestizide.« »Hohe Dioxinwerte und Moschusxylole in der Muttermilch.« »Grundwasser weltweit in Gefahr.« »Lösungsmittel in Käse.« »Hormonverseuchtes Kalbfleisch.« »Wurmlarven im Fisch.« »Arzneimittelrückstände im Schweinefleisch.« »Glykol im Wein.« »Giftgas im Salat.« »Radioaktiv verseuchte Milch.« »Salmonellen in Brathähnchen.« »Cadmium im Gemüse.« »Allergien durch Farbstoffe und Konservierungsmittel.« »Trinkwasser ungenießbar.« Fast täglich stoßen wir in der Presse auf Meldungen wie diese, die uns über die Vergiftung unserer Nahrung und unserer Umwelt informieren. Ein Lebensmittelskandal jagt den anderen, die Behörden aber verschanzen sich hinter zweifelhaften Gutachten und Verordnungen über »zulässige« und »unbedenkliche« Schadstoffmengen (→ADI-Wert), und die Industrie verkündet, unsere Lebensmittel seien noch nie so sicher und gesundheitlich unbedenklich gewesen wie gerade heute, im Zeitalter der radikalen Vergiftung unseres Planeten Erde. Industrieunabhängige Wissenschaftler aber warnen seit langem vor dem schleichenden Tod in unserer täglichen Nahrung. »Wir essen keine Lebensmittel, sondern Todesmittel«, sagte der Chemiker Professor Konrad Pfeilsticker auf dem internationalen Fachkongreß

Umweltmedizin bereits 1987 in Düsseldorf.

Unsere Umwelt und Nahrung sind in beängstigendem Maße vergiftet und verseucht. Gemäß Fachleuten enthält unsere Nahrung bis zu 3500 chemische Rückstände und die Luft in Ballungsgebieten etwa 1000 Fremdstoffe unterschiedlicher Art. Nach Schätzungen der amerikanischen Food and Drug Administration nimmt ein Bürger der westlichen Industrienationen jährlich etwa fünf Pfund Chemikalien mit der Nahrung zu sich. Vor 1900 gab es im Körper keine von Menschen gemachten chemischen Stoffe. Heute gleicht der Körper einer Giftmüll-Deponie, was sich in einer steigenden Zahl von Allergien, Krebs und anderen Krankheiten auswirkt. Dabei geht es nicht so sehr um die »Überdosen« an Schadstoffen, die zu akuten Vergiftungserscheinungen und in vielen Fällen zum Tod führen und die gewöhnlich als »Lebensmittelskandale« von der Presse aufgegriffen werden, sondern um die tolerierten Rückstände von Giften, die wir tagtäglich mit unserer Nahrung aufnehmen, und die durch ihr Zusammenwirken zwangsläufig zu gesundheitlichen Schäden führen. Der Mensch ist das »Endlager« dieser traurigen Errungenschaften technischen Fortschritts. Seine Rücksichtslosigkeit, mit der er die Umwelt vergiftet, trifft letztendlich ihn selbst, und er muß einen hohen Preis dafür bezahlen – mit seiner Gesundheit.

Viele Menschen haben angesichts der Flut von Schreckensmeldungen resigniert und glauben, sie könnten nichts gegen die Vergiftung ihrer täglichen Nahrung tun. Nicht selten reagieren sie mit einem »Jetzt erst recht« oder »Es ist ohnehin alles egal«. Aber gerade in unserer Zeit, in der eine Vielzahl von bisher unbekannten Belastungen auf den Organismus einwirken, ist eine qualitativ hochwertige, gesunde Ernährung der Schlüssel zum Leben und Überleben. Wissen über die Lebens- und Nahrungsmittel, die wir zu uns nehmen, ist auch hinsichtlich der Schadstoffe der einzige Weg, die schleichende Vergiftung zu verhindern oder zumindest abzumildern.

Schadstoffe werden aufgenommen über die Atemwege, die Haut oder die Nahrungsmittel. Wenn wir hier vor allem die Schadstoffe in unseren Nahrungsmitteln behandeln, dürfen wir nicht vergessen, daß unsere Nahrung nur einer von vielen Wegen ist, auf denen Schadstoffe in den Organismus gelangen. Wir nehmen gesundheitsschädliche Substanzen durch Gifte im Haushalt auf (Reinigungs-, Löse-, Pflege- und Waschmittel, Klebstoffe etc.), durch Baumaterialien (Holzschutzmittel, Farben, Lacke, Kunststoffe etc.), durch unsere Kleidung, die mit Weichmachern, Stabilisatoren, Antiknittermitteln, Rückständen von Reinigungsmitteln und anderem belastet ist, durch die Luft, die wir atmen, und den Regen, der sauer auf uns herabfällt. Zuhause und am Arbeitsplatz, in Stadt und Land, in geschlossenen Räumen und im Freien, wir kommen überall mit Schadstoffen in Berührung. Und viele Menschen führen

Schadstoffe

sich die Krankmacher freiwillig zu – durch Rauchen, Drogen, Alkohol und Mißbrauch von Arzneimitteln. Eine der schlimmsten Auswirkungen dieser Schadstoffbelastung ist Krebs. In den letzten 25 Jahren haben sich die krebserzeugenden Einflüsse mindestens verzehnfacht. Derzeit sind ca. 63 000 unterschiedliche chemische Substanzen im Umlauf, und jährlich werden gemäß amerikanischen Schätzungen von der Industrie ca. 200 bis 500 chemische Verbindungen eingeführt, deren krebserregende Eigenschaften nicht bekannt oder feststellbar sind. Kein Wunder also, daß die Zahl der Krebserkrankungen weltweit ständig zunimmt. Die Weltgesundheitsorganisation WHO schätzt, daß zwischen 75 und 80 % aller Krebsfälle durch Umwelteinflüsse hervorgerufen werden. Krebserregende Chemikalien schädigen meist auch das Erbgut und schwächen die Abwehrkraft der folgenden Generationen, mit der Folge, daß bei Kindern heute Krebs bereits die zweithäufigste Todesursache ist und viele Kinder bereits krebskrank geboren werden.

Angesichts dieser Fakten wirken die Verharmlosungen des Schadstoffproblems von behördlicher und industrieller Seite zynisch. Auch die von offiziellen Stellen festgesetzten tolerierbaren Mindestmengen sind in vielen Fällen kaum mehr als Beschwichtigungsversuche (→ADI-Wert). In bezug auf Schadstoffe steht es um den Schutz des Verbrauchers nicht sehr gut. Die behördliche Überwachungspraxis und vor allem die Vollzugs- und Rechtspraxis sind unzulänglich und lückenhaft. Umweltsünder kommen noch immer mit oft geradezu lächerlichen Geldstrafen davon. Außerdem verhindern oder verzögern starke Lobbies das dringend notwendige Verbot vieler Schadstoffe – die Umwelt stirbt, während sich die Politiker um abstrakte Grenzwerte streiten und Kompromisse schließen. Nicht selten sabotieren die Herstellerfirmen die neutrale Untersuchung von Schadstoffen, indem sie die Nachweisverfahren für neu entwickelte Stoffe nicht preisgeben.

Gemäß der Weltgesundheitsorganisation werden 70 % der für den Menschen schädlichen Stoffe, einschließlich der krebserregenden Substanzen, durch die Nahrung aufgenommen. Der Mensch steht am Ende der →Nahrungskette, in der sich die Schadstoffe von Stufe zu Stufe mehr anreichern, und er vergiftet seine Nahrung darüber hinaus noch mit einer Menge überflüssiger Zusatzstoffe. Bewußte Ernährung ist – neben Nichtrauchen – eine der wichtigsten Maßnahmen, die jeder ergreifen kann, um sich vor übermäßiger Schadstoffaufnahme und den damit einhergehenden Krankheiten zu schützen.

Wie schaden Schadstoffe?

Die natürlichen Abwehr- und Schutzmechanismen, die unser Körper über Jahrmillionen aufgebaut hat, reichen nicht aus, um die in den letzten Jahrzehnten gewachsene Belastung durch Schadstoffe auszugleichen. Die Wirkungen von Schadstoffen können rasch eintreten (akute Vergiftungen, Allergien oder unspezifische, chronische Störungen wie ständige Müdigkeit, Nervosität, Reizbarkeit, Husten, Kurzatmigkeit, Hautprobleme, Magen-Darm-Störungen etc.) oder erst nach längerer Zeit (Krebs, Immunschwäche, Veränderung des Erbguts etc.). Die Wirkung von Schadstoffen ist von Mensch zu Mensch unterschiedlich und hängt von Geschlecht, Alter, gesundheitlicher Verfassung und anderen Faktoren ab. Der Funktionsfähigkeit und Widerstandskraft des Immunsystems kommt bei der Bewältigung der ständig wachsenden Schadstoffbelastung entscheidende Bedeutung zu, doch gerade das Immunsystem wird bei vitalstoffarmer Ernährung nicht ausreichend versorgt, um die Beanspruchungen durch die Vielzahl von Schadstoffen zu bewältigen. Man kann Schadstoffe in drei Wirkungstypen einteilen, wobei die Wirkung natürlich immer abhängig ist von Dosis, Art und Einwirkungsdauer sowie der individuellen Abwehr- und Ausscheidungsfähigkeit des Organismus:

Schadstoffe mit reversibler Wirkung
Das sind Schadstoffe, die der Körper wieder auszuscheiden vermag. Die Ausscheidung über den Entgiftungsmechanismus des Körpers wird jedoch erschwert oder ganz unmöglich gemacht, wenn die Giftdosis zu stark ist oder die Giftzufuhr nicht beendet wird. Auch Schadstoffe, die vom Körper ausgeschieden werden, können nicht als harmlos eingestuft werden. In wissenschaftlichen Versuchen werden zwar die körperlichen Reaktionen auf einzelne Schadstoffe untersucht, selten aber die Wechselwirkung verschiedener Gifte. Über die Wirkung von Kombinationen verschiedener giftiger Substanzen ist in vielen Fällen so gut wie nichts bekannt, außer daß sie die Wirkung der Gifte um ein vielfaches steigern können. Angesichts der Unzahl von Schadstoffen, die auf uns einwirken, ist es sehr fragwürdig, einzelne, isoliert untersuchte Substanzen als »harmlos« einzustufen.

Schadstoffe mit aufsummierender Wirkung
Diese meist fettlöslichen Schadstoffe werden vom Körper nur langsam oder gar nicht abgebaut und ausgeschieden, sondern verbleiben im Fettgewebe. Über die chronischen Langzeitfolgen liegen so gut wie keine Untersuchungen vor. Aus diesem Grund sind die von den Behörden verordneten »tolerierbaren Mindestmengen« dieser Schadstoffe gefährlicher Selbstbetrug, denn die geringen, angeblich noch harmlosen Einzelmengen, die man zu sich nimmt, addieren sich im Körper und führen nach längerer Zeit unweigerlich zu gesundheitlichen Störungen.

Schadstoffe mit irreversibler Wirkung
Das sind Substanzen, die Krebs bewirken, das Erbgut schädigen oder Mißbildungen hervorrufen können. Auch wenn manche dieser Schadstoffe vom Körper verhältnismäßig rasch abgebaut und ausgeschieden werden, es also nicht zu einer Summierung im Gewebe kommt, hinterläßt jede noch so kleine Menge Schädigungen in den Körperzellen. Bei fortdauernder Aufnahme dieser

Schadstoffe

Stoffe summieren sich diese Schäden. Deshalb kann es auch bei diesen Substanzen keine »tolerierbaren Mindestmengen« geben. Da die menschlichen Sinnesorgane in der Regel nicht geeignet sind, die Aufnahme von Schadstoffen zu registrieren – Schadstoffe kann man meist nicht schmecken, riechen oder sehen –, ist vielen Menschen das Schadstoffproblem kaum bewußt, oder es wird verdrängt oder verharmlost. Zudem treten die sich meist über Jahre aufsummierenden Schädigungen erst mit erheblicher Zeitverzögerung ein und werden dann nicht unmittelbar mit einer bestimmten Schadstoffaufnahme in Beziehung gebracht. Der einzige Weg zur Verhinderung oder Abmilderung der Schadstoffbelastung ist, sich bewußt zu ernähren.

Woher kommen Schadstoffe?
Es gibt eine Reihe von Wegen, auf denen Schadstoffe in unsere Nahrung gelangen. Den meisten können wir durch die Wahl der richtigen Einkaufsquellen, die Beachtung hygienischer Anforderungen oder durch den Verzicht auf bestimmte Nahrungsmittel entgegenwirken. Im folgenden wollen wir auf verschiedene Gruppen von Schadstoffen eingehen:

Natürliche Gifte in Lebensmitteln
Gesundheitsschäden durch diese Form von Giften lassen sich durch Wissen über unsere Ernährung vermeiden. Es sind relativ wenige Lebensmittel davon betroffen. Die natürlichen Gifte in Lebensmitteln entstehen nicht durch Zusätze und Einflüsse menschlicher Bearbeitung, sondern sind von Natur aus in bestimmten Lebensmitteln enthalten, häufig aber in derart geringen Mengen, daß tatsächliche Schäden nur bei einem außergewöhnlich hohen Verzehr auftreten. Manche dieser Giftstoffe natürlichen Ursprungs sind aber stärker in ihrer Wirkung als die als besonders giftig erkannten Substanzen aus chemischer Synthese. Die wichtigsten dieser Giftstoffe sind: →Blausäurehaltige Glycoside, →Solanin, →Saxitoxine, →Tetrodotoxin, →Nitrate, →Oxalsäure.

Schadstoffe durch mikrobiellen Verderb
→Verderb, →Aflatoxine, →Schimmel, →Sutoxine, →Botulismus, →Salmonellen, →Mikroorganismen, →Hefen, →Candida.

Schadstoffe aus industrieller Produktion und Kfz-Verkehr
Die Umweltbelastung durch Industrie und Kraftfahrzeuge steigt ständig an. 1035 Millionen Tonnen Abgase und Staub werden in der Bundesrepublik jährlich in die Luft geblasen. 43 Milliarden Tonnen Abwässer werden produziert. Hinzu kommen neben den vielen Millionen Tonnen Industrieabfälle rund 36 Millionen Tonnen Haushaltsabfälle. Unsere mit Schadstoffen überfrachteten Flüsse und Seen, die völlig verschmutzte Nordsee, die sterbenden Wälder und die vergiftete Luft in Ballungszentren zeigen immer mehr, daß ein radikales Umdenken erforderlich ist, um die Lebensgrundlage auf diesem Planeten zu erhalten, doch Industrie und Behörden reagieren mit der gewohnten

Schwerfälligkeit, und noch immer stehen die Profit- und Machtinteressen über allen gesundheitlichen und ökologischen Überlegungen.

Natürlich hat diese massive Belastung unserer Umwelt auch einen nachhaltigen Effekt auf die Nahrung, die wir täglich zu uns nehmen. Giftige Stoffe gelangen über Luft, Wasser und Boden unkontrollierbar in Pflanzen und Tiere und damit in die Nahrung. Selbst Lebensmittel aus ökologischem Anbau sind durch die Belastung der Umwelt nicht mehr ganz schadstofffrei. Es ist die traurige Realität des 20. und 21. Jahrhunderts, daß es keine völlig naturreinen Lebensmittel mehr gibt.

Zu den wichtigsten Schadstoffen dieser Gruppe, die zu einem großen Teil auch über die Ernährung aufgenommen werden, gehören die Schwermetalle →Cadmium, →Blei, →Quecksilber, →Arsen und die →Pestizide. Dazu kommen noch Schadgase wie Schwefeldioxid, Stickoxide, Kohlenmonoxide, die wir über die Atemwege aufnehmen, sowie organische Lösungsmittel, Altöl und andere.

Nicht vergessen werden darf in diesem Zusammenhang die radioaktive Belastung von Nahrungsmitteln (→Radioaktivität), zumal nach wie vor Atomkraftwerke betrieben werden und die Frage der Endlagerung unlösbar ist.

Schadstoffe aus landwirtschaftlicher Produktion

Dies sind Schadstoffe, die der Mensch absichtlich mit seiner Nahrung in Berührung bringt. →Massentierhaltung und Monokultur als Mittel der Ertragssteigerung kennzeichnen die heutige Landwirtschaft (→Ökologische Landwirtschaft), haben das natürliche Gleichgewicht weitgehend durcheinandergebracht und dem Menschen und der Natur gewaltige Schäden zugefügt. Denn solche unnatürlichen Produktionsformen können nur mit Hilfe massiver chemischer Unterstützung betrieben werden. Chemie wird in Form von →Düngemitteln, →Pestiziden, →Tierbehandlungsmitteln und anderen tonnenweise bei der Produktion von landwirtschaftlichen Erzeugnissen eingesetzt und gelangt in die Nahrungsketten, an deren Ende immer der Mensch steht. So sinkt die Qualität der Nahrungsmittel und der Gesundheitszustand der Bevölkerung im gleichen Maße, wie die chemisierten Ernteerträge steigen (→Getreide-Teufelskreis, →Fleisch-Teufelskreis, →EU).

Schadstoffe durch Verarbeitung, Verpackung und Transport

Die industrielle Verarbeitung und Verpackung von Lebensmitteln stellt eine weitere mögliche Quelle von Schadstoffen dar (→Lebensmittelverarbeitung, →Verpackung). Bei der Verarbeitung kommt zudem die breite Palette der →Lebensmittelzusatzstoffe und →technischen Hilfsstoffe zur Anwendung, die zu einem nicht geringen Teil auch als Schadstoffe angesehen werden können. Auch die →Lebensmittelbestrahlung muß in diesem Zusammenhang erwähnt werden.

Auch beim Transport von Nahrungsmitteln geht Profit oft vor Hygiene. Verschmutzte Laderäume, Saunatemperaturen in Kühlwagen für Fleisch, gleichzeitiger Transport von Lebensmitteln und Abfall, rostige Ladeflächen – die Kontrolleure von Tier- und Nahrungsmittelfrachten sind einiges gewohnt, doch nur ein Bruchteil dieser Vergehen wird entdeckt. →Verbraucherschutz.

Schaffleisch →Lammfleisch.

Schalenobst. Dazu zählen die eßbaren Samen von Früchten und die →Nüsse.

Schalentiere →Meeresfrüchte.

Schaumstabilisatoren. Diese Lebensmittelzusatzstoffe, wie die Mono- und Diglyceride der Speisefettsäuren, geben schaumförmigen Zubereitungen eine größere Stabilität, verhindern übermäßiges Schäumen und werden vor allem in Back- und Süßwaren verwendet sowie für Überzüge von Wurst und Käse.

Schimmel, Mikroorganismen, die den →Verderb von Lebensmitteln bewirken. Bei verschimmelten Speisen ist größte Vorsicht geboten, denn manche Schimmelpilzsorten erzeugen →Aflatoxine, die zu den stärksten in der Natur vorkommenden Giften gehören, sowie das erst kürzlich entdeckte Ochratoxin A. Angeschimmelte Lebensmittel müssen weggeworfen werden, da sich Schimmel mehrere Zentimeter um die befallenen Stellen herum ausbreitet und Gifte ausstreuen kann. (Bei Hartkäse verschimmelte Stellen großzügig herausschneiden.) Durch Schimmelbefall besonders gefährdete Lebensmittel sind Milchprodukte, Brot, Backwaren, Nüsse, Obst und Gemüse sowie daraus hergestellte Erzeugnisse. Stark von Schimmel durchsetzt sind häufig Futtermittel. Auf dem Umweg der Verfütterung gelangen giftige Stoffwechselprodukte in tierische Lebensmittel, vor allem in Wurstwaren, Eier und Milchprodukte. Diese versteckten Schimmeltoxine stellen vor allem für Allergiker ein großes Problem dar.

Schimmel liebt Feuchtigkeit und Wärme – gefährdete Lebensmittel müssen also immer kühl und trocken gelagert werden. Eßbare Kulturen aus Schimmel, wie sie beispielsweise zur Herstellung mancher Käsesorten verwendet werden, bilden keine Aflatoxine, sind von Allergikern aber dennoch zu meiden. →Allergie.

Schinken →Räucherwaren.

Schlachttierfette sind →Speisefette, die durch Ausschmelzen ausgesuchter Fettgewebe gewonnen werden – entweder im Naßschmelzverfahren unter Zugabe von Wasser oder im Trockenschmelzverfahren. Soweit erforderlich, werden die ausgeschmolzenen Fette filtriert. Eine weitere Behandlung ist nicht zulässig. Schlachttierfette, die zur Herstellung von →Margarine weiterverwendet werden, müssen zudem raffiniert werden, wofür eine Sondererlaubnis erforderlich ist. Seetieröle werden im gleichen Verfahren gewonnen und anschließend gehärtet und raffiniert.

Schlafkur, gesundheitsgefährdende Schlankheitskur, bei der dem Patienten über längere Zeit Schlaf- und Beruhigungsmittel gegeben werden, die meist starke Nebenwirkungen auslösen. Zudem besteht die Gefahr von Thrombosen, Embolien und Knochenabbau. Das Prinzip der Schlafkur besteht darin, daß ein Mensch, der schläft, nicht ißt und daher abnimmt.

Schlagsahne →Sahne.

Schlankheitsdiäten. Schlank ist schön. Millionen von Menschen haben sich diesem Schönheitsideal verschrieben, das mit Jugend und Fitneß gleichgesetzt und von Film und Fernsehen, von Modezeitschriften und Regenbogenblättern propagiert wird. Schlank ist auch gesund, betonen Ärzte und Ernährungswissenschaftler. Mit Recht, denn →Übergewicht ist ein Hauptrisikofaktor für viele →ernährungsbedingte Krankheiten und bringt »schwer wiegende« Einschränkungen in Gesundheit, Wohlbefinden, Leistungskraft und Lebenserwartung. Darüber hinaus kann Fettleibigkeit eine schwere psychische Belastung bedeuten und manchmal auch Benachteiligungen im Berufsleben mit sich bringen. Kein Wunder also, wenn alle Jahre wieder im Frühling eine Welle von Schlankheits- und Entschlackungskuren durch die Massenmedien schwappt, die es den schlankheitsbewußten Zeitgenossen ermöglichen soll, überflüssige Pfunde loszuwerden. Jemand, der dem Übergewicht ade sagen möchte, hat die Auswahl unter einer nahezu unüberschaubaren Menge an Schlankheitskuren: Hollywood-Kur, Mayo-Kur, Punkt-Diät, →Brigitte-Diät, Ei- und Apfel-Diät, Weizen-Diät, Buttermilch-Kur, Schokoladen-Diät, Zitronen-Kur, Kronprinzessin-Beatrix-Diät, Spaghetti-Diät, Schroth-Kur, Bier-Kur, →Blutgruppen-Diät. Die Liste läßt sich beliebig verlängern, da jedes Jahr neue Phantasienamen dazukommen. Manche Diäten werden zu Hause in den Alltag integriert, andere werden gegen beträchtliche Summen in Kurkliniken oder auf Schönheitsfarmen durchgeführt. Während manche nur hin und wieder den Winterspeck bekämpfen, unterwerfen sich andere mehrmals im Jahr den oft unbarmherzigen Regeln einer Schlankheitskur, während die Bequemen versuchen, ihre überflüssigen Pfunde mit Hilfe chemischer →Appetitzügler, →Abführmittel, →Kalorienblocker, →Pseudo-Schlankheitsmitteln, →Formula-Diäten oder gar →Chirurgischen Methoden oder einer →Schlafkur zu bekämpfen. Manche schwitzen in der →Sauna, andere bevorzugen die Null-Diät oder eine teure →Fastenkur in einem Gesundheitszentrum oder einer Kurklinik. Eine weitere Gruppe schwört auf das alte Hausmittel →»Friß die Hälfte« oder versucht das →Abspecken in der Gruppe.

Eines haben die meisten Kuren gemeinsam – man verliert häufig nur anfänglich Gewicht (meist Wasserverlust durch salzarme Rezepte), praktiziert oft abstruses Ernährungsfehlverhalten und nimmt meist »falsch« ab, das heißt, nicht im Fettanteil, sondern im Muskel- und Bindegewebeanteil. Durch Wasserverlust lassen sich in den ersten Tagen einer Diät bis zu 1,5 kg Gewicht reduzieren – mit dauerhaftem Diäterfolg hat das nichts zu tun. Wenn man nach der Kur zur gewohnten Ernährungsweise zurück-

Schleimstoffe

kehrt und die lange entbehrten kulinarischen Freuden des Lebens wieder genießt, kehren die verlorenen Pfunde meist schneller zurück, als man sie abgehungert hat. Nicht selten bringt man bald nach der Kur sogar noch mehr Gewicht auf die Waage als vorher. Dazu kommt, daß manche der angebotenen Kuren gefährlich sind und zum Teil bleibende gesundheitliche Schäden anrichten können. So mag eine »Schokoladenkur«, wie von einer Frauenzeitschrift propagiert, zwar für dicke Naschkatzen äußerst verlockend wirken (Zitat: »Außerdem können Sie jeden Tag eine der herzhaften Mahlzeiten durch drei Riegel Schokolade ersetzen, wenn Sie noch mehr naschen wollen«), die Wirkung der süßen Droge →Zucker im Körper aber macht solche Praktiken zu unverantwortlichen und gefährlichen Attacken auf die Gesundheit. Viele der angebotenen Kuren sind einseitige Mangeldiäten, die dem Körper mehr schaden als nützen. Manche Kuren sind sehr kompliziert und daher im Alltag kaum zu praktizieren (z.B. die »Zone-Diät«, die von den Schwankungen des Insulinspiegels im Blut ausgeht →Glykämischer Index), andere sind sektiererhafte Eßreligionen, die teilweise gesundheitsschädliche Fehlmeinungen, längst überholte Ernährungsempfehlungen und überzogene Versprechungen zum Credo haben (z.B. »Fit for Life«), wieder andere gründen ihre Theorien auf wissenschaftlich unhaltbare Theorien (z.B. →Blutgruppendiät) und bei weiteren geht es vor allem darum, teure Produkte an den Kunden zu bringen.

Eine seriöse Schlankheitskur muß fünf grundlegende Kriterien erfüllen, wenn sie zum Erfolg führen soll. Wer auf gesunde und dauerhafte Weise Gewicht verlieren will, muß:
1. dem Körper weniger Nahrungsenergie zuführen als der Körper verbraucht. Diese sogenannte »negative Energiebilanz« ist die unumgängliche Basis jeder Schlankheitsdiät (→Brennwert, →Übergewicht);
2. das Wissen über die tägliche Ernährung verbessern. Eine Schlankheitskur ohne Lerneffekt ist so gut wie sinnlos. Nur fundiertes Wissen über Ernährung hilft, Fehlernährung und Ernährungsfehler zu erkennen und zu vermeiden, die für das Übergewicht verantwortlich sind. Eine gute Schlankheitsdiät stellt eine gesunde Ernährung sicher, vermeidet Ernährungsfehler und führt zugleich eine dauerhafte Gewichtsreduktion herbei;
3. streng darauf achten, daß der Körper während der Kur keinen Mangel an den lebenswichtigen Nähr- und Vitalstoffen leidet. Gerade wenn wir weniger essen, müssen wir doppelt auf die Qualität unserer Nahrungsmittel achten, damit aus der Schlankheitskur keine gesundheitsgefährdende Mangeldiät wird. In einer gesunden und ausgewogenen Diät werden dem Körper bei kalorienreduzierter Kost alle wichtigen Nähr- und Vitalstoffe in optimaler Menge und im richtigen Verhältnis zugeführt;
4. sein psychologisches Selbstbild verbessern. Sehr oft fehlt es an der

Grundvoraussetzung der Liebe zu sich selbst. Statt dessen werden bei Übergewichtigen sehr oft Gefühle von Unzulänglichkeit, Versagen, Kummer und Langeweile festgestellt (→Übergewicht).

5. kreativ sein, wenn es darum geht, den vielfältigen Verlockungen zu widerstehen, die einen vom Weg zum schlanken und gesunden Körper abbringen wollen. Ein erfolgreiches Diätprogramm muß auch praktische Tips zum Überwinden solcher Hürden vermitteln, strenge Diätpläne allein reichen nicht aus. Ein stures »Erleiden« der Diät kann nicht zum Erfolg führen. Abnehmen kann auch Spaß machen und muß nichts mit »Hungern« oder »Kasteien« zu tun haben.

Allein mit Hilfe dieser fünf Punkte läßt sich der Wert jeder angebotenen Schlankheitskur einschätzen. Punkt 1 erfüllen fast alle Kuren, bei den übrigen Punkten hapert es bei den meisten gewaltig. Die fast unüberschaubare Fülle an verschiedenen Diäten ist übrigens nur eine scheinbare – die Vielfalt auf dem Schlankheitsmarkt ist nur eine Vielfalt von Namen und Bezeichnungen. Viele Kuren ähneln einander und basieren auf den gleichen oder nur minimal voneinander abweichenden Prinzipien. Die meisten der Kuren lassen sich einer der folgenden Kategorien zuordnen: →Eiweißreiche Diäten, →Fettreiche Diäten, →Kohlenhydratreiche Diäten. Schlankheitsdiäten, die unter diese Kategorien fallen, sind meist nicht bedenkenlos zu empfehlen. Zu den empfehlenswerten ausgewogenen Mischkost-Diäten, die die oben genannten fünf Punkte größtenteils erfüllen, gehören die →Brigitte-Diät, die F-Plan-Diät, die Körner-Kur sowie Obst- und Gemüsediäten. Sie alle können im Rahmen kurzzeitiger Kuren ohne Bedenken durchgeführt werden, manche dienen sogar als Grundlage für eine gesunde alltägliche Ernährungsweise. Neben den Schlankheitskuren gibt es verschiedene →Ernährungsformen, die sich als Anleitung für eine dauerhafte Lebensweise verstehen.

Schleimstoffe sind in Nahrungsmitteln häufig vorkommende Glykoproteide (Kohlenhydrate mit einer eiweißähnlichen Komponente), die die Schleimhäute in Mund, Nase, Rachen, Magen und Darm mit einer schleimartigen Schutzhülle gegen chemische, mechanische und mikrobielle Einwirkungen überziehen.

Schmelzkäse und Schmelzkäsezubereitungen sind industrielle Käseprodukte in abgepackter Form. Die plastikverschweißten »Scheibletten« gehören ebenso dazu wie die diversen kleinen Käsedreiecke in unterschiedlichen Geschmacksrichtungen (mit Schinken, Salami, Champignons etc.). Durch die beigegebenen →Schmelzsalze sind sie haltbar, gut streichfähig oder schnittfest, aber denaturiert und stark phosphathaltig. Mit dem Verzehr einer kleinen Käseecke von 30 g nimmt man bereits mehr als den Tagesbedarf von →Phosphor auf. Schmelzkäse wird aus zerkleinertem Schnitt- und Hartkäse bzw. aus Käseresten gewonnen – und zwar durch Erhitzen auf 75 bis 95 Grad und Zugabe

Schmelzsalze

von 2–3 % Schmelzsalz und Bindemitteln.

Schmelzsalze sind vor allem Mono- und Polyphosphate, aber auch Verbindungen der Milchsäure und Zitronensäure. Sie bewirken, daß bei der Herstellung von →Schmelzkäse und Kochkäse Eiweiß, Fett und Wasser gleichmäßig vermischt werden.

Schmoren, Zubereitungsart, bei der das Kochgut zuerst in heißem Fett angebräunt und dann bei verminderter Temperatur in wenig Flüssigkeit fertiggegart wird. Diese Zubereitungsart eignet sich vor allem für Fisch- und Fleischgerichte. Das Anbräunen muß in heißem Fett geschehen, damit sich die Poren rasch schließen und die Vitalstoffverluste in Grenzen bleiben.

Schnecken zählen zu den Weichtieren und gelten (z.B. die Weinbergschnecke) als Delikatesse. →Meeresfrüchte.

Schnellimbiß →Fast Food.

Schnittkäse, Gruppe von Käsesorten, die 1 bis 2 Monate reifen und zwischen 55 und 63 % Wasser enthalten. Der Trockenmassegehalt liegt zwischen 49 und 57 %. Schnittkäse ist etwas weicher und saftiger als →Hartkäse. Gouda, Edamer, Tilsiter, Trappistenkäse, Geheimratskäse, Marschkäse gehören unter anderem zu dieser Gruppe.

Eine Untergruppe ist der »Halbfeste Schnittkäse«, der fast so weich ist wie Weichkäse, aber gleichmäßig von innen nach außen gereift. Die Reifungsdauer beträgt ebenfalls 1 bis 2 Monate, der Wassergehalt liegt zwischen 62 und 69 %, der Trockenmassegehalt zwischen 45 und 60 %.

Zu den wichtigsten Sorten dieser Gruppe gehören Butterkäse, Steinbuscher, Edelpilzkäse wie Roquefort, Gorgonzola, Weißlacker. →Käse.

Schnittlauch. Dieses appetitanregende Küchenkraut ist über Asien und Europa verbreitet und kann nur roh verwendet werden. Fein gehackt paßt Schnittlauch zu Suppen, Salaten, Rindfleisch, Brühen, Soßen, Kartoffel- und Eiergerichten, Kräuterbutter und Kräuterquark.

Schnitzer-Kost, von dem Zahnarzt Dr. Schnitzer entwickelte Diätform in zwei Stufen, die vor allem auf Rohkost (»zivilisierte Urnahrung«) und naturbelassenen Lebensmitteln aus Bio-Anbau aufbaut. Die »Normalkost« ist eine vollwertige Mischkost, die auch Eier und Milchprodukte mit einbezieht und durchaus als praktikable Ernährungsform gilt, während die »Intensivkost«, die als Heildiät empfohlen wird, eine strenge, einseitige Rohkosternährung darstellt, die eine optimale Nährstoffversorgung des Körpers nicht mehr sicherstellt.

Schokolade →Kakao. Die klassische Süßigkeit, die in unzähligen Marken und Varianten im Handel ist, besteht meist zur Hälfte aus Fabrikzucker. Im Naturkosthandel gibt es allerdings Alternativen mit weniger oder ganz ohne Fabrikzucker. Als besondere Delikatesse gilt Jahrgangsschokolade mit Herkunftsangabe des Kakaos und einem Kakaoanteil von bis zu 99 %.

Schonkost. Allgemeiner Begriff für leicht verdauliche Kost, die keine Allergien auslösen soll und besonders zur Rekonvaleszenz geeignet ist. Grundsätzlich richtet sich die Zusammenstellung von Schonkost nach den Grundlagen einer kalorienreduzierten Vollwert-Mischkost mit hohem Anteil an Salaten und Obst. Mit Schonkost ist keine spezielle Diät für bestimmte Krankheiten gemeint, sie sollte nur besonders »schonend«, das heißt leicht verdaulich und für den Körper nicht belastend sein.

Schönung. Behandlung von Fruchtsäften und Weinen zur Entfernung von Trübstoffen, entweder durch Filtration nach Zusatz von Stoffen, die die trübenden Bestandteile durch Oberflächenwirkungen oder chemische Reaktionen mitreißen, oder mit Hilfe von Enzymen. Insbesondere bei Fruchtsäften bewirkt die Schönung eine unerwünschte Reduzierung der Vollwertigkeit.

Schrot, Getreide mit hohem →Ausmahlungsgrad. Doch nur beim Vollkornschrot ist auch der Getreidekeim enthalten. Der konventionelle Backschrot ist trotz des hohen Ausmahlungsgrades und der groben Struktur kein vollwertiges Nahrungsmittel.

Schulbrot. Das »normale« deutsche Frühstück süßen Typs, mit Kakao, Brötchen, Marmelade und gezuckerten Frühstücksflocken ist nicht geeignet, Kinder ausreichend mit Nährstoffen zu versorgen und die Grundlage für den anstrengenden Schultag zu bilden (→Zucker). Viele Eltern geben ihren Kindern aus Zeit- und Zuwendungsmangel Pausengeld, damit sie sich selbst mit Schulbrot versorgen. Laut der Zeitschrift ›Natur‹ geht jedes zweite Schulkind ohne Frühstück aus dem Haus und nur zwei Drittel aller Kinder haben ein mehr oder weniger gesundes Schulbrot im Ranzen. Im Pausenangebot der meist von Hausmeistern unterhaltenen Verkaufsstellen der Schulen oder an benachbarten Kiosken besorgen sich die Kinder dann, was sie aus der Werbung kennen oder was im Angebot überwiegt – zumeist zuckerhaltige Nahrungsmittel und Getränke. Auch mit der reinen Schulmilchversorgung ist es nicht mehr weit her, denn Umsatzrenner ist die süße Schokoladenmilch. Fruchtjoghurt, Colagetränke, Müsliriegel und andere Süßigkeiten gehören aber nicht zu einem gesunden Pausenfrühstück oder Schulbrot. Hyperaktivität der Kinder, Gereiztheit, aggressives Verhalten, Müdigkeit, Konzentrationsschwäche, Lernstörungen sind in vielen Fällen ernährungsbedingt, zurückzuführen auf zu hohen Konsum von Zucker und Mangelversorgung mit Nähr- und Vitalstoffen, zum Beispiel pflanzlichem Eiweiß. Umfragen zufolge hätten es die meisten Kinder lieber, wenn ihnen die Eltern ein Schulbrot zubereiten würden, denn es ist für sie ein Zeichen liebevoller Zuwendung. Das Schulbrot sollte vollwertig sein und mit viel Phantasie auch optisch ansprechend vorbereitet werden. Am besten ist eine Kombination mit Frischkost.

Schwangerschaft. Während Schwangerschaft und Stillzeit besteht ein besonders erhöhter Nähr- und Vitalstoffbedarf. Es sollte deshalb besonders auf eine gesunde, vitalstoffreiche, vollwertige und möglichst schadstoffarme Ernährung geachtet werden, nicht zuletzt wegen des noch ungeborenen Kindes, dem dies zugute kommt. Dazu sollte auch der Verzicht auf Nikotin und Alkohol gehören. →Babynahrung, →Muttermilch, →Nahrungsergänzungsmittel.

Schwefel (Mineralstoff)
Funktion: Eiweißstoffwechsel, Haut- und Haarbeschaffenheit, Entgiftung.
Vorkommen: Eier, Milchprodukte, Obst, Gemüse (vor allem Kohl), Zwiebel, Nüsse. Verlust durch Verarbeitung und Nahrungsmittelzubereitung: ca. 10 %.
Mangelsymptome: Hautveränderungen.
Tagesbedarf: 400–850 mg.
Erhöhter Bedarf: Bei eiweißarmer und vitalstoffarmer Kost.
Überdosierung: Überschüssige Mengen werden über den Urin ausgeschieden. Keinesfalls ist jedoch Schwefel in jeder Form gesund. Zu vermeiden sind →Mineralwässer mit einem hohen Anteil an Sulfat sowie geschwefelte Nahrungsmittel. →Sulfide, →Mineralstoffe.

Schwefeln, Verfahren zur Konservierung von Lebensmitteln durch Zusatz von Schwefeldioxid (schweflige Säure). Viele Lebensmittel, beispielsweise →Wein und →Trockenfrüchte werden mit Schwefeldioxid behandelt. Die bedenkliche Wirkung von Schwefeldioxid und der Salze der schwefligen Säure ist hinlänglich bekannt: Zerstörung von Vitaminen der B-Gruppe, enzymhemmend, zellverändernd, Verstärkung der Wirkung anderer krebserregender Substanzen. Manche Menschen reagieren schon bei kleinsten Mengen mit Übelkeit und Kopfschmerz. Trotzdem muß laut Gesetz eine Menge bis zu 50 mg Schwefeldioxid pro Kilo Lebensmittel nicht auf der Packung angegeben werden. Mengen über 50 mg/kg müssen als »geschwefelt« gekennzeichnet werden, Mengen über 500 mg/kg als »stark geschwefelt«. Die Schwefelmengen können aber bis zu 2000 mg/kg (bei getrockneten Aprikosen) betragen. Lediglich die Winzer dürfen den Schwefel ganz verschweigen, obwohl schon der Genuß eines einzigen Glases →Wein den von den Behörden ohnehin viel zu hoch angesetzten Unbedenklichkeitswert überschreiten kann. Der Kopfschmerz nach Weingenuß ist häufig auf den Schwefeldioxidgehalt zurückzuführen. Obwohl das Schwefeln von Wein bereits im Mittelalter in manchen Gegenden verboten war, hat sich diese Unsitte bis in die heutige Zeit erhalten.

Schweinefleisch. Das in den Supermärkten und vielen Metzgereien erhältliche Schweinefleisch stammt in der Regel aus →Massentierhaltung und ist oft von minderster Qualität: Es ist blaß, wäßrig und weich, stammt häufig von kranken Tieren und ist vollgepumpt mit Medikamenten und Fremdstoffen. In der Pfanne schrumpft es oft auf die Hälfte zusammen, wird zäh und trocken oder nimmt einen unangenehmen Geschmack an. Dieses sogenannte →PSE-Fleisch (pale, soft, exudative

= blaß, weich, wäßrig) entsteht durch die unnatürlichen Aufzuchtbedingungen, die zu Störungen im Zellstoffwechsel führen. Auch →DFD-Fleisch gehört zum täglichen Angebot in den Metzgereien. Trotzdem entfallen 63% des Gesamtfleischverbrauches in Deutschland auf Schweinefleisch. Schweinefleisch ist besonders mit dem Risiko von Rückständen aus →Tierbehandlungsmitteln behaftet. Allein der jährliche Transportverlust der leicht erregbaren, sensiblen Tiere sowie Verluste durch die artwidrigen Mastbedingungen entsprechen einem Marktwert von über 500 Millionen Mark. Da erstaunt es nicht, daß durch Beruhigungsspritzen mit sedierenden Psychopharmaka oder die Herzfrequenz mindernden Beta-Blockern solche Verluste gemindert werden sollen. Selbst Ferkelfleisch ist nicht unbelastet, da bei Ferkeln synthetische Wachstumsförderer zugelassen sind, deren Rückstände bei der Überwachung kaum überprüft werden.

Doch selbst das normale Fleisch gesunder Schweine ist wegen einer Reihe minderwertiger Inhaltsstoffe keine empfehlenswerte Fleischsorte. Das ist einer der Gründe, warum Juden und Mohammedanern Schweinefleisch als unrein und gesundheitsschädlich gilt. Selbst das heute so beliebte und bewußt herangezüchtete magere Schweinefleisch ist enorm fetthaltig. Gemäß dem Arzt und Toxikologen Dr. Reckeweg, der sich in seinen Forschungen intensiv mit Schweinefleisch auseinandersetzte, enthält das Fleisch dieser Tiere sogenannte Sutoxine, verschiedene Gift- und Belastungsfaktoren. Diese sind unter anderem schwefelreiche Bindegewebssubstanzen mit schleimiger Konsistenz, die zusammen mit dem weichen Fett eine Aufquellung des menschlichen Bindegewebes bewirken und sich in Sehnen, Bändern und Knorpeln absetzen, was schließlich zu rheumatischen Beschwerden führen kann. Wegen dieser Schleimsubstanzen ist Schweinefleisch beispielsweise zur Herstellung einer streichfähigen Wurst schwer entbehrlich.

Weit verbreitet ist die Tierseuche Schweinepest, die schon zu millionenfachen Notschlachtungen geführt hat. Doch das Fleisch notgeschlachteter Tiere gelangt in der Regel auf unsere Teller. Das Schweinepestvirus wird zwar für den Menschen als ungefährlich angesehen, die toxischen Stoffwechselprodukte des Virus sind es aber nicht. Sie werden mit dem Fleisch der kranken Tiere aufgenommen und auch beim Erhitzen nicht zerstört. Darüber hinaus verbringen laut Dr. Reckeweg verschiedene Grippeviren den Sommer bevorzugt in Schweinelungen – und werden in der Wurst mitverarbeitet. An Zootiere wird Schweinefleisch jedenfalls aus gesundheitlichen Gründen nicht verfüttert.

Schweinefleisch und Produkte aus Schweinefleisch sollten am besten ganz vom Speiseplan gestrichen werden. Die wenigen Vitamine und Mineralstoffe, die laut Werbung im Schweinefleisch sind – »Schweinefleisch ist ein wertvoller Beitrag zu einer gesunden, ausgewogenen Ernährung« –, können über andere

Nahrungsmittel auf gesündere Weise aufgenommen werden. →Fleisch, →Wurst.

Schweinepest →Schweinefleisch.

Schwermetalle, →Schadstoffe, die aus den Abgasen des Kfz-Verkehrs und aus industrieller Produktion in die Lebensmittel gelangen. Vor allem über Futtermittel bei der Tierzucht kommen Schwermetalle in Nahrungsmittel. Vor dem Verzehr von Pflanzen, die an industrienahen Standorten angebaut werden, muß nachdrücklich gewarnt werden. Schwermetalle führen auch zur Bildung von schädlichen Freien →Radikalen im Körper. →Arsen, –Blei, →Cadmium, →Quecksilber.

Seaphire ist eine Pflanze, die zum Wachstum lediglich etwas Wüstenboden und Salzwasser benötigt. Nach 15 Jahren Forschung und Investitionen von insgesamt 30 Millionen Dollar haben drei mexikanische Unternehmen diese außergewöhnliche Pflanze entwickelt, die künftig eine Rolle bei der Verbesserung der Ernährungslage in der Dritten Welt spielen kann. Seaphire ist vielseitig verwendbar. In Form von Sprossen kann sie frisch oder eingelegt verzehrt werden, aus den Samen läßt sich ein linolensäurereiches Speiseöl gewinnen und die glutenfreie Biomasse eignet sich als Mehl zum Backen. Wegen der Salztoleranz benötigt Seaphire weder Dünge- noch Pflanzenschutzmittel.

Sechskorn, fertig abgepackte Mischung aus den Getreidesorten Weizen, Gerste, Hafer, Buchweizen, Roggen und Hirse.

Seetieröle →Schlachttierfette.

Seitan, vegetarischer »Fleisch-Ersatz« mit einem Eiweißgehalt von ca. 20 % aus Weizen-Gluten, Sojasoße und – je nach Zubereitung – aus weiteren Zutaten (Sesamöl, Algen, Gewürzen). Erhältlich in Gläsern und Plastikverpackung zum Grillen, Braten oder Fritieren oder in Pastenform als Brotaufstrich.

Selen (Spurenelement)
Funktion: Immunabwehr, Entgiftung (besonders von Umweltgiften), Bestandteil von Enzymen.

Vorkommen: Fisch, Meeresfrüchte, Paranüsse, Hefe. Verlust durch Verarbeitung und Nahrungsmittelzubereitung: 10–20 %.

Mangelsymptome: Stoffwechselstörungen, Immunschwäche.

Tagesbedarf: 0,05–0,1 mg.

Erhöhter Bedarf: Geschwächtes Immunsystem.

Überdosierung: Arthritisähnliche Symptome, Haarausfall, Krebs. Deutschlands Böden gehören leider zu den selenärmsten Gebieten Europas.
→Mineralstoffe.

Sekundäre Pflanzenstoffe zählen zusammen mit den →Faserstoffen und Substanzen in fermentierten Lebensmitteln zu den sogenannten »bioaktiven Substanzen« in pflanzlichen Lebensmitteln, die keine eigentlichen Eigenschaften als →Nährstoffe erfüllen und deren gesundheitliche Bedeutung daher lange nicht erkannt wurde. In einer abwechslungsreichen Mischkost werden täglich etwa 1,5 g sekundäre Pflanzenstoffe aufgenommen, die mehrere tausend Einzelsubstanzen umfassen. Viele →ernährungsabhängige Krankheiten sind eine Folge der Unterversorgung mit bioaktiven Pflanzenstoffen durch industrielle Mangelkost und unzureichende Aufnahme von →Rohkost. Die essentiellen – daher primären – Nährstoffe und die sekundären, bioaktiven Substanzen mit zum Teil pharmakologischen Wirkungen ergänzen sich zur Erhaltung und Förderung der Gesundheit. Vor diesem Hintergrund wird die Aussage von Hippokrates (460–370 v. u. Z.) verständlich:»Laßt eure Nahrungsmittel eure Heilmittel sein.« →Carotinoide. →Phytoöstrogene. →Phytosterine. →Polyphenole. →Saponine. →Sulfide. →Terpene.

Sellerie ist vielseitig verwendbar. Als Gemüse werden Knollen- und Bleichsellerie als Frischkost oder gekocht gereicht. Die Sellerieblätter können als Gewürz für Frischkost und Salate, Kartoffelsuppen und Eintopf, Fleisch, Fisch und Geflügel, Brühen, Marinaden, Beizen, Eierspeisen und Quark verwendet werden.

Sencha, japanischer grüner Tee. Naturkostprodukt.

Senf wird in ganz Europa angebaut. Die Senfsamen werden gemahlen als verdauungsfördernde Würze verwendet oder zusammen mit Essig, Salz, Pfeffer, Muskat, Meerrettich und weiteren Zutaten zu Speisesenf weiterverarbeitet, der in vielen verschiedenen Geschmacksrichtungen und Zubereitungen (süß, mittelscharf, scharf, mit Kräutern etc.) erhältlich ist. Er eignet sich zur Verfeinerung vieler Speisen. Vor allem Salat- und Frischkostdressings lassen sich mit Senf sehr pikant zubereiten. Die ganzen Senfkörner werden zum Beizen und Pökeln gebraucht sowie für zahlreiche Essigkonserven.

Separatorenfleisch ist maschinell von grob ausgelösten Knochen abgetrenntes Fleisch, sogenanntes Knochenrestfleisch. Nach dem Schlachten, Enthäuten und dem Entfernen des »Risikomaterials« (→BSE) wird das Tier zerlegt. Das schlachtwarme Frischfleisch wird seiner Verwendung zugeführt, die Knochen kommen in den Separator, wo das Abfall-Fleisch vom Knochen getrennt wird, damit auch diese Überbleibsel, die aus Bindegewebe, Fett und Knorpeln bestehen und bei einem durchschnittlichen Rind immerhin noch acht bis zwölf Kilogramm ergeben, als Zutaten zu Billig-Fleischwaren verwendet werden können. Separatorenfleisch wird von Rindern, Schweinen und Geflügel gewonnen. Verarbeitet wird es in Brühwürsten (Wiener- und Bratwürstchen), Kochwürsten (Leber- und Mettwurst), aber auch Leberkäse in Konserven und Pizzabelag kann Separatorenfleisch enthalten. Auf der Verpackung muß Separatorenfleisch nicht deklariert werden. In der Separatormaschine kann auch BSE-infiziertes Rückenmark ins Fleisch gelangen. Daher gilt auch Separatorenfleisch als Risikomaterial und darf seit dem 1.10.2000 nicht mehr aus Wirbelsäulenmaterial und Schädeln von Rind, Schaf und Ziege gewonnen werden. Auch eine Kennzeichnungspflicht von Separatorenfleisch, noch vor wenigen Jahren von der Fleischwirtschaft vor dem Europäischen Gerichtshof zu Fall gebracht, wird erneut erwogen. Doch nicht nur wegen BSE-Risiko ist es ratsam, den Verzehr von →Wurst auf ein Minimum zu begrenzen.

Serin. L-Serin ist eine nicht-essentielle →Aminosäure. Sie spielt bei der Produktion von Zellenergie eine wichtige Rolle, unterstützt das Gedächtnis sowie die Funktion von Nerven- und Immunsystem.

Sesam. Diese winzigen, ovalen, nußartig schmeckenden Ölsaaten gehören zu den ältesten Gewürzen der Welt und sind äußerst reich an Nähr- und Vitalstoffen. Zur Hälfte bestehen sie aus Öl, das wiederum 90 % ungesättigte Fettsäuren enthält. Besonders gut schmeckt Sesam, wenn er ca. 20 Minuten auf dem Backblech bei mittlerer Hitze geröstet wurde. Bevorzugen Sie beim Einkauf die ungeschälte braune Sesamsaat, denn nur sie ist vollwertig. Weißer geschälter Sesam hat einen großen Teil seines Vitalstoffgehalts eingebüßt. Fisch, Fleisch, Geflügel, Gemüse und Süßspeisen lassen sich mit Sesam verfeinern. Im Handel erhältlich ist auch Sesamöl, →Tahin und →Gomasio.

Shiitake. Die auf Eichenstämmen gezogenen Pilze mit ihrem ausgeprägten Geschmack stammen ursprünglich aus Japan, werden aber auch bei uns gezüchtet und frisch angeboten.

Shoyu. Dieses japanische Würzmittel mit jahrhundertelanger Tradition wird bei uns gewöhnlich als »Sojasoße« verkauft. Shoyu wird aus gekochten Sojabohnen, Weizen, Wasser und Meersalz hergestellt. Über 99 % der in der Welt verkauften Sojasoßen werden allerdings in industriellen Verfahren hergestellt und enthalten Farb- und Konservierungsstoffe sowie weitere Chemikalien, welche die Gärungszeit verkürzen. Echtes Shoyu, das vor allem im Naturkosthandel erhältlich ist, wird hingegen in einem traditionellen Verfahren ohne chemische Zusätze hergestellt und gärt fast drei Jahre lang. Wegen des hohen Kochsalzgehalts von 15–20 % sind aber auch die qualitativ hochwertigen Sojasoßen keine unbedenklichen Würzmittel.

Siedesalz →Steinsalz.

Silizium (Mineralstoff)
Funktion: Bestandteil von Zahnschmelz, Haut, Haaren, Nägeln. Wichtig für Bindegewebe- und Knochenaufbau..
Vorkommen: Getreide, vor allem Buchweizen, Gemüse. Verlust durch Verarbeitung und Nahrungsmittelzubereitung: ca. 10 %.
Mangelsymptome: Hauterkrankungen.
Tagesbedarf: 100–250 mg.
Erhöhter Bedarf: Siliciummangel ist verbreitet.
Überdosis: Nicht erforscht.
→Mineralstoffe.

Sirupe. Unter schrittweisem Wasserentzug und hohem Zuckerzusatz werden geklärte oder gefilterte Fruchtsäfte zu Sirupen eingedickt. Fruchtsirupe enthalten zwischen 60 und 65 % Zucker. Sie finden in der Vollwertküche keine Verwendung, sind aber nicht zu verwechseln mit →Ahornsirup.

Skorbut, klassische Vitaminmangelkrankheit, ausgelöst durch Mangel an Vitamin C und Calcium. In alten Zeiten wurden ganze Schiffsbesatzungen durch Skorbut dahingerafft, bis man erkannte, daß der Mangel an Vitamin-C-haltigen Zitrusfrüchten die Ursache war. Die heute mit der Nahrung verfügbaren Mengen von →Vitamin C reichen zwar aus, um Skorbut zu verhindern, nicht aber, um allgemeine Mangelerscheinungen zu vermeiden.

Slow Food. Eine von europäischen Gourmets und Köchen begründete Gegenbewegung zur immer mehr um sich greifenden →Fast-Food-(Un)kultur und zur Gleichmacherei durch EU-subventionierte industrielle Einheitsnahrung. Nach alten Traditionen erzeugte, verarbeitete und zubereitete Lebensmittel, bewußtes Genießen und kenntnisreicher Umgang mit den kulinarischen Spezialitäten der verschiedenen europäischen Regionen stehen im Mittelpunkt dieser Bewegung, für die gutes Essen zentrales Element von Lebensqualität und Kultur ist, das vor allem in Zeiten von Fast Food, Massenproduktion, Designer Food und Gentechnik gepflegt und bewahrt werden muß. →Lebensqualität.

Soda oder Natriumhydrogencarbonat ist Bestandteil von Backpulvern. Es kann auch als entsäuernd wirkendes Kurmittel in Abstimmung mit dem pH-Wert des Morgenurins eingenommen werden. →Säure-Basen-Gleichgewicht.

Sojabohne. Diese vor allem aus Asien und Amerika stammende Hülsenfrucht, von der es abhängig von Bodenart und Klimazone über 3200 verschiedene Sorten gibt, ist ein Lebensmittel von außergewöhnlichem Rang. Die traditionelle Kulturpflanze wurde schon vor 5000 Jahren in China angebaut und entwickelte sich zur heute wirtschaftlich bedeutendsten Ölpflanze und zum wichtigsten Eiweißlieferanten der Welt. Die Weltjahresproduktion beträgt rund 148 Millionen Tonnen, wobei 50% in den USA und 42% in Brasilien erzeugt werden. Deutschland führte 1999 4,2 Millionen Tonnen Soja ein. Wegen des hohen Anteils (ca. 40%) von hochwertigem, purin- und cholesterinfreien →Eiweiß wird die Sojabohne auch »Fleisch des Feldes« genannt. Der Mythos vom Fleischersatz Sojabohne trifft aber nur bedingt zu, denn wie bei den anderen Hülsenfrüchten ist die →biologische Wertigkeit des Proteins durch Methionin begrenzt, kann aber durch die richtige Kombination mit anderen Eiweißquellen, beispielsweise Getreide, verbessert werden. In der richtigen Kombination übertrifft die Sojabohne alle Fleischsorten bei weitem. Neben Eiweiß liefert die Sojabohne auch andere Nährstoffe: Kohlenhydrate (25%) und Fett (20%) mit allen essentiellen Fettsäuren. Die Aminosäuren-Zusammensetzung ist der der Muttermilch sehr ähnlich. Daher ist das Eiweiß aus Soja neben Kuhmilchprotein das einzige für Säuglingsnahrung zugelassene Protein. Für Kinder, die nicht gestillt werden und/oder Kuhmilch nicht vertragen, ist Sojaprotein eine ausgezeichnete Alternative. Auch als Sportlernahrung ist bei erhöhtem Eiweißbedarf Sojaprotein ideal, ebenso als Seniorenkost und Schonkost.

Obwohl die Sojabohne vor allem als Futtermittel angebaut wird, zählt sie zu den wichtigsten Rohstoffen der Nahrungsmittelindustrie. Neben einer Vielzahl von Sojaprodukten wie →Tofu, →Tempeh, →Sojasoße, →Miso, →Sojamilch, →Sojafleisch und vielen anderen gewinnt der Zusatz von Soja in diversen konventionellen Produkten mehr und mehr an Bedeutung, ohne daß sich der Durchschnittsverbraucher dessen bewußt ist. Unzählige Industrieprodukte enthalten Soja: Speiseöle, Knödelpulver, Toastbrot, Brotaufstriche, Fritierfett, Mayonnaisen, Fischkonserven, Tierfutter, Schokolade und Süßwaren, Babynahrung, Fertiggerichte aller Art, Nuß-Nougat-Cremes, Milchprodukte und Fleischerzeugnisse. Auf den Zutatenlisten steht meist aber nicht »Soja«, sondern die daraus gewonnenen Inhaltsstoffe wie »Pflanzenöl«, »Lezithin«, »pflanzliches Eiweiß«, »Emulgator« und ähnliches. Da mehr als die Hälfte der Soja-Welternte aus transgenem Soja (→Gentechnik) stammt, ist es fast schon unmöglich geworden, gentechnisch veränderte Nahrung zu vermeiden. Ein großer Teil der Sojaernte wandert in die Futtertröge der Fleischproduktionsfabriken. Der Sojaanteil im Kraftfutter beträgt zwischen 25 und 50 Prozent. Der Sojaanbau in Monokulturen ist zu einem großen Teil für die Rodung der Regenwälder in Südamerika mit ihren verheerenden Auswirkungen auf das ökologische Gleichgewicht der Erde verantwortlich.

Doch Soja ist nicht gleich Soja. Die industriell bearbeiteten Produkte wie beispielsweise →Sojafleisch unterscheiden sich wesentlich von traditionellen Sojaprodukten wie Miso, Tofu und anderen, die eine wertvolle Ergänzung der Vollwertküche darstellen. Da Soja meist in Monokulturen angebaut und entsprechend mit Kunstdünger und Agrargiften behandelt wird, sollte man streng darauf achten, Sojabohnen und Sojaprodukte vorzugsweise aus ökologischem Anbau zu kaufen. Aus Sojabohnen können auch →Keimlinge gezogen werden, die jedoch angesäuert oder leicht erhitzt werden müssen, um enzymblockierende Inhaltsstoffe zu zerstören.

Sojafleisch ist ein industriell hergestelltes, stark denaturiertes Sojaprodukt, das mit gesunder Ernährung, wie die Werbung suggerieren will, wenig gemein hat. In der Fachsprache heißt dieses Fertigprodukt TVP (Textured Vegetable Protein = Strukturiertes pflanzliches Protein). Das in kleinen Würfeln oder als Granulat erhältliche Sojafleisch wird hergestellt, indem das Eiweiß durch eine Lauge aus dem Sojamehl herausgelöst und durch eine Düse in ein Säure-Fällbad gepreßt wird, wodurch es die faserartige Struktur erhält. Mit zahlreichen chemischen Zusatzstoffen »veredelt« wird es als pflanzlicher Fleischersatz zu günstigen Preisen gehandelt. →Designer Food.

Sojaflocken. Flocken aus dampfgekochten, gewalzten und getrockneten Sojabohnen für Müslis und als Zugabe zu Suppen, Gebäck und pikanten Gerichten.

Sojakaffee →Kaffee-Ersatz.

Sojamilch gleicht in Farbe und Konsistenz der Kuhmilch und läßt sich ähnlich verwenden, weicht im Geschmack aber deutlich von Kuhmilch ab. Sojamilch wird aus Wasser und gequollenen, zerkleinerten und gekochten gelben Sojabohnen hergestellt und läßt sich in der eigenen Küche leicht selber zubereiten. Im Handel ist sie auch unter der Bezeichnung »Sojagetränk« oder »Sojadrink« erhältlich. Als Milchersatz bei Kuhmilch-Unverträglichkeit einsetzbar.

Sojaquark →Tofu.

Sojasoße →Shoyu, →Tamari.

Solanin, natürlich vorkommendes Gift in Lebensmitteln, das in den unreifen (grünen) Teilen von Nachtschattengewächsen wie Kartoffeln und Tomaten enthalten ist, vor allem in der Schale, den Keimen und der Blüte. Beim Verzehr von solaninhaltigen Bestandteilen kann es zu Mattigkeit, Kopfschmerzen, Erbrechen, Bauchschmerzen und Durchfällen kommen. Grüne Stellen bei den betreffenden Lebensmitteln daher großzügig ausschneiden.

Sole, natürlich vorkommendes, salzreiches Wasser, das entweder als Salzquelle ans Tageslicht sprudelt oder durch Schächte oder Bohrlöcher herausgepumpt wird (→Steinsalz). Im Handel ist Sole als Getränk erhältlich, entweder als natürliche Sole (Natursole) oder als durch Wasserentzug im Salzgehalt angereichertes Mineralwasser mit mindestens 1400 mg Kochsalz pro Liter.

Sorbit, zu den Zuckeralkoholen gehörender Zuckeraustauschstoff, der aus Maisstärke isoliert wird und in großen Mengen von der Industrie bei der Herstellung von »zuckerfreien« oder »zahnfreundlichen« Nahrungsmitteln verwendet wird. Die Süßkraft ist nur etwa halb so stark wie die von Fabrikzucker, daher wird Sorbit manchmal mit künstlichen →Süßstoffen »aufgesüßt«. Für die Zähne ist Sorbit wenig schädlich, dafür wirkt es schon in relativ geringen Mengen (je nach Empfindlichkeit zwischen 25 und 50 Gramm täglich) abführend. Sorbit ist koch- und backfest und wird seit 1929 als Zuckerersatz verwendet.

Sorghum, tropische Hirse.

Speck →Räucherwaren.

Speiseeis →Eiscreme.

Speisefett. Fette gehören wie Kohlenhydrate und Eiweiß zu den →Grundbausteinen unserer Nahrung und sind in nahezu allen Nahrungsmitteln zumindest in Spuren enthalten (→Fett). Speisefette, das heißt alle verdaulichen Fette, gleich ob die im Handel erhältlichen Fette und Öle oder die in Nahrungsmitteln enthaltenen Fette, sind Verbindungen von Glycerin und →Fettsäuren. Bei Zimmertemperatur flüssige Fette werden als Öle bezeichnet. Fette sind in Wasser unlöslich und erlauben aufgrund ihres Schmelzverhaltens die Zubereitung von Lebensmitteln bei hohen Temperaturen, ohne selbst dabei zu verbrennen. Neben ihrer wichtigen Rolle als

Speisefett

Energiespender für den Körper enthalten Fette die sogenannten Fettbegleitstoffe, wie fettlösliche Vitamine, Lezithine, Sterine, Wachse, Lipoproteide und andere.
In unserer täglichen Ernährung kommt es vor allem darauf an, daß wir die »richtigen«, das heißt qualitativ hochwertigen Fette zu uns nehmen, allerdings in mäßigen Mengen. Der Anteil an gesättigten und ungesättigten Fettsäuren sowie an trans-Fettsäuren ist ein wesentliches Qualitätsmerkmal bei Speisefetten.

Pflanzliche und tierische Fette
Pflanzliche Fette und Öle werden aus ölreichen Früchten und Saaten gewonnen, die zur Reife ein sonnenreiches Klima benötigen. Die Erzeugerländer der wichtigsten Rohstoffe liegen deshalb in tropischen, subtropischen oder mediterranen Gebieten. Die hauptsächlichen pflanzlichen Rohstoffe für die Ölindustrie sind Kopra (das getrocknete Nährgewebe der Kokosnuß), Palmfrüchte (Palmöl und Palmkernöl), Sojabohnen, Erdnüsse, Baumwollsaat, Sonnenblumensaat, Rapssaat und Oliven. Auch aus Weizen, Kürbis, Walnuß, Lein, Saflor (Färberdistel) und Sesam wird pflanzliches Öl gewonnen. Pflanzenöle und Pflanzenfette werden durch →Auspressen oder →Extraktion gewonnen.

Zu den tierischen Fetten gehören →Butter, →Butterschmalz, →Schlachttierfette wie Schweineschmalz, Gänseschmalz, Rindertalg, Hammelfett und Geflügelfett sowie die →Seetieröle, die aus dem Körper von Walen, Robben, Seehunden und Fischen (Fischöl) gewonnen werden. Die tierischen Fette weisen im allgemeinen durch die Anreicherung über die Nahrungskette höhere Schadstoffbelastungen als pflanzliche Fette und Öle auf. Eine Ausnahme bildet die →Butter.

Je intensiver Fette und Öle bearbeitet werden, desto mehr verlieren sie an Wert. Allein das traditionelle Verfahren der kalten Erstpressung liefert hochwertiges Öl, ist aber bei weitem nicht so wirtschaftlich wie etwa die Heißpressung oder die Extraktion. Diesen industriellen Verfahren der Ölgewinnung müssen wegen erheblicher ungünstiger Auswirkungen auf Geschmack, Bekömmlichkeit und Haltbarkeit weitere Verarbeitungsschritte folgen, bevor das Öl in den Handel gelangt (→Raffination, →Entschleimung, →Entlezithinisierung, →Entsäuerung, →Bleichung, →Desodorierung, →Winterisieren, →Härtung). Am Ende dieses langen Denaturierungsprozesses stehen die weißen Fabrik- und Plattenfette, die ernährungsphysiologisch abzulehnen sind.

Fett und Gesundheit
Daß ein Zuviel an Fett gesundheitsschädlich sein kann, beweisen die zahlreichen →ernährungsbedingten Krankheiten, zu denen ein überhöhter Fettkonsum wesentlich beiträgt. Die 130 Gramm Fett, die der Durchschnittsdeutsche täglich verzehrt, sind viel zu viel, zumal sie meist aus raffinierten Fabrikfetten bestehen – meist aus versteckten Quellen –, die den Körper unnötig belasten. Ein Schlagwort in der Diskussion um Speisefette ist →Cholesterin, eine

Substanz, um die sich viele Mißverständnisse ranken. →Oxycholesterin.

Viele Schlankheitsbewußte vergessen, daß die Einschränkung des Fettkonsums zum Abbau überflüssiger Pfunde nicht ausreicht. *Alle* überschüssigen Nahrungskalorien werden im Körper in Fett umgewandelt und als →Depotfett abgespeichert. →Übergewicht. Nicht nur Fett macht fett, sondern vor allem auch die im Übermaß zugeführten isolierten Kohlenhydrate wie Zucker und Auszugsmehle. Durch seinen hohen Kalorienwert (1 Gramm Fett = 9,3 kcal/ 38,9 kJ) steht Fett zwar an der Spitze der Energiewerte, dennoch macht der einseitige Verzicht auf Fett noch keine gesunde Schlankheitskost aus. Ganz im Gegenteil. Hochwertiges Speiseöl wie beispielsweise kaltgepreßtes – Olivenöl ist ein unentbehrliches Lebensmittel, das den Körper mit essentiellen Vitalstoffen versorgt. Auch →Nüsse und Avocados sind reich an diesen Vitalstoffen und dürfen aus falsch verstandener Angst vor Kalorien nicht vom Speiseplan gestrichen werden.

Verstecktes Fett
Fast die Hälfte des verzehrten Fettes stammt aus fetthaltigen Nahrungsmitteln, die nicht sofort als fettreich erkennbar sind. Fleisch und Wurst, fettreicher Käse, Soßen, Fast Food, Eier, Nüsse, Süß-, Knabber- und Backwaren führen dem Körper Fett zu, ohne daß dies immer ersichtlich ist. Nicht selten sparen unaufgeklärte Verbraucher Fett an der falschen Stelle ein. Sie greifen zu fettarmer Milch oder verzichten ganz auf wertvolle Pflanzenöle, nehmen aber über fetthaltige Nahrungsmittel weiterhin große Mengen an »unsichtbaren« oder »versteckten« Fetten zu sich. Das Problem des zu hohen Fettverbrauchs ist nur durch eine bewußte Umstellung der gesamten Ernährungsweise zu lösen, durch gezielte Auswahl der Nahrungsmittel, die wir täglich zu uns nehmen.

Schadstoffe im Fett
Auch bei den Speisefetten stellt sich die Frage der Schadstoffbelastung. Sind es bei den tierischen Fetten vor allem die bei der Massentierhaltung und durch Umwelteinwirkungen angereicherten Schadstoffe, so sind es bei den raffinierten Pflanzenfetten neben Rückständen von Pestiziden Spuren der Lösungsmittel und Katalysatoren, die bei den verschiedenen Produktionsstufen zum Einsatz kommen oder unbeabsichtigt oder als technologisch unvermeidbare Reste bei der Reinigung der Anlagen und Flaschen in das Öl gelangen. So wurde auch in hochwertigen, kaltgepreßten Pflanzenölen das Reinigungs- und Lösungsmittel Perchlorethylen (Per) gefunden und sorgte im Frühjahr 1988 für einen Lebensmittelskandal. In Spanien starben Menschen an Speiseöl, das mit Ölabfällen gestreckt wurde.

Grundsätzlich sind tierische Fette höher mit Schadstoffen belastet als pflanzliche. Fettlösliche →Pestizide reichern sich vor allem im Fettgewebe der Tiere und im Milchfett bei Kühen ab und finden sich entsprechend auch in Schmalz, Talg und Butter. Auf →Schlachttierfette sollte man aus gesundheitlichen Grün-

Speisewürzen

den ohnehin besser ganz verzichten. Fritierte Speisen erfreuen sich in Restaurants, Fast-Food-Hallen, Imbißstuben und Kiosken und auch im Haushalt großer Beliebtheit. Neben einem Übermaß an gesättigten Fetten kann man sich mit fritierter Nahrung auch die durch zu hohes und zu langes Erhitzen des Fettes entstehenden gesundheitsschädlichen Zersetzungsprodukte, zum Beispiel die Acroleine, einverleiben. Obwohl es verboten ist, derartig verdorbene Fette beim Fritieren zu verwenden oder Nahrungsmittel, die darin ausgebacken wurden, anzubieten, halten sich viele Köche und Wirte aus Kostengründen nicht daran und garen ihre Speisen in verdorbenem Fett.

Praktische Tips

– Fettkonsum drastisch reduzieren. 60 bis 80 Gramm pro Person und Tag, einschließlich der versteckten Fette, ist mehr als genug. Sparen Sie aber nicht an der falschen Stelle. Butter, hochwertige pflanzliche Öle, Avocados und Nüsse liefern wertvolle, lebensnotwendige Nähr- und Vitalstoffe.

– Verwenden Sie bevorzugt hochwertige Pflanzenöle (kaltgepreßt, nicht raffiniert, ungehärtet) mit einem hohen Anteil an ungesättigten Fettsäuren vor allem für nicht erhitzte Speisen (Salate etc.), denn durch Erhitzung werden wertvolle Vitalstoffe zerstört.

– Zum Kochen und Backen bei niederen bis mittleren Temperaturen eignen sich neben Butter und ungehärteter pflanzlicher Margarine auch Pflanzenöle. Zum Braten bei höheren Temperaturen das hitzebeständige Olivenöl verwenden.

– Beim Braten und Fritieren das Fett nicht zu stark erhitzen. Butter und Margarine dürfen nicht über 150 Grad erhitzt werden, Fritierfette nicht über 180 Grad. Dasselbe Fett nicht allzuoft wiederverwenden (maximal viermal) – am besten nur einmal verwenden. Vor jedem Gebrauch Bodensatz entfernen und Fett filtrieren. Beginnender Verderb des Fettes zeigt sich durch deutliche Braunfärbung, merkliche Rauchentwicklung, zunehmende Zähigkeit des Fettes, bitteren, kratzenden Geschmack und unangenehmen Geruch. Weithin »riechbare« Imbißbuden sollte man besser meiden. In der Vollwertküche wird nur selten fritiert, denn alles in Fett Ausgebackene ist schwer verdaulich, kalorienreich und belastet den Körper mit unnötigem Fett.

– Nur geeignete Fette zum Fritieren verwenden (Erdnußöl, Kokosöl und andere reine Pflanzenfette). Auf keinen Fall tierische Fette (Schmalz, Talg, Nierenfett, Butter) verwenden.

– Fette und Öle kühl, geschützt vor Licht, Feuchtigkeit und Fremdgerüchen in geschlossenen Behältern lagern. Die Haltbarkeitsdauer von Fetten ist begrenzt und je nach Fettart verschieden. Fette können sauer oder ranzig werden. Erhöhte Achtsamkeit ist vor allem bei hochwertigen Pflanzenölen und Butter geboten.

Speisewürzen in flüssiger Form sind in vielen Geschmacksrichtungen und Zubereitungen unter klingenden Namen (Grillsoße, Feuersoße,

Madagaskarsoße etc.) im Handel, enthalten aber meist eine Reihe unerwünschter Zutaten wie Konservierungsstoffe, Fett, Mayonnaise, Salz und Zucker. Sie können aus frischen Gewürzen und Früchten in viel besserer Qualität und preisgünstiger selbst hergestellt werden. Immer größerer Beliebtheit erfreut sich auch der Tomatenketchup, der gewöhnlich zu bis zu 50% aus Fabrikzucker besteht und meist eine Reihe von chemischen Zusatzstoffen enthält und wiederum Grundlage ist für eine Reihe weiterer Zubereitungen von Speisewürzen.

Die flüssigen Speisewürzen mit dem typisch deutschen Maggi-Aroma, von denen der Bundesbürger täglich rund 600 mg in Fertigsoßen oder sogar Reformkost verzehrt, sind in jüngster Zeit in die Schlagzeilen geraten. Sie enthielten das beim Herstellungsprozeß entstehende krebserregende Dichlorpropanol (DCP) und Monochlorpropandiol (MCPD) in Konzentrationen, die bei Arzneimitteln die Zulassung verhindern könnten. Über die gesundheitliche Gefährdung, die erst durch Senkung der Gehalte seit Februar 1989 minimiert wurde, erfuhr der Verbraucher nie etwas. Die Speisewürzen werden aus Rückständen der Fleisch- und Fischverarbeitung, Knochenextrakten, Casein-, Hefe- oder Getreidekleberauszügen, Preßrückständen der Speiseölgewinnung, auch mit Zusatz von Gemüse- und Kräuterauszügen und Gewürzen hergestellt. In vielen Fällen ist der eigentliche Geschmacksträger das unerwünschte Natriumglutamat.

Spezialbrote →Brot.

Spirituosen sind mit einem Alkoholgehalt von 24 bis 70% die harten Drogen der »Alkohol-Szene« (→Alkohol). Nichtsdestotrotz wird nach wie vor mit allen Tricks der Werbepsychologie für sie geworben. Der Verbrauch lag im Jahr 1993 bei 7,2 Litern pro Person, sank in den letzten Jahren aber kontinuierlich bis auf 5,9 Liter in 1999 ab. Mit einer gesunden und vernünftigen Ernährungsweise lassen sich Spirituosen nicht vereinbaren, auch nicht, wenn sie unter dem Deckmantel von vermeintlich gesundheitsfördernden Tonika konsumiert werden.

Spirulina, spiralförmige Mikroalge aus der Familie der Blaualgen, die in süßwasserhaltigen Meeresbuchten vor allem in Nordamerika zu Ernährungszwecken gezüchtet wird. Sie enthält essentielle Aminosäuren, B-Vitamine und viele Mineralstoffe. Als →Nahrungsergänzungsmittel einsetzbar.

Sportnahrung. Fertignahrung speziell für die Zielgruppe der Sportler ist ein rasch wachsender Markt. Mittlerweile gibt es ganze Produktlinien von abgepackter Sportnahrung für alle Lebens- und Wettkampflagen. Nicht selten ist solche Kost aus Imagegründen wie Astronautennahrung aus dem Science-Fiction-Film aufgemacht. Doch wer die Zutatenlisten der mit großem Werbeaufwand angepriesenen »Mineraldrinks« und »Energiespender« studiert, wird feststellen, daß in vielen Fällen →Zucker die Hauptzutat ist, und zwar in vielen seiner Verkleidungen. (→Energy-Drinks)

Auch in manchen »Aufbau- und Kraftkonzentraten« und »Eiweißpulvern« ist unnötigerweise Fabrikzucker in Mengen bis zu 35 % enthalten. Sportnahrung besteht vorwiegend aus purin- und cholesterinfreien Eiweiß-Hydrolysaten, aus Molke und/oder Soja. Hochwertige Sorten mit einem Eiweißgehalt von über 80 % sind bei einem erhöhten Eiweißbedarf, zum Beispiel bei der Rekonvaleszenz, während einer Diät oder bei starker Muskelbeanspruchung durch regelmäßiges Training eine sinnvolle Nahrungsergänzung; freie →Aminosäuren sind auf jeden Fall den Hydrolysaten vorzuziehen, da diese nur einen geringen Nährwert aufweisen. Denn hoher Fleisch- und Eikonsum zum Zweck des Muskelaufbaus sollte aus gesundheitlichen Gründen besser unterbleiben. Steaks und rohe Eier als vermeintlich ideale Sportnahrung gehören längst der Vergangenheit an, ebenso Traubenzucker und andere Zuckerbomben. Führende Sportärzte ernähren ihre Athleten mit hochwertigen Eiweißpräparaten, faserstoffreicher Vollwert-Mischkost, Frischkost und hochwertigen →Elektrolytgetränken.

Sproßknollengemüse, Gruppe von Gemüsesorten, die nur gekocht genießbar sind. Die prominenteste Vertreterin ist die →Kartoffel. →Gemüse.

Sprossen →Keimlinge.

Sprühtrocknung, neben der Vakuumtrocknung ein relativ schonendes Konservierungsverfahren von Nahrungsmitteln durch Wasserentzug. Flüssige Lebensmittel wie Milch, Kaffee-Extrakt etc. werden durch Düsen zerstäubt und durch einen heißen Luftstrom geleitet. Die Wasserverdampfung beginnt dabei schon bei der Zerstäubung. Veränderungen der Eiweißstruktur und unerwünschte Reaktionen zwischen Lebensmittelbestandteilen lassen sich weitgehend vermeiden. Unvermeidlich ist die Zerstörung hitze- und oxidationsempfindlicher Vitalstoffe sowie Geschmacksverluste im rückverdünnten Nahrungsmittel.

Spurenelemente →Mineralstoffe.

Stabilisatoren sind →Lebensmittelzusatzstoffe mit vornehmlich physikalischer, genauer grenzflächenaktiver Wirkung. Sie bewirken, daß sich Inhaltsstoffe miteinander verbinden, die normalerweise nicht mischbar sind, z. B. Öl und Wasser.

Stärke und Stärkeerzeugnisse werden aus Getreide, aber auch aus Kartoffeln (Knollenstärke) und aus Wurzeln oder dem Mark tropischer und subtropischer Pflanzen gewonnen (Tapioka, Pfeilwurzel, Sago etc.). Stärke ist ein zumeist weißes, geruch- und geschmackloses und in kaltem Wasser unlösliches →Polysaccharid. Im Haushalt dient Speisestärke zur Herstellung von Backwaren, Puddings, Cremes, Kaltschalen, Suppen, Soßen und anderem. In der Industrie wird sie in großem Umfang als Verdickungs-, Gelier- und Emulgiermittel eingesetzt.

Modifizierte Stärke, die auf vielen Zutatenlisten industrieller Produkte zu finden ist, ist eine Speisestärke, die durch Erhitzen, Rösten oder Behandlung mit Salz-, Schwefel- oder Phosphorsäure gezielt für verschiedene nahrungsmittelindustrielle Anwendungen tauglich gemacht wird. Stärke ist das Ausgangsprodukt für Backmittel, Stärkesirup und Dextrose. Auch Puddingpulver oder Soßen- und Suppenpulver enthalten Stärke oder modifizierte Stärke. →Glykämischer Index, →Kohlenhydrate.

Stärkezucker, Sammelbegriff für die Zuckerarten, die aus Stärke (vorwiegend Maisstärke) hergestellt werden und dem normalen Fabrikzucker in der Nahrungsmittelindustrie zunehmend Konkurrenz machen, beispielsweise als →Isoglukose.

Steinobst, Gruppe von Obstsorten, zu der Kirschen, Pflaumen, Zwetschgen, Reneklöden, Mirabellen, Pfirsiche, Nektarinen und Aprikosen gehören.

Steinsalz. Neben →Meersalz ist Steinsalz die andere Quelle von →Kochsalz. Doch auch Steinsalz, das sich in riesigen unterirdischen, Millionen Jahre alten Salzlagern über die ganze Welt verteilt abgelagert hat, ist ursprünglich Meersalz, denn es stammt von verdunsteten Urmeeren oder aus vom offenen Ozean abgeschlossenen Meeresbecken und wurde im Laufe der Jahrmillionen von anderen Erdschichten überdeckt. Zur Gewinnung werden verschiedene Methoden angewendet. Entweder wird es in Salzbergwerken abgebaut oder als →Sole, gelöst in Wasser, aus den unterirdischen Lagern gepumpt. Mitunter werden Steinsalzlager auch künstlich unter Wasser gesetzt, um Sole zu erzeugen und abzupumpen. Früher wurde die Sole in sogenannten Salinen durch Sonnenwärme eingetrocknet oder in Riesenpfannen mit Holzfeuern gekocht, um Kochsalz zu gewinnen. Daher die Namen »Salinensalz« und »Siedesalz«. Heute geschieht die Gewinnung von Kochsalz aus Sole durch moderne Vakuumverdampfungsanlagen.

Stengelgemüse, Gruppe von Gemüsesorten. Die »Königin der Gemüse« – Spargel – gehört zu dieser Gruppe.

Sterilisierung, Verfahren zur langfristigen Haltbarmachung von Nahrungsmitteln. Vor allem Vollkonserven und Milch werden durch Hitzesterilisierung – Langzeiterhitzung auf 110 bis 130 Grad für mindestens 10 bis 15 Minuten – behandelt. Meist wird bei abgepackten Nahrungsmitteln zuvor die Luft aus der Verpackung entfernt. Nachteilig sind die bis zu 100%igen Eiweißveränderungen und die weitreichenden Vitalstoffverluste.

Sterilmilch verdient den Namen »Milch« eigentlich nicht mehr, denn fast alle wertgebenden Inhaltsstoffe sind durch den Prozeß der Sterilisierung zerstört (das Milcheiweiß zu 100 %, die Vitamine zwischen 50 und 100 %). Sterilmilch wird 10 bis 30 Minuten lang auf 110 bis 120 Grad erhitzt und ist ungeöffnet ein halbes bis ein Jahr haltbar. Als steril darf nur solche Milch bezeichnet werden, in der keine vermehrungsfähigen Keime mehr nachgewiesen werden können.

Stevia →Stevioside.

Stevioside. Natürlicher Süßstoff, der

aus den Blättern einer subtropischen Pflanze mit dem vielsagenden deutschen Namen »Süßstoffpflanze« extrahiert wird. Die aus Paraguay stammende Pflanze wird von den Indianern wegen der Süßkraft ihrer Blätter schon seit Jahrhunderten zum Süßen von Mate-Tee verwendet. Die Stevioside, die etwa 300mal süßer schmecken als Zucker, sind ein Glykosidgemisch, das leicht bitter schmeckende Bestandteile enthält. Sie lassen sich am besten zum Süßen von Kaffee und Tee verwenden, beeinflussen nicht den Blutzuckerspiegel und erzeugen keine Karies. In einigen Ländern, z.B. in Japan und Südamerika, werden Stevioside bereits als natürliches, frei verkäufliches Süßungsmittel als Ersatz für Zucker eingesetzt. In Europa hingegen gelang es gewissen Interessenverbänden bislang, die Zulassung dieses als unbedenklich geltenden Süßmittels zu blockieren. Der wissenschaftliche Beirat der EU verweigerte im Juni 1999 die Zustimmung zur Zulassung innerhalb der EU als neuartiges Lebensmittel oder Zutat. Im Kräuterfachhandel findet man unter der Bezeichnung »Stevia« oder »Süßkraut« vereinzelt die ganzen oder pulverisierten Blätter.

Stoffwechsel. Als Stoffwechsel bezeichnet man die Gesamtheit der vielfältigen und teilweise äußerst komplizierten chemischen Umsetzungen im Körper – den Umbau der Nahrung in körpereigene Stoffe, den Aufbau der Körpersubstanz aus der aufgenommenen Nahrung, das »Verbrennen« der Nahrung zur Energiegewinnung und die Ausscheidung von End- und Schlackenprodukten. Viele dieser Prozesse erfolgen mit Hilfe des durch die Atmung aufgenommenen Sauerstoffs. →Information der Nahrung, →Verdauung.

Stoffwechseldefekte. Störungen des Stoffwechsels, die teilweise auch angeboren sein können, sind einer der auslösenden Faktoren für →ernährungsbedingte Krankheiten.

Strahlenbelastung →Radioaktivität, →Lebensmittelbestrahlung.

Südfrüchte, Gruppe von Obstsorten, die vorwiegend aus subtropisch-tropischen Gebieten stammen. Zitrusfrüchte wie Zitronen, Orangen, Mandarinen mit den Unterarten Satsumas, Tangerinen, Clementinen, Tangelos etc., Grapefruit sowie Bananen und Ananas gehören zu den beliebtesten Südfrüchten. Die Bundesrepublik ist mit jährlich 2 Millionen Tonnen weltweit der größte Importeur von Zitrusfrüchten, deren Urheimat China ist. Zu den Südfrüchten zählen auch die exotischen Früchte, die in letzter Zeit stark an Bedeutung gewinnen. Avocado, Granatapfel, Guave, Kaki, Kaktusfeigen, Kiwi, Lychee, Mango, Papaya, Passionsfrucht und viele andere sind bereits auf den heimischen Obstmärkten zu finden. Der hohe Energieaufwand, den der Transport solcher Exoten erfordert, sowie die Tatsache, daß diese Früchte unreif geerntet werden und beim Transport nachreifen, zum Teil sogar chemisch behandelt oder begast werden, trübt die Freude an diesen tropischen Genüssen. Manchmal werden exotische Früchte auch als »Flugware« angeboten. Sie sind zwar frisch eingeflogen und schmecken besser, sind allerdings auch entsprechend teuer.

Sulfide. Bekanntester Vertreter dieser Gruppe von →sekundären Pflanzenstoffen sind die schwefelhaltigen Inhaltsstoffe der Zwiebel und des Knoblauchs, wie Diallyldisulfid, Alliin u.a., die unter Einwirkung enzymatischer Zersetzung oder Sauerstoff den typischen Geruch und Wirkstoff Allicin bilden. Eine wichtige natürliche Quelle für organisch gebundenen Schwefel ist auch das Dimethylsulfon (MSM) in frischem Obst und Gemüse, sowie in Meeresfrüchten. Sulfide weisen antikanzerogene, blutgerinnungsfördernde, entzündungshemmende und immunstimulierende Wirkungen auf. →Schwefel.

Supermärkte →Lebensmittelläden.

Superoxyd-Dismutase (SOD), wichtiges manganhaltiges Enzym bei der Stoffwechsel-Entgiftung. →Krebs, →Radikale.

Süßkraft. Die verschiedenen Zuckersorten, Zuckeraustauschstoffe und Süßstoffe haben eine unterschiedliche Süßkraft – sie schmecken unterschiedlich süß. Weist man dem Haushaltszucker den Wert 100 zu, so ergibt sich beispielsweise für Milchzucker eine Süßkraft von 30, für Fruchtzucker 120, für Traubenzucker 70, für Sorbit 50, für künstliche Süßstoffe 150–700. Diese Zahlenangaben stellen allerdings nur grobe Richtwerte dar, da das individuelle Geschmacksempfinden unterschiedlich ist.

Süßmost, Fruchtgetränk auf der gleichen Qualitätsstufe wie →Fruchtnektar. Es gelten die gleichen Bestimmungen wie für Nektar mit der einzigen Ausnahme, daß bei Süßmost kein Fruchtmark verwendet werden darf, sondern nur Fruchtsäfte. Süßmost kommt meist in blank filtriertem Zustand in den Handel.

Süßrahmbutter →Butter.

Süßstoffe sind synthetisch hergestellte chemische Verbindungen ohne jede Verwandtschaft zu Zucker, die den Geschmack von Zucker imitieren, aber kaum oder keine Kalorien liefern, den Zähnen nicht schaden und den Blutzuckerspiegel nicht beeinflussen. Sie werden kaum oder nicht verstoffwechselt und meist unverändert mit dem Urin wieder ausgeschieden. In der Tiermast werden Süßstoffe als Hilfsmittel zur schnelleren Gewichtszunahme eingesetzt. Folgende Süßstoffe sind in Deutschland zugelassen: →Acesulfam, →Aspartam, →Cyclamat, →Saccharin, →Neohesperidin, →Thaumatin. Süßstoffe werden von der Industrie in Produkten für »kalorienbewußte« Verbraucher oder für Diabetiker eingesetzt. Ihre →Süßkraft ist bedeutend höher als die des Haushaltszuckers. Auf der Zutatenliste müssen sie neben dem Sammelbegriff »künstlicher Süßstoff« unter ihrer Verkehrsbezeichnung aufgeführt werden. Seit ihrer Entdeckung tobt eine Auseinandersetzung um die Schädlichkeit der süßen Konkurrenz für die Zuckerindustrie. Die Weltgesundheitsorganisation WHO warnt vor zu großen Dosen der künstlichen Süßmacher. In der Vollwertküche haben Süßstoffe nur einen geringen Stellenwert, zumal sie das übermäßige Verlangen nach süßem Geschmack nur noch anstacheln. →Zuckeraustauschstoffe.

Süßwaren →Zucker.

Surimi. Ein Beispiel für →Designer Food, das nach seiner Entwicklung in Japan auch bei uns schon weitreichenden Eingang in Restaurant- und Fertigkost gefunden hat. Surimi ist eine aus Seefisch hergestellte geschmack- und geruchlose weiße Protein-Grundmasse, die mit Gewürzen, Salz und anderen Zutaten angereichert wird und als »Krebsersatz« oder unter anderen Phantasienamen an den Kunden gebracht wird. Die Surimi-Masse wird sogar in die Form von Hummerscheren oder Shrimps gepresst, um durch diese äußerliche Nachahmung hochwertiger Nahrungsmittel zum Kauf zu verleiten. Wasserbindende Zusätze wie Phosphat oder Sorbit machen Wasser zur billigen Hauptzutat. Der Eiweißgehalt liegt bei 8–12%. Solche Kunstprodukte haben mit gesunder Ernährung nichts zu tun und sollten vermieden werden.

Sutoxine →Schweinefleisch.

T

Tabakwaren. Raucher führen sich mit dem Tabakrauch neben all den anderen bekannten Schadstoffen wie Teer, Nikotin etc. →Schwermetalle wie Blei und Cadmium in einer Konzentration zu, wie es selbst über stark belastete Nahrungsmittel nie möglich ist. Raucher haben einen erhöhten Vitalstoffbedarf. So zerstört beispielsweise der inhalierte Rauch einer Zigarette etwa 25 mg Vitamin C, das zur Abwehr der Schadstoffe und gebildeten freien →Radikale herangezogen wird. Die übrigen schweren gesundheitlichen Risiken des Rauchens sind hinlänglich bekannt und müssen hier nicht einzeln aufgeführt werden.

Tafelsüße. Allgemeine Bezeichnung für tischfertige Zubereitungen von →Süßstoffen und/oder Süßungsmitteln wie →Zuckeraustauschstoffe.

Tafelwasser ist ein künstliches →Mineralwasser. Es wird hergestellt, indem gewöhnliches Trinkwasser oder Quellwasser mit natürlichem Salzwasser, Mineralwasser, Meerwasser, Kochsalz, Soda oder Natriumhydrogencarbonat angereichert wird. Diese künstlichen Wässer enthalten zumeist →Kochsalz, sie sind daher keine gesunden Durstlöscher.

Tahin. Mus aus gerösteten oder ungerösteten →Sesamsamen mit oder ohne Zusatz von Meersalz. Wird als Brotaufstrich oder für Soßen, Dressings und ähnliches verwendet. Auf vollwertige Qualität achten, damit die wertvollen Inhaltsstoffe der Sesamsaat auch im Tahin enthalten sind.

Takuan. Sauergemüse aus weißem Daikon-Rettich, Meersalz und Reiskleie, das in Japan als traditionelles Grundnahrungsmittel von allen Sauergemüsen am meisten gegessen wird. Der getrocknete Rettich wird ein Jahr lang in Salzwasser und Reiskleie eingelegt. Wichtige Vitalstoffe wie Vitamin C und ein stärkezersetzendes Enzym bleiben erhalten, bedenklich ist allerdings der hohe Salzgehalt.

Talg →Margarine, →Speisefette.

Tamari. Sojasoße, die sich in Geschmack und Herstellungsart von der herkömmlichen Sojasoße →Shoyu unterscheidet. Tamari wird nicht eigens angesetzt, sondern entsteht als Nebenprodukt bei der Herstellung von Hatcho-Miso. Das intensiver schmeckende Tamari tropft während der Reifezeit des Hatcho-Miso als dicke Flüssigkeit ab und besteht nur aus Sojabohnen, Wasser und Meersalz. Wegen des hohen Salzgehalts nur sehr sparsam verwenden. →Shoyu, →Miso.

Tapioka, Dickungsmittel aus der Stärke der tropischen Manihotpflanze (Maniok), das sich auch zu Puddings verarbeiten läßt. Die Blätter können auch als Gemüse gegessen werden. →Cassava, →Sago.

Taurin entsteht beim Abbau der Aminosäure Cystin und ist für die Funktion des Gehirns und der Zellmembranen sowie für die Stabilisation der Nervenzellmembranen und der Verdauung von Fetten wichtig. Besonders Säuglinge benötigen in den ersten Lebensmonaten zum Aufbau des Gehirns Taurin, das in der Muttermilch ausreichend vorhanden ist, jedoch nicht in aus Kuhmilch oder Soja hergestellten Säuglingsnahrungen. Taurin ist in manchen →Energy-Drinks enthalten.

Täuschung. Die Lebensmittelgesetzgebung enthält verschiedene Verbote zum Schutz des Verbrauchers vor Täuschung:

– Lebensmittel, die nicht zum Verzehr geeignet sind, dürfen nicht angeboten werden, z. B. durch Schimmel verdorbene Ware.

– Nachgemachte Lebensmittel – wie z. B. Sojaeiweiß in Wurst – dürfen nicht angeboten werden, wenn nicht in der Kennzeichnung ausdrücklich darauf hingewiesen wird.

– Lebensmittel, die in ihrem Nähr-, Genuß- oder Gebrauchswert stark verändert wurden – wie z. B. gepanschter Wein, Stiele und Stengel in Tee, gestreckte Milch –, dürfen nicht angeboten werden, wenn nicht in der Kennzeichnung ausdrücklich darauf hingewiesen wird.

– Lebensmittel, die den Anschein einer besseren als der tatsächlichen Beschaffenheit erwecken können – z. B. Vortäuschung eines hohen Eigehaltes durch Zusatz von gelben Farbstoffen –, dürfen nicht angeboten werden, wenn nicht in der Kennzeichnung ausdrücklich darauf hingewiesen wurde.

– Die Verwendung von →Lebensmittelzusatzstoffen oder →Lebensmittelbestrahlung ist verboten, wenn damit eine Täuschung hinsichtlich der Wertminderung erfolgen kann, z. B. in bezug auf Frische oder Haltbarkeit.

– Bei der Kennzeichnung dürfen keine irreführenden, d. h. falschen Angaben – wie z. B. natürlich, naturrein, schadstofffrei – verwendet werden, die wissenschaftlich nicht haltbar sind.

– Es dürfen bei der Kennzeichnung keine unzutreffenden Behauptungen über Wirkung, Herkunft, Menge, Haltbarkeit und andere Bewertungsmaßstäbe verwendet werden.

– Es dürfen keine Lebensmittel angeboten werden, die den Anschein eines Arzneimittels erwecken.

→Verbraucherschutz.

Technische Hilfsstoffe werden bei der Herstellung von Nahrungsmitteln verwendet und nach dem Einsatz wieder so vollständig wie möglich entfernt, bevor die Erzeugnisse in den Handel gelangen. Es ist jedoch nicht ausgeschlossen, daß unerwünschte Rückstände mancher technischer Hilfsstoffe in technologisch unvermeidbaren Spuren in den Nahrungsmitteln verbleiben. Zu den technischen Hilfsstoffen zählen: →Klärhilfsmittel, →Filterhilfsmittel, →Bleichmittel sowie →Enzyme und Kulturen von Mikroorganismen, beispielsweise Milchsäurebakterien.

Tee wird seit mehr als 4500 Jahren getrunken, zunächst nur in China und Japan. Im 17. Jahrhundert gelangte grüner Tee durch arabische Händler nach Europa. Erst im 19. Jahrhundert kam schwarzer Tee auf den europäischen Markt. Seit dieser Zeit gehört Tee nicht nur im Orient zum täglichen Leben. Auch bei uns hat sich eine traditionsreiche Teekultur entwickelt. Mehr als 16 000 Tonnen Tee im Wert von mehr als 400 Millionen Euro werden jährlich in die Bundesrepublik importiert. 1999 lag der Verbrauch bei rund 250 g pro Person, davon rund 18 % →grüner Tee. Unzählige Teesorten und -mischungen und die daraus entwickelten Kompositionen (durch Zugabe von ätherischen Ölen, Fruchtstückchen und -schalen, Blüten, Blättern und Gewürzen) füllen die Regale der Supermärkte und Tee-Spezialgeschäfte – und die Tassen der Verbraucher. Obwohl der Teeverbrauch stark gestiegen ist, wird in der Bundesrepublik um ein vielfaches mehr Kaffee als Tee getrunken. Schätzungsweise 80 % aller Tees kommen bei uns in Beuteln auf den Markt. Teekenner bevorzugen dagegen sorgfältig ausgewählte Teesorten, um ein Optimum an Geschmack und Wirkung zu erzielen. Grob läßt sich unterscheiden zwischen unfermentiertem oder grünem Tee, fermentiertem oder schwarzem Tee sowie halbfermentiertem oder Oolong-Tee. Dazu kommen die zahlreichen →Kräuter- und Früchtetees. Zwar hängt die Zusammensetzung von Tee und seine Wirkung auf den Organismus von diesen verschiedenen Sorten und Herstellungsarten ab, doch können wir folgende Hauptwirkstoffe feststellen: 1. Ätherische Öle als Aromaträger. 2. Gerbstoffe, die neben einer Reihe von heilenden und lindernden Wirkungen den herben Geschmack bedingen. 3. →Coffein (bis 5 %), daneben in geringer Menge Theophyllin (Tein) und Theobromin, ähnlich strukturierte Alkaloide, die im Tee an Gerbsäure gebunden sind und auf andere Art anregend wirken als im Kaffee. 4. Mineralien, von denen vor allem Fluor durch seinen hohen Anteil hervorsticht. Auch Kalium und Mangan finden sich in den grünen und schwarzen Teeblättern.

Ein ernstzunehmendes Problem stellen die Schadstoffe im Tee dar. Während Kaffeetrinker weitgehend von →Pestiziden verschont bleiben, ist für Teeliebhaber Vorsicht geboten, weil gerade in Ländern der Dritten Welt, aus denen 75 % der bundesdeutschen Teeeinfuhren stammen, äußerst großzügig mit Agrargiften umgegangen wird. Auf den Blättern der devisenbringenden Teepflanzen verbleiben teilweise beachtliche Pestizidmengen, unter anderem das bei uns verbotene hochgiftige DDT. Bei der Fermentierung werden diese Schadstoffrückstände nicht vollständig abgebaut. Mittlerweile ist zwar Tee aus ökologischem Anbau im Handel, doch gemäß eines Tests der Zeitschrift ›Natur‹ unterscheidet sich dieser Tee so gut wie nicht von den konventionell angebauten Sorten. Das mag seinen Grund darin haben, daß es viele Jahre dauert, bis sich auf den relativ neuen Bio-Plantagen die früher massiv eingesetzten Pestizide im Boden zersetzen. Ebenfalls angeboten wird »rückstandsgeprüfter« Tee, von dem es heißt, daß die Teeblätter höchstens 10 % der vom Gesetzgeber erlaubten Grenzwerte für einzelne Pestizide enthalten.

Teigkonditionierungsmittel. Lebensmittelzusatzstoffe, die durch Beeinflussung des Klebereiweißes (Gluten) die Verarbeitungs- und Backeigenschaften von Teigen verbessern. →Backhilfsmittel, →Brot.

Teigwaren sind kochfertige Erzeugnisse, hergestellt meist aus Weizenmehl oder Weizengrieß sowie Wasser und Salz. Es existiert eine nahezu unüberschaubare Fülle von Sorten und Formen – Makkaroni, Spaghetti, Spätzle, Hörnle, Muscheln, Zöpfli, Bandnudeln, Lasagne, Tortellini, Ravioli, Cannelloni, Maultaschen, Wan-Tan, Glasnudeln und viele mehr. Neben der Unterscheidung durch die äußere Form wird nach der Art der verwendeten Rohstoffe differenziert. Übrigens sind nicht die Italiener »Erfinder« der Nudeln. Ursprungsland der Teigwaren ist China. Von dort hat sie angeblich Marco Polo nach Italien mitgebracht.

Es gibt Grieß-Teigwaren aus Weizengrieß oder Weizendunst, Hartgrieß-Teigwaren aus Hartweizengrieß und Mehl-Teigwaren aus Mehl oder Mischungen von Mehl und Grieß.

Eier-Teigwaren müssen eine bestimmte Menge Ei enthalten. Die Nahrungsmittelindustrie greift dabei meist auf gefrorene, flüssige oder getrocknete Eierdauerwaren zurück, die fertig von Eierfabriken bezogen werden und wegen erheblicher hygienischer Mängel mehr als einmal für eklatante Lebensmittelskandale sorgten (→Eier). Frische Eier – wie frisch, weiß allerdings keiner – finden sich nur in Frischei-Teigwaren. Eiernudeln am besten ganz meiden.

Spezialzubereitungen wie Milch-Teigwaren, Gemüse- und Kräuterteigwaren, Soja-Teigwaren, Graumehl-Teigwaren, Roggen-Teigwaren, Instant-Teigwaren oder die meist aus China importierten Glasnudeln sowie die zahlreichen gefüllten Sorten (z. B. Ravioli) runden das Angebot ab.

Auch bei Teigwaren gilt: Am besten sind die frisch zubereiteten (selbstgemachten). Mittlerweile gibt es auch in – meist italienischen – Spezialgeschäften frische Nudeln, die möglichst am gleichen Tag verwendet werden sollten.

Der Handel hält ein breites Angebot an Vollkorn-Teigwaren bereit, die neben Weizen auch Mais, Roggen, Buchweizen, Hirse oder andere Getreidesorten enthalten können. Für ihre Herstellung darf ausschließlich Vollkornmehl verwendet werden. Diese Nudeln sind den gewöhnlichen Teigwaren aus Auszugsmehlen an Vollwertigkeit überlegen und je nach

Hersteller geschmacklich oft unterschiedlich. →Glykämischer Index.

Tekka, würzige Speisezubereitung aus der makrobiotischen Küche aus Lotus, Klettenwurzel, Karotten, Miso und Sesamöl.

Tempeh. Sojaspezialität aus Indonesien, die zunehmend auch hierzulande im Naturkosthandel zu finden ist. Bei der Herstellung von Tempeh werden Sojabohnen mit einem Schimmelpilz fermentiert. Tempeh wird meist in Öl gebraten serviert. Hervorzuheben ist der hohe Eiweißgehalt von etwa 20%.

Terpene gehören zu den →sekundären Pflanzenstoffen und sind vor allem als Aromastoffe bekannt, wie D-Limonen in Zitrusfrüchten oder D-Carvon in Kümmel. Darüber hinaus haben sie verdauungsfördernde und antikanzerogene Wirkungen.

Tetrodotoxin. Lebensmittelgift, das in Kugelfischen (Fugu) vorkommt, die in den Küstenländern des Pazifik zu ebenso geschätzten wie riskanten Delikatessen zählen. Die völlige Entfernung der giftigen Körperteile dieser Fische erfordert Geschick und Kenntnis. In Japan müssen Restaurants, die Fugu anbieten, eine besondere Lizenz erwerben. Doch auch Laien versuchen sich mit dem Fugu – in Japan kostet diese kulinarische Variante des Russischen Roulettes jährlich etwa hundert Menschen das Leben.

Thaumatin. Süß schmeckende Proteine, die aus den Früchten des afrikanischen Katemfe-Strauches gewonnen werden. Dieser natürliche →Süßstoff weist in Kombination mit anderen Süßstoffen eine geschmacksverstärkende und aromasteigernde Wirkung auf und wird beispielsweise in Light-Produkten, Kaugummi und Milchprodukten verwendet. Seine Süßkraft ist etwa 2000 bis 3000mal süßer als Zucker (Saccharose). Die Süße von Thaumatin wird verzögert wahrgenommen, bleibt dafür länger erhalten und hinterläßt in höheren Konzentrationen einen lakritzeähnlichen Nachgeschmack. Als Proteingemisch ist es hitzelabil und daher nicht zum Kochen und Backen geeignet. Wegen des hohen Preises von natürlichem Thaumatin wurde das Thaumatin-Gen inzwischen geklont und in Mikroorganismen eingeschleust, so daß der Süßstoff gentechnisch und billig produzierbar ist (→Gentechnik). Im Zuge der Harmonisierung in der EU ist Thaumatin nun auch in Deutschland zugelassen.

Theobromin, ähnlich wie →Coffein strukturiertes Alkaloid, vor allem in →Kakao, das für die anregende Wirkung des Kakaos mitverantwortlich ist.

Theophyllin, ähnlich wie →Coffein strukturiertes Alkaloid, vor allem in schwarzem →Tee, das neben den Gerbsäuren für die anregende Wirkung des Tees mitverantwortlich ist.

Thermogetreide, durch schonende Wärmebehandlung aufgeschlossenes Getreide, das durch diesen Prozeß, ähnlich wie durch →Darren, leichter bekömmlich wird, einen feinen nußartigen Geschmack entwickelt und rascher gar wird.

Thiamin →Vitamin B1.

Thioctsäure →Vitamin Thioctsäure.

Threonin. L-Threonin ist eine essentielle →Aminosäure, die für das Wachstum und den Aufbau von Collagen wichtig ist. Ein Mangel an Threonin verursacht Appetitlosigkeit, Gewichtsverlust und Störungen des Fettstoffwechsels. Ist neben →Lysin die zweite Aminosäure, die die Eiweißvollwertigkeit von Getreiden begrenzt. →Biologische Wertigkeit.

Thymian wächst im Mittelmeergebiet, kann aber auch bei uns im Kräutergarten angebaut werden. Verwendet werden Blüten und Blätter, die es frisch oder getrocknet zu kaufen gibt. Thymian paßt zu vielen Gemüsen, Suppen, Salaten, Fleisch- und Geflügelgerichten, Fisch, Kartoffelgerichten, Soßen und Brühen. Wegen des durchdringenden Aromas sollte Thymian sparsam verwendet werden. Lorbeer, Rosmarin, Muskat und Salbei harmonieren gut mit Thymian.

Tiefgefrieren. Modernes Verfahren zur Konservierung von Lebensmitteln, bei dem keine künstlichen Zusatzstoffe hinzugefügt werden müssen, Nährstoffe erhalten bleiben und am wenigsten wertgebende Vitalstoffe verloren gehen. Das gilt aber nur für das Tieffrieren von frischen Rohstoffen, nicht für vor dem Einfrieren behandelte (blanchierte) Lebensmittel (→Tiefkühlgemüse) und natürlich erst recht nicht für die tiefgefrorene vorbereitete Fertigkost. Tiefgefrorene Lebensmittel werden bei Temperaturen von unter minus 18 Grad aufbewahrt und sind zum Teil lange haltbar: Obst 12–24 Monate, Gemüse 15–18 Monate, Fleisch 6–12 Monate, Fisch 4–8 Monate, Butter 8 Monate, Sahne und Eiscreme 6 Monate. Tiefgefrorenes →Geflügel ist allerdings meist mit →Salmonellen belastet. Eine Unterbrechung der Kühlkette vom Hersteller bis zum heimischen Kühlschrank ist wegen der Gefahr mikrobiellen →Verderbs, das heißt, dem zwischenzeitlichen Auftauen mit Bildung von Tauwasser, strikt zu vermeiden.

Tiefkühlgemüse wird nach der Vorbereitung (Waschen, Putzen, mit kochendem Wasser oder strömendem Dampf blanchieren) auf mindestens minus 40 Grad abgekühlt und anschließend bei ca. minus 18 Grad gelagert. Durch das Tieffrieren können sich Änderungen der Zellbeschaffenheit ergeben, die nicht rückgängig zu machen sind, so werden beispielsweise Bohnen, Gurken, Möhren und Schwarzwurzeln weich, zäh und schlaff, Spargel zäh und gummiartig, Sellerie und Kohlrabi pappig-wattig. Bei Erbsen verhärtet die Schale. Nicht alle Gemüsesorten sind zum Einfrieren geeignet.

Tiefkühlkost. Der jährliche Verbrauch ohne Geflügel und Eiscreme lag 2000 bei 27,7 kg pro Kopf. Tiefkühlkost wurde erstmals 1957 in Deutschland angeboten und erlebte seine starke Verbreitung durch die Einführung der Tiefkühltruhen.

Tiefkühlobst. Das Tieffrieren von Obst zählt zu den schonenderen Konservierungsverfahren. Die Früchte werden nach der Ernte möglichst rasch zubereitet und eingefroren. Im Gegensatz zum →Tiefkühlgemüse wird gefrorenes Obst nur in seltenen Fällen blanchiert, dafür enthalten die meisten im Handel angebotenen Tiefkühlfrüchte einen nicht wünschenswerten Zusatz von isolierten Zuckern (bis zu 25 %) und verlieren dadurch ihren Wert für die gesunde Küche. Die Haltbarkeit von Tiefkühlobst beträgt bis über zwei Jahre, doch stellen sich schon nach etwa drei Monaten Lagerzeit Vitaminverluste ein.

Tierbehandlungsmittel. Bei der →Massentierhaltung werden eine Vielzahl gesetzlich zugelassener, aber auch verbotener Stoffe mit pharmakologischer Wirkung eingesetzt, die sich als Rückstände in tierischen Nahrungsmitteln wiederfinden. Immer wieder kommt es zu Skandalen wie dem Hormonskandal bei Kalbfleisch oder dem Schweinemast-Skandal, doch die Methoden der Fleischindustrie bleiben davon offenbar ebenso unberührt wie das Verlangen der Verbraucher nach billigem Fleisch. Zu den wichtigsten Tierbehandlungsmitteln, deren Rückstände sich auch im Fleisch nachweisen lassen, gehören →Hormone, →Anabolika, →Antibiotika, beta-Sympathomimetika, Thyreostatika, Psychopharmaka und Betablocker. Trotz der EU-weiten Verbote vieler Tierbehandlungsmittel floriert der Grau- und Schwarzmarkt mit solchen illegalen Drogen. Meist sind es gewissenlose Tierärzte, die diesen Schwarzmarkt, auf dem jährlich bis zu anderthalb Milliarden Euro umgesetzt werden, aufrechterhalten. Sogenannte »Autobahntierärzte« haben sich auf die Lieferung von →Hormonen und →Antibiotika, die sie mit hohen Rabatten von der Pharmaindustrie beziehen, spezialisiert und beliefern ihre Abnehmer in einem Radius von bis zu 500 km (daher die Bezeichnung »Autobahn-Tierärzte«). Solche illegal tätigen Veterinäre bringen es auf einen Tagesumsatz von bis zu 5000 Euro. Aber auch viele konventionell arbeitende Hoftierärzte machen mit verbotenen →Tierbehandlungsmitteln schnelles Geld und ruinieren aus kurzsichtiger Gewinnsucht den Ruf eines ganzen Berufsstandes. Die Kontrollen sind lasch – Protokolle der Arbeitsgruppe »Tierische Erzeugung« im Landwirtschaftsministerium beklagen, daß jeder achte Bauer die Kontrolleure wieder vom Hof schickte, weil ihm deren Besuch nicht paßte.

→Hormone und →Anabolika dienen der schnelleren Fleischproduktion, das →Rinderwachstumshormon wird vor allem zur Steigerung der Milchleistung bei Milchkühen eingesetzt.

Beta-Sympathomimetika wie Clenbuterol sind Arzneimittel für die Behandlung von Atemwegserkrankungen beim Menschen, die beim Tier in bis zu zehnfacher Überdosierung ebenfalls das Muskelwachstum beschleunigen. Thyreostatika hemmen die Hormonausschüttung der Schilddrüse, was zu einer Verlangsamung des tierischen Stoffwechsels führt. Der scheinbare Masteffekt führt sich auf vermehrte Wasseransammlung im Gewebe durch Bewegungsträgheit der behandelten Tiere zurück. Sie spielen wegen verbesserter Nachweisanalytik als Masthilfsmittel keine Rolle mehr. Psychopharmaka, wie verschiedene Tranquilizer und Sedativa, und Betablocker werden vor allem in der Schweinemast eingesetzt, damit die sensiblen Tiere die körperlichen Strapazen der artwidrigen Mast- und Transportbedingungen überleben und nicht vor der Schlachtbank an Herzversagen sterben. Daß dabei die gesetzlich vorgeschriebenen Wartezeiten zum biologischen Abbau dieser Stoffe nicht eingehalten werden, liegt auf der Hand, ganz abgesehen von der erheblichen Minderung der Fleischqualität (→Schweinefleisch). Gerade in der Massentierhaltung ist die Gefahr groß, daß die auf engem Raum meist tierquälerisch zusammengepferchten Tiere einer rasch auf den ganzen Bestand übergreifenden Infektion unterliegen. Daher werden prophylaktisch in das Futter Antibiotika wie Chloramphenicol und Sulfonamide eingemischt. Über die Hälfte der Weltproduktion an Antibiotika gelangen bei der Tierbehandlung zum Einsatz, zum Teil über graue und schwarze Märkte, und vorwiegend nicht zum echten therapeutischen Einsatz bei Krankheiten, sondern vorsorglich als Beimischung zum Futter. Tierische Lebensmittel stammen heute zu über 80 % von Tieren, die antibiotikahaltiges Futter erhielten. Rückstände von Antibiotika im Fleisch werden daher immer wieder nachgewiesen und haben einen direkten Einfluß auf die Gesundheit des Menschen. Sie erhöhen die Resistenz der für den Menschen pathogenen Keime, schädigen die natürliche Darmflora im Menschen und schwächen das Immunsystem. 1999 wurde der Fall einer Frau in Dänemark bekannt, die an einem Salmonellentyp starb, der gegen mindestens fünf verschiedene Antibiotika resistent war.

Neue Wirkstoffe, die findige Chemiker und bedenkenlose Züchter einsetzen, können bei der Lebensmittelkontrolle nicht umfassend überprüft werden. Der Grund dafür liegt in der unzureichenden Struktur und Ausstattung der Überwachungsbehörden und in der Tatsache, daß bei der Zulassung von neuen Wirkstoffen, die die Pharmaindustrie entwickelt, nicht gleichzeitig auch ein analytisches Nachweisverfahren mit vorgelegt werden muß und daher die Aufsichtsbehörden erst jahrelang aufwendig ein gerichtsfähig nachweissicheres Verfahren entwickeln müssen. In der Zwischenzeit werden solche neuen Wirkstoffe zum Nachteil des Verbrauchers hemmungslos angewendet. Problematisch ist darüber hinaus, daß für viele Tierarzneimittel und Futterzusatzstoffe mit pharmakologischer Wirkung vom Gesetzgeber keine Höchstmengen verabschiedet worden sind und daher selbst nachgewiesene Rückstände nur in Ausnahmefällen rechtlich verfolgt werden, weshalb häufig eine aufwendige Untersuchung erst gar nicht aufgenommen wird. →Eier, →Fisch, →Fleisch, →Geflügel.

Tiermehl ist ein besonders ekelhafter Auswuchs der modernen →Massentierhaltung. Tiermehl ist ein Granulat, das aus Tierkadavern hergestellt wird. Schlachtabfälle, verende-

Tiermehl

te Tiere (auch Haustiere wie Hunde, Katzen, Meerschweinchen, Ziervögel und Reitpferde), Zootiere, zu Tode gequälte Laborratten und andere Tiere aus den Tierversuchsanstalten der Pharmaindustrie sowie weitere getötete Tiere, die nicht für die menschliche Ernährung tauglich sind, werden in Tierkörperverwertungsanstalten zerkleinert, auch unter Zusatz von →Klärschlamm und Öl-Abfällen, und durch Erhitzen bei 3 bar Druck und 133 Grad über 20 Minuten verflüssigt. Der braune Brei wird dann im Vakuum bei über 100 Grad vier Stunden lang getrocknet und zu Futterpellets gepreßt. Das zuvor herausgelöste Fett einiger der so »verwerteten« Tiere findet bei der Herstellung von →Milchaustauschern für die Kälberaufzucht Verwendung. Noch im Jahr 2000 wurden in Hühnerfutterfetten aus ganz Europa Spuren von Zweitakt- und Motorölen, Mineralölprodukte wie »Farbreste, Farbverdünner und Pestizide gefunden«, so Konrad Grob vom Kantonalen Laboratorium in Zürich. Die Ölspuren seien auch in Eiern gefunden worden, die in Deutschland und in den Niederlanden verkauft wurden.

In der EU fallen jährlich mehr als drei Millionen Tonnen Tiermehl an. Wegen des hohen Gehalts an Eiweiß und Mineralstoffen wurde Tiermehl ab den 70er Jahren als »gutes Futter« (so die →CMA) zur billigen Ertragssteigerung in der Massentierhaltung für Rinder, Schweine, Geflügel und in der Fischzucht eingesetzt. Die mit Tiermehl gefütterten Tiere müssen also ihre eigenen Artgenossen essen, werden zum Kannibalismus gezwungen, auch wenn sie, wie z.B. Rinder, eigentlich Pflanzenfresser und Wiederkäuer sind.

Die Fütterung von Tiermehl gilt als eine der Hauptursachen der Verbreitung von →BSE. In England wurde 1981 aus Kostengründen das Verfahren zur Herstellung von Tiermehl geändert. Der Verzicht auf die chemische Entfettung und die Herabsetzung der Verarbeitungstemperatur auf 80 Grad (in Deutschland 133 Grad) führte dazu, daß Sporen und Viren nicht mehr abgetötet wurden und sich offenbar auch der BSE-Erreger nun ungehindert ausbreiten konnte. Die Tatsache, daß 99 % aller BSE-Fälle Europas in England registriert wurden, machte den Zusammenhang von Tiermehl und BSE augenfällig. In Deutschland waren die Standards bei der Erzeugung von Tiermehl zwar höher und angeblich »sicher«, doch konnte minderwertiges Tiermehl aus anderen europäischen Ländern innerhalb der EU ohne Kontrollen eingeführt werden. In Deutschland wurde 1994 die Fütterung von Tiermehl an Wiederkäuer (z.B. Rinder) verboten. Wieviele Rinderzüchter allerdings das billige und ertragssteigernde Tiermehl weiterhin verbotenerweise verfütterten, da es ja völlig legal im Futtermittelhandel erhältlich war, sei dahingestellt. Erst durch die Eskalation der BSE-Krise und den vorübergehenden Zusammenbruch des Marktes für Rindfleisch wachte der Gesetzgeber auf – die Fütterung von Tier-, Fleisch-, Knochen-, Blutmehl und tierischen Fetten wurde in

Deutschland im Herbst 2000 generell verboten (natürlich mit Übergangsfristen für Bauern, die noch Tiermehlbestände auf ihren Höfen lagerten), ein entsprechendes EU-weites Gesetz trat am 1. Januar 2001 in Kraft, allerdings nur für den befristeten Zeitraum bis 2002. Über eine Verlängerung der Frist, allerdings mit Ausnahmeregelungen, wird beraten. Verboten ist indes nur die Fütterung von Tiermehl. Tiermehl wird weiterhin als Endprodukt der Entsorgung von Tierkadavern und Schlachtabfällen hergestellt. Schon drängen einzelne EU-Mitgliedsländer darauf, Tiermehl wieder als Futtermittel für Geflügel, Schweine und Fische zuzulassen. Durch die während der BSE-Krise notgeschlachteten Kühe, die ebenfalls zu Tiermehl verarbeitet werden, wächst der »Tiermehl-Berg«, da bis heute kein Konzept vorhanden ist, wie man in der Massentierhaltung aus der Tiermehlverfütterung aussteigen kann. Diese Situation übt zusätzlichen Druck aus, Tiermehl wieder als Futtermittel zuzulassen. Interessant in diesem Zusammenhang und ein Beweis für die Macht der Fleischlobby ist die Tatsache, daß die bayerische Landwirtschaftsministerin Stamm noch im Herbst 2000, als sich die BSE-Krise auf ihrem Höhepunkt befand und der Zusammenhang von BSE und Tiermehl längst offensichtlich war, auf Druck der Lobbies das Verbot von Tiermehl verhindern wollte.

Im Jahr 2000 wurden in Deutschland über 670 400 Tonnen Tiermehl produziert und über 452 400 Tonnen verbraucht. Rund 4000 Futtermittelbetriebe sind EU-weit an der gewinnbringenden Wandlung von Tiermehl zu »Kraftfutter« beteiligt – die Branche setzt 35 Milliarden Euro jährlich um. Ein ähnliches Produkt wie Tiermehl ist →Fischmehl, das weiterhin erlaubt bleibt. In der Öko-Landwirtschaft ist der Einsatz von Tiermehl und Fischmehl schon immer verboten.

Tiertransporte sind ein trauriger Aspekt der →Massentierhaltung. Jährlich werden rund 250 Millionen Schlachttiere quer durch Europa und über die europäischen Grenzen hinaus transportiert, von denen zwischen 10 und 17 Prozent während des Transports jämmerlich zugrundegehen. Die Händler kalkulieren diese Ausfallrate als Schwund ein und die Versicherungen bezahlen den Schaden anstandslos. Trotz einer 1997 in Kraft getretenen EU-Richtlinie für Tiertransporte müssen die Tiere unsägliche Qualen erleiden, denn systematische Kontrollen der vorgeschriebenen Versorgungs- und Ruhezeiten werden nicht durchgeführt. Noch immer gibt es keine Höchstbegrenzung der Transportzeiten. Nur im Inland und bei Fahrzeugen ohne Tränkemöglichkeit ist die Dauer der Tiertransporte auf acht Stunden begrenzt. Langstreckentransporte, die bis zu 29 Stunden dauern können, sind in besser ausgestatteten Fahrzeugen weiterhin zulässig; bekommen die Tiere dann eine Pause von 24 Stunden, ist die Fortsetzung des Transports über mehrere Tage erlaubt. Doch wegen der fehlenden Kontrollen werden

Tiertransporte

solche Vorschriften oft nicht eingehalten, die Tiertransporte sind überladen, die Tiere müssen zusammengepfercht in ihrem eigenen Kot, ohne Futter und Wasser zwischen den Körpern verendeter oder sterbender Artgenossen ausharren. Beim Verladen werden sie mit Elektrostöcken mißhandelt oder gleich von einem Kran an den Beinen hochgehievt wie beliebiges Frachtgut. Und viele Tiere werden intensiv mit →Tierbehandlungsmitteln vollgepumpt, damit sie den Transport überhaupt überleben. In welchem Zustand die Tiere ankommen, spielt keine Rolle, nur leben müssen sie noch, damit die Spediteure in den Genuß der EU-Subventionen gelangen. »Hauptsache, das Tier röchelt noch«, kommentiert der Deutsche Tierschutzbund diese skrupellosen Praktiken. Die EU bezahlt jährlich ca. 200 Millionen Euro für den Transport von lebenden Rindern in nichteuropäische »Drittländer« – eine Maßnahme, die helfen soll, den »Fleischberg« in der EU nicht noch weiter wachsen zu lassen. Natürlich blüht auch in diesem Bereich der Subventionsbetrug durch Fälschung von Transportlisten oder Umdeklaration von Schlachttieren zu Zuchttieren. Die meisten dieser Rindertransporte in »Drittländer« gehen in islamische Staaten. Dort ist nur der Import lebender Tiere möglich, da die Tiere nach moslemischen Schlachtvorschriften getötet werden müssen – ohne Betäubung durch Anschneiden der Schlagader und verbluten lassen.

Auch andere Gründe spielen eine Rolle, warum Tiere beispielsweise von Spanien nach Norddeutschland oder von Bayern nach Holland transportiert werden: Großzüchter lassen ihre Tiere in anderen Teilen Deutschlands mästen, um die Bestimmungen, die in »viehintensiven Regionen« gelten, zu umgehen, oder sie verschicken die Tiere gleich ins Ausland, weil dort die Lohn- und Haltungskosten niedriger sind oder weil in vielen ausländischen Schlachthöfen nachlässiger auf Rückstände von Hormonen und anderen Tierbehandlungsmitteln kontrolliert wird. Tiertransporte sind einer der Hauptgründe, warum sich Tierseuchen wie →BSE oder →MKS rasch verbreiten konnten. Die Erzeuger von Biofleisch verzichten auf lange und unnötige Tiertransporte. Allein zum Befördern von Zuchttieren sind gelegentlich überregionale Transporte über 200 km notwendig, ansonsten soll der Anfahrtsweg zum Schlachthof eine Strecke von 50 km nicht überschreiten. Die Umstände des Transports und auch des Schlachtens sind klar geregelt. In manchen Fällen werden die ökologisch aufgezogenen Tiere ganz ohne Transport direkt beim Bauern geschlachtet, was nicht nur dem Tier Qualen erspart, sondern auch die Qualität des Fleisches merklich verbessert.

Die Verbraucher sind zwar erschüttert von den Medien-Bildern gequälter Tiere bei Tiertransporten, doch an ihrem Konsumverhalten ändert das kaum etwas. Die angeblich so tierlieben Deutschen, die sich von jedem in der Boulevardpresse berichteten Hunde- oder Katzenschicksal zu Tränen rühren lassen, unterstützen durch jeden Kauf von Billigfleisch aus Massentierhaltung millionenfache schlimmste Tierquälerei.

Tocopherole →Vitamin E.

Tofu, auch Sojaquark oder Sojakäse genannt. Wird aus heißer →Sojamilch unter Zusatz des natürlichen Gerinnungsmittels Nigari (aus Meersalz gewonnenes Bittersalz) hergestellt. Der so entstehende Sojaquark wird zu Blöcken gepreßt. In Ostasien gehört Tofu zu den unersetzlichen Grundnahrungsmitteln. Tofu ist fettarm, cholesterinfrei, kalorienarm, leicht verdaulich, reich an pflanzlichem Eiweiß und enthält Vitamine des B-Komplexes und Mineralstoffe. Dieses ideale Nahrungsmittel, das sich in der Küche universell verwenden läßt, gerade weil es kaum Eigengeschmack besitzt, ist heute nicht mehr nur in asiatischen Spezialgeschäften erhältlich (dort findet man meist nur Tofu in konventioneller, industriell hergestellter Qualität). Es gibt mittlerweile auch bei uns eine Reihe von Tofuereien, die frischen Tofu in bester Bio-Qualität auf traditionell handwerkliche Art herstellen und über den lokalen Naturkosthandel vertreiben. Tofu läßt sich mit etwas Geschick auch in der eigenen Küche selbst herstellen. Frischen Tofu bewahrt man nach Öffnen der Verpackung in einem Gefäß – bedeckt mit kaltem Wasser, das täglich erneuert wird – im Kühlschrank auf. Vor dem Verbrauch spült man ihn mit frischem Wasser. Tofu läßt sich braten, dünsten, zu Püree verarbeiten und schmeckt als Beilage zu Gerichten aller Art, als Suppeneinlage, für Aufläufe, Süßspeisen, Salate und vieles mehr. Im Handel sind zudem viele Tofuprodukte (Räuchertofu, Brotaufstriche etc.) erhältlich. Achten Sie aber darauf, den geschmacksneutralen Tofu nur gering mit →Sojasoße zu würzen.

Topinambur. Sonnenblumenart mit eßbaren Knollen, die keine Stärke, sondern →Inulin enthalten. Schmeckt ähnlich wie Kartoffel und kann auch roh als Salat gegessen werden. Andere Bezeichnungen sind Erdartischocke, Erdbirne, Knollensonnenblume.

Tran ist das aus Meeressäugetieren (Wale) gewonnene Öl, das durch Raffinierung geruchlos und durch Härtung fest wird. Es stellt einen immer weniger gebräuchlichen Rohstoff für →Margarine dar. Fischtran oder Fischöl wird aus dem Speck von Haifischen oder dem Körper von Heringen, Sardinen und anderen Fischen gewonnen und findet ebenfalls bei der Herstellung von Margarine oder in der Seifen- und Textilindustrie Verwendung. Als Mittel zur Krankheitsvorsorge kommt Fischöl als →Lebertran oder Fischölkapseln auf den Markt. Neueren Untersuchungen zufolge enthalten viele dieser Produkte mittlerweile jedoch →Pestizide in Größenordnungen, die bei regelmäßiger Einnahme gesundheitsgefährdend sein können.

trans-Fettsäuren kommen in der Natur nur in geringen Spuren vor, u.a. auch in Butter. Sie sind jedoch ein typisches Nebenprodukt der Fetthärtung, das vor allem bei Margarinen, Backfetten und daraus hergestellten Erzeugnissen in bedenklichen Konzentrationen auftreten kann. An einer Doppelbindung des Fettsäuremoleküls stehen sich die beiden Wasserstoffatome gegenüber (bei den natürlich vorkommenden cis-Bindungen befinden sie sich auf der gleichen Seite). Dadurch haben sie einen höheren Schmelzpunkt und bedingen eine Verfestigung von sonst eher flüssigen Fetten. Sie verhalten sich im Körper ähnlich ungünstig wie gesättigte →Fettsäuren.

Die durchschnittliche Aufnahme beträgt in Deutschland zwischen 3 und 4 g trans-Fettsäuren pro Kopf und Tag und kann je nach Ernährungsverhalten bis über 12 g pro Tag steigen. Eine der größten Risikogruppen stellen Kinder und Jugendliche der Fast-Food-Generation dar. Durch Konsum von viel Pommes frites, Nuß-Nougat-Cremes, Keksen, süßen Riegeln, minderwertiger Margarine u.ä. können bereits 4–6-Jährige 7 g und mehr trans-Fettsäuren aufnehmen. Selbst Säuglinge können gefährdet sein, denn der Gehalt an trans-Fettsäuren in der Muttermilch korreliert stark mit der Menge, die die Mutter ein bis zwei Tage vorher aufgenommen hat. Die hohe Aufnahme von trans-Fettsäuren gilt als unerwünscht, da sie in das Zellgewebe eingebaut werden und mit der Entstehung von Entzündungsprozessen, →Morbus Crohn (chronisch entzündliche Darmerkrankung) und Herzerkrankungen in Zusammenhang gebracht werden (→Arteriosklerose). Internationale Empfehlungen gehen davon aus, daß bei einer Aufnahme von bis zu 4 g trans-Fettsäuren pro Tag noch kein gesundheitliches Risiko besteht.

Durchschnittliche trans-Fettsäuregehalte ausgewählter Lebensmittel:

Lebensmittel	trans-Fettsäuren in g pro 100g Lebensmittel		
Back- und Bratfette	bis 30 g	Kartoffelchips	bis 4,5 g
Margarine	bis 17 g	Blätterteig	ca. 3,3 g
Butter	bis 4,5 g	Haselnußcremeschnitte	ca. 3,5 g
Pommes frites	bis 3 g	Kekse	bis 1,6 g

Gemessen wurde nur die Elaidinsäure (trans-Isomer der Ölsäure), die meist den Hauptteil der gesamten trans-Fettsäuren ausmacht. →Fettsäuren, →Speisefett.

Traubenzucker wird auch Glukose oder Dextrose genannt und kommt natürlicherweise in vielen süßen Früchten vor. In geringer Menge (0,1 %) findet sich Traubenzucker als Glukose im Blut (→Blutzucker). Der handelsübliche Traubenzucker wird aus Mais- oder Kartoffelstärke isoliert. Als Glukose im Blut gelangt er durch die Darmwände schnell in den Blutkreislauf, was ihm fälschlicherweise den Ruf als Super-Energiespender eingebracht hat. Traubenzucker ist ein →Monosaccharid und somit Baustein anderer Zuckerarten, zum Beispiel des gewöhnlichen Haushaltszuckers Saccharose. →Zucker.

Treibhauseffekt →Fleisch-Teufelskreis.

Treibnetzfischen, von vielen Staaten geächtete rücksichtslose und verantwortungslose Methode der Hochseefischerei, bei der das Meer mit gewaltigen, 15 Meter hohen und bis zu 60 Kilometer langen Treibnetzen »durchkämmt« wird. Die engmaschigen Netze zerstören rücksichtslos die Tierwelt unter Wasser. Denn neben den Fischen, auf die eigentlich Jagd gemacht wird, zum Beispiel Thunfisch, verfangen sich in diesen Todesnetzen auch Wale, Haie, Delphine, Schildkröten und andere Fische und sogar Seevögel, die sich aus eigener Kraft nicht aus den Netzen befreien können und kläglich zugrundegehen. 30 Millionen Tonnen mariner Lebewesen verenden jährlich in den Netzen der Industriefischerei. Trotz scharfer Proteste von Umweltorganisationen wird diese Methode noch immer angewendet, vor allem von Fangschiffen aus Japan, Taiwan und Korea. Besonders tückisch sind die Teilstücke von zerstörten Netzen, die als nicht verrottende Todesfallen auf dem Meer umhertreiben. Achten Sie beim Einkauf von Fischprodukten, beispielsweise Dosen mit Thunfisch, auf den Packungshinweis: »Ohne Treibnetze gefischt« oder »Eigene Fischflotte ohne Treibnetze« und ähnliche, und verzichten Sie auf Ware, bei der solche Hinweise fehlen. Ein Boykott der Treibnetzfischerei, für deren Verbot sich auch die UNO einsetzt, ist dringend erforderlich.

Trennmittel sind Lebensmittelzusatzstoffe zur Erhaltung der Rieselfähigkeit. Sie verhindern das Verkleben feinkörniger oder pulvriger Produkte wie Speisesalz, Gemüse- und Fruchtpulver, Trockensuppen, Soßenpulver, Backtriebmittel, Süßwaren. Auf den Zutatenlisten werden sie auch Antiklumpmittel, Antibackmittel oder Rieselhilfsmittel genannt. Eine weitere Gruppe von Trennmitteln wie Magnesiumoxid, Phosphate, Silikate etc. erleichtern das Ablösen von Süß- und Backmitteln aus Formen.

Trichinen sind Fadenwürmer, die sich im Muskelfleisch von befallenen Tieren einkapseln und das von ihnen befallene Fleisch genußuntauglich für den Menschen machen. Der Genuß von trichinösem Fleisch führt zur sogenannten Trichinose, einer häufig tödlich endenden Erkrankung. Der vom Tierarzt im Schlachthof vergebene violette Stempel bei der Fleischbeschau mit dem Aufdruck »Frei von Finnen, Trichinen, TBC und erkennbaren Krankheitskeimen« bietet nicht immer die Gewähr, daß es sich tatsächlich um gesundheitlich unbedenkliches Fleisch handelt. Abgesehen von der mangelhaften Kontrolle auf Rückstände bei →Tierbehandlungsmitteln ist eine genaue Prüfung auf das Vorhandensein von Bandwurmeiern oder Finnen sowie von Trichinen nur bei eingehender Inaugenscheinnahme jedes einzelnen Tierkörpers möglich.

Bloße Sichtkontrollen der am Fließband vorüberziehenden Tierkadaver, wie heute üblich, stellen keine ausreichende Prüfung dar.

Trinkwasser →Wasser.

Triticale, Hybrid aus Weizen und Roggen mit der Absicht, die Backeigenschaft des Weizens mit der Widerstandsfähigkeit des Roggens zu kombinieren. Die wirtschaftliche Bedeutung ist bisher gering, da dieses Ziel noch nicht befriedigend erreicht wurde.

Trockenfisch wie beispielsweise Stockfisch und Klippfisch wird aus frischen, fettarmen Fischen gewonnen, die zwei bis drei Monate luftgetrocknet oder in Trockenkammern auf künstlichem Weg getrocknet werden. Trockenfisch spielt bei unseren Ernährungsgewohnheiten kaum noch eine Rolle und wird zum größten Teil in Länder der Dritten Welt exportiert.

Trockenfrüchte. Das Trocknen von Früchten zählt zu den ältesten Konservierungsmethoden. Manche Trockenfrüchte werden noch heute nur mit Sonne und Luft getrocknet, gewöhnlich aber trocknet man das Obst in Trockenkammern. Im Dörrapparat oder in der Backröhre läßt sich Trockenobst selbst herstellen. Durch den Feuchtigkeitsentzug entsteht ein konzentriertes Nahrungsmittel mit hohem Anteil an Mineralien, Faserstoffen und fruchteigenem Zucker. Bis auf Vitamin C bleiben die Vitamine weitgehend erhalten. Die meisten der im konventionellen Handel erhältlichen Trockenfrüchte sind aber chemisch behandelt – sie werden mit Methylbromid begast und/oder geschwefelt (→Schwefeln). Trockenpflaumen und Feigen dürfen auch mit Sorbinsäure behandelt werden. Die Auswahl an Trockenfrüchten ist groß, doch sollten sie wegen ihrer hohen Zuckerkonzentration und Kariogenität nur sparsam verwendet werden. Mit Vernunft eingesetzt stellen Trockenfrüchte eine Alternative zum Fabrikzucker als Süßmittel in Desserts dar. Achten Sie beim Einkauf unbedingt darauf, daß die Trockenfrüchte nicht geschwefelt und chemisch behandelt sind, was sich daran erkennen läßt, daß sie nicht so hell und appetitlich wie konventionelle Ware aussehen.

Trockengemüse entsteht durch Wasserentzug, nachdem das Rohgemüse gewaschen, geputzt und meist auch blanchiert wurde. Teilweise wird das Gemüse auch mit Schwefeldioxid behandelt, um Bakterien abzutöten. Die Vitamine und die natürlichen Aroma- und Geschmacksstoffe gehen bei der Herstellung weitgehend verloren. Verwendung finden Trockengemüse vorwiegend in Instant-Suppen.

Trockenmilch wird durch Entzug von Wasser aus Vollmilch, teilentrahmter Milch oder Magermilch hergestellt. Durch Aufsprühen auf beheizte Walzen oder in einem heißen Luftstrom wird die Milch auf einen Restwassergehalt von 3–5% eingetrocknet. Diese pulverförmige Milchkonserve kann durch Zugabe von Wasser zu Kondensmilch oder »Trinkmilch« »wiederbelebt« werden. Dabei kommt es jedoch zu starken Nährstoffverlusten und erhebli-

Trüffel

chen Geschmackseinbußen. Außerdem kann →Oxycholesterin entstehen. In der Vollwertküche haben solche Konzentrate keinen Platz.

Trüffel wurden schon von den alten Römern geschätzt und sind eine teure Luxusspeise, die auch als »Diamant der Küche« bezeichnet wird. Das pilzähnliche Gewächs, von dem es verschiedene, von Feinschmeckern streng unterschiedene weiße und schwarze Sorten gibt, wird meist von dressierten Hunden und Schweinen aufgespürt. Der strenge, unvergleichliche Geruch von Trüffeln läßt jedem Gourmet das Wasser im Mund zusammenlaufen.

Tryptophan. L-Tryptophan ist eine essentielle →Aminosäure, die im Stoffwechsel wichtige biochemische Funktionen erfüllt. Sie ist die limitierende Aminosäure bei Mais, lindert Schmerzempfinden und Streß und wirkt beruhigend, anti-depressiv und schlaffördernd. Als →Nahrungsergänzungsmittel einsetzbar. →Biologische Wertigkeit.

Turmeric →Kurkuma.

TVP →Sojafleisch.

Tyrosin. L-Tyrosin ist eine nichtessentielle →Aminosäure, die stimmungshebend und wachstumsfördernd wirkt.

U

Übergewicht ist ein deutlich sichtbarer Ausdruck von falschen Ernährungsgewohnheiten. Unabhängig vom jeweiligen Schönheitsideal ist zu dick, wer dick aussieht. Pausbacken, Doppelkinn, Speckfalten, Fettbauch und andere Merkmale weisen deutlich auf Übergewicht hin. Oft aber wird Dicksein entweder verdrängt (und mit schönfärberischen Begriffen wie stattlich, vollschlank oder kräftig umschrieben) oder entgegen aller gesundheitlichen Erwägungen bewußt gepflegt (»Dick ist schick.«). Adipositas, wie der medizinische Fachausdruck für die übermäßige und krankhafte Anhäufung von Fett im Körper lautet, wird nur in ca. 2 % der Fälle durch eine hormonelle Störung oder eine krankhafte Stoffwechselstörung hervorgerufen und auch nicht durch Vererbung verursacht. In 98 % der Fälle entsteht Übergewicht durch falsches Ernährungsverhalten: Der Betroffene nimmt über einen längeren Zeitraum mehr Nahrungsenergie auf als der Körper benötigt (→Brennwert). Aufgrund der individuellen Einstellung des →Stoffwechsels sind die Konsequenzen des »Zuviel-Essens« bei den einzelnen Menschen aber verschieden. Wird beim einen jede überflüssige Kalorie in →Depotfett angelegt (sogenannte »gute Futterverwerter«), so gibt der andere überflüssige Energiemengen durch Erhöhung der Wärmeproduktion im Körper wieder ab. Ein Übergewichtiger muß also nicht notwendigerweise ein »Vielfraß« sein – auch nur geringe Mengen überschüssiger Nahrungsenergie, die den tatsächlichen Bedarf immer wieder überschreiten, können sich im Lauf der Zeit zu Übergewicht summieren. Durch das ständige Überangebot an Nahrung in unserer Überflußgesellschaft wurde Übergewicht zu einer Volkskrankheit – etwa 40 % der Bevölkerung in Deutschland gilt als übergewichtig. In den USA sind zwei Drittel der Menschen übergewichtig bis fett; 300 000 sterben jährlich an den Folgen der Fettleibigkeit. Übergewicht kann auf eine Zunahme von Fettgewebe, Muskelmasse oder Wassergehalt zurückgeführt werden.

Traum vieler Übergewichtiger, die sich durch diverse →Schlankheitsdiäten hungern, ist das in Formeln festgelegte sogenannte »Idealgewicht« oder zumindest das »Normalgewicht«, wie es sich durch die

Übergewicht

→Broca-Formel oder besser noch durch den →Body Mass Index leicht errechnen läßt. Solche Messungen liefern aber stets nur grobe Anhaltspunkte. Wichtiger als »Normal- und Idealgewicht« ist das individuelle »Wohlfühlgewicht«, das Knochenbau, Körperstatur, Energieumsatz und andere individuelle Komponenten mit in die Rechnung einbezieht. Es kann über oder unter den errechneten Normal- und Idealgewichten liegen. Da aber auch viele Dicke ihr Übergewicht als »Wohlfühlgewicht« betrachten, um die Tatsache des Dickseins zu verdrängen, ist das echte Wohlfühlgewicht eng mit grundlegenden Aspekten wie Gesundheit, Fitneß, Aussehen etc. verbunden. Bei einem gesunden Wohlfühlgewicht wird der Körper nicht als Belastung empfunden (z. B. beim Sport oder beim Umgang mit anderen), und es lassen sich keine Krankheiten feststellen, die auf Übergewicht zurückzuführen sind.

Übergewicht ist ein wesentlicher Risikofaktor für eine Reihe von →ernährungsbedingten Krankheiten. Übergewicht fördert unter anderem Herz/Kreislauf-Erkrankungen, Arteriosklerose, Gicht, Bluthochdruck, Thrombosen, Gallensteine, Nierenkrankheiten, Fettstoffwechselstörungen etc. Es gilt als Risikofaktor für Darm-, Gebärmutterschleimhaut- und Brustkrebs. Neben einem teilweise stark verminderten körperlichen Wohlbefinden, das sich in Atemnot, Müdigkeit, Schwerfälligkeit, Gelenkbeschwerden, Schlafsucht und anderem äußern kann, tragen Übergewichtige noch zahlreiche Risiken – sie sterben beispielsweise 2,5mal so häufig an Lebererkrankungen und den Folgen von Diabetes, tragen ein 60 % höheres Risiko als Schlanke, an einer koronaren Herzkrankheit zu sterben und ein 30 % höheres Risiko, an den Folgen eines Unfalls zu sterben. Das Risiko bei Operationen steigt stark, gewisse Diagnoseverfahren wie Ultraschall, Sonografie, Röntgen sind bei Dicken schlechter durchzuführen. Die deutschen Krankenkassen zahlen jährlich ca. 15 Milliarden Euro für die Folgen der Adipositas. Dazu kommen für die Betroffenen oft verdrängte psychosoziale Probleme wie Minderwertigkeitsgefühle, Depressionen bis hin zum Selbsthaß, Kontaktschwierigkeiten, Probleme bei der Partnersuche, beim Umgang mit anderen Menschen bis hin zu Berufsproblemen. In unserer Zeit, die einem sportlichen, schlanken Schönheitsideal huldigt, werden Dicke nicht selten als häßliche Verlierer empfunden und von der Umwelt benachteiligt.

Hinter den Eßstörungen, die zu Übergewicht führen, stehen meist eine Reihe psychischer Probleme, die in vielen Fällen schon in der Kindheit angelegt und geprägt werden. Viele dicke Erwachsene waren schon als Kinder übergewichtig. Die Zahl der übergewichtigen Kinder und Jugendlichen hat sich in Deutschland in den vergangenen 15 Jahren auf mehr als 2 Millionen verdoppelt. Dazu trägt bei, daß Fast Food und Schokoriegel zum festen

Übergewicht

Bestandteil jugendlicher Eß-(Un)Kultur geworden sind. Fehlmeinungen über Ernährung, falsche Einschätzung des eigenen Dickseins, das Vorbild der Eltern, eingefräste falsche Erziehungsprogramme (»Du ißt, was auf den Tisch kommt!« »Der Teller muß leergegessen werden!« »In Afrika müssen Kinder hungern, und du läßt Essen übrig!« etc.), das Ersetzen von Liebe, Zuneigung, Gesprächen, Trost durch Nahrung, das Essen als Gewohnheit oder als Ersatzbefriedigung, das Essen aus Frust, Angst, Kummer, Langeweile oder um Probleme, Schmerzen, sexuelle Unbefriedigtheit und anderes zu kompensieren, sind wesentliche Auslöser für das Ansammeln von Übergewicht und führen nicht selten in einen psychischen Teufelskreis. Essen wird von den tatsächlichen Bedürfnissen abgekoppelt, Übergewichtige sind in vielen Fällen den Signalen des eigenen Körpers gegenüber sehr unbewußt und haben ein gestörtes Verhältnis zu den grundlegenden Regelmechanismen von →Hunger, →Appetit und →Sättigung.

Zu den häufigsten Ernährungsfehlern, die zu Übergewicht führen, zählen:
– Falsche Zusammenstellung der täglichen Kost; viel Fertignahrung und Fast Food.
– Ungünstige Eßzeiten (z. B. abends), falscher Umgang mit dem Hungergefühl (häufig wird Durst mit Hunger verwechselt, oder der Körper meldet nicht Energiebedarf, sondern Nährstoffbedarf, z. B. Eiweiß), falsches Kalorienrechnen.
– Zu hoher Verbrauch von Zucker, Weißmehl, Fleisch, tierischen Fetten, Salz.
– Alle Nahrungsmittel, die müde machen, machen dick (→Glykämischer Index).
– Jede Stimulierung einer Insulinausschüttung, selbst kleinste Mengen eines Schokoriegels, Brot oder Limonade auf nüchternen Magen, verhindert die Fettverbrennung aus dem körpereigenen Fettdepot.

In →Schlankheitsdiäten versuchen viele Dicke, ihre überflüssigen Pfunde loszuwerden, in den meisten Fällen jedoch ohne oder mit nur geringem Erfolg. Der Grund dafür liegt in der Unkenntnis über körperliche Mechanismen. Stellt man abrupt von übermäßiger Nahrungszufuhr auf eine Diät um, verliert man zwar relativ rasch an Gewicht, doch der Stoffwechsel des Körpers stellt sich ebenfalls um und wertet die verminderte Nahrungszufuhr weit effektiver aus als zuvor. Kehrt man nach der Kur zur normalen (meist falschen) Ernährungsweise zurück, bleibt diese »Über-Auswertung« der Nahrung noch eine Weile bestehen, mit der Folge, daß die abgehungerten Pfunde rasch zurückkehren und man einige Wochen nach der Kur sogar mehr Gewicht auf die Waage bringt als zuvor. Daher der Slogan: Dick durch Diät. Eine Diät, die keinen Lerneffekt bezüglich gesunder und »richtiger« Ernährung beinhaltet, ist verschwendete Liebesmüh' und zudem meist gesundheitsschädlich. Außerdem trifft auf die meisten Übergewichtigen zu, daß ihr Körper im Laufe der Zeit mehr Fettzellen gebildet hat. In Fettzellen wird das Depotfett des Körpers gespeichert und über die Fettzellen regelt sich das vorübergehende Über- und Unterangebot an Nahrung. Bei dauernder »Überfütterung« produziert der Körper mehr Fettzellen, um die überschüssige Energie abzuspeichern. Dicke haben bis zu fünfmal mehr Fettzellen als Schlanke. Einmal gebildet, saugt eine Fettzelle sich voll, wann immer sie dazu Gelegenheit hat. Durch Schlankheitsdiäten werden nicht die Fettzellen selbst, sondern nur ihr Inhalt abgebaut. Nach der Kur möchten die entleerten Zellen schnellstmöglich wieder gefüllt werden, mit der Folge, daß die Pfunde rasch zurückkehren. Nur intensive sportliche Betätigung vermag entleerte Fettzellen zu Muskelzellen umzubilden. Da für die Entstehung von Übergewicht meist psychologische Probleme und Fehlmeinungen über Ernährung verantwortlich sind, ist zudem jede Kur erfolglos, die nicht auch mit einer Verbesserung des Selbstbildes und der Vermittlung von Ernährungswissen einhergeht. →Schlankheitsdiäten.

Übersäuerung →Säure-Basen-Gleichgewicht.

Überschußproduktion →EU.

Überzugsmittel, Lebensmittelzusatzstoffe, die zum Umhüllen oder Überziehen von Nahrungsmitteln wie Zitrusfrüchten, Zuckerwaren, Fleischerzeugnissen, Käse und anderen dienen. Sie schützen beispielsweise vor Austrocknung oder Aromaverlust. Es handelt sich dabei um Wachse und Harze, die warm aufgesprüht oder durch ein Tauchbad aufgetragen werden und beim Abkühlen einen elastischen Oberflächenbelag bilden. Bei Zitrusfrüchten ist zusätzlich der Hinweis »gewachst« erforderlich. →Oberflächen-Behandlungsmittel.

Ubichinon →Vitamin Ubichinon.

Ultrahocherhitzung →H-Milch.

Ume-Su, Filtrat, das bei der Herstellung von →Meboshi anfällt und als saure Würze wie Essig verwendet wird.

Umeboshi, japanische Salz-Aprikose. →Meboshi.

Umkehrosmose ist eines der gründlichsten Verfahren zur Trinkwasseraufbereitung für den Haushalt. Das zu filtrierende Wasser wird durch halbdurchlässige Membranen gepreßt, die größere Moleküle zurückhalten und nur Wassermoleküle und kleinere Mineralstoffteilchen hindurchdrücken, aber nicht wieder zurückpassieren lassen. Schadstoffe und viele Mineralstoffe werden zu über 90% zurückgehalten, so daß das Filtrat mineralarm bzw. fast entmineralisiert ist. Auch wichtige Mineralien, wie Calcium und Magnesium, werden dem Wasser entzogen. Bei einseitiger Ernährung und überwiegender Verwendung von membrangefiltertem Wasser kann es daher zu Mangelerscheinungen kommen. Die empfindlichen Membranen müssen ständig umspült sein und dürfen nie »trockenlaufen«. Die Umkehrosmose erfordert einen hohen Rohwasserverbrauch – zur

Herstellung von 1 Liter membrangefiltertem Wasser müssen zwischen 3 und 25 Liter Wasser aufbereitet werden –, was aus Umweltgründen unerwünscht ist (→Wasser). Ähnlich wie bei den Aktivkohle-Filtern stellen die aus organischen Materialien hergestellten Membranen einen guten Nährboden für Mikroorganismen dar und müssen daher nach Anweisung mit heißem Wasser rückgespült werden.

Umstellbetrieb, Bezeichnung für einen landwirtschaftlichen Betrieb, der sich in der Umstellung auf eine Anbauweise nach einem der anerkannten →Anbauverbände befindet. Die Umstellungsphase dauert mehrere Jahre. Ware aus Umstellbetrieben ist im Handel eigens ausgezeichnet. →Ökologischer Landbau.

Umweltbelastung –Schadstoffe.

Umweltzerstörung →Ernährungsverträglichkeit, →Fleisch-Teufelskreis, →Getreide-Teufelskreis.

Unterernährung. Hunger ist noch immer ein brennendes Problem auf dieser Welt. Ca. 840 Millionen Menschen in vielen Ländern müssen ohne ausreichende Nahrungsversorgung leben und die daraus folgenden Gesundheitsschäden wie Untergewicht, Auszehrung, Wachstumsverzögerungen bei Kindern, verstärkte Anfälligkeit gegen Infektionskrankheiten sowie eine verminderte Arbeitsfähigkeit und Lebensqualität in Kauf nehmen. Jährlich sterben etwa 13 Millionen Kinder durch Unterernährung. Hunger scheint ein unlösbares Problem zu sein, obwohl weltweit mehr Nahrungsmittel erzeugt werden als zur Versorgung der gesamten Menschheit nötig sind. Die Welt-Getreideernte einschließlich Reis beträgt etwa 2 Milliarden Tonnen. Richtig gesichert, verteilt und verwendet könnte jeder der heute lebenden ca. 6 Milliarden Menschen täglich über 800 Gramm Getreide erhalten und damit satt werden und gesund bleiben. Die steigende Umweltverschmutzung, hohe Ernteverluste und unsachgemäße Lagerung von Nahrungsmitteln, der Verlust von Ackerflächen durch Versiedelung, Erosion, Versalzung, Übernutzung sowie die Verschwendung wertvoller Wasserressourcen verschärfen dieses Problem noch. Pro Tag gehen etwa 50 Millionen Quadratmeter Ackerland verloren. Außerdem sorgt die Bevölkerungsexplosion für eine ständige Zuspitzung – laut World Watch Institute wird sich die Menschheit bis zum Jahre 2025 auf 11 Milliarden vermehren. Pro Tag nimmt die Weltbevölkerung um etwa 240 000 Menschen zu. Ungerechte Verteilung und die Ernährungsgewohnheiten der Industrieländer tragen wesentlich zum Hunger in der Welt bei. So wird ein Großteil der weltweiten Getreideernte als Mastfutter in der Fleischerzeugung für die reichen Industriestaaten eingesetzt. Die Verkürzung der Nahrungsketten ist also ein wichtiges Ziel bei der Bekämpfung des Welthungers. →Getreide-Teufelskreis, →Fleisch-Teufelskreis. Eng verknüpft und ein in der Zukunft noch wachsendes Problem ist die Wasserversorgung – um die Jahrtausendwende lebten rund 18% der Weltbevölkerung ohne gesicherte Trinkwasserversorgung, während in anderen Ländern →Wasser verschwendet wird.

Neben dem generellen Mangel an Nahrungsenergie ist auch der Mangel an bestimmten Vitalstoffen von Bedeutung. So sind weltweit mehr als eine Milliarde Menschen von Eisenmangel betroffen und etwa 580 Millionen Menschen von Jodmangel. Auch der Mangel an einzelnen Vitaminen ist verbreitet. Zu einer Unterversorgung mit →Vitalstoffen kommt es bei den modernen Ernährungsgewohnheiten auch in den Industrienationen, die eigentlich von Überernährung und den damit verbundenen →ernährungsbedingten Krankheiten geprägt sind.

Ursüße →Zuckerrohrsaft.

V

Valin. L-Valin ist eine essentielle Aminosäure, der bei der Regeneration von Hämoglobin, beim Muskelaufbau und der Wiederherstellung der Kraftreserven eine wichtige Rolle zukommt.
Vanadium (Spurenelement)
Funktion: Gefäßfunktion, Cholesterinstoffwechsel, Zähne, Skelettbildung.
Vorkommen: Fisch, Vollwertgetreide, Hülsenfrüchte, Nüsse. Verlust durch Verarbeitung und Nahrungsmittelzubereitung: 10–20 %.
Mangelsymptome: Nicht erforscht.
Tagesbedarf: 1–2 mg.
Erhöhter Bedarf: Nicht erforscht.
Überdosierung: Nicht erforscht.
→Mineralstoffe.
Vanille. Dieses edle Gewürz stammt aus Südamerika und ist als ganze Schote oder gemahlen im Handel. Vanille ist ein Universalgewürz bei Süßspeisen – Obstsuppen, Kompotte, süße Aufläufe, Puddings, Kaltschalen, Eiscreme, Gebäck, Milchmixgetränke und vieles mehr erhält durch Vanille ein unvergleichliches Aroma. Nicht verwechseln darf man echte Vanille mit künstlichen Vanillearomen oder →Vanillezucker. Doch schon der Preis schließt dies aus: Echte Vanille ist ein teures Gewürz, sollte den Nachahmungen aus der Retorte aber in jedem Fall vorgezogen werden.
Vanillezucker, Mischung aus weißem Fabrikzucker und echtem geriebenen Vanillemark.
Vanillinzucker, Nachahmung von Vanillezucker. Statt echtem Vanillemark wird dem weißen Zucker hier Vanillin-Aroma, ein naturidentischer Aromastoff beigemengt.
Vegetarismus. Der Vegetarismus ist wohl die älteste und bekannteste »alternative« Ernährungsform. Der Verzicht auf Nahrung vom getöteten Tier hat nicht nur im Osten Tradition, wo viele Menschen aus religiösen Gründen vegetarisch leben. Auch vor der lebenserneuernden Reformbewegung, die in der Mitte des 19. Jahrhunderts eine Alternative zu den unmenschlichen Bedingungen des Industriezeitalters schaffen wollte und den Vegetarismus in unseren Breiten bekannt machte, gab es viele bedeutende Persönlichkeiten im Westen, die sich vegetarisch ernährten. Schon der griechische Philosoph Pythagoras sagte: »Solange der Mensch Tiere schlachtet, werden die Menschen auch einander töten.« Er handelte nach dieser Maxime – er lebte vege-

tarisch. Leo Tolstoi wandelte diese Aussage ab: »Solange es Schlachthöfe gibt, wird es auch Schlachtfelder geben.« Leonardo da Vinci, Alexander von Humboldt, Albert Schweitzer, Seneca und Richard Wagner sind nur einige weitere Namen aus der langen Liste bekannter abendländischer Vegetarier. Auch Adolf Hitler gehörte zu ihnen, was zeigt, daß Vegetarier nicht automatisch die besseren Menschen sind.

Die gesünderen aber sind sie allemal. Drei große, unabhängig voneinander durchgeführte Studien (in Berlin, Heidelberg und Gießen) über die Vor- und Nachteile vegetarischer Lebensweise haben zu dem einhelligen Ergebnis geführt, daß Vegetarier gesünder leben als ihre fleischessenden Mitmenschen. Geringere Anfälligkeit gegen Allergien und Krebs, höhere Lebenserwartung, günstigere Werte in bezug auf Blutdruck, Körpergewicht und Krankheitshäufigkeit waren die Ergebnisse, welche die eingefleischten Vorurteile gegen den Vegetarismus widerlegen. Der Verzicht auf Fleisch bringt keinerlei nachteilige Auswirkungen mit sich. Die Versorgung mit Eiweiß und anderen im Fleisch enthaltenen Nähr- und Vitalstoffen ist für den Vegetarier kein Problem – all diese Stoffe können problemlos auch aus pflanzlichen Quellen aufgenommen werden. Der Slogan »Fleisch muß sein« entpuppt sich einmal mehr als Werbelüge. Zudem sind pflanzliche Nahrungsmittel in der Regel auch preisgünstiger als Fleischkost.

Der Vegetarismus ist, wird er richtig praktiziert, eine empfehlenswerte, vollwertige und gesunde Ernährungsform, zumal die meisten Vegetarier mehr Bewußtheit über Ernährung und Gesundheit besitzen als der Durchschnittsverbraucher. Nur wenige Vegetarier trinken Alkohol, noch weniger rauchen, viele verzichten auf Genußmittel wie Kaffee und Tee und schränken sich beim süßen Gift Zucker ein. Richtig praktizierter Vegetarismus ist aber nicht nur das Weglassen von Fleisch, während die übrigen Ernährungsgewohnheiten beibehalten werden, sondern eine bewußte Auseinandersetzung mit Ernährung im allgemeinen und ein Beachten der wichtigen Grundregeln von Qualität, Schadstoffarmut und Vollwertigkeit der Nahrung. Die sogenannten »Puddingvegetarier«, die zwar fleischlos essen, ansonsten aber alle Unsitten der herkömmlichen Zivilisationskost beibehalten und manchmal sogar verstärken (Ersetzen von Fleischmahlzeiten durch Süßspeisen), scheinen zusammen mit vielen angestaubten Vorurteilen über Vegetarier im Aussterben begriffen. Die vegetarischen Restaurants und Buffets, die allerorts aus dem Boden schießen, zeigen, daß der Vegetarismus eine Ernährungsform ist, die im Trend der Zeit liegt und bei allen Bevölkerungsgruppen zunehmend Akzeptanz findet. Mit Verzicht hat die vegetarische Küche nichts zu tun – es gibt eine Unzahl leckerer und abwechslungsreicher Rezepte. Die sinkende Qualität des im Handel erhältlichen Fleisches und die sich häufenden Fleisch-Skandale haben vielen den Weg zur fleischlosen Küche erleichtert. Allein durch die →BSE-Krise wurden 2,4 Millionen Deutsche – zumindest vorübergehend – zu Vegetariern. Gleich, ob man aus gesundheitlichen, weltanschaulichen, ethischen oder ökologischen Gründen auf Fleisch verzichtet – für alle Vegetarier gilt, daß sie keinerlei Nahrungsmittel zu sich nehmen, die von getöteten Tieren stammen. Darüber hinaus gibt es drei Abstufungen: Die *Ovo-lacto-Vegetarier* essen kein Fleisch, wohl aber Eier und Milchprodukte, die *Lacto-Vegetarier* essen kein Fleisch und keine Eier, aber Milchprodukte, die *Veganer* lehnen Fleisch, Eier und Milchprodukte ab. Letztere müssen allerdings sehr darauf achten, daß es zu keiner Unterversorgung an bestimmten Nähr- und Vitalstoffen kommt (→Eiweiß, →Vitamin B12).

Verbraucherschutz. Das Deutsche Lebensmittel- und Bedarfsgegenständegesetz sowie weitere EU-Erlasse sollen dem Schutz des Verbrauchers vor gesundheitlichen Gefährdungen und dem Schutz vor →Täuschung dienen. Zur Durchführung dieses Gesetzes gibt es ausführliche Verordnungen, die beispielsweise die Lebensmittelkennzeichnung und den Einsatz von Zusatzstoffen regeln. Darüber hinaus bestehen Schutzvorschriften im Fleischbeschaugesetz, im Futtermittelgesetz, im Eichgesetz und anderen. Die →Lebensmittelüberwachung schließlich soll dafür sorgen, daß all diese Gesetze und Verordnungen auch eingehalten werden.

Wer jedoch aufmerksam die Nachrichten verfolgt, wird feststellen, daß kaum ein Monat ohne größeren oder kleineren Umwelt- oder Nahrungsmittelskandal vergeht. Flüssigei-Skandal, Hormon-Skandal, BSE-Krise und andere waren nur Reizworte in der unendlichen Geschichte der Vergehen gegen Gesetze und Verordnungen. Clevere Hersteller und Händler nützen geschickt alle Lücken in der Gesetzgebung und der Überwachung oder setzen sich über alle Gesetze hinweg, weil sie wissen, daß die Lebensmittelüberwachung den Entwicklungen findiger Chemiker und Lebensmitteltechnologen hilflos hinterherhinkt. Viele Skandale werden nur zufällig aufgedeckt, da wirksame und umfassende Kontrollen nicht durchführbar sind. In vielen Fällen sind die Untersuchungsmethoden nicht ausgereift, und oft kommen Untersuchungsergebnisse zu spät, weil sich die beanstandeten Nahrungsmittel längst im Handel oder bereits auf dem Tisch des Verbrauchers befinden. Häufig fehlen überhaupt gesetzliche Höchstwerte für →Schadstoffe. Kommt es einmal doch zu einer Verurteilung, sind die Strafen meist lächerlich gering.

Doch abgesehen von Gesetzesübertretungen sind viele der Verordnungen kaum das Papier wert, auf das sie gedruckt sind. Angesichts der langen Listen von erlaubten →Lebensmittelzusatzstoffen oder der Höchstmengenverordnungen für Giftstoffe in der Nahrung entpuppen sich viele Verordnungen zum Schutze des Verbrauchers als

Maßnahmen zum Schutze von Industrieinteressen. Vorbeugender Verbraucherschutz hingegen könnte sich geschäftsmindernd für die Industrie auswirken. Die Lobby der Industrie ist mächtig und nimmt nicht nur auf Politiker Einfluß, sondern auch auf die Wissenschaft, die durch industriefreundliche Untersuchungen und Gutachten wiederum auf den Gesetzgeber einwirkt. »Wes Brot ich eß, des Lied ich sing«, ist heutzutage das Motto vieler Wissenschaftler – auch im universitären Bereich – geworden, da ihre Budgets längst von Politikern und Industrie abhängig sind. Kritische Wissenschaftler erhalten häufig keinen Lehrstuhl. Kein Wunder also, daß der Wert vieler wissenschaftlicher Gutachten zweifelhaft ist und daß die daraus resultierenden Gesetze und Verordnungen dem Verbraucher nicht viel nützen. Wirklich geschützt ist nur der informierte, der mündige Verbraucher, der sich durch bewußtes Kauf- und Ernährungsverhalten selbst zu schützen vermag. Wer sein Konsumverhalten nicht mehr von Werbeversprechungen steuern läßt und wer den »wissenschaftlichen« Erkenntnissen, die ihm die moderne Zivilisationskost schmackhaft machen wollen, mißtraut, wer die Zusammenhänge zwischen Ernährung, Gesundheit und Politik und Umwelt kennt, der kann seine Erkenntnisse in die Praxis umsetzen und sich auch in der heutigen Zeit noch gesund ernähren. Aufgeklärte Verbraucher sind sich selbst der beste Schutz, da nur sie in ihrer Gesamtheit letztendlich Druck auf Industrie und Politiker ausüben können.

Darüber hinaus gibt es eine Reihe von Möglichkeiten, im privaten Umfeld aktiv zu werden, zum Beispiel durch Mitarbeit bei Verbraucherinitiativen, durch Engagement im Freundes- und Bekanntenkreis, durch das Einwirken auf Laden- und Restaurantbesitzer und auf Verkaufsstellen von Schulspeisung, sich mehr um gesunde Ernährung zu bemühen, durch Verbreiten von Informationen über Schadstoffe und alternative Nahrungsmittel, durch Aufklärung der eigenen Kinder über gute und schlechte Ernährung, durch Einreichen von irreführend, ungenügend oder falsch ausgezeichneten oder verdorbenen Produkten an die zuständigen Ämter und so weiter und so fort.

Dem Verbraucherschutz gewidmet haben sich die →Verbraucherzentralen. Außerdem gibt es Behörden, an die Sie sich mit Beschwerden über ungenügend oder falsch ausgezeichnete oder verdorbene Nahrungsmittel wenden können. Diese sind die Bezirksinspektionen, die Kreisverwaltungsreferate oder die Lebensmittel-Untersuchungsämter. Durch die →BSE-Krise rückte der Begriff »Verbraucherschutz« ins Zentrum der öffentlichen Aufmerksamkeit. Plötzlich gab es »Verbraucherschutzminister« und der Schutz des Verbrauchers wurde zum politischen Ziel erklärt. Welche tatsächlichen Vorteile diese politischen Sofortmaßnahmen für den Verbraucher bringen, muß sich in der Praxis allerdings erst erweisen.

Verbraucherzentralen gibt es in vielen Großstädten. Dort wird man Ihnen gerne weiterhelfen, wenn Sie Fragen zu Umwelt und Ernährung haben oder wenn Sie über alternative Einkaufsmöglichkeiten in Ihrer Stadt Bescheid wissen wollen. Auch bei Problemen und Beschwerden (nicht nur über den Bereich Ernährung, sondern über alle den Verbraucher betreffenden Gebiete) finden Sie dort Ansprechpartner. In Österreich wenden Sie sich an den Verein für Konsumenteninformation (Wien), in der Schweiz an die Stiftung für Konsumentenschutz (Bern).

Verdauung. Der bekannte Spruch »Du bist, was du ißt« müßte richtig eigentlich heißen: »Du bist, was du verdaust.« Über die Darmschleimhaut stehen wir im unmittelbaren Kontakt zur Umwelt. Doch nicht immer kann unser Körper die angebotene Nahrung auch verwerten (→Verdauungsstörungen). Der Verdauungsprozeß ist ein wesentlicher Teil des →Stoffwechsels. Bei der Verdauung wird die aufgenommene Nahrung zu Aufbaustoffen oder zu Brennmaterial für die Gewinnung von Energie, die jede Körperzelle zum Leben und Funktionieren benötigt, umgewandelt. Unser Körper besteht aus über 60 Billionen Zellen. Zum Aufbau, zur Erhaltung und zur Neubildung von Zellen benötigt der Körper Nähr- und Vitalstoffe. Aus den Bestandteilen der Nahrung entnimmt der gesunde Organismus alle Stoffe und Verbindungen, die er zu dieser Aufgabe benötigt. Unser Körper ist deshalb auf ständige Zufuhr von Nähr- und Vitalstoffen angewiesen. Sie müssen ihm zur rechten Zeit, in der richtigen Kombination, in der optimalen Menge und in der richtigen Form zur Verfügung stehen. Rund fünfzig Tonnen Nahrungsmittel nimmt jeder Mensch im Lauf seines Lebens zu sich. Sie sind neben der Luft, die er atmet, der Treibstoff, der das physische Leben ermöglicht und aufrechterhält.

Die Nahrung wird auf ihrem Weg durch den Verdauungstrakt, einem etwa 8 Meter langen Schlauch von der Mundhöhle bis zum After, in ihre Bausteine zerlegt, resorbiert und vom Blutstrom den verschiedenen Bereichen des Organismus zugeführt. In den Zellen wird die in den Nährstoffen gespeicherte Energie freigesetzt. Der für diese Vorgänge benötigte Sauerstoff wird über die Atmungsorgane aufgenommen und ebenfalls vom Blut zu den Zellen befördert. Der nicht verwertbare Rest wird konzentriert und ausgeschieden. Überflüssige Nahrungsenergie wird gespeichert und bei Bedarf neu verteilt.

Der im einzelnen hochkomplizierte Verdauungsprozeß kann im folgenden nur grob umrissen werden:
– In der Mundhöhle wird die aufgenommene Nahrung auf eine für die Verdauung günstige Temperatur vorgewärmt oder vorgekühlt.
– Die Zähne zerkleinern die Nahrung.
– Der Speichel befeuchtet die gekaute Nahrung, löst die geschmacksauslösenden Substanzen, macht die Nahrungsbrocken für das Passieren der Speiseröhre geschmeidig und

Verdauungsenzyme

vermengt sie mit Enzymen zur Vorverdauung der Kohlenhydrate. Unsere Mundspeicheldrüsen produzieren täglich etwa 1 bis 1,5 Liter Speichel.

– Die Zunge vermischt die zerkaute Nahrung und formt sie zum sogenannten Bolus.

– Durch den Schluckvorgang verläßt der Bolus die Mundhöhle und wird durch die Speiseröhre mit kräftigen wellenförmigen Muskelbewegungen in den Magen transportiert.

– Im Magen, der beim Erwachsenen ein Fassungsvermögen von 2 bis 3 Litern hat, wird die Nahrung gesammelt und durchgeknetet. Die Magendrüsen bilden teils Schleim, teils Gastrin, das die Bildung des Magensaftes anregt. Der Magensaft besteht aus Wasser, verschiedenen Enzymen, Salzsäure und Schleim. Er vernichtet die meisten Bakterien in der Nahrung und vorverdaut durch die eiweißspaltenden Pepsine das Eiweiß der Nahrung. Die Menge und genaue Zusammensetzung des stark sauren Magensaftes (pH 0,9–1,5) hängen von der Art der aufgenommenen Nahrung ab. Zwischen einer und sechs Stunden verweilt die Nahrung im Magen. Kohlenhydratreiche Nahrungsteile verlassen den Magen am schnellsten, fettreiche Speisen »liegen am längsten im Magen«.

– Der austretende, saure Speisenbrei (Chymus) gelangt, vermischt mit dem Verdauungssaft, durch den »Pförtner«, den Magenausgang, in den Zwölffingerdarm, einen 25 bis 30 Zentimeter langen Abschnitt des Dünndarms.

– Im Dünndarm finden die wichtigsten Verdauungsvorgänge statt. Durch den alkalischen Saft der Bauchspeicheldrüse, die hinter dem Magen liegt und deren Enzyme fett- und stärkespaltend sind, wird der Nahrungsbrei neutralisiert. Durch die in der Leber produzierte Gallensäure werden die Fette emulgiert und die Enzyme aus der Bauchspeicheldrüse aktiviert, welche die Fette in Glycerin und Fettsäuren zerlegen. Die verschiedenen Enzyme des Darmsaftes spalten Fette, bauen die Eiweißbausteine weiter zu Aminosäuren und die Disaccharide (Zweifachzucker) zu einfachen Zuckern ab. Die Dünndarmschleimhaut weist eine Vielzahl kleiner Zotten auf, welche die Aufgabe übernehmen, die aufgespaltenen Nahrungsbestandteile aufzunehmen, zu resorbieren. Die gesamte innere Darmoberfläche von etwa 120 m^2 wird alle zwei Tage erneuert, was einen Großteil des täglichen Eiweißbedarfs (etwa 20 g) beansprucht.

Die Eiweiße werden in Form von Aminosäuren, die Kohlenhydrate in Form von einfachen Zuckern (Monosaccharide) und die Fette in Form von Fettsäuren und Glycerin resorbiert. Aminosäuren und Zucker werden ins Blutgefäßsystem aufgenommen und gelangen durch die Pfortader in die Leber. Die Fette treten zum größten Teil in das Lymphgefäßsystem über und umgehen die Leber. Die resorbierten Nähr- und Vitalstoffe werden den Körperzellen zum Aufbau und zur Energiegewinnung zugeführt. Überflüssige Nahrungsenergie wird abgespeichert. Essen wir mehr, als zur

Versorgung des Körpers notwendig ist, lagert sich der Überschuß als →Depotfett ab. →Übergewicht.

– Die verbleibende wäßrige Mischung aus unverdaulichen und unverwertbaren Nahrungsbestandteilen wandert in den Dickdarm. Dort wird sie durch Wasserentzug eingedickt, die »unverdaulichen« Anteile werden von der Darmflora verwertet und schließlich über den Mastdarm als Stuhl ausgeschieden. Heller oder übel-aashaft oder sauer riechender Stuhl sowie harter und trockener (Verstopfung) und wäßriger, ungeformter oder schleimiger Stuhl (Durchfall) weisen auf →Verdauungsstörungen hin.

– Der Verdauungsvorgang wird durch Nervenreize, Drüsenabsonderung und Enzymwirkung ausgelöst, gesteuert und durchgeführt. Die Hirnanhangdrüse steuert die Hormonausschüttung im Organismus. Die Schilddrüse reguliert die Stoffwechselvorgänge und Sauerstoffverwertung im Körper. Die Leber erfüllt zentrale Aufgaben im Eiweiß-, Kohlenhydrat- und Fettstoffwechsel, bildet Eiweiß, bereitet den Gallensaft und sorgt für die Entgiftung des Organismus. Die Bauchspeicheldrüse sondert die Hormone Insulin und Glukagon ab, die den Kohlenhydratstoffwechsel regeln. Die Nieren und Harnausscheidungsorgane erfüllen neben den Lungen und der Haut Aufgaben der Ausscheidung. Zudem regeln sie den Flüssigkeits- und Salzhaushalt des Körpers.

– Außer den Enzymen, Hormonen, Vitaminen, Mineralstoffen und Spurenelementen, die in einem komplizierten Zusammenspiel an der Verdauung der Nahrung beteiligt sind, wirken Myriaden von Bakterien, die im Darm leben, am reibungslosen Ablauf des Stoffwechselprozesses mit. →Darmflora.

Verdauungsenzyme →Enzyme.
Verdauungsleukozytose →Rohkost.
Verdauungsstörungen sind alle Störungen der Verdauung von Nahrungsmitteln und Inhaltsstoffen, ihrer Umwandlung in Körpersubstanz und Energie sowie der Ausscheidung von unverdaulichen Abfallstoffen über Lunge, Haut, Nieren und Darm. Verdauungsstörungen können sowohl eine Mangelversorgung mit Nähr- und Vitalstoffen selbst bei bester Biokost hervorrufen, als auch sogar eine Selbstintoxikation mit Zersetzungsgiften verursachen. Gemäß der Naturheilkunde beginnen viele Krankheiten im Darm. Auch das Immunsystem hängt eng mit einer intakten Darmschleimhaut zusammen. Krankhafte Verdauungsstörungen sind mitunter schon an bestimmten Gesichtsfarben, Körperhaltungsformen und Beschaffenheit von Haar, Nägeln und Stuhl bemerkbar, wie sie beispielsweise der Arzt und Darmspezialist Dr. Mayr beschrieben hat.

Verderb. Mikroorganismen wie Bakterien, Hefen, Schimmelpilze sind dafür verantwortlich, daß Lebensmittel verderben und genußuntauglich werden. Aussehen, Geruch, Geschmack und Konsistenz verändern sich durch den mikrobiellen Befall nachteilig. Der Verderb von Lebensmitteln durch Mikroorganis-

Verdickungsmittel

men zeigt sich beispielsweise durch Geruchsabweichungen, Fäulnis, Gärung, Säuerung, Ranzigkeit oder Schimmelbildung. Die meisten mikrobiell verdorbenen Lebensmittel sind sofort als ungenießbar zu erkennen. Problematisch sind verdorbene Lebensmittel, die sich nicht offensichtlich verändert haben, aber gesundheitsschädliche, toxische Stoffwechselprodukte der Mikroorganismen enthalten.

Die modernen Lagermethoden wie Kühltruhe und Kühlschrank können die Vermehrung und das Wachstum von Mikroorganismen nicht aufhalten, sondern nur verzögern und verlangsamen. Bei verschiedenen Arten der Hitzeeinwirkung, vorwiegend zwischen 60 und 105 Grad, sterben die meisten Mikroorganismen ab. Ihre verbleibenden Stoffwechselprodukte bleiben jedoch in der Regel unberührt. Als verdorben gelten aber auch verunreinigte und verschmutzte Lebensmittel sowie durch Einwirkung von Hitze, Luft oder Sauerstoff ungenießbar gewordene Lebensmittel. →Schimmel, →Aflatoxine, →Sutoxine, →Botulismus, →Salmonellen, →Candida, →Haltbarmachung, →Lagerung, →Lebensmittelbestrahlung.

Verdickungsmittel und Geliermittel binden Wasser. Außerdem stabilisieren sie Gemische aus Wasser und Fett oder aus festen und flüssigen Bestandteilen. Bei Eis und Tieffrostprodukten verhindern sie die Bildung von Kristallen. Zu ihnen zählen Pektine, Carageene, Gelatine, Agar-Agar und andere Mittel natürlichen Ursprungs. Verwendet werden Verdickungs- und Geliermittel in Marmeladen, Cremes, Pudding, Backwaren, Fertiggerichten, Säften, Sülzen, Instant-Produkten, Fruchtjoghurts, Kaugummi und anderen. Manchmal finden Sie auf der Verpackung auch den Begriff »Modifizierte Stärke«. Diese chemisch phosphorylierten Stärken dienen als Verdickungsmittel und verhindern, daß sich beispielsweise bei Pudding Wasser auf der Oberfläche absetzt. →Stärke.

Veredelungsverluste →Fleisch-Teufelskreis.

Verfälschung von Lebensmitteln →Täuschung, →Verbraucherschutz.

Verpackung. Auch die Verpackung von Lebens- und Nahrungsmitteln ist ein wichtiges gesundheitliches und ökologisches Qualitätskriterium, das beim Einkauf beachtet werden sollte. Als problematisch haben sich vor allem Kunststoffverpackungen erwiesen, die leider im Handel immer beliebter werden. Schätzungen zufolge nimmt der deutsche Verbraucher aus der täglichen Verzehrmenge von ca. 2400 Gramm etwa 1000 Gramm Nahrungsmittel zu sich, die zuvor in Kunststoff verpackt waren. Polysterol und PVC (Polyvinylchlorid) sind die Kunststoffverpackungen, die bei der Nahrungsmittelverpackung am häufigsten Verwendung finden. Kunststoffverpackungen stellen nicht nur ein großes Umweltproblem dar, sondern können sich auch negativ auf die darin verpackten Nahrungsmittel auswirken. So können sich giftige Weichmacher, die in PVC-Verpackungen (weiche Folien

Verpackung

etc.) verwendet werden, auf die Nahrungsmittel übertragen, vor allem bei fetthaltigen Nahrungsmitteln, wie Fleisch, Wurst, Käse und manchen Backwaren. Der bei der Herstellung solcher Folien verwendete Weichmacher Diethylhexylphtalat (DEHP), von dem jährlich in der Bundesrepublik ca. 200 000 Tonnen produziert werden, gilt als krebserregend und ist, neben anderen synthetischen Umweltchemikalien, bereits in der →Muttermilch nachweisbar.

Auch Dosen können sich als gefährlich erweisen. Weißblechdosen geben in Gegenwart von Luft →Zinn und →Blei an säurehaltigen Doseninhalt ab. Die von den Gesundheitsämtern festgelegten Toleranzwerte sind hoch angesetzt. In vielen Fällen gibt es chemische Wechselwirkungen zwischen Dose und sauren Inhaltsstoffen, was zu Rost, Abblättern von Dosenlack und dem Herauslösen von gesundheitsschädlichen Metallionen des Dosenmaterials führen kann. Nach dem Öffnen sollte der Doseninhalt sofort aufgebraucht werden. Eine Lagerung, selbst im Kühlschrank, ist zu vermeiden.

Darüber hinaus führt falsche Verpackung zu unangenehmen Geruchs- und Geschmacksbeeinflussungen der Nahrungsmittel.

Wenn es sich manchmal schon nicht vermeiden läßt, gewisse Nahrungsmittel in solchen bedenklichen Packungen zu kaufen, sollte man darauf achten, sie zu Hause sofort aus den Packungen zu entnehmen und in neutralen Behältern (am besten Keramik, Glas, Porzellan etc.) zu lagern.

Auch aus Gründen des Umweltschutzes sollte man auf die richtige Verpackung achten. Getränke in Wegwerfflaschen aus Plastik zum Beispiel sollte man nicht kaufen. Der Gesetzgeber berät über Pfandgebühren für Dosen und Einwegflaschen und das Verbot von Wegwerfartikeln, denn längst herrscht bei uns der Müll-Notstand. Jeder Bürger produziert pro Jahr 350 kg Haushaltsmüll, davon entfallen 95 kg auf Verpackungen. Dazu kommen 40 Millionen Tonnen Abfall aus Gewerbebetrieben und Handel, 250 Millionen Tonnen Industrieabfälle, 130 Millionen Tonnen Bauschutt und 20 Millionen Tonnen Sondermüll. Seit Januar 1993 müssen Hersteller und Händler Verkaufsverpackungen zurücknehmen und wiederverwerten. Diese Rücknahmepflicht entfällt durch die Einführung des »Dualen Systems Deutschland«, das das Einsammeln, Sortieren und Verwerten der Verkaufsverpackungen gewährleisten muß. Die Verbraucher sortieren in bereitgestellten Containern jeweils Glas, Papier und übrige Verpackungen vor. Insgesamt soll damit eine Einschränkung der Verpackungsflut, mehr Recycling und kleinere Müllberge erreicht werden. Wiederverwertbare Verpackungen werden durch die Verpackungshersteller mit dem »Grünen Punkt« gekennzeichnet, der allerdings von Umweltschützern schon als strategische Ökolüge bezeichnet wird, da er auch an Kunststoff- und Aluminiumverpackungen vergeben wird, deren Verwertung bisher unklar ist. Müll vermeiden läßt sich am besten dadurch, daß man aufwendig verpackte Güter nicht kauft. Nicht nur die Wiederverwertbarkeit von Verpackungen, sondern der Wasserverbrauch, die Wasserbelastung mit Chemikalien, der Energieverbrauch, Transport- und Beseitigungsaufwand müssen unter ökologischen Gesichtspunkten mit berücksichtigt werden. So sind beispielsweise Plastikbeutel aus Polyethylen (mit dem Frosch-Symbol) umweltfreundlicher als Tragetaschen selbst aus ungebleichtem Papier. Äußerst umweltbelastend hingegen sind Verpackungen aus PVC und Aluminium.

Ein weiterer Aspekt, der beim Einkauf von Nahrungsmitteln beachtet werden muß, sind die sogenannten Mogelpackungen, bei denen ein grobes Mißverhältnis zwischen Packungsgröße und Inhalt besteht, oder die durch andere Tricks mehr Wert und mehr Inhalt vortäuschen. Manche Nahrungsmittelhersteller haben sich zu wahren Verpackungskünstlern entwickelt, die durch die richtige Größe, Gestaltung und Einfärbung der Packung den Verbraucher irreführen. Prüfen Sie vor dem Kauf also immer die Füllmenge, die auf jeder Packung angegeben sein muß.

Versorgung beim Erzeuger. Von allen →Einkaufsquellen ist diese natürlich die beste, gerade für Stadtbewohner aber die zeitaufwendigste. Auch ökologisch bewirtschaftete Höfe vermarkten einen Teil ihrer Erzeugnisse oft selbst, manchmal zu erstaunlich niedrigen Preisen. Wer nicht regelmäßig beim Erzeuger einkaufen kann, hat vielleicht die Möglichkeit, zumindest lagerfähige Produkte wie Kartoffeln, Säfte und ähnliches auf Vorrat beim Erzeuger einzukaufen. Zunehmend finden sich auf Wochenmärkten, Messen oder Großmärkten Stände von Erzeugern, und manche Bauern liefern die »grüne Kiste« auch wöchentlich ins Haus.

Verstopfung ist eine verzögerte oder erschwerte Stuhlentleerung infolge einer Erschlaffung der Darmwände, ungenügender Darmbewegung (Peristaltik) und Verkrampfung der Darmmuskulatur, worunter 40 bis 60% der Bevölkerung leiden. Doppelt so viele Frauen wie Männer sind davon betroffen. Von einer Verstopfung oder Darmträgheit ist die Rede, wenn der Darm seltener als alle zwei bis drei Tage entleert wird. Verstopfung ist in der Mehrzahl der Fälle eine Folge faserstoffarmer Ernährung (→Faserstoffe) sowie falscher oder gestörter Entleerungsgewohnheiten. Negativ beeinflußt wird die tägliche Darmentleerung auch durch neurotische Topfdressur, fremde Umgebung, unkontrollierte Anwendung von Abführmitteln und mangelnde Bewegung. Einer Darmträgheit ist am besten durch eine Umstellung auf Vollwerternährung beizukommen. Von →Abführmitteln ist abzuraten.

Vielfachzucker →Polysaccharide.

Vitalstoffe. Die Vitalstoffe sind das große Geheimnis unserer Ernährung, denn sie sind das Leben in der Nahrung. Zu den Vitalstoffen zählen →Vitamine, →Mineralstoffe und

Vitamine

Spurenelemente, →Enzyme, aber auch ungesättigte →Fettsäuren, essentielle →Aminosäuren, →Aromastoffe, ätherische Öle, Pflanzenhormone und →Sekundäre Pflanzenstoffe. Die ätherischen Öle spielen vor allem bei Heilpflanzen eine Rolle und wirken im Sinne einer Reiztherapie, die Wirkungen der Pflanzenhormone oder Phytohormone, die Wachstum und Entwicklung einer Pflanze steuern, sind noch weitgehend unerforscht.

Die moderne Wissenschaft ist diesen lebensnotwendigen Wirkstoffen erst seit relativ kurzer Zeit auf der Spur. War man noch vor fünfzig Jahren der Meinung, der Mensch brauche zum Leben nur die drei Nährstoffgruppen Eiweiß, Fett und Kohlenhydrate, so stellte sich bald heraus, daß der Körper ohne Vitalstoffe nicht überlebensfähig ist und ein Mangel an diesen Stoffen rasch zu Leistungsabfall, Krankheit und Tod führt. Immer mehr dieser Substanzen wurden im Lauf der Zeit aufgespürt, doch viele sind trotz modernster analytischer Verfahren noch nicht entdeckt oder nicht ausreichend erforscht. Deshalb ist es vorteilhafter, Lebensmittel in ihrer natürlichen, ganzheitlichen Form zu sich zu nehmen, denn nur in vollwertigen Lebensmitteln sind alle wertgebenden Vitalstoffe in ihrer naturgegebenen Form und im richtigen Zusammenspiel enthalten. →Information der Nahrung.

Die Vitalstoffe geben unserer Nahrung Leben. Sie machen den Unterschied zwischen gesunder, vollwertiger Ernährung und Mangelkost aus, in der die Vitalstoffe durch Raffinierung, Erhitzung, Konservierung oder andere Methoden der Bearbeitung entfernt wurden. Die Vitalstoffe trennen also lebende von toter Nahrung, Nahrung, die Leben gibt, von bloßen Sattmachern. Die optimale Versorgung mit Vitalstoffen ist zur Erhaltung der Gesundheit und Leistungsfähigkeit unabdingbar.

Vitamine. Diese bedeutende und vielschichtige Gruppe von Vitalstoffen ist vermutlich die bekannteste. Über diese »Wunderwirkstoffe« gibt es seit ihrer Entdeckung die abenteuerlichsten Meinungen und eine Unzahl von Empfehlungen über den Bedarf und die lebensnotwendigen Mindestmengen. Vitamine in Form von Bonbons, Tabletten, Kapseln, Pulvern und Tropfen wurden zu Verkaufsschlagern und führten zu der Fehlmeinung, man könne die tägliche falsche Ernährung durch Einnahme einiger Vitaminpräparate bequem ausgleichen. Aber Gesundheit in Pillenform gibt es nicht, und kein Präparat, gleich mit welchen Versprechungen es angepriesen wird, kann eine vollwertige Ernährung ersetzen. Die Einnahme niedrig dosierter Vitaminpillen bringt in aller Regel nichts. Das Geld für diese oft übertreuerten Präparate können Sie sich sparen. Bei Mangelerscheinungen, die bei den meisten Menschen heute leider an der Tagesordnung sind, bzw. besonders für ärztlich verordnete therapeutische Zwecke sind hochdosierte Präparate mit Vitaminen und anderen Vitalstoffen allerdings eine sinnvolle Nahrungsergänzung. Auch wenn natürliche Vitamine ganzheitlicher

Vitamin A

und besser vom Organismus aufgenommen werden, können auch Vitamine synthetischen Ursprungs als Nahrungsergänzungsmittel verwendet werden.

Vitamine sind organische Verbindungen verschiedener Art, die der Körper nicht selbst produzieren kann, die ihm also mit der täglichen Nahrung zugeführt werden müssen. Das sind die sogenannten »essentiellen« Vitamine. Bei manchen Vitaminen und vitaminähnlichen Substanzen kann der Körper diese Stoffe allerdings teilweise (»semi-essentiell«) oder ganz (»nicht essentiell«) selbst produzieren; bei einigen ist die Wirkungsweise noch nicht völlig geklärt. In der Nahrung sind sowohl »fertige« Vitamine, als auch »Pro-Vitamine« enthalten, die vom Organismus erst in die entsprechende Wirkform umgewandelt werden. Jedes Vitamin hat im lebenden Organismus seinen Wirkungsbereich und ergänzt sich mit anderen Vitaminen und Vitalstoffen. Die Vitamine verbrauchen sich bei ihren Funktionen, müssen dem Körper also regelmäßig neu zugeführt werden. Ein ausgewogenes Verhältnis aller Vitamine ist im Körper für den ungestörten Stoffwechselprozeß und viele andere Lebens-, Immun- und Schutzfunktionen unumgänglich. Obwohl der Körper nur geringe Mengen an Vitaminen benötigt, führt ein Vitaminmangel, verursacht durch falsche Ernährung, unweigerlich zu gesundheitlichen Schädigungen und chronischen Erkrankungen.

Viele der modernen, ernährungsbedingten Zivilisationskrankheiten haben ihre Mit-Ursache im chronischen Vitaminmangel aufgrund schlechter Ernährung. Die wohl bekannteste Vitaminmangelkrankheit ist →Skorbut, die Geißel der früheren Seefahrer, hervorgerufen durch Mangel an Vitamin C. Auch Beriberi ist eine Mangelkrankheit, die Asien heimsucht, seit man im Zuge der Industrialisierung dazu überging, den vollwertigen braunen Reis, der den Völkern des Ostens als Hauptnahrung diente, zu polieren. Der so gewonnene »vornehmere« weiße Reis ist eine nahezu wertlose Nahrung, da die in der Reisschale enthaltenen lebenswichtigen Vitamine durch das Schälen fortfallen.

Die folgenden Stichworte umfassen alle heute bekannten Vitamine. Sie fassen die wichtigsten Informationen dazu im Telegrammstil zusammen. Die angegebenen Werte für Tagesbedarf und erhöhten Bedarf entsprechen dem neuesten Stand der Ernährungsforschung. In älteren Aufstellungen und den gesetzlichen Werten ist der Bedarf bezogen auf den gesunden Menschen in einer unbelasteten Umwelt angegeben, und zwar gerade ausreichend, um Mangelerscheinungen zu verhüten. Faktoren wie Streß, Umweltbelastung, Genußgifte, sportliche Betätigung, Erkrankungen, Einnahme von diversen Medikamenten, Stoffwechsel- und Resorptionsstörungen, Einflüsse von Witterung, Jahreszeit etc., werden dabei nicht berücksichtigt, obwohl sie eine erhöhte Versorgung mit Vitalstoffen bedingen. Zudem gehen bei der industriellen Verarbeitung von Nahrungsmitteln, aber auch bei der Zubereitung in der Küche viele Vitalstoffe verloren. Die Angaben unter den einzelnen Stichpunkten tragen diesen Faktoren Rechnung. Bei der Aufzählung der Nahrungsmittel, in denen die Vitamine vorkommen, werden gewisse Nahrungsmittel trotz hohem Vitamingehalt nicht mehr genannt, weil sie aufgrund starker Umweltbelastung nicht länger empfehlenswert sind (z. B. Innereien). Die Angaben unter »Therapeutische Dosierung« betreffen medizinische Verabreichungen dieser Vitamine.

Vitamin A (Retinol), fettlöslich, sehr empfindlich gegen Licht und Luft. Vorstufen: Pro-Vitamin A, Carotinoide. Kann im Körper gespeichert werden.

Funktion: Beteiligung am Seh- und Hörvorgang, Förderung des Knochenwachstums, Aufbau und Funktion von Haut und Schleimhaut.

Vorkommen: Fischöle, Eigelb, Milchfett, Milchprodukte, Gemüse mit hohem Carotingehalt. Verlust durch Lagerung und Nahrungsmittelverarbeitung: 10–75 %.

Mangelsymptome: Augenschmerzen, Sehstörungen, Nachtblindheit, Beeinträchtigung von Haut- und Schleimhautfunktion, glanzlose Haare, Wachstumsstörungen, Anfälligkeit gegen Infektions- und parasitäre Krankheiten, Verhornung der Augenbindehaut, spärlicher Tränenfluß, Geschwürbildung der Hornhaut.

Tagesbedarf: 1,5 mg Retinol-Äquivalente.

Erhöhter Bedarf: Senioren, bei Arbeiten am Bildschirm, bei erhöhter Aufnahme von Vitamin E: 2,5 bis 5 mg Retinol-Äquivalente.

Therapeutische Dosierung: 25 mg Retinol-Äquivalente. Überschüssige Mengen von (β-)Carotinoiden lösen keine Nebenwirkungen aus, da sie nur begrenzt vom Darm aufgenommen werden. Bei Vitamin-A-Überdosierung (chronisch: 600 mg, Einzelgaben 2000 mg Retinol-Äquivalente) Kopfschmerz, Haut- und Schleimhautveränderungen, Lebervergrößerung.

Gelegentlicher bis häufiger Mangel ist weitverbreitet, typisches Symptom ist rasche Ermüdung der Augen, Sehschwäche und Nachtblindheit.

Vitamin B1 (Thiamin/Aneurin), essentiell, wasserlöslich, empfindlich gegen Hitze, Licht und Luft.

Funktion: Kohlenhydratstoffwechsel, Funktion der Nervenzellen, Tätigkeit des Herzmuskels, Funktion des Darms.

Vorkommen: Fleisch, Eigelb, Milch, Vollkorngetreide, Kartoffeln, Hefe, Nüsse, Gemüse, Hülsenfrüchte. Verlust durch Lagerung und Nahrungsmittelverarbeitung: 20–80 %.

Mangelsymptome: Störungen des Kohlenhydratstoffwechsels, Herzfunktionsstörungen, Störungen des emotionalen Gleichgewichts, Müdigkeit, Appetitlosigkeit, Verdauungsstörungen, nervöse Störungen, Nervenentzündungen, Neuralgien, Beriberi.

Tagesbedarf: 1,4 mg. Die Bedarfsdeckung ist weitgehend nicht gesichert!

Vitamin B2

Erhöhter Bedarf: Junge Erwachsene, Senioren, bei starkem Alkoholgenuß, bei hohem Zucker- und Weißmehlverbrauch, bei Einnahme der Antibabypille: 15 mg.
Therapeutische Dosierung: 100 mg. Überschüssige Mengen werden ohne Nebenwirkungen über den Urin ausgeschieden.
Vitamin B2 (Riboflavin), essentiell, wasserlöslich, empfindlich gegen Licht.
Funktion: Zellatmung, Zellstoffwechsel, Fettsäurenstoffwechsel, Sehvorgang, Förderung des Wachstums.
Vorkommen: Fisch, Fleisch, Eier, Milch, Milchprodukte, Vollkorngetreide, Hefe, Blattgemüse. Verlust durch Lagerung und Nahrungsmittelverarbeitung: 20–65 %.
Mangelsymptome: Hautschädigungen, Schleimhautreizungen, Risse der Mundwinkel, glanzlose, brüchige Fingernägel, Haarausfall, Wachstumsstörungen, Lichtempfindlichkeit, Sehstörungen, Schädigungen der Augen.
Tagesbedarf: 1,6 mg.
Erhöhter Bedarf: Kinder, junge Erwachsene, bei starkem Alkoholgenuß, bei Rauchern, bei Einnahme der Antibabypille: 12 mg.
Therapeutische Dosierung: 50 mg.
Überschüssige Mengen werden ohne Nebenwirkungen über den Urin ausgeschieden. Harmlose Gelbfärbung des Urins möglich.
Vitamin B3 (Niacin/Nicotinsäure/Nicotinsäureamid/pp-Faktor), essentiell, wasserlöslich, kann auch aus der Aminosäure Tryptophan gebildet werden.

Funktion: Zellatmung, Eiweiß-, Fett- und Kohlenhydratstoffwechsel, Förderung des Wachstums, Gehirnfunktion, Hautschutz, Funktion von Magen/Darm.
Vorkommen: Fisch, Fleisch, Eier, Milch, Vollkorngetreide, Hefe. Verlust durch Lagerung und Nahrungsmittelverarbeitung: 10–20 %.
Mangelsymptome: Veränderungen von Haut- und Schleimhaut, Appetitverlust, Verdauungsstörungen, nervöse Störungen, Schwindel, Pellagra.
Tagesbedarf: 18 mg.
Erhöhter Bedarf: Bei chronischem Alkoholgenuß: 100 mg.
Therapeutische Dosierung: 600 mg. Überschüssige Mengen werden über den Urin ausgeschieden. Ab 4000 mg vorübergehende harmlose Hautrötungen, Jucken, Hitzegefühl.
Vitamin B5 (D(+)-Pantothensäure/D(+)-Panthenol), semi-essentiell, wasserlöslich, empfindlich gegen Hitze.
Funktion: Stoffwechselzwischenvorgänge, Übertragung von Nervenreizen, Gewebeaufbau, Antikörperbildung, Nebennierenfunktion. Wird gelegentlich auch als »Anti-Streß-Vitamin« bezeichnet.
Vorkommen: Fisch, Fleisch, Milch, Milchprodukte, Eigelb, Vollkorngetreide, Hefe, Hülsenfrüchte. Verlust durch Lagerung und Nahrungsmittelverarbeitung: 20–50 %.
Mangelsymptome: Funktionsstörungen und Erkrankungen von Haut und Schleimhaut, Wachstumshemmung, Magen-Darmstörungen, Kopfschmerz, Müdigkeit, Hemmung der Antikörperbildung,

Vitamin B12

»brennende Füße«, Störungen im Nervensystem, Haarausfall.
Tagesbedarf: 10 mg.
Erhöhter Bedarf: Bei Streß, bei Einnahme von Sulfonamiden (antibiotische Wirkstoffgruppe), bei Einnahme der Antibabypille: 20 mg.
Therapeutische Dosierung: 500 mg. Überschüssige Mengen werden ohne Nebenwirkungen über den Urin ausgeschieden.

Vitamin B6 (Pyridoxin/Pyridoxal/Pyridoxamin), essentiell, wasserlöslich, empfindlich gegen Licht und Hitze.
Funktion: Zellfunktionen, Eiweiß- und Fettstoffwechsel, Funktion des Nervensystems.
Vorkommen: Fisch, Fleisch, Eigelb, Vollkorngetreide, Hefe, grünes Gemüse, Kartoffeln. Verlust durch Lagerung und Nahrungsmittelverarbeitung: 20–75 %.
Mangelsymptome: Hautentzündungen, Schuppenbildung, Schleimhautreizungen, übermäßige Talgproduktion, Haarausfall, Nervenreizungen, neuromuskuläre Störungen, Krämpfe.
Tagesbedarf: 2 mg. Bedarfsdeckung weitgehend nicht gesichert!
Erhöhter Bedarf: Kinder, junge Erwachsene, Schwangere und Frauen mittleren Alters, bei hohem Eiweißverbrauch, bei starkem Alkoholgenuß, bei Einnahme von Antibiotika, Sulfonamiden und Antibabypille: 15 mg.
Therapeutische Dosierung: 150 mg. Überschüssige Mengen werden über den Urin ausgeschieden.

Vitamin B10 (Para-Aminobenzoesäure), semi-essentiell, wasserlöslich, empfindlich gegen Licht und Luft. Neues Mitglied der Vitamin-B-Gruppe. Kann teilweise im Körper synthetisiert werden.
Funktion: Eiweißstoffwechsel, Hautschutz bei Sonneneinwirkung.
Vorkommen: Vollkorngetreide, Hefe. Verlust durch Lagerung und Nahrungsmittelverarbeitung: 10–30 %.
Mangelsymptome: Vor allem bei mangelhafter Folsäureversorgung Hautschädigungen, Haarpigmentverlust.
Tagesbedarf: Angaben liegen nicht vor.
Erhöhter Bedarf: Zum Wiederaufbau der Darmflora: 100 mg.
Therapeutische Dosierung: Nicht erforderlich. Überschüssige Mengen werden über den Urin ausgeschieden.

Vitamin B12 (Cyanocobalamin), essentiell, wenig wasserlöslich, empfindlich gegen Licht und Hitze. Kann über Jahre hinweg im Körper gespeichert werden. Für die Resorption ist der »Intrinsic factor« notwendig (entscheidend für den Aufbau einer gesunden Darmflora, →Muttermilch).
Funktion: Stoffwechselzwischenvorgänge, Aufbau der Zellkernsubstanz, Reifung der roten Blutkörperchen, Speicherung von Folsäure in der Leber, Kohlenhydrat- und Fettstoffwechsel, Energiespeicherung im Muskel.
Vorkommen: Fisch, Fleisch, Eigelb, Milch, Milchprodukte, Sauerkraut. Verlust durch Lagerung und Nahrungsmittelverarbeitung: 10 %.
Mangelsymptome: Veränderung des Blutbildes, Blutarmut, perniziöse

Anämie, Konzentrationsschwäche, nervöse Erkrankungen.

Tagesbedarf: 0,003 mg.

Erhöhter Bedarf: Bei Veganern, bei chronischer Magenschleimhautentzündung, bei starkem Alkoholgenuß, bei Einnahme der Antibabypille und von Antibiotika: 0,03 mg.

Therapeutische Dosierung: 0,1 mg.

Überschüssige Mengen werden ohne Nebenwirkungen über den Urin ausgeschieden.

Vitamin B13 (Orotsäure), semiessentiell, wasserlöslich, empfindlich gegen Licht und Hitze. Vitaminähnliche Wirkung vermutet.

Funktion: Zellstoffwechsel, Gehirnleistung, Funktion von Herz und Leber.

Vorkommen: Molke, Wurzelgemüse.

Mangelsymptome: Nicht bekannt.

Tagesbedarf: Angaben liegen nicht vor.

Erhöhter Bedarf: Nicht festgelegt.

Therapeutische Dosierung: Nicht erforderlich.

Vitamin B15 (Pangaminsäure), nicht-essentiell, wasserlöslich, empfindlich gegen Licht. Vitaminähnliche Wirkung vermutet.

Funktion: Stabilisation des Blutdrucks, Gefäßfunktionen, Wachstumsfunktion, Zellatmung.

Vorkommen: Vollkorngetreide, Hefe, Nüsse, Aprikosenkerne. Verlust durch Lagerung und Nahrungsmittelverarbeitung: 10–30 %.

Mangelsymptome: Nicht bekannt.

Tagesbedarf: Nicht festgelegt, wahrscheinlich 2 mg.

Erhöhter Bedarf: Nicht festgelegt.

Therapeutische Dosierung: 100 mg.

Überschüssige Mengen werden ohne Nebenwirkungen über den Urin ausgeschieden.

Vitamin B17 (Laetril, Amygdalin). Dieses »Vitamin«, das noch erforscht wird, sei nur der Vollständigkeit halber erwähnt, da eine vitaminähnliche Wirkung sehr umstritten ist und durch Blausäuregehalt sogar Giftigkeit vermutet wird. Wegen seiner Wirkungen auf das Immunsystem kommt es in der Krebsbehandlung zum Einsatz.

Vitamin C (Ascorbinsäure/Dehydroascorbinsäure), wasserlöslich, empfindlich gegen Wärme, Licht und Luft.

Funktion: Immunabwehr, Entgiftung, Bildung der Stützgewebe (Bindegewebe, Knochen- und Knorpelsubstanz, Dentin), Erhaltung der Gefäßfunktionen, Gewebsatmung, Wundheilung, Blutbildung, Verbesserung der Eisenaufnahme.

Vorkommen: Paprika, Hagebutten, Sanddorn, Zitrusfrüchte, schwarze Johannisbeeren, Kohl, Tomaten. Verlust durch Lagerung und Nahrungsmittelzubereitung: 20–80 %.

Mangelsymptome: Zahnfleischbluten, Parodontose, Zahnfleischentzündung, Skorbut, Hautveränderungen, schlechte Wundheilung, Infektanfälligkeit, Kopfschmerzen, Schwäche, Knochenschmerzen.

Tagesbedarf: 100–200 mg.

Erhöhter Bedarf: Senioren, bei Streß, bei gesteigertem Stoffwechsel infolge von Fieber, Infektions- und parasitären Erkrankungen, bei starken körperlichen Belastungen, bei Intoxikationen mit Umweltgiften und Arzneimitteln, bei Einnahme

der Antibabypille, bei Einnahme von Tetracyclinen und Aspirin, bei Rauchern (jede Zigarette verbraucht 25 mg Vitamin C!)
Therapeutische Dosierung: 5000 mg bis 20 g und mehr bis zur Durchfallgrenze bei akuten, schweren Infekten.
Überschüssige Mengen verursachen Durchfall bei Überschreiten der Bedarfsgrenze. Zufuhr selbst extrem hoher Dosen nicht gesundheitsschädigend. Die angebliche Förderung von Nierensteinbildung wurde von neueren Forschungen nicht bestätigt. Mit hohen Dosen sind erstaunliche Heilwirkungen bei verschiedenen Infektionskrankheiten zu erzielen.
Vitamin Cholin, semi-essentiell, wasserlöslich, empfindlich gegen Licht und Luft. Vitaminähnliche Wirkung vermutet. Wird der Vitamin-B-Gruppe zugerechnet.
Funktion: Fettstoffwechsel, Gehirnstoffwechsel, Gedächtnisleistung, Gefäßfunktion.
Vorkommen: Eigelb, Vollkorngetreide, Hefe, Nüsse, grünes Gemüse, Hülsenfrüchte. Verlust durch Lagerung und Nahrungsmittelverarbeitung: 10–30 %.
Mangelsymptome: Blutgefäßschädigungen, nervöse Störungen, Leberverfettung.
Tagesbedarf: 1000 mg.
Erhöhter Bedarf: Bei hohem Eiweiß- und Fettverbrauch, bei starkem Alkoholgenuß 3000 mg.
Therapeutische Dosierung: Nicht festgelegt. Überschüssige Mengen werden ohne Nebenwirkungen über den Urin ausgeschieden.

Vitamin D2 (Ergocalciferol). Dieses »Vitamin« ist toxisch und fördert unnatürliche Calciumablagerungen in Arterien, Gehirnzellen, Gelenken, Nieren und Lunge. Es wurde früher zur Vitaminisierung von Nahrungsmitteln, insbesondere von Milch und in Pillen zur Verhütung von Rachitis verwendet. Heute wird es nicht mehr eingesetzt.
Vitamin D3 (Cholecalciferol), essentiell, fettlöslich, empfindlich gegen Licht und Luft. Bildung in der Haut unter Einfluß der ultravioletten Strahlen des Sonnenlichts.
Funktion: Calcium- und Phosphorstoffwechsel, Einbau von Calcium in die Knochen.
Vorkommen: Fischöle, Eigelb, Butter, Milchprodukte, Hefe. Verlust bei Lagerung und Nahrungsmittelverarbeitung: 10–25 %.
In der Natur kommt ausschließlich Vitamin D3 vor.
Mangelsymptome: Störungen der Knochenbildung (Rachitis). Ausreichende Versorgung wird allgemein angenommen.
Tagesbedarf: 0,010 mg.
Erhöhter Bedarf: Bei mangelnder Sonnenexposition 0,015 mg.
Therapeutische Dosierung: 0,2 mg–1 mg. Nur unter ärztlicher Aufsicht! Bei langfristiger Verabreichung von mindestens 0,5 mg: Calciumabbau, nervöse Störungen, Nierenschäden.
Vitamin E (Tocopherole), essentiell, fettlöslich, empfindlich gegen Hitze, Licht, Luft und Kälte. Kann im Körper gespeichert werden.
Funktion: Physiologisches Antioxidans, Zellatmung, Immunabwehr,

Funktion der Keimdrüsen, Fettstoffwechsel.
Vorkommen: Eier, Pflanzenöle, Vollkorngetreide, Nüsse, Blattgemüse, Hülsenfrüchte. Verlust durch Lagerung und Nahrungsmittelverarbeitung: 15–50 %.
Mangelsymptome: Herz-, Gefäß- und Muskelschädigungen, Immunschwäche, Aktivitätsverlust, Erschöpfung, hormonelle Fehlsteuerungen, Bindegewebsdegeneration, Fettresorptionsstörungen.
Tagesbedarf: 15–30 mg α-Tocopherol-Äquivalente.
Erhöhter Bedarf: Senioren, bei erhöhter Aufnahme ungesättigter Fettsäuren, bei hoher Schadstoffbelastung: 50 mg α-Tocopherol-Äquivalente.
Therapeutische Dosierung: 250 mg. Überschüssige Mengen werden ohne Nebenwirkungen mit dem Stuhl ausgeschieden.

Vitamin F (ungesättigte →Fettsäure), essentiell, fettlöslich, setzt sich zusammen aus Linolsäure, Linolensäure, Arachidonsäure. Empfindlich gegen Hitze, Licht und Luft. Kann im Körper gespeichert werden. *Funktion:* Zellatmung, Gefäßfunktionen, Aufbau der Leberzellen, Fettstoffwechsel, Hautfunktionen.
Vorkommen: Fischöle, Pflanzenöle, Nüsse, Hülsenfrüchte, Obst. Verlust durch Lagerung und Nahrungsmittelverarbeitung: 10–50 %.
Mangelsymptome: Hautveränderungen, Störungen im Fettstoffwechsel. Noch nicht vollständig erforscht.
Tagesbedarf: 10 g.
Erhöhter Bedarf: Bei erhöhter Aufnahme von Hartfetten: 12 g.
Therapeutische Dosierung: Nicht erforderlich. Überschüssige Mengen werden ohne Nebenwirkungen mit dem Stuhl ausgeschieden.

Vitamin Folsäure (Vitamin B 9/M/U), essentiell, wasserlöslich, empfindlich gegen Hitze und Licht. Wird nicht im Körper gespeichert. Mitglied der Vitamin-B-Gruppe. Kann von der Darmflora synthetisiert werden, zur Bedarfsdeckung ist dies aber von untergeordneter Bedeutung.
Funktion: Zellbildung, Verwertung von Vitamin B 12, Vitamin C und Eisen. Blutbildung, Unterstützung von Darmfunktionen.
Vorkommen: Fleisch, Vollkorngetreide, Hefe, Kartoffeln, grünes Gemüse, Hülsenfrüchte, Früchte. Verlust durch Lagerung und Nahrungsmittelverarbeitung: 25–80 %.
Mangelsymptome: Blutarmut, Magen-Darmstörungen, Schleimhautveränderungen der Mundhöhle, Durchfall.
Tagesbedarf: 0,5 mg. Bedarfsdeckung weitgehend nicht gesichert!
Erhöhter Bedarf: Kinder, junge Erwachsene, Schwangere und Frauen mittleren Alters, Senioren, Raucher, bei starkem Alkoholgenuß, bei Einnahme von Antibiotika, Sulfonamiden, Antibabypille und Aspirin: 1 mg.
Therapeutische Dosierung: Während der Schwangerschaft und in der Stillperiode: 5 mg. Überschüssige Mengen werden ohne Nebenwirkungen über den Urin ausgeschieden.

Vitamin P

Vitamin H (Biotin), semi-essentiell, wasserlöslich, Mitglied der Vitamin-B-Gruppe. Kann von der Darmflora synthetisiert werden.
Funktion: Stoffwechselzwischenvorgänge, Blutbildung.
Vorkommen: Fleisch, Eigelb, Milch, Vollkorngetreide, Hefe, Nüsse, Gemüse, Obst. Verlust durch Lagerung und Nahrungsmittelverarbeitung: 15–30%.
Mangelsymptome: Hautentzündungen, Schuppenbildung, Hautfettmangel, Müdigkeit, Appetitlosigkeit, Nervosität.
Tagesbedarf: 0,15 mg.
Erhöhter Bedarf: Bei Verzehr von rohem Eier-Eiweiß, bei gestörter Darmflora, bei Einnahme von Antibiotika und Sulfonamiden: 0,3 mg.
Therapeutische Dosierung: Nicht erforderlich. Überschüssige Mengen werden ohne Nebenwirkungen über den Urin ausgeschieden.

Vitamin Inosit (Bios I), semi-essentiell, wasserlöslich. Vitaminähnliche Wirkung vermutet. Wird der Vitamin-B-Gruppe zugeordnet. Kann im Körper synthetisiert werden.
Funktion: Kohlenhydrat- und Fettstoffwechsel, Sauerstoffversorgung des Gewebes.
Vorkommen: Vollkorngetreide, Hefe, Hülsenfrüchte, Obst. Verlust durch Lagerung und Nahrungsmittelverarbeitung: 10%
Tagesbedarf: Nicht festgelegt. Wahrscheinlich 1000 mg.
Erhöhter Bedarf: Nicht erforderlich.
Therapeutische Dosierung: Nicht erforderlich. Überschüssige Mengen werden ohne Nebenwirkungen über den Urin ausgeschieden.

Vitamin K (Phyllochinon), essentiell, fettlöslich, empfindlich gegen Licht und ionisierende Strahlen. Kann von der Darmflora synthetisiert werden.
Funktion: Blutgerinnung.
Vorkommen: Fischöle, Milch, Milchprodukte, grünes Gemüse, Kartoffeln, Obst. Verlust durch Lagerung und Nahrungsmittelverarbeitung: 10–25%.
Tagesbedarf: Bei intakter Darmflora 0,02–0,05 mg.
Erhöhter Bedarf: In der Schwangerschaft und bei langandauernder Verabreichung von Antibiotika und Sulfonamiden oder bei Behandlung mit gerinnungshemmenden Arzneien: 0,5–1 mg.
Therapeutische Dosierung: 10 mg. Schwangere vor der Niederkunft: 2–5 mg. Säuglinge nach der Geburt: 1–2 mg. Überschüssige Mengen werden über Urin und Stuhl ausgeschieden.

Vitamin P, veralteter Begriff für →Bioflavonoide (→Flavonoide), semi-essentiell, empfindlich gegen Luft und Licht.
Funktion: Schutz der Blutgefäße, Durchlässigkeit der Kapillargefäße, Entgiftung, Verwertung von Vitamin C. Noch nicht vollständig erforscht.
Vorkommen: Gemüse, Obst, Verlust durch Lagerung und Nahrungsmittelverarbeitung: 35–80%.
Mangelsymptome: Schwäche der Kapillargefäße, Blutungen im Gewebe. Noch nicht vollständig erforscht.
Tagesbedarf: Nicht festgelegt, wahrscheinlich 100mg.

Erhöhter Bedarf: Wahrscheinlich 300 mg.
Therapeutische Dosierung: 1000 mg. Überschüssige Mengen werden ohne Nebenwirkungen über den Urin ausgeschieden.

Vitamin Thioctsäure (α-Liponsäure), essentiell, wenig wasserlöslich, empfindlich gegen Licht und Luft. Vitaminähnliche Wirkung vermutet.
Funktion: Stoffwechselzwischenvorgänge, Leberstoffwechsel, Entgiftung, Zellatmung.
Vorkommen: Fisch, Fleisch, Vollkorngetreide, Gemüse, Obst. Verlust durch Lagerung und Nahrungsmittelverarbeitung: 10–30%.
Tagesbedarf: Angaben liegen nicht vor.
Erhöhter Bedarf: Nicht festgelegt.
Therapeutische Dosierung: 100 mg. Überschüssige Mengen werden ohne Nebenwirkungen über den Urin ausgeschieden.

Vitamin Ubichinon (Coenzym Q), semi-essentiell, fettlöslich, empfindlich gegen Hitze, Licht und Luft. Vitaminähnliche Wirkung vermutet.
Funktion: Zellstoffwechsel, Zellatmung, Herzfunktion, Immunsystem.
Vorkommen: Fleisch, Eier, Milchprodukte, Vollkorngetreide, Hefe, Gemüse, Hülsenfrüchte. Verlust durch Lagerung und Nahrungsmittelverarbeitung: 15–45%.
Tagesbedarf: 30 mg.
Erhöhter Bedarf: Bei Beschwerden: 60 bis 100 mg.
Therapeutische Dosierung: Nicht festgelegt. Überschüssige Mengen werden ohne Nebenwirkungen über den Urin ausgeschieden.

Vollkonserven →Dosen, →Fertignahrung.

Vollkornbrot. Ein →Brot darf nur dann als Vollkornbrot bezeichnet werden, wenn zu mindestens 90% das ganze Korn einschließlich Keimling und Schalen verwendet wird. Bei Vollkornbrötchen schreibt der Gesetzgeber jedoch nur 30% Vollkornmehl vor. Hoch ausgemahlene Mehle und Schrote, die dunkel aussehen, sind in vielen Fällen nicht überwiegend aus Vollkorn (→Auszugsmehle).

Der Vorteil von Vollkornbrot liegt auf der Hand: Die wertvollen Vitalstoffe des vollen Korns sind im Vollkornbrot weitgehend erhalten. Ein Brot ist also nur so gut wie das Mehl, aus dem es gebacken ist. So enthält beispielsweise Roggenvollkornbrot doppelt soviel Ballaststoffe, doppelt soviel Vitamin B 1, fünfmal soviel Vitamin B 2, etwa doppelt soviel Calcium und doppelt soviel Eisen wie eine Semmel aus →Auszugsmehl. Jahrelange Versuche einer ernährungswissenschaftlichen Versuchsanstalt mit dem Ziel, Zusätze bzw. Verfahren zu finden, um Brot aus Auszugsmehlen haltbarer zu machen und geschmacklich aufzuwerten, endeten mit dem Ergebnis, daß die gewünschten Verbesserungen durch Verwendung von Vollkornmehl am besten erreicht werden können.

Im Zuge des Bio-Booms der letzten Jahre bieten viele konventionelle Bäckereien und auch Supermärkte in zunehmendem Maße Vollkornbrote an. Aber auch wenn die gesetzlich vorgeschriebenen Anforderun-

Vollkornbrot

gen erfüllt sind, ist Vollkornbrot nicht immer gleich Vollkornbrot. Im folgenden eine Beschreibung des »optimalen« Brotes.

– *Es ist zu hundert Prozent aus Mehl aus dem ganzen Korn gebacken.* Die vom Gesetzgeber vorgeschriebenen 90 % Vollkornmehl machen noch nicht »Vollkorn« aus. Die vorgeschriebenen 30 % für Brötchen sind ohnehin nur Augenwischerei und Täuschung des Verbrauchers. Außerdem darf gemäß Getreidegesetz auch beim Getreide für Vollkornbrot die äußere Fruchtschale entfernt werden, die zusammen mit dem Keimling und der Aleuronschicht den ballaststoffreichen Kleieanteil ausmacht.

– *Das Getreide, aus dem es gebacken wird, stammt aus ökologischem Anbau.* Die Agrarchemie hat auch vor dem Getreide nicht haltgemacht, und die Giftstoffe wandern mit dem Mehl ins Brot (→Getreide). Echtes Biogetreide ist ein Muß bei einem gesunden Brot.

– *Das Getreide wird unmittelbar vor der Weiterverarbeitung in der Backstube gemahlen.* An diesem Qualitätsmerkmal scheitern so gut wie alle Vollkornbrote, die im konventionellen Handel erhältlich sind. Doch gerade dieser Punkt ist von äußerster Wichtigkeit, denn je länger Vollkornmehl gelagert wird, desto mehr der wertvollen Vitalstoffe gehen durch Einwirkung von Luft, Licht und Wärme verloren. Vollkornmehl wird dabei rasch ranzig. Deshalb gehört zur Vollwertküche mit Getreide auch die eigene Getreidemühle. Länger gelagertes Vollkornmehl (z. B. das in abgepackter Form im Handel erhältliche) ist eigentlich nicht mehr vollwertig. Hochwertiges Vollkornbrot kommt aus einer Mühlenbäckerei, wo das Getreide für das Brot frisch gemahlen wird.

– *Die Teigzubereitung erfolgt ohne jegliche chemischen Zusätze.* Es wird nur Natursauerteig (in der klassischen Drei-Stufen-Sauerteigführung, →Sauerteig) und/oder aus vergorenem Honig hergestelltes →Backferment verwendet. Die Unzahl chemischer Stoffe, die in Bäckereien verwendet werden dürfen, sind in echten Vollkornbäckereien verpönt. Sie sparen zwar Zeit, mindern aber die Qualität des Brotes und können sich auf den menschlichen Organismus belastend auswirken. Ansonsten kommt nur Salz ins Brot, oder, je nach Sorte, Gewürze, Nüsse und ähnliche natürliche Zutaten. Bei Backwaren wie Kuchen und Kleingebäck setzen sich diese Qualitätsansprüche fort: Gesüßt wird nur mit Honig oder Dicksaft, niemals mit isolierten Zuckern. Statt gehärteter Fette wird Butter verwendet. Keinerlei chemische Zusatzstoffe zur Konservierung, Färbung oder für andere Zwecke sind erlaubt.

Nur ein Brot, das nach diesen Vorgaben hergestellt wurde, ist wirklich erste Qualität – es schmeckt gut, sieht gut aus, ist lange haltbar und stellt einen wertvollen Beitrag zur gesunden Vollwerternährung dar. Natürlich ist es teurer als ein Fabrikbrot, denn das Herstellungsverfahren ist weit aufwendiger, doch soll-

Vollmilch

ten geringfügige Einsparungen in der Haushaltskasse nicht dazu verleiten, minderwertiges Brot zu kaufen. Ein Brot, das diesen Anforderungen genügt, bekommen Sie in der Bio-Bäckerei, im Naturkosthaus, in manchen Reformhäusern, aber auch schon in manchen »normalen« Bäckereien. Sie können es aber auch selber backen.

Vollmilch wird pasteurisiert und in vielen Fällen homogenisiert, bevor sie in Flaschen, Tüten oder Schlauchbeuteln in den Handel gelangt. Es gibt zwei Sorten Vollmilch: a) Vollmilch mit naturbelassenem Fettgehalt, der mindestens 3,7 % betragen muß. Diese unter der Bezeichnung Vollfettmilch im Handel erhältliche Milch stammt aus ungeteiltem Gemelk, ist nicht homogenisiert und qualitativ hochwertig. Neben ökologischer →Rohmilch und Vorzugsmilch ist diese Milchsorte die empfehlenswerteste. Auch sie ist aus ökologischer Erzeugung erhältlich. b) Vollmilch mit eingestelltem Fettgehalt. Nach Anlieferung in der Molkerei wird der Milch der gesamte Fettanteil entzogen, bei der Homogenisierung auf meist 3,5 % dosiert und wieder eingespritzt. Das Aufbrechen der natürlichen Emulsion und die Bildung einer künstlich eingestellten Emulsion ist die Ursache für viele der Magen-Darm-Resorptionsbeschwerden bei der Aufnahme von Milch. Leider sind die meisten handelsüblichen Milchsorten derart behandelt. →Milch.

Vollwert-Mischkost →Vollwerternährung.

Vollwerternährung ist eine Ernährungsweise, bei der der »volle Wert« der Nahrung möglichst erhalten bleibt. Sie beruht auf fünf Grundprinzipien:

– Die Vollwert-Mischkost besteht vorwiegend aus pflanzlichen Lebensmitteln. Vollkorngetreide, Gemüse und Obst spielen eine große Rolle, aber auch Milch und Milchprodukte, sowie unter gewissen Voraussetzungen Fisch. Fleisch und Eier stehen nur gelegentlich auf dem Speiseplan.

– »Die Nahrung sollte so natürlich wie möglich sein.« Dieser von Werner Kollath geprägte Satz ist eine Grundregel der Vollwerternährung. Er besagt, daß in der Vollwerternährung Lebensmittel bevorzugt werden, die so wenig wie möglich verarbeitet sind, da bei der Verarbeitung wertvolle Vitalstoffe verloren gehen. Der volle Wert der Nahrung findet sich nur in naturbelassenen bzw. schonend zubereiteten Nahrungsmitteln, die isolierten, raffinierten und präparierten Erzeugnisse der Nahrungsmittelindustrie sind demnach das genaue Gegenteil von vollwertiger, wertvoller Ernährung (→Ordnung der Nahrung).

– Die Nahrungsmittel müssen von hochwertiger →Qualität sein, das heißt, sie sollten so wenig wie möglich mit Schadstoffen belastet sein. Diese Voraussetzung erfüllen vor allem Nahrungsmittel aus kontrolliert-ökologischer und umweltfreundlicher Erzeugung (→Qualitätskriterien).

– Die Vollwert-Mischkost setzt sich zu 60–70 % aus gekochten Nah-

Vollwerternährung

rungsmitteln, zu 30–40 % aus roher, unerhitzter Frischkost (Obst, einige Gemüse, Frischkorn, Nüsse) zusammen (→Rohkost).

– Die Zubereitung der Nahrungsmittel erfolgt so schonend wie möglich, um die Nähr- und Vitalstoffe in ihrem vollen Wert zu erhalten.

Vollwerternährung ist keine Diät oder Kur, die man sporadisch und über einen begrenzten Zeitraum hinweg durchführt, sondern sie ist eine wohlschmeckende und abwechslungsreiche Ernährungsweise für jeden Tag, in der selbstverständlich individuelle Vorlieben und Abneigungen berücksichtigt werden können (wer kein Müsli mag, braucht auch keines zu essen!). Wer sich vollwertig ernährt, bei dem ist gewährleistet,

– daß der →Brennwert seiner Nahrung dem tatsächlichen Energiebedarf entspricht, das heißt, er ißt nicht zu viel und nicht zu wenig;

– daß alle lebens- und funktionswichtigen →Grundbausteine der Nahrung dem Körper in optimaler Menge und im richtigen Verhältnis zugeführt werden;

– daß er durch qualitativ hochwertige Nahrungsmittel optimal mit allen →Vitalstoffen versorgt ist;

– daß die Belastung durch →Schadstoffe, →Lebensmittelzusatzstoffe und andere nachteilige Faktoren auf ein Minimum reduziert wird.

Umstellung auf Vollwertkost

Es ist nicht notwendig, irgend etwas übers Knie zu brechen, denn bekanntlich haben erzwungene Veränderungen wenig Bestand. Besser ist es, sich Schritt für Schritt auf die neue Ernährung umzustellen. Das Basiswissen um die Qualität und die Bausteine der Nahrung, das Weglassen gewisser unerwünschter Nahrungsmittel aus dem täglichen Speiseplan, bewußtes Einkaufen und das Beachten einiger grundlegender Regeln bei der Zubereitung sind erste wichtige Schritte zu einer besseren Ernährung. Die Hauptsache ist, daß Sie die Freude am Essen behalten. Bei der richtigen Umstellung auf eine gesunde Ernährungsweise verliert sie sich nicht. Das beste Frischkornmüsli trägt wenig zur Gesundheit bei, wenn es lieblos und ohne Phantasie zusammengerührt und mit Widerwillen oder unter Streß hineingeschlungen wird, nur weil man glaubt, es diene der Gesundheit. Aus diesem Grund scheitern viele Diäten, Ernährungsumstellungen und Schlankheitskuren. Sie lassen keinen Raum für Flexibilität und Kreativität, nehmen kaum Rücksicht auf individuelle Bedürfnisse, Vorlieben und besondere Lebensumstände, sondern legen ein vorgefertigtes, starres Konzept auf den Küchentisch.

Wer von der gängigen Zivilisationskost auf Vollwertkost umstellt, wird anfangs wahrscheinlich Probleme haben. Nicht nur seine von zu viel Salz und Zucker konditionierten Geschmacksnerven rebellieren, auch die Verdauung muß sich auf die faserstoffreiche Vollwertkost umstellen, nachdem die leeren Kalorien von Weißmehl und Süßwaren und die faserstoffarmen und säurebildenden Fleischgerichte den Darm zur Trägheit verführt haben. Der durch langjährige Fehlernährung geschädigte Verdauungstrakt muß sich allmählich auf die neue Kost einstellen. Über die Hälfte aller sogenannten Gesunden haben mittlerweile eine geschädigte →Darmflora. Das kann zunächst dazu führen, daß vollwertige Lebensmittel nicht richtig verdaut werden, daß Gärungsprobleme entstehen und es zu Schwierigkeiten mit dem Stuhlgang kommt. Haben Sie also etwas Geduld mit sich – Ihr Körper muß sich erst von einer Ernährungsweise, die ihn geschwächt hat, erholen. Meist empfiehlt sich sogar eine regelrechte Darmsanierung zur Wiederherstellung einer gesunden und funktionsfähigen Darmflora.

Umstellen mit System
In vielen Fällen ist das größte Hindernis, das der Umstellung auf eine gesunde Ernährungweise im Weg steht, die eigene Einstellung, das fehlende Bewußtsein für eingefahrene schlechte Gewohnheiten. Die Umstellung auf Vollwertkost ist eine gute Gelegenheit, diese aufzuspüren. Denn nur, was man bewußt wahrnimmt, kann man bewußt ändern. Sie können sich für die Umstellung Ihrer Ernährungsweise einen Plan machen, der es Ihnen ermöglicht, jeden Schritt bewußt und kontrolliert durchzuführen. Auf diese Weise werden Ihre guten Vorsätze nicht auf unbestimmte Zeit verschoben oder von den allmählich wieder einreißenden alten Gewohnheiten verwässert. Die folgenden Ratschläge können Ihnen bei der Umstellung auf Vollwertkost helfen.

– Machen Sie eine Bestandsaufnahme Ihrer derzeitigen Ernährungsgewohnheiten. Allerdings nicht aus dem Kopf, sonst ist die Gefahr des Selbstbetrugs zu groß. Führen Sie eine Liste, in die Sie *alles* eintragen, was Sie jeden Tag essen und trinken. Seien Sie ehrlich. Versuchen Sie nicht, auf Dinge, für die Sie sich vor sich selbst oder anderen schämen, zu verzichten, nur damit sie nicht auf der Liste erscheinen. Führen Sie diese Liste über einen längeren Zeitraum, mindestens aber eine Woche lang, um Ihre Ernährungsgewohnheiten genau kennenzulernen. Sie können diese Selbstbeobachtung mit einer Inventur Ihrer Vorräte in Keller, Küche und Kühlschrank verbinden. Wenn Sie mit Gewichtsproblemen kämpfen, sollten Sie die Liste etwas genauer führen, das heißt die exakten Mengen der verzehrten Speisen und Getränke notieren und ihren Energiegehalt berechnen. Werten Sie am Ende der von Ihnen festgesetzten Zeit die Liste aus und prüfen Sie, wie »vernünftig« oder »unvernünftig« Ihre gegenwärtige Ernährungsweise ist.
– Setzen Sie sich klare Ziele. Bestimmen Sie, welche Gewohnheiten Sie ändern wollen, welche Nahrungsmittel Sie nicht mehr kaufen wollen, welche Nahrungsmittel Sie einschränken wollen und welche Nahrungsmittel künftig einen vorrangigen Platz auf Ihrem Speisezettel einnehmen sollen. Erstellen Sie einen Plan, wie Sie diese Ziele im Alltag verwirklichen können, beachten Sie dabei, welche Barrieren der Ausführung Ihres Plans im Wege stehen und

Vollwerternährung

welche die Ausführung begünstigen könnten. Bleiben Sie realistisch. Setzen Sie sich kleine, realisierbare Teilziele, wie etwa bestimmte Nahrungsmittel und Getränke nicht mehr zu kaufen und zu essen, bestimmte Qualitätsmaßstäbe einzuhalten etc. Wenn Sie dies erreicht haben, können Sie das nächste Teilziel ansteuern. Es ist besser, das Ziel mit vielen kleinen Schritten zu erreichen, als einen großen nicht zu schaffen.

– Setzen Sie Ihren Plan Schritt für Schritt, nach einem Ihren Bedürfnissen und Umständen entsprechenden Rhythmus in die Tat um.

Praktische Tips für die Vollwertküche

– Ersetzen Sie Brote und Backwaren aus Auszugsmehlen durch Vollkornprodukte.

– Essen Sie möglichst täglich zum Frühstück ein selbst zubereitetes Frischkornmüsli aus mindestens drei Löffeln Vollgetreide (→Frischkornbrei). Wenn Sie kein Müsli mögen, essen Sie nur frisches Obst.

– Essen Sie mehr Frischkost – ca. 1/3 der täglichen Kost. Aus vielen Gemüsesorten, die gewöhnlich (tot-) gekocht werden, lassen sich köstliche Rohkostsalate zubereiten. Die wertvollen Vitalstoffe bleiben so weitgehend erhalten. Essen Sie Frischkost stets *vor* der warmen Mahlzeit. (→Rohkost).

– Trinken Sie täglich frisch gepreßte Obst- und Gemüsesäfte.

– Trinken Sie nach dem Aufstehen ein großes Glas →Wasser.

– Essen Sie drei- bis fünfmal täglich frisches Obst als Zwischenmahlzeit. Und ersetzen Sie den süßen Nachtisch durch frische Früchte.

– Sorgen Sie für abwechslungsreiche Kost durch das Ausprobieren neuer Obst- und Gemüsesorten und das Zubereiten neuer Gerichte.

– Verwenden Sie zur Zubereitung von Frischkost ausschließlich naturbelassene, kaltgepreßte Öle von höchster Qualität.

– Legen Sie beim Einkaufen und Zubereiten Ihrer Nahrung die strengsten →Qualitätskriterien an. Bevorzugen Sie Waren aus ökologischer Erzeugung, um die Belastung mit Schadstoffen zu mindern und den →ökologischen Landbau und damit den Umweltschutz zu fördern.

– Versuchen Sie konsequent isolierte Zucker, Auszugsmehle, Fabrikfette und daraus hergestellte Produkte zu meiden. Reduzieren Sie den Verbrauch von Kochsalz, Fleisch und Fleischerzeugnissen.

– Probieren Sie bei uns noch wenig bekannte, aber qualitativ sehr hochwertige Nahrungsmittel, die Sie meist im Naturkosthaus bekommen (→Tofu, →Algen, zuckerfreie →Nußmuse und →Fruchtmuse etc.).

– Vermeiden Sie Fast Food, Fertignahrung und andere denaturierte Industriekost.

– Nehmen Sie mindestens zwei bis drei Stunden vor dem Schlafengehen keine Nahrung mehr zu sich, damit das Essen über Nacht nicht unverdaut im Verdauungstrakt liegt.

– Frühstücken Sie am Morgen erst dann, wenn der Körper in Schwung gekommen ist und sich der Hunger meldet. Vermeiden Sie süßes Frühstück. Wenn Sie morgens keinen Ap-

petit haben, zwingen Sie Ihren Körper nicht, sondern essen Sie nur frisches Obst oder trinken Sie frischgepreßten Saft.
- Stehen Sie zu Ihrer neuen Ernährungsweise. Sie werden feststellen, daß sich immer mehr Menschen für bessere Lebensqualität durch bessere Ernährung interessieren. Sie können Ihnen dabei vielleicht wichtige Hilfestellung leisten. Auch öffentliche Stellen und die Medien propagieren in zunehmendem Maße die Vollwerternährung.
- Wenn Sie mal Lust auf eine »Sünde« haben, dann sündigen Sie bewußt und mit Genuß.

Vollwertigkeit. Eines der vier grundsätzlichen →Qualitätskriterien. Hier geht es um den Gehalt an maßgeblichen, wert- und geschmacksbestimmenden Inhaltsstoffen wie Vitamine, Mineralstoffe, Faserstoffe, Enzyme, essentielle Aminosäuren, essentielle Fettsäuren, →sekundäre Pflanzenstoffe und andere. Frische, rohe und unbehandelte Lebensmittel erfüllen den Anspruch der Vollwertigkeit am besten.

Vorzugsmilch →Rohmilch.

W

Wacholder. Dieses Gewürz gibt es getrocknet als ganze Beeren oder gemahlen. Die Wacholderbeeren sind die reifen Früchte eines immergrünen Nadelstrauches, der in ganz Europa vorkommt. Die ganzen Beeren passen zu Rot-, Weiß- und Sauerkraut sowie zu Fischsud, Fischmarinaden und Wildbeizen. Die gemahlenen Beeren werden in Fleisch-, Geflügel- und Wildgerichten sowie für Rote-Bete- und andere Frischkostsalate verwendet. Sie wirken verdauungsfördernd. Beim Einkauf sollte man auf große, gleichmäßig reife Beeren achten, die nicht eingeschrumpft sein dürfen.

Wachse →Oberflächenbehandlungsmittel, →Überzugsmittel.

Waerland-Diät, lacto-vegetabile Ernährungsform nach dem Schweden Aage Waerland, die vor allem Wert auf rohe, nicht erhitzte Lebensmittel legt und auf Salz, Zucker, scharfe Gewürze und Genußmittel verzichtet.

Wakame, Meeresgemüse, das vor allem als Suppeneinlage verwendet wird. →Algen.

Walthari-Wein, nach einem bestimmten Verfahren vergorener →Wein, dem kein Schwefel zugesetzt wird.

Wärmekiste. Vorrichtung zum energiesparenden Vor- und Nachquellen von Getreidegerichten.

Wasser ist der wichtigste →Grundbaustein unserer Nahrung. Ohne Wasser ist kein menschliches Leben möglich. Der Mensch kann Hungerperioden von 30 bis 40 Tagen überstehen, muß er aber ohne Wasser auskommen, so treten schon nach zwei bis drei Tagen schwere Krankheitsbilder des Verdurstens auf, die nach spätestens 7 Tagen zum Tod führen. Der menschliche Körper besteht zu etwa 60 bis 70 % aus Wasser und benötigt pro Tag die Zufuhr von ungefähr zwei bis drei Litern. Einen Teil davon nehmen wir durch wasserhaltige Nahrungsmittel auf, den Rest – zwischen 1 und 1 1/2 Liter – durch Trinkwasser und Getränke. Wasser ist das allgemeine Lösungs- und Transportmittel im Körper, es transportiert Nährstoffe und Stoffwechselprodukte, scheidet giftige Endprodukte aus dem Körper, regelt die Körpertemperatur. Wasser ist Hauptbestandteil des Blutes, des Schweißes, des Harns und nimmt im Organismus eine Schlüsselstellung ein. Eng verknüpft mit dem Wasserhaushalt des Körpers ist der Salzhaushalt, denn ohne Elektrolyte

Wasser

kann die für alle Lebensvorgänge wesentliche kolloidale Struktur der Körperflüssigkeiten nicht aufgebaut werden und ohne Salz kann der Organismus kein Wasser speichern (→Kochsalz).

Die Qualität des Wassers, das wir zu uns nehmen, entscheidet über unsere Gesundheit und unser Wohlbefinden. Dabei dürfen wir nicht vergessen, daß auch viele Lebensmittel, die wir täglich zu uns nehmen, nur so gut sind wie das Wasser, mit dem sie hergestellt oder zubereitet werden. Trotzdem hat es der Mensch in wenigen Jahrzehnten geschafft, seine Trinkwasserreservoirs zu verseuchen. Flüsse, Seen und Meere verkommen zu Kloaken und Müllkippen der Industrie, und selbst das Grundwasser wird zunehmend von zahllosen Schadstoffen belastet, die in Haushalten, Industrie und Landwirtschaft zum Einsatz kommen. Weltweit werden nur 50% der Abwässer gereinigt. Sauberes, trinkbares Wasser wird durch menschliche Unvernunft und Profitgier auf unserem »Wasserplaneten« zur Mangelware. Die Frischwasserreserven unseres Planeten sind begrenzt. Heute leben rund 2 Milliarden Menschen ohne Zugang zu sauberem Wasser. Die Ressourcen werden rascher geplündert als sie sich regenerieren. Etwa 70% des Frischwassers fließen in die Landwirtschaft. Durch Bewässerung von Feldern werden 40% der Nahrungsmittel gewonnen. Auch beim Wasserverbrauch zeigt sich die ungeheure Verschwendung von Ressourcen bei der Erzeugung von Fleisch: Um mittels Intensivwirtschaft ein einziges Rindersteak zu gewinnen, werden 20 000 Liter Wasser benötigt, für eine Tagesration von 200 g Reis oder Sojabohnen gerade einmal 400 Liter. (→Fleisch-Teufelskreis).

Nach der DIN-Norm 2000 muß Trinkwasser appetitlich sein und zum Genuß anregen. Es soll farblos, klar, kühl, geruchlos und geschmacklich einwandfrei sein. Um diese Forderung zu erfüllen, müssen die meisten Rohwasserquellen chemisch und physikalisch aufbereitet werden. Da die Trinkwasserversorgung und -aufbereitung monopolisiert ist, kann der Verbraucher nicht aus einem reichhaltigen Wasserangebot wählen, sondern muß sich mit dem Wasser in der Qualität und zu dem Preis zufriedengeben, das ihm die Wasserversorger durch die Leitung schicken. Die Erfüllung der obengenannten Qualitätskriterien aber wird immer schwieriger. Die neue EU-Trinkwasserverordnung vom November 1998 besagt, daß im Trinkwasser nicht mehr als 0,5 µg Pestizide insgesamt pro Liter und 50 mg Nitrat pro Liter enthalten sein dürfen. Seither droht Hunderten von Trinkwasserbrunnen in der Bundesrepublik die Schließung, da die neuen Grenzwerte nicht mehr eingehalten werden können. Den Gewässerschmutzern bleibt trotzdem ein Hintertürchen offen, denn das Gesetz legt den Grenzwert zwar für Trinkwasser, nicht aber für Grundwasser fest. Das Grundwasser, das bei uns über 70% des gesamten Wasseraufkommens ausmacht, ist gemäß mancher Studie nicht

Wasser

mehr weit davon entfernt, eine Chemikalien-Brühe zu werden. Beim Oberflächenwasser sieht die Lage noch bedrohlicher aus. 18 Millionen Menschen in der Schweiz, Frankreich, der BRD und Holland beispielsweise beziehen ihr Trinkwasser aus dem Rhein, der allein im Jahre 1986 11,6 Millionen Tonnen Salze, 662 000 Tonnen Wasch- und Düngemittel und 11 189 Tonnen Schwermetalle mit sich führte. Durch aufwendige Aufbereitungsverfahren wird diese Schmutzbrühe trinkbar gemacht, doch auch die aufwendigste Technik kann aus einer solchen Quelle kein einwandfreies vitales Trinkwasser mehr liefern. In Deutschland ist der Kubikmeter Trinkwasser so teuer wie fast nirgendwo in Europa: 1,60 Euro durchschnittlich – zugleich gelten aber hierzulande die höchsten Qualitätsansprüche Europas.

Die Liste der Schadstoffe im Trinkwasser ist lang, denn der gesamte »Segen« der chemischen Industrie, der im Boden versickert oder in die Gewässer geleitet wird, findet sich irgendwann in Trinkwasserbrunnen, Flüssen und Seen, aus denen unser Wasser gewonnen wird. Schwermetalle, Pestizide, Nitrat, cyclische oder chlorierte Kohlenwasserstoffe, Tenside, Phosphate, Altöl, radioaktive Stoffe und andere Rückstände der pharmazeutischen, chemischen und metallverarbeitenden Industrie sind im Trinkwasser nachweisbar, zum Teil in sehr bedenklichen Mengen. Wissenschaftler fordern schon seit langem die Herabsetzung der gültigen Grenzwerte und eine Erfassung aller im Wasser vorkommenden Schadstoffe. Bei der Kontrolle des Trinkwassers bestehen erhebliche Defizite. So beschränkt sich die deutsche Trinkwasserverordnung bei der Wasseranalyse meist auf etwa 18 Stoffe, obwohl Tabellen mit Toleranzgrenzen für 332 verschiedene gesundheitsgefährdende Chemikalien existieren. Doch die Analysemethoden sind aufwendig und teuer. Nur wenige Untersuchungsämter sind in der Lage, Routinekontrollen für Pestizidrückstände, Arzneimittelrückstände, Antibiotika, Umweltchemikalien und hormonähnliche Substanzen (Xenohormone) überhaupt durchzuführen, und bei manchen Stoffen ist eine Analyse ganz unmöglich, weil die komplizierten Methoden in den Tresoren der chemischen Industrie ruhen. Allmählich dringt durch immer neue Wasserskandale die schleichende Vergiftung unseres Lebensquells ins Bewußtsein der Öffentlichkeit – wenn etwa Gemeinden aus dem Tankwagen mit Trinkwasser versorgt werden müssen, weil einem Chemiekonzern wieder einmal die Kontrolle über den Schadstoffausstoß entglitten ist oder wenn Familien mit Kleinkindern Mineralwassergutscheine erhalten, weil wegen der Überdüngung der Felder mit Gülle zuviel Nitrat im Trinkwasser festgestellt worden ist. Trinkwasserskandale sind mittlerweile ebenso an der Tagesordnung wie andere Skandale mit Nahrungsmitteln.

Auch Wasserrohre aus Blei oder Kupfer tragen unter bestimmten Umständen (hoher Überschuß an freier Kohlensäure im Wasser, weiches Wasser) zur Verseuchung des Trinkwassers mit Schadstoffen bei. Sauberes und gesundes Wasser fließt in der Regel auch nicht aus den verschiedenen Wasserfiltern, die im Handel angeboten werden. Die Filter haben ihre technischen Tücken und Schwächen und beseitigen bestenfalls einen Teil der unerwünschten Zusatzstoffe. Den Filter für alle Fälle gibt es nicht (→Wasserbehandlung). Wer einen Ausweg sucht, indem er auf destilliertes Wasser ausweicht, wie das an den Trinkwasserautomaten der USA manchmal der Fall ist, kann sich ernsthafte gesundheitliche Schäden zufügen, denn solches Wasser schwemmt wertvolle Mineralstoffe und Spurenelemente aus dem Körper aus.

Angesichts dieser Tatsachen ist es kein Wunder, wenn viele Zeitgenossen auf →Mineralwasser umsteigen, wenn es um die Zubereitung von Speisen und Getränken geht. Ist das Trinkwasser in Ihrer Gegend von schlechter Qualität (erkundigen Sie sich beim Wasseramt nach Meßwerten von Qualität und Härtegrad und fragen Sie Ihren Hauswirt, ob die Wasserrohre im Haus aus Blei oder Kupfer sind), ist ein solcher Schritt durchaus ratsam. Verwenden Sie für den täglichen Gebrauch in der Küche aber mineralarmes Mineralwasser. Vor allem bei der Zubereitung von Kindernahrung sollte auf beste Wasserqualität geachtet werden.

Die Situation des Trinkwassers ist ernst, besonders in den neuen Bundesländern, doch noch nicht aussichtslos. Durch ausnahmsloses Herstellungs- und Anwendungsverbot all der Substanzen, die das Trinkwasser verunreinigen, umfassende Industrieauflagen, Kontrollen und Wasserschutzmaßnahmen, strenge, industrieunabhängige Zulassungsverfahren für neue Chemikalien und drakonische Strafen für Umweltverschmutzer ließe sich viel bewirken, stünden solchen Unternehmungen nicht die Profitinteressen einflußreicher Minderheiten und die Trägheit der Politiker entgegen. Aber auch der einzelne kann zu einer besseren Wasserqualität beitragen. Der Verzicht auf chemische Keulen im Haushalt (Wasch- und Putzmittel) trägt wesentlich zu einer Schonung der Umwelt und der Trinkwasservorräte bei. Der sparsame Umgang mit Brauchwasser im Haushalt schont die Trinkwasserreserven (45 Liter Trinkwasser werden pro Person und Tag bei einem Gesamtverbrauch von täglich etwa 144 Liter allein für die Toilettenspülung verbraucht). Nur etwa 1,4 % des täglichen Gesamtwasserverbrauches – gerade 3 Liter – wird als Trinkwasser genutzt. 45 Liter werden zum Duschen und Baden benutzt, 12 Liter für die Körperpflege, 3 Liter für den Garten, 7 Liter für Hausreinigung und Autowäsche, 19 Liter zum Wäschewaschen, 10 Liter zum Geschirrspülen. Wasserschutz ist also die Sache jedes einzelnen. →Durst, →Wasser-Energetisierung.

Wasserbehandlung. Die Trinkwasseraufbereitung muß zunächst Verunreinigungen wie von Schmutzteilchen, Mikroorganismen, organi-

Wasserbehandlung

schen Substanzen, kolloidalen Schwebeteilchen und Salzen beseitigen. Dazu stehen die verschiedenen Verfahren wie Siebung mit Hilfe von Feinrechen, Sedimentation in Absatzbecken, Ausflockung mit Hilfe von Flockungs- und Fällungsmitteln, Oxidation von biologisch schwer abbaubaren Stoffen, Filtration, Desinfektion von Mikroorganismen sowie Absorption mit Aktivkohle, Aluminiumoxid oder Absorberharzen zur Verfügung. Dem folgt die chemische Stabilisierung des Wassers, damit es über die Rohrleitungssysteme ohne Korrosionsschäden hygienisch einwandfrei zum Endverbraucher transportiert werden kann. Bei der Entsäuerung wird das sogenannte Kalk-Kohlensäuregleichgewicht des Wassers so eingestellt, daß sich im Rohrnetz eine Schutzschicht aus Kalk ausbilden kann und das Wasser so die Rohrleitungen nicht angreift. Die Enteisenung und Entmanganung von Wasser wird zur Vermeidung von Rohrverengungen und Verkeimung durchgeführt, da sich Eisen und Mangan leicht an den Rohrinnenwänden ablagern können. Eine weitgehende Enthärtung des Wassers ist unerwünscht, weil weiches, mineralarmes Wasser schlechte Zahnbeschaffenheit und Herzerkrankungen fördert. Zu hartes Wasser hat keine gesundheitlichen Auswirkungen, es verlängert allerdings die Kochzeiten und beeinträchtigt das Aroma von Tee und Kaffee (→Härtegrade).

Zur Entkeimung des Trinkwassers sind folgende Verfahren zugelassen: die Chlorung mit Chlorgas oder Chlordioxid, die Ozonisierung, die kostenintensive UV-Bestrahlung oder die aufwendige Silberung. Die Trinkwasserchlorung ist sehr umstritten, denn Chlor belastet als Zellgift sehr stark das Immunsystem, darüber hinaus reagiert ein Teil des eingesetzten Chlors mit organischen Substanzen im Wasser unter Bildung hochgiftiger organischer Verbindungen, die zum Teil krebserregend sind. Die Behandlung mit Ozon ist viel wirksamer, und das Ozon zerfällt ohne Bildung von Chemikalien zu Sauerstoff. Durch die kurze Einwirkdauer ist eine bleibende Desinfektion allerdings nicht gegeben.

Im Haushaltsbereich gibt es noch weitere Verfahren. Wasserfilter gehören in vielen Küchen schon zur Standardeinrichtung. Den idealen Filter aber gibt es nicht. Die sogenannten Ionenaustauscher tauschen einen Teil der Schadstoffe in Ionenform gegen Natrium und Chlorid aus, wobei sich die Kapazität der Austauscherharze nach gewisser Beanspruchungszeit erschöpft und diese regeneriert werden müssen. Neben einer unerwünschten Anreicherung des Filterwassers mit Natrium besteht die Gefahr der Verkeimung der Harze. Nicht-ionisierte Teilchen und polycyclische oder chlorierte Kohlenwasserstoffe werden nicht entfernt. Darüber hinaus ist eine Enthärtung des Wassers nur bei einem hohen Sulfatwert von über 25 mg/l angeraten.

Die Aktivkohlefilter weisen eine immense »innere« Oberfläche auf, an der Schadstoffe aufgefangen und absorbiert werden. Nachteil ist hier der Austausch von Schadstoffen an der Filterfläche, so daß gegebenenfalls im Filterwasser mehr Schadstoffe enthalten sein können als im Rohwasser, besonders dann, wenn die Filterkapazität erschöpft ist. Außerdem werden nicht alle Schadstoffe, wie z. B. Nitrat und Schwermetalle, aufgehalten, und es besteht die Gefahr, daß der Aktivkohlefilter verkeimt.

Das für den Haushalt günstigste, aber auch nicht bedenkenlos zu empfehlende Verfahren ist die →Umkehrosmose. Eine neuartige Form der Wasserbehandlung ist →Wasser-Energetisierung.

Wasser-Energetisierung. Eine erst in den letzten Jahren stärker in den Vordergrund getretene Form der →Wasserbehandlung ist die »Wasser-Energetisierung«. Bei den verschiedenen gebräuchlichen Techniken gibt es ernstzunehmende Ansätze zum Thema »Wasser als Informationsspeicher«, aber auch Scharlatanerie ohne wissenschaftlichen Ansatz. Auch Wasser als unser Lebensmittel Nr. 1 muß heute nach bio-physikalischen Parametern bewertet werden (→Information der Nahrung). Alle Lebensprozesse sind unmittelbar oder mittelbar mit Wasser verbunden. Unser Körper besteht zu etwa 60 bis 70% aus Wasser, das ständig durch unseren Organismus pulsiert. Träger des Lebens im Organismus ist das Intra- und Extra-Zellularwasser, das kolloid oder »kristallin« in sogenannten Clusterstrukturen vorliegt und direkten Einfluß auf die innere Energie (Entropie) bzw. Oberflächenspannung und Leitfähigkeit, und damit auf die biologischen Eigenschaften wie Transportfähigkeit und Benetzbarkeit nimmt.

Darüber hinaus müssen bioenergetische Zustände des Wassers angenommen werden. Die geometrische Dipol-Gitterstruktur des Wassers in Form der Wasserstoffbrücken kann die Eigenschaften einer Antenne annehmen, die sowohl senden wie auch empfangen kann.

Bei der Wasseraufbereitung in den Versorgungseinrichtungen wird Wasser zwar chemisch und mikrobiell von Schadstoffen gereinigt, die durch Industrie und konventionelle Landwirtschaft ins Grundwasser gelangen. Nach wie vor aber weist dieses gereinigte Wasser bestimmte elektromagnetische Frequenzen auf, Schwingungen bestimmter Wellenlänge, die bestimmten Schadstoffen zugeordnet werden kann, die sich zuvor im Wasser befanden.

Herkömmliche Wasseraufbereitungsanlagen können daher nur unvollkommen die energetische Wasserqualität verbessern, denn es werden lediglich Schadstoffe und Mikroorganismen herausfiltriert, nicht aber gleichzeitig die Informationen dieser schädlichen Substanzen gelöscht. Durch das Leiten des Wassers in von der Natur getrennte und abgeschirmte Becken und Rohre aus Beton, Blei oder Kupfer nimmt die ursprünglich vorhandene Resonanz mit dem Erdmagnetfeld der Erde und damit die Bio-Vitalität weiter ab. Bio-energetisch gesprochen

»stirbt« das Wasser. Gleichzeitig ändern sich auch molekulare Strukturen.

Die bio-energetische Güte des Wassers beeinflußt in besonderem Maße unmittelbar die Lebensqualität. Energiearmes Wasser hat die Tendenz, dem Organismus fehlende Energie zu entziehen. Lebendiges Wasser (zum Beispiel aus sogenannten Heilquellen) spendet Energie und gibt spürbar Vitalität. Um Leben spenden zu können, muß Wasser lebendig, vital sein.

Bio-energetisch hochwertiges Wasser ist beispielsweise der frische Bergquell. Nachfolgend die bio-energetische Wirkung einiger Wasserbehandlungs-Verfahren:

– Die →*Umkehrosmose* erzeugt gereinigtes, mineralarmes Wasser, das jedoch schal schmeckt und keine bio-energetische Vitalität aufweist.

– Bei der *Destillation* erhält man totes Wasser. Abgesehen vom bio-energetisch toten Zustand ist die Verwendung von destilliertem Wasser bei mineralarmer Ernährung sogar gesundheitsgefährdend. →Destilliertes Wasser.

– *Levitiertes Wasser* wird durch Verwirbelungen bei hohen Geschwindigkeiten energetisch aufgeladen. Die Energetisierung hält aber nur begrenzte Zeit an.

– *Ionenaustauscher bzw. Aktivkohlefilter,* (→Wasserbehandlung) sind je nach Wasserqualität sinnvoll und können eine Geschmacksverbesserung bewirken, dennoch erschöpft sich die Aufnahmekapazität der Filter rasch. Eine Bio-Energetisierung wird nicht erreicht.

– *Grander-Wasser* ist magnetisch behandeltes Tiefenwasser. In den Grander-Geräten befinden sich neben dem Durchflußrohr für Leitungswasser seitlich angebracht einige ml Grander-Wasser, das beim Vorbeifließen von Leitungswasser die Bioenergie von Urtiefenwasser auf das vorbeifließende Leitungswasser beim Anwender übertragen soll. Es ist vorhersehbar, daß sich irgendwann die angemutete Übertragungskapazität erschöpft. Die Energetisierung hält nur begrenzte Zeit an.

– →*Mineralwässer* sind je nach Herkunft bio-energetisch unterschiedlich zu bewerten.

Wasserstoff kommt in zwei Ionenformen vor, als positiv geladenes Proton oder als negativ geladenes Wasserstoff-Ion. Dieses Hybrid-Anion spielt eine wichtige Rolle bei den verschiedenen Vorgängen der Energieübertragung in den Zellen und insbesondere in den Mitochondrien. Das Wasserstoff-Anion ist ein wirkungsvolles Antioxidans gegen freie →Radikale. Als Nahrungsergänzungsmittel einsetzbar.

Weichkäse reift nur wenige Tage von außen nach innen heran, hat einen Wassergehalt von 68 bis 76 % und einen Trockenmassegehalt von 35 bis 52 %. Zwei Arten lassen sich unterscheiden: Weichkäse mit weißer Schimmelbildung wie Camembert oder Brie, und Weichkäse mit Rotschmiere wie Romadur, Weinkäse, Limburger, Münster Käse, Mainauer Käse, Rahmkäse und andere. An der Herstellung von Camembert und Brie sind neben

Weichtiere

Lab auch Milchsäurebakterien beteiligt. →Käse.

Weichtiere →Meeresfrüchte.

Weight-Watchers →Abspecken in der Gruppe.

Wein. Mit den fast 24 Litern Wein, die der Durchschnittsdeutsche jährlich trinkt, hinkt er seinen Nachbarn hinterher: der Österreicher bringt es auf 35 Liter, der Schweizer auf 47 Liter und durch die Kehlen der Franzosen fließen gar 72 Liter jährlich. Im Wein soll Wahrheit liegen, wie ein altes Sprichwort sagt. Daß dem nicht immer so ist, bewiesen die Glykol- und Methanol-Skandale der letzten Jahre, die auf ernüchternde Weise zeigen, wie weit es mit der jahrtausendealten Kunst des Weinbaus gekommen ist. Die chemisch präparierte Spätlese im Sonderangebot ist nur der Tiefpunkt einer traurigen Entwicklung. Der Chemiekrieg beginnt schon im Weinberg, wo Kunstdünger und Pestizide in Massen, wie bei kaum einer anderen Feldfrucht, eingesetzt werden, und endet oft mit der illegalen Panscherei mit Flüssigzucker. Für die Vergärung, den Säureabbau, für Schwefeln, Klären, Schönen, Zuckern und Verschneiden gibt es eine Reihe von legalen Mitteln, die die Qualität der Weine »verbessern«. Daß auch die illegalen beliebt und gebräuchlich sind, zeigen die fast regelmäßig auftretenden Weinskandale. Der echte Weinkenner nimmt daher gerne lange Wege auf sich, um sauberen Wein bei einem der wenigen Winzer einzukaufen, die Wein nach den Grundsätzen des ökologischen Anbaus erzeugen.

Immer mehr verantwortungsbewußte Weinbauern und Kellermeister sagen den künstlichen Ertragssteigerungen durch Chemieeinsatz und Panscherei ade und pflegen die traditionellen ökologisch gesunden Methoden.

Das Etikett einer Weinflasche verrät in der Regel wenig über die Reinheit eines Weins. Folgende Angaben auf dem Etikett weisen auf Qualität hin:

– Flaschenabfüllung beim Erzeuger.

– Angabe der Traubensorte.

– Kontrollierte Herkunftsbezeichnung.

Weder die Einmischung von anderen Weinen, noch die gesundheitsschädliche Schwefelung muß auf dem Etikett angegeben werden. Andererseits darf Bio-Wein nicht mit dem Hinweis »naturrein« angeboten werden. Jeder Hinweis auf Anbau- und Verarbeitungsmethoden ist durch das EU-Weingesetz verboten, eine Bestimmung, die den Panschern nützt und den Verbraucher uninformiert läßt. Wer nicht selber einen Winzer kennt, der sauberen, trockenen und durchgegorenen Wein herstellt, kann sich bei →Ecovin informieren. Doch nicht nur deutsche Weine sind in Bio-Qualität verfügbar, auch Weine aus den klassischen Weinbaugebieten des Auslands sowie Sekt und Champagner sind über Spezialhandlungen und teilweise auch über Naturkostläden zu beziehen.

Weißzucker (EU-Qualität II) wird auch »Grundsorte« genannt und ist die billigste Zuckersorte für den

Verbrauch, eine Vorform des Haushaltszuckers.

Weizen ist die am meisten angebaute, verarbeitete und konsumierte Getreideart der Welt und wurde dadurch zu einem wichtigen Weltwirtschaftsfaktor (→Getreide-Teufelskreis). Durch seinen Gehalt an bestimmten Eiweißstoffen (→Gluten), die manchen anderen Getreidearten (z. B. Reis und Mais) fehlen, besitzt Weizenmehl die besten Backeigenschaften. Sein ausgewogener Gehalt an Vitalstoffen macht es zu einem ausgezeichneten vollwertigen Lebensmittel. Aus Weizen werden jedoch auch die am stärksten denaturierten →Auszugsmehle hergestellt, aus denen in den Industrieländern das Weißbrot gebacken wird. Hartweizen ist eine spezielle Züchtung, die sich besonders für die Herstellung von Grieß und Teigwaren eignet. In der Vollwertküche läßt sich Weizen auf vielfältige Art verwenden – neben seiner Verwendung zum Backen von →Brot, Brötchen und Gebäck läßt er sich im Müsli und in vielen süßen und pikanten Gerichten verarbeiten.

Weizenkeime sind wie →Kleie ein Nebenprodukt der Herstellung von Auszugsmehlen, das für teures Geld als Gesundheitskost verkauft oder zur Herstellung von Weizenkeimöl verwendet wird. Weizenkeime werden durch Heißluft »stabilisiert«, um ein Ranzigwerden zu verhindern. Wer regelmäßig Vollkornprodukte verzehrt, kann auf die isolierten Weizenkeime verzichten, denn er nimmt sie im natürlichen Verbund des ganzen Korns zu sich. Unter der Bezeichnung Weizengras sind Weizenkeime ein begehrtes Ausgangsmaterial für die Herstellung von frischen Preßsäften.

Welternährung. Auf der Welt sind etwa 50 000 eßbare Pflanzen bekannt, davon haben aber nur einige Hundert Bedeutung für die menschliche Ernährung. Nur 15 Pflanzen liefern ca. 90 % der weltweiten Nahrungsenergie, davon wiederum liefern Reis, Mais und Weizen 54 %. Durch die →Gentechnik ist die Artenvielfalt zusätzlich gefährdet. Obwohl weltweit mehr Nahrungsmittel erzeugt werden als für die Ernährung der Weltbevölkerung nötig wären, müssen ca. 840 Millionen Menschen hungern. →Unterernährung, →Fleisch-Teufelskreis, →Getreide-Teufelskreis, →Ökologie der Nahrung.

Werbung →Marketing.

Wild. Verglichen mit der Menge an Schlachtfleisch, das der Durchschnittsbürger verzehrt, ist der Verbrauch an Wild gering. Nur gut ein Kilo Wild- und Kaninchenfleisch verzehrt der Durchschnittsdeutsche jährlich, das macht etwa 1 % seines Fleischkonsums aus. Trotzdem wird nicht einmal die Hälfte des Bedarfs an Wildfleisch aus heimischen Landen gedeckt. Der Großteil des Wildfleisches wird importiert. Aber auch das heimische Wildfleisch wird in vielen Fällen nicht mehr auf der Jagd erbeutet. Zunehmend wird Wild nutztierartig in Gattern gehalten, aufgezogen und teilweise mit Medikamenten gesund erhalten. Durch die →BSE-Krise hat sich herausgestellt, daß auch das in Gattern gehaltene Wild mit Tiermehl gefüttert wird. Von den 3,5 Millionen Stück Haarwild, die jährlich in Deutschland ihr Leben lassen, sterben übrigens 250 000 den Verkehrstod auf Landstraße und Autobahn.

Wild wird in zwei Gruppen eingeteilt:

– *Haarwild,* wie Rehwild, Rotwild, Dam- und Sikawild, Schwarzwild (Wildschweine), Muffel-/Stein- und Gamswild, Hasen und Wildkaninchen.

– *Federwild,* wie Rebhühner, Fasanen, Wildtauben, Wildenten, Schwimmenten und Tauchenten.

Natürlich blüht auch beim Handel mit Wildfleisch die Lebensmittelkriminalität. Da werden Stallhasen zu Wildhasen umgetauft, der feine Rehbraten stammt vom Känguruh und das Wildragout vom afrikanischen Springbock. Selbst Kenner vermögen solche »falschen Hasen« kaum zu enttarnen.

Das größte Problem beim Wildfleisch ist die Schadstoffbelastung. Die in der freien Natur lebenden Wildtiere sind sogenannte Bioindikatoren – sie spiegeln den alarmierenden Verseuchungszustand unserer Wälder und Felder. Anders als Schafe, die meist auf ungedüngten Wiesen weiden, äst das Wild vor allem im durch sauren Regen geschädigten Wald und auf von Agrarchemikalien vergifteten Feldern. Schwermetalle, Pestizide und andere Schadstoffe finden sich in hohen Dosen im Wildfleisch, vor allem in den Innereien, die in jedem Fall vom Speisezettel gestrichen werden sollten. Auch das Blei der Schrotkugeln hat sich schon als Vergiftungsquelle erwiesen.

Der Reaktorunfall von Tschernobyl schließlich hat dem Wild den Rest gegeben. Noch heute ist Fleisch von Wildtieren in den betroffenen Regionen radioaktiv belastet.

Wilder Reis, Wildform von Reis mit langem schlankem schwarzen Korn – natürlich ungeschält –, die als besondere Delikatesse gilt.

Wildfrüchte wie Hagebutte, Sanddornbeeren, Holunder- bzw. Fliederbeeren und andere sind auf den einheimischen Obstmärkten mittlerweile zu Exoten geworden, im Gegensatz zu vielen Früchten aus den Tropen. Einige Wildbeeren wie etwa Brombeere und Heidelbeere werden kultiviert.

Wildgemüse sind heute fast in Vergessenheit geraten. Nur noch selten findet man die Pflanzen von Wiesen, Wegrändern, Hecken und Ackerrainen auf dem Speiseplan. Dabei sind Wildgemüse wie Löwenzahn, Sauerampfer, Huflattich, Brunnenkresse und viele andere gesunde und wohlschmeckende Ergänzungen zum üblichen Kulturgemüse. Die hohe und nicht kontrollierbare Schadstoffbelastung der Umwelt hat ähnlich wie bei den Pilzen auch bei Wildgemüsen ihre gesundheitsschädlichen Spuren hinterlassen. Das Sammeln und Verzehren von Wildgemüse ist also nicht mehr unbedenklich.

Winterisieren. Verarbeitungsschritt bei der Herstellung von Speiseölen. Durch diesen Prozeß wird erreicht, daß Speiseöle auch bei Winter- und Kühlschranktemperaturen klar bleiben. Das Öl wird abgekühlt, die geschiedenen, festen Fettbestandteile ausfiltriert. →Speisefett.

Wirkstoffe →Vitalstoffe.

Wohlfühlgewicht →Übergewicht.

Wurst. Fleischerzeugnisse lassen sich in zwei große Gruppen unterteilen: 1. →Räucherwaren, Speck, Schinken, und 2. Wurst. Bei Wurst werden wiederum nach Art der Herstellung drei Gruppen unterschieden: →Rohwürste, →Kochwürste, →Brühwürste. In das Umfeld gehören auch →Fleischkonserven und →Pasteten. Ein gutes Drittel des Fleischkonsums entfällt auf Fleischerzeugnisse. Die Bundesrepublik gilt als »Wunderland der Würste« – etwa 1500 verschiedene Wurstarten und -sorten werden angeboten. Ist es schon nicht leicht, die Qualität von Frischfleisch zu überprüfen, so wird dies bei der Wurst fast ganz unmöglich, denn einer alten Metzgerweisheit zufolge weiß nur der liebe Gott, was alles in die Wurst kommt. Im Zeitalter der industriellen Massenproduktion von Nahrungsmitteln gilt dies mehr denn je. Immer mehr Metzger machen ihre Wurst nicht mehr selbst, sondern beziehen sie ganz oder teilweise fertig aus der Fabrik. Das macht zwar die Verkaufspreise konkurrenzfähiger, der Qualität der Wurst aber schadet es nur. Was wirklich in der Wurst ist, wissen bald nur noch die Chemiker der Großhersteller.

Der jährliche Pro-Kopf-Konsum von Wurst liegt in der Bundesrepublik bei fast 32 Kilogramm. 1,77 Millionen Tonnen Wurst werden jährlich in der Bundesrepublik verzehrt. Zwei Drittel der Bürger essen täglich Wurst und vielen scheint auch durch die →BSE-Krise nicht der Appetit vergangen zu sein.

Wurst besteht »überwiegend« aus Fleisch. Doch aus welchem? Häufig ist es Fleisch, das für den menschlichen »Genuß« noch einigermaßen tauglich ist, das aber niemand mehr kaufen würde. Alle Teile, die noch als Fleisch definiert werden, wandern in die Wurst, auch Köpfe und Klauen. Je nach Sorte sind bis zu 65 Prozent Fett in der Wurst, ebenso Innereien wie Hirn, Herz, Lunge, Euter, Leber, Nieren, Magen, Knorpel (Schweinsohren), Sehnen, Maul- und Nasenschleimhäute, Blut, Schwarten, Kopf- und Beinhäute. Allerdings ist EU-weit seit Oktober 2000 die Verwendung von sogenanntem »Risikomaterial« (→BSE, →Separatorenfleisch) verboten. Die Schadstoffe im →Fleisch finden sich natürlich auch in der Wurst. Weitere Bestandteile sind Salz, Zucker, Gewürze, Wasser und Chemikalien. Umrötehilfsmittel, Geschmacksverstärker, Antioxidantien, Schnellreifemittel, Starterkulturen, Emulgatoren, Kutterhilfsmittel, Weichhaltemittel, Konservierungsstoffe und ähnliches ist, von Sorte zu Sorte verschieden, ebenfalls in der Wurst zu finden. Mindere Fleischqualität verlangt nach vielen Zusatzstoffen. Phosphat zum Beispiel, das vor allem bei Brühwürsten eingesetzt wird, bindet das Wasser im →PSE-Fleisch und das zugegebene Fremdwasser – es macht Wasser sozusagen »schnittfest«. Zusätze der nicht unbedenklichen →Phosphate müssen kenntlich gemacht werden, was jedoch gerne

»vergessen« wird. Für Wursthaut sind nochmals verschiedene Stoffe erlaubt, unter anderem Farb- und Konservierungsstoffe. Für manche Fleischerzeugnisse dürfen unter bestimmten Bedingungen auch Speisegelatine, aufgeschlossenes Milcheiweiß oder Stärke, Flüssigei, flüssiges Eigelb, Gefriervollei, Gefriereigelb, Trockenblutplasma, Blutplasma, Blutserum, →Separatorenfleisch und andere spezielle Zutaten verwendet werden – ohne daß dies immer dem Verbraucher kenntlich gemacht wird. Insgesamt sind etwa vierzig Zusatzstoffe bei der Wurstherstellung erlaubt, und immer wieder kommen neue dazu. Viele Zusatzstoffe sind verboten, werden von schwarzen Schafen der Metzgerzunft aber trotzdem verwurstet. Analysen des Wiener Speziallabors der Lebensmitteluntersuchungsanstalt fanden heraus, daß manche der von ihnen untersuchten Würste kaum mehr Fleisch enthielten, sondern aus einem Brei aus Rinderblutplasma, Sojamehl, Hefeabfällen der Bierindustrie, feinst zermahlenen Hühnerköpfen, Hühnerfüßen, Hühnerflügeln und Knochenpulver bestanden.

Von besonderer Bedeutung sind die Schadstoffe, die durch das →Pökeln und →Räuchern auf ganz legale Weise in Wurst und andere verarbeitete Fleischwaren gelangen.

Klingende Namen und schöne Verpackungen täuschen oft über die wahre Beschaffenheit der Wurst hinweg. Leberwurst enthält nur 10% Leber, bei Kalbsleberwurst ist nicht selten kein einziges Gramm Kalbsleber enthalten. Angesichts dieser Tatsachen ist es lächerlich und zynisch, von einem »Reinheitsgebot« für deutsche Wurst zu sprechen. Mit diesem Slogan machte sich die deutsche Fleischwirtschaft (allerdings vergeblich) für ein Einfuhrverbot von Wurst mit den Zusatzstoffen Milch und Soja aus EU-Ländern stark.

Übrigens sind die Deutschen nicht nur Weltmeister im Wurstessen, sondern mit Abstand auch Weltmeister in der Kunst der Fleischverwandlung: In keinem anderen Land gab und gibt es so viele Gerichts- und Ermittlungsverfahren um falsch bezeichnetes Fleisch. Auf diese kriminelle Weise verwandelt sich Fleisch von Känguruh, Esel, Maulesel und Pferd, oft aus illegalen Schlachtereien in der Dritten Welt, in Schweine-, Rind- und Wildfleisch zu Billigpreisen, das in Wurstfabriken und Großküchen verarbeitet wird.

Fett in der Wurst

Ein Zuviel an →Fett ist ein wesentlicher Faktor unserer modernen Fehlernährung und trägt zu einer Reihe von →ernährungsbedingten Krankheiten bei. Viele Wurstsorten sind stark fetthaltig und stellen die Hauptquelle unseres Fettkonsums dar. Durch den Genuß von 100 Gramm streichfähiger Rohwurst beispielsweise nehmen wir bis zu 70 Gramm Fett auf, meist ohne es zu bemerken, denn das Fett in der Wurst zählt zu den versteckten Fetten.

Eine Kennzeichnungspflicht des Fettgehalts von Wurst besteht nicht. Es bestehen aber Richtlinien für

Fettgehaltsstufen, die nur um plus/minus 5 % überschritten werden dürfen.

Hier einige Beispiele:

5–15 % Fett: Aspikwaren und Sülzen, wie Schinkensülze, Kalbssülze, Sülzwurst, Schwartenmagen, Corned beef.

15–25 % Fett: Brühwurst mit Fleischeinlage, wie Bierschinken, Schinkenpastete, Zungenwurst.

15–30 % Fett: Kochwurst mit Einlagen, wie Zungenblutwurst, Leberpastete, Thüringer Rotwurst/-Blutwurst.

20–35 % Fett: Brühwurst, fein zerkleinert, wie Lyoner, Mortadella, Fleischwurst, Gelbwurst und Würstchen, wie Wiener, Frankfurter, Knackwurst, Bockwurst. Außerdem grobe Brühwurst, wie Jagdwurst, grobe Schinkenwurst, Bierwurst.

20–40 % Fett: Bratwürste, wie Rostbratwurst, Rheinische Bratwurst, Kalbsbratwurst, Schweinswürstchen.

35–50 % Fett: Streichfähige Rohwurst, wie Teewurst, grobe Teewurst, Mettwurst Ia, Streichmettwurst.

35–55 % Fett: Schnittfeste Rohwurst, wie Salami, Cervelatwurst, Plockwurst, Schlackwurst, Schinkenmettwurst, Westfälische Mettwurst.

40–50 % Fett: Kochwurst, wie Kalbsleberwurst, Pfälzische Leberwurst, Hausmacher Leberwurst, Speckblutwurst.

45–55 % Fett: Streichfähige Rohwurst, wie Braunschweiger Mettwurst, Schmierwurst, Streichmettwurst.

55–65 % Fett: Streichfähige Rohwurst, wie einfache Mettwurst, fette Schmierwurst, fette Streichmettwurst.

Wenn Wurst trotzdem auf dem Speisezettel stehen soll, nur beste Qualitäten vom Bio-Metzger.

Wurzelgemüse kann roh oder gekocht verwendet werden. Zu dieser Gruppe gehören Möhren, Karotten, Rettiche, Schwarzwurzel, Wurzelpetersilie, Meerrettich.

Wurzelknollengemüse wie Batate, Maniok, Yam, die nur gekocht verzehrbar sind, spielen in unseren Breiten kaum eine Rolle. Die →Topinambur ist allerdings auch bei uns heimisch.

Würzsoßen →Speisewürzen.

X

Xylit. Zu den Zuckeralkoholen zählender Zuckeraustauschstoff, der aus verschiedenen Abfallprodukten der Land- und Forstwirtschaft (z. B. Birkenholzspäne) gewonnen wird. Wie normaler Fabrikzucker führt Xylit dem Körper leere Kalorien ohne notwendige Vitalstoffe zu und ruft biochemische Veränderungen im Körper hervor. Die Tatsache, daß Xylit für die Zähne unschädlich und für Diabetiker verträglich ist und einen kühlenden Effekt aufweist, hat dazu geführt, daß es in »zahnfreundlichen« Süßigkeiten, Halstabletten, Bonbons und Kaugummi verwendet wird. Xylit ist koch- und backfest und kann bei zu starkem Konsum (über 50 Gramm pro Tag) abführend wirken. Bei Kindern führen schon geringe Mengen zu Blähungen.

Y

Yannoh, →Kaffee-Ersatz aus Reis, Weizen, Adzukibohnen, Zichorie und Kicherbohnen.

Yerba, andere Bezeichnung für →Mate-Tee.

Yogi-Tee →Kräutertee.

Ysop, herb-aromatisches Küchenkraut aus Mitteleuropa. Es werden die frischen zarten Blätter verwendet und zwar für Tomaten und Rohkost, Bohnen- und Kartoffelsuppe, Pasteten und Kartoffel- und Selleriesalate. Ysopblätter gibt es auch getrocknet.

Z

Zähne. Für gesunde Zähne ist neben dem Zähneputzen vor allem gesunde Ernährung mit ausreichender Mineralstoffversorgung wichtig. Eine Fluorierung des Trinkwassers ist als Zwangsmedikation abzulehnen (→Fluor). Erkrankungen der Zähne und des Zahnfleisches sind meist ernährungsbedingt. →Karies, →Parodontose, →Säure-Basen-Gleichgewicht.

Zichorie. Die veredelte Zuchtform kann als Wurzelgemüse verwendet werden. Verbreiteter ist allerdings die Salatzichorie oder Chicorée, die gesundheitsfördernde Bitterstoffe enthält. Aus den gereinigten und gerösteten Wurzeln der Wurzelzichorie läßt sich →Kaffee-Ersatz herstellen. Bei den meisten Kaffee-Ersatzstoffen im Handel handelt es sich um Mischungen aus Gerste, Roggen und Zichorie.

Ziegenmilch →Paarhufermilch.

Zimt. Dieses Gewürz ist in zwei Sorten im Handel: der echte Ceylonzimt (Caneel), der aus der Rinde des Zimtlorbeerbaumes gewonnen wird, und der gröbere chinesische Zimt oder Cassiazimt, der von Zimtsträuchern stammt. Neben dem handelsüblichen Stangenzimt kann auch die Zimtblüte zum Würzen verwendet werden. Zimt eignet sich für viele Süßspeisen und Gebäcksorten, aber auch für Fisch- und Geflügelsud und manche Fleischgerichte.

Zink (Spurenelement)
Funktion: Eiweiß- und Nukleinsäurenbildung, Bestandteil und Aktivierung vieler Enzyme, Immunabwehr, Bestandteil des männlichen Samens.
Vorkommen: Fisch, Meeresfrüchte, Milchprodukte, Vollkorngetreide, Nüsse, grüner Tee. Verlust durch Verarbeitung und Nahrungsmittelzubereitung: 10–35 %.
Mangelsymptome: Wachstumsstörungen, Hautekzeme und -verhornung, männliche Fruchtbarkeitsstörungen, Autoimmunerkrankungen, Immunschwäche.
Tagesbedarf: 15–40 mg.
Erhöhter Bedarf: Bei hoher Ejakulationshäufigkeit. Zink und Mangan beeinflussen sich gegenseitig – Aufnahme im Verhältnis 20:1 empfohlen. Phytat hemmt die Zinkaufnahme. Zinkmangel ist verbreitet.
Überdosierung: Mineralstoffwechselstörungen. Störungen der Leberfunktionen.
Als Nahrungsergänzungsmittel einsetzbar. →Mineralstoffe.

Zinn gehört zu den unerwünschten →Schwermetallen, die sich auch in

Zubereitung

unserer Nahrung finden können. Der natürliche Zinngehalt in Nahrungsmitteln ist gering, kann aber bei Konserven mit verzinntem Weißblech sehr hohe Konzentrationen annehmen, besonders wenn die geöffnete Dose an der Luft stehen gelassen wird. Als Grenzwert wurden von der WHO 250 mg/kg in Nahrungskonserven festgelegt. Bei Verzehr kontaminierter Ware kann es zu Durchfall und Erbrechen kommen. Die anorganischen Zinnsalze werden vom Körper kaum aufgenommen und sind daher nur gering toxisch. Sehr giftig dagegen sind organische Zinnverbindungen. Über die Bedeutung von Zinn im Organismus ist noch wenig bekannt. Es ist Bestandteil von Gastrin, das die Salzsäureproduktion im Magen reguliert. Die tägliche Aufnahme von Zinn wird mit 1,5 bis 3,5 mg pro Person angegeben.

Zitronat →Obstkonserven.
Zitronenmelisse →Melisse.
Zitrusfrüchte →Südfrüchte.
Zivilisationskrankheiten, →Ernährungsbedingte Krankheiten.
Zubereitung. Das Garen von Lebensmitteln ist immer, auch bei schonender Zubereitung, mit dem Verlust von Vitalstoffen verbunden. Durch falsche Zubereitung kann die wertvollste Frischware denaturiert und wertlos werden. Aus diesem Grund sollte etwa ein Drittel unserer täglichen Nahrung aus roher Frischkost bestehen. In unserer Klimazone ist allerdings eine ausschließliche oder überwiegende Rohkost nicht zu empfehlen, da ein erhöhter →Brennwert und Nährstoffgehalt der Nahrung erforderlich ist und eine Reihe von wertvollen Lebensmitteln erst durch die richtige Zubereitung genießbar wird (zum Beispiel Kartoffeln und Hülsenfrüchte). Zudem werden durch Erhitzen manche Nähr- und Vitalstoffe aufgeschlossen und besser ausgenutzt, und eine Reihe von wertvollen Geruchs- und Geschmacksstoffen werden freigesetzt. Durch richtige Zubereitung kann man den Vitalstoffverlust in Grenzen halten und zugleich die vorteilhaften Wirkungen des Garens ausnutzen. Wenn man einige Grundregeln beachtet, bleibt die Qualität der zubereiteten Lebens- und Nahrungsmittel weitgehend erhalten.

– Lebensmittel *vor* dem Zerkleinern waschen. Das Waschen nach dem Zerkleinern führt zu höheren Lösungsverlusten von Vitalstoffen. Gründlich, aber so kurz wie möglich waschen, sonst schwemmt das Wasser viele wasserlösliche Vitamine und Mineralstoffe aus dem Lebensmittel. Lebensmittel also nie im Wasserbad liegen lassen. Obst und Gemüse am besten mit einer Gemüsebürste reinigen.

– Lebensmittel erst unmittelbar vor der Zubereitung waschen und zerkleinern, um die oxidative Einwirkung von Luftsauerstoff und Licht zu vermeiden. Lebensmittel nicht stärker zerkleinern als unbedingt notwendig, denn je kleiner ein Lebensmittel zerstückelt wird, desto größer wird die Angriffsfläche für Licht, Luft und Wasser.

– Lebensmittel in so wenig wie möglich Wasser garen. Dabei ist es wichtig, auf gute Wasserqualität zu achten. Auch beim Garen spült Wasser

wertvolle Vitalstoffe aus, die beim Weggießen des Wassers mit fortgeschüttet werden. Deshalb – wenn möglich – das Garwasser mitverwenden. Den Schadstoffgehalt durch das Abgießen des Kochwassers wirksam verringern zu wollen, ist nicht sinnvoll. Der beste Schutz vor Schadstoffen ist das Vermeiden stark belasteter Nahrungsmittel.
- Lebensmittel bei milder Hitze garen. Hohe Kochtemperaturen nur zum ersten Anbraten verwenden, danach vermeiden. Hitze ist einer der ärgsten Feinde der lebenswichtigen Vitalstoffe. Hitze vernichtet einen Großteil der Vitamine und Enzyme, denaturiert hochwertige Eiweiße, versetzt Fette in den gesättigten Zustand.
- Lebensmittel so kurz wie möglich garen. Je länger die Garzeit, desto größer die Verluste an Vitalstoffen. Gemüse soll noch knackig, Kartoffeln, Hülsenfrüchte und Getreide sollen nicht zu Mus zerkocht sein. Geben Sie Gemüse erst ins Kochwasser, wenn dieses die Kochtemperatur bereits erreicht hat.
- Vermeiden Sie es, fertig gekochte Gerichte warmzuhalten oder immer wieder aufzuwärmen.
- Verwenden Sie keine kunststoffbeschichteten Töpfe und Pfannen, besonders wenn die Oberfläche zerkratzt ist. Auch sie sind Schadstoffquellen.

Die einzelnen Zubereitungsarten werden unter dem jeweiligen Stichwort (z. B. Dünsten, Mikrowelle etc.) näher beschrieben.

Zucker. Um kaum ein anderes Nahrungsmittel toben so heftige Kontroversen wie um die süßen, weißen Kristalle, die sich problemlos mit allen nur denkbaren Speisen und Getränken vermischen lassen, beinahe unbegrenzt haltbar sind und einen unvorstellbaren wirtschaftlichen Machtfaktor darstellen. Die Zuckerindustrie preist Zucker als unentbehrlichen Energiespender, als Grundnahrungsmittel und harmlosen Genuß. Immer mehr Ärzte, Ernährungswissenschaftler und Verbraucherverbände aber geben dem Zucker die Mitschuld an zahllosen →ernährungsbedingten Krankheiten, nennen ihn Vitaminräuber, Zahnkiller, Kalorienbombe, Krankmacher, Schadstoff, süße Droge und Gesundheitszerstörer. Tatsächlich ist die süße, weiße Substanz für den Körper so notwendig wie Zigarettenrauch oder Alkohol. Mit »Ernährung«, insbesondere mit gesunder, hat Zucker nichts zu tun. Isolierter Zucker ist eher eine Droge als ein Nahrungsmittel, ein Genußmittel, das süchtig machen kann und zwei Hauptwirkungen hat: Zuviel davon macht dick und krank.

Viele Kinder, von vermeintlich wohlmeinenden Eltern und Verwandten süß belohnt und von der Süßwarenindustrie mit Millionenaufwand umworben, essen im Jahr ein Mehrfaches ihres Körpergewichts an Zucker und fügen ihrem im Wachstum begriffenen Organismus Gesundheitsschäden mit lebenslangen Folgen zu. Zucker aber begegnet uns nicht nur in Kuchen, Schokolade und Zuckerdose, sondern verbirgt sich in vielen Nahrungsmitteln – in Säuglingsnahrung, Kindertee, Limonade, Kon-

Zucker

densmilch, Tomatenketchup, Wurst, Kartoffelpuffern, Salatsaucen etc. Von der Industrie als billige Zutat geschätzt, ist Zucker für viele Verbraucher der Weg in die Krankheit. Karies, Gebißverfall, Parodontose, Diabetes, Herz- und Gefäßerkrankungen, Stoffwechselstörungen, Fettleibigkeit, Magen- und Darmbeschwerden, psychische Störungen, Immunschwächen und vieles andere kann die Folge zu hohen Zuckerkonsums sein. Kein anderes »Nahrungsmittel« hat die Eßgewohnheiten der Menschen so drastisch zum Negativen verändert. Die konsequente Verringerung oder das völlige Absetzen des Zuckers von unserem täglichen Speiseplan ist einer der wichtigsten Schritte auf dem Weg zu einer gesunden Ernährung.

Gewonnen wird Zucker entweder aus dem in tropischen und subtropischen Regionen gedeihenden Zuckerrohr oder der heimischen Zuckerrübe, die mittlerweile zu einem besonders hohen Zuckergehalt herangezüchtet wurde und mittels →Gentechnik noch leistungsfähiger gemacht werden soll. Weltweit erzeugen 119 Länder Zucker – insgesamt knapp 130 Millionen Tonnen jährlich. Mit rund 4 Millionen Tonnen ist Deutschland der drittgrößte Erzeuger von Rübenzucker. In einem aufwendigen industriellen Verfahren entsteht raffinierter Zucker, Saccharose, $C_{12}H_{22}O_{11}$, ein toter, isolierter Kunststoff, ein denaturiertes Konzentrat. Trotzdem wird er von der Zuckerindustrie als in der Sonne gereiftes »Naturprodukt« verkauft. Zucker aber ist das genaue Gegenteil von »natürlich«: Alle Vitalstoffe, wie Vitamine, Mineralien, Spurenelemente, Faserstoffe, andere Begleitstoffe und Wasser, die in der Zuckerrübe im natürlichen Verbund vorkommen, werden bei der industriellen Zuckerherstellung entfernt.

Übrigens gibt es keinen Unterschied zwischen Zucker aus Zuckerrohr und Zucker aus Zuckerrübe – beides ist 99,9 % →Saccharose.

Über Zucker sind viele widersprüchliche Meinungen im Umlauf, viele Halbwahrheiten und Fehlinformationen, die von der Industrie nach wie vor gefördert werden. Um das Zuckerproblem verstehen zu können, müssen wir drei grundlegende Zuckergruppen unterscheiden:

1. Isolierte Zucker. Das sind fabrikmäßig erzeugte Zuckerarten, wie Rohr- und Rübenzucker (Saccharose), aber auch →Fruchtzucker (Fruktose) oder →Traubenzucker (Glukose). Sie sind in fast allen vorbereiteten, abgepackten Nahrungsmitteln enthalten. Sie gelten als »isoliert«, weil sie keinerlei Vitalstoffe und andere lebensnotwendige Substanzen enthalten. Sie sind »leere« Energieträger, die dem Körper außer überflüssigen Kalorien nichts zuführen, ihm sogar bei der Verdauung wertvolle Vitalstoffe entziehen. Isolierte Zucker sind für den Organismus völlig unnötig und werden von unabhängigen Ernährungsfachleuten als Droge und Krankmacher bezeichnet.

2. Natürlicher Zucker in Lebensmitteln. Damit sind die Zuckersorten gemeint, die im natürlichen Verbund mit anderen Nähr- und Vitalstoffen in Lebensmitteln vorkommen, zum Beispiel in süßen Früchten oder in Milch. Diese Zucker werden von der Natur im richtigen »Rezept« dargeboten. Ißt man beispielsweise eine Aprikose, nimmt man mit den darin enthaltenen natürlichen Zuckern Vitamine, Mineralstoffe und Enzyme auf, die auch zur Zuckerverwertung nötig sind. Natürliche Zucker in Lebensmitteln sind ein süßer Genuß ohne Reue.

3. Blutzucker (→Glukose). Eine gleichmäßige und konstante Glukosemenge im Blut ist für die Energieversorgung des Gehirns und den normalen Ablauf mancher Körperfunktionen ausschlaggebend. Diese Menge, die nur etwa 5 bis 7 Gramm ausmacht, nimmt der Körper ausreichend aus ungezuckerten Nahrungsmitteln, aus Brot, Nudeln, Getreide, Kartoffeln, Hülsenfrüchten und anderen kohlenhydrat- bzw. stärkereichen Speisen auf. Die Behauptung, Fabrikzucker sei nötig, um die Energieversorgung des Körpers zu gewährleisten, ist gefährlicher Unsinn, denn Fabrikzucker bringt den Blutzuckerspiegel aus dem Gleichgewicht und erzeugt neben anderen gesundheitlichen Problemen letztendlich Blutunterzucker. →Glykämischer Index.

Eine genaue Unterscheidung dieser drei Gruppen ist zum Verständnis der Zuckerproblematik unumgänglich. In der Werbung und in vielen von der Zuckerindustrie lancierten PR-Veröffentlichungen aber werden sie munter vermischt, um das angekratzte Image des Fabrikzuckers aufzupolieren. Ganz im Sinne der überholten, klassischen Ernährungslehre wird Zucker als reines Kohlenhydrat mit einem bestimmten Brennwert eingestuft, gleich ob er in isolierter Form in Süßwaren oder im natürlichen Verbund in Früchten vorliegt. Mit solch wirklichkeitsfremder Kaloriengleichmacherei läßt sich der völlig wertlose Fabrikzucker freilich als Energiespender und Grundnahrungsmittel verkaufen, wie das auch heute noch in manchen Veröffentlichungen geschieht. Die Lebensmittelchemie unterteilt Zucker in →Monosaccharide, →Disaccharide und →Polysaccharide. Alle Kohlenhydrate sind »Zucker« in irgendeiner Form.

Fabrikzucker hat viele Namen und Erscheinungsformen, die auf den Zutatenlisten von Nahrungsmitteln erscheinen und vom Verbraucher teilweise gar nicht als Zuckersorten erkannt werden, obwohl sie die gleichen schädlichen Wirkungen haben wie der weiße Haushaltszucker. Nach den Lebensmittelbestimmungen muß nur Saccharose als Zucker bezeichnet werden, ein Umstand, den sich manche Nahrungsmittelfirmen zur Täuschung des Verbrauchers zunutze gemacht haben. So kann der Aufdruck »ohne Zucker« bedeuten, daß lediglich keine Saccharose zugegeben wurde. Andere Zuckersorten aber können durchaus enthalten sein. Solcher legaler Etikettenschwindel ist nicht nur für Diabetiker gefährlich. Eine Reihe von Zuckersorten, die in der Nahrungsmittelindustrie oder im Haushalt Verwendung finden, werden unter den jeweiligen Stichworten in diesem

Zucker

Buch kurz erklärt, z.B. Glukosesirup, Invertzucker, Isoglukose, Maissirup. Darüber hinaus gibt es noch viele andere Erscheinungsformen von Zucker, die sich aber lediglich auf die Verarbeitung oder den Verwendungszweck beziehen. Zum Beispiel »Dekorierzucker«, »Puderzucker«, »Einmachzucker«, »Gelierzucker«, »Würfelzucker«, »Zuckerhut« und andere. Sie bestehen alle aus isoliertem Fabrikzucker.

Bis ins 11. Jahrhundert war Zucker nördlich der Alpen so gut wie unbekannt. Von Alexander dem Großen aus Indien in den Westen gebracht und von Persern und Arabern kultiviert, wurde die süße Kostbarkeit von den Kreuzfahrern nach Mitteleuropa eingeführt. Kolumbus brachte das Zuckerrohr in die Neue Welt, wo es bestens gedieh und eine wesentliche Grundlage für den Reichtum der Kolonialmächte bildete. Im 18. Jahrhundert gelang es erstmals, Zucker aus in Europa heimischen Rüben zu gewinnen. Die beginnende Industrialisierung brachte dem süßen Genußmittel, das bis ins 19. Jahrhundert ausschließlich der reichen Schicht vorbehalten war, den Durchbruch. Aus dem Luxusgewürz wurde eine Massenware, deren Verbrauch ständig stieg.

Zucker ist ein Milliardengeschäft. Lag im Jahre 1800 der durchschnittliche Verbrauch noch bei ca. 2 Kilo pro Jahr, im Jahre 1900 bei etwa 6 Kilo pro Jahr, so nimmt heute der durchschnittliche Verbraucher jährlich etwa 45 Kilo (das sind 125 Gramm bzw. 25 Teelöffel täglich!) zu sich.

Internationale Firmenimperien sind auf der Grundlage des Zuckerhandels entstanden. Nach wie vor werden gnadenlose Machtkämpfe ausgefochten. Entsprechend einflußreich ist die Lobby der Zuckerindustrie, die dafür sorgen will, daß der Zuckerverbrauch nicht sinkt. Der Zuckermarkt in der →EU ist einer der gewinnträchtigsten Bereiche der EU-Agrarwirtschaft. Kein Wunder, denn wegen der EU-Garantiepreise für Zucker (die Deutschland zugeteilte Garantiequote beträgt 3 Millionen Tonnen) liegen diese vom Steuerzahler subventionierten Zuckerpreise um mehr als das Zweifache über dem Weltmarktpreis. Mit gewaltigem Werbeaufwand wird die süße Droge angepriesen. 1981 wurden allein in Deutschland 300 Millionen Mark für Süßwarenwerbung ausgegeben. 1999 waren es schon 1227 Millionen DM oder 617 Millionen Euro. In Anzeigen, Plakaten, Fernsehspots und aufwendigen, gut getarnten und pseudowissenschaftlich verbrämten Public-Relation-Kampagnen wird Zucker als Muntermacher verkauft, als Grundnahrungsmittel und Energiespender. Die Zuckersteuer, die dem Staat jährlich rund 75 Millionen Euro einbrachte, wurde 1992/93 abgeschafft, weil angeblich der bürokratische Aufwand der Steuerverwaltung nicht mehr lohnte.

Zucker macht krank

Die →ernährungsbedingten Krankheiten, zu denen auch Zucker und Süßwaren in großem Maße beitragen, entstehen durch jahrelange Fehlernährung. Einige davon sind vor allem auf den zu hohen Zuckerkonsum zurückzuführen, wie bei-

Zucker

spielsweise →Übergewicht, →Diabetes und Störungen des Fettstoffwechsels.

Doch Zucker hat auch unmittelbare schädliche Auswirkungen auf die Gesundheit. Wenn wir Süßes zu uns nehmen, einen Schokoriegel etwa, ein großes Glas Cola oder ein Stück Torte, dann kommen als erstes die Zähne mit dem Zucker in Berührung. Der Zusammenhang von Zuckerkonsum und →Karies (Zahnfäule) ist wissenschaftlich unbestritten. 96 bis 99 Prozent der Bevölkerung der Industrienationen haben Karies. Durch Verzicht auf Zucker und Süßwaren ließe sich die Ausbreitung von Karies verhindern, wie ein Versuch des Zahnarztes Dr. Schnitzer auf beeindruckende Weise unter Beweis stellte. Jahrhunderte- und jahrtausendelang kamen Naturvölker ohne Zahnbürste und ohne Zahnarzt aus und waren nahezu frei von Karies, weil Fabrikzucker unbekannt war. In den modernen Industrienationen wird Mundhygiene betrieben wie nie zuvor, und dennoch leiden 99% der Menschen an Zahnfäule.

Im Rachen, Magen und Zwölffingerdarm sind Zuckerlösungen starke Reizmittel, die den Organismus übersäuern, das →Säure-Basen-Gleichgewicht stören und den pH-Wert des Blutes verändern. Rachen-, Mandel-, Magen- und Dickdarmentzündungen entstehen, die →Darmflora verändert sich, was Pilzinfektionen im Darm begünstigt. Parasitäre Pilze, allen voran der Hefepilz →Candida, der sich schon bei über der Hälfte der Bevölkerung der Industrienationen im Darm festgesetzt hat und das Immunsystem belastet, bevorzugen Zucker und andere raffinierte Kohlenhydrate, wie Auszugsmehle, als Nährsubstrat. Als Folge einer solchen gestörten und fehlbesiedelten Darmflora werden gerade die Lebensmittel – wie Vollkornprodukte oder Frischkost – nicht mehr vertragen, die dem Körper wichtige Vitalstoffe im Kampf gegen den Zucker zuführen.

Zucker raubt dem Körper im Stoffwechselprozeß diese wertvollen Vitamine und Mineralstoffe. Vollwertige Nahrungsmittel liefern dem Körper die Menge an Vitalstoffen, die zu ihrer Verarbeitung nötig sind, meist sogar noch mehr. Zucker aber nimmt, ohne zu geben, und trägt damit wesentlich zur Unterversorgung mit Vitalstoffen bei, eine weitere Hauptursache vieler ernährungsbedingter Krankheiten. Die übliche Industriekost kann ein Defizit an Vitalstoffen nicht ausgleichen, sondern trägt zu diesem Raubbau am Körper bei. Kein Wunder also, daß zum Beispiel bei 67% der Deutschen die Bedarfsdeckung an Vitamin B1 nicht gesichert ist, ein Vitamin, dessen Mangel im Körper gemäß Dr. Bruker »praktisch jede Krankheit erzeugen kann«.

Im Dünndarm werden alle Kohlenhydrate in Einfachzucker umgewandelt und der Blutbahn als Glukose zugeführt. Bei kohlenhydrathaltigen Nahrungsmitteln, wie Nudeln und Getreide, geschieht dies langsam, das heißt, die Einfachzucker gelangen im Lauf der Verdauungsarbeit allmählich ins Blut und bringen den Blut-

Zucker

zuckerspiegel nicht aus dem Gleichgewicht. Isolierter Zucker aber wird im Darm rasch resorbiert, durchdringt schubartig die Darmwände und verursacht im Blut einen rapiden Anstieg des Blutzuckerspiegels. Die Blutzuckermenge entspricht nur etwa 2 Teelöffeln. Ein Stück Schokoladenkuchen aber enthält bereits 7 bis 10 Teelöffel Zucker. Viel zu viel also, um vom Blutkreislauf aufgenommen zu werden. Auch die körpereigenen Energiedepots, in denen Glukose in Form von Glykogen gespeichert wird, sind beschränkt und durch den Bewegungsmangel des Durchschnittsbürgers ohnehin gefüllt. Die Glykogenspeicher sind auf durchschnittlich 6500 kJ begrenzt. Zum Vergleich: Die Blutfette speichern etwa 110 000 kJ für die Energieversorgung.

Fabrikzucker stört das fein abgestimmte Gleichgewicht des Blutzuckers: Die Blutzuckerkurve steigt rasch an, und die Bauchspeicheldrüse pumpt als Folge davon das Hormon Insulin ins Blut, das die Aufgabe hat, den Blutzuckerspiegel abzusenken. Der starke Überschuß an Fabrikzucker löst jedoch eine Art Notreaktion aus – es wird zuviel Insulin von der Bauchspeicheldrüse abgesondert. Der Blutzuckerspiegel fällt unter seinen Normalwert. Letztendlich bewirkt der Genuß von raffiniertem Zucker also ein Paradox – nach einem kurzzeitigen Anstieg von Glukose im Blut kommt es zu einer Unterversorgung mit Blutzucker, zu einem herabgesetzten Blutzuckerspiegel. Aber auch andere Nahrungsmittel können den Blutzuckerspiegel empfindlich herabsetzen (→Glykämischer Index). Die Folge ist ein drastischer Leistungsknick und Heißhunger auf die nächste Zuckerbombe, die diesen Teufelskreis fortsetzt. Hypoglykämie (Blutunterzucker) heißt dieser Blutzucker-Tiefpunkt in der Medizin. Diese Volkskrankheit, in den USA scherzhaft »Sugar-Blues« genannt, kann sich in vielfältigen Symptomen äußern. Müdigkeit, Kopfschmerzen, Konzentrationsstörungen, Lernschwäche bei Kindern, verlängerte Reaktionszeiten, Schlafstörungen, Gereiztheit, depressive Gefühle sind nur einige davon. Das Gehirn, dessen Energieversorgung vor allem von Blutzucker abhängt, arbeitet bei Hypoglykämie sozusagen auf Sparflamme. Jede Unterbrechung der Glukoseversorgung des Gehirns, wie das etwa bei Hypoglykämie der Fall ist, geht mit rasch einsetzenden Funktionsstörungen und einer Einschränkung der psychomotorischen und kognitiven Fähigkeiten und der emotionalen Steuerung einher. So ist leicht zu verstehen, daß raffinierter Zucker zwar ein rascher Energiespender ist, das aber nur sehr kurzfristig und auf Kosten des Körpers. Eigentlich ist er ein Energieräuber.

Daß die Bauchspeicheldrüse bei diesem tagtäglichen, jahrelangen Streß allmählich schlapp macht und nicht mehr genügend Insulin produziert, liegt nahe. Die Folge ist bei vielen Menschen Diabetes mellitus – Zuckerkrankheit.

Der Zucker übrigens, der mit Hilfe von Insulin beseitigt wird, wird bei

429

Zucker

vollen Glykogenspeichern in der Leber zu Fett umgewandelt und den lästigen Speckpolstern am Körper hinzugefügt (→Übergewicht).
Auch Sportler macht Zucker rasch schlapp. Führende Sportärzte haben das längst erkannt und setzen ihre Hochleistungsathleten auf Vollwertkost. Zuckerhaltige Fitmacher sind bei ihnen seit langem verpönt, denn Blutzucker dient vorwiegend nicht zur Energieversorgung bei körperlicher Aktivität. Biochemische Untersuchungen belegen, daß es für den Organismus rationeller und günstiger ist, seine Energie aus dem Glykogendepot, den Blutfetten und den Depotfetten zu beziehen als aus dem Blutzucker. Die Zufuhr von raffiniertem Zucker bei körperlicher Aktivität ist unerwünscht, denn überschüssiges Insulin hemmt die körpereigene Fettverwertung. Diese ist aber zur Energieversorgung, besonders bei Dauerleistungen, im Sport etwa, unbedingt erforderlich. Ist sie gehemmt, tritt ein Leistungsknick ein. Zudem wird der Fettabbau verhindert, eine Wirkung, die viele Übergewichtige bei ihren sportlichen Aktivitäten vor allem anderen im Auge haben.
Durch die starke Beanspruchung des Fettstoffwechselkreislaufes bei der Umwandlung von isolierten Zuckern zu Fett kommt es überdies zu Störungen des Fettstoffwechsels. Die Folge davon sind überhöhte Blutfettwerte, die zu Arteriosklerose und Herz-Kreislaufstörungen führen können.
Viele wissenschaftliche Untersuchungen und die Tatsache, daß der Zuckerkonsum ständig steigt, unterstreichen, daß isolierte Zucker, ähnlich wie Alkohol, Zigaretten und Drogen, Sucht erzeugen können. Die Zuckerindustrie hingegen verbreitet in pseudowissenschaftlichen Broschüren hanebüchenen Unsinn, wie etwa: »Da Zucker in der Regel nicht pur gegessen wird, sondern als Zutat zahlreicher Lebensmittel, die selbst nur begrenzt verzehrt werden, ist die Gefahr gering, daß man zuviel Zucker ißt.« Mit der gleichen bemerkenswerten Scharfsinnigkeit könnte jede Schnapsbrennerei argumentieren: »Da Alkohol in der Regel nicht pur getrunken wird, sondern als Zutat zahlreicher Spirituosen, die selbst nur begrenzt getrunken werden, ist die Gefahr gering, betrunken zu werden.«

Zucker ist überall
Isolierte Zucker sind mittlerweile nahezu allen vorbereiteten und abgepackten Nahrungsmitteln zugesetzt. Die Kontrolle über den täglichen Zuckerkonsum ist deshalb so schwierig, weil sich Zucker in zahlreichen Verkleidungen auf den Tisch schleicht und wir ihn zu uns nehmen, ohne es zu bemerken. Wie beim Salzproblem ist bereits beim Einkauf Bewußtheit vonnöten, um dem Zucker auf die Spur zu kommen und ihn aus der Küche zu verbannen. Auf den Zutatenlisten wird Zucker gerne durch andere Bezeichnungen verschleiert. Die folgende Liste soll einen Überblick über den tatsächlichen Zuckergehalt einiger Nahrungsmittel geben.
Der Gehalt an *natürlichen Zuckern* liegt selbst bei süßen Früchten wie

Weintrauben (15%), Bananen (12,3%), Äpfeln (10,2%) und Birnen (9%), eher niedrig und ist für den Gesunden eine unbedenkliche Gaumenfreude. Getrocknete Äpfel hingegen enthalten bereits 42,2% Zucker, getrocknete Datteln 55,6%, getrocknete Feigen 52,4%, Rosinen 63,9% und Honig etwa 80% Zucker. Solche natürlich verarbeiteten Nahrungsmittel haben aber immer noch genügend Vitalstoffe, die sie – in Maßen verwendet – als Süßmittel für Desserts geeignet machen, aber sie können bereits gesundheitliche Schädigungen wie Karies und Blutzuckerschwankungen verursachen.

Dosenfrüchte und Konfitüren sind stark zuckerhaltig. Marmeladen und Konfitüren enthalten zwischen 55 und 65% Fabrikzucker, wobei der Zuckergehalt aus den verwendeten Früchten mit 0,8 bis 1,6% verschwindend gering ist. Dosenfrüchte sollten nicht nur wegen ihres Zuckergehalts gemieden werden, der mit 20,2% bei Dosenananas, 16,2% bei Pfirsichen aus der Dose und 44,4% bei eingemachten Preiselbeeren aus der Dose erheblich zu Buche schlägt. Auch das Apfelmus liebt den Zucker: Zwischen 18,7 und 22% finden sich in den handelsüblichen Gläsern und Dosen.

Bei *Fertignahrung* schließlich tobt sich der Zucker als billige Zutat aus. Hier eine kleine Auswahl:

Trockene Kaffeemilch	65%
Fertigmüsli	14–28%
Kabafit	97%
Frühstücksflocken	40–50%
Gummibärchen	77%
Kekse, Plätzchen	27%
Lebkuchen	36%
Schokoriegel	30–45%
Cremespeise-Pulver	80%
Süße Fertigsoßen	35%
Gesüßte Kondensmilch	42%
Kaba	79%
Nuß-Nougatcremes	bis 58%
Hartkaramellen	97%
Kaugummi	78%
Schokolade	bis 56%
Becherpudding	15%
Eiskrem	15–21%
Fruchteis	bis 32%
Fruchtjoghurt	bis 13%
Sahnesteif	53%
Soßenpulver Himbeere	85%
Quarkfein Erdbeer	92%
Dessertsoße Schoko	65%

Auch *Getränke* haben es in sich:

Cola	11%
Fruchtnektare	bis 20%
Likör durchschnittlich	30%
Süßer Wein und Sekt	6%
Dessertweine	bis 22%
Himbeersirup	66%
Limonade	12%
Sherry Brandy	33%

Zucker ist nicht nur eine Angelegenheit süßer Nahrungsmittel. Auch allerlei *Nicht-Süßes* enthält Fabrikzucker und trägt zur täglichen Überversorgung bei:

Curry-Sauce	18%
Mittelscharfer Senf	18%
Tomatenketchup	bis 50%
Fertig-Salatsoßen	bis 10%
Rotkraut aus der Dose	12%
Zigeuner-Sauce	33%

Zucker

In geringen Mengen ist Zucker in fast allen Produkten der Nahrungsmittelindustrie enthalten. Nahrungsmittel, die als »gesund« verkauft werden, oder Babykost enthalten ebenso Zucker:

Dextropur	100%
Energie-Mineralgetränk	96%
Multivitaminpräparate	89%
Sportler-Eiweiß	bis 37%
Haferschleim	bis 55%
Kindertee Granulat	bis 96%
Sojakraft	19%
Diät-Eiweißmüsli	26%
Hustenbonbons	bis 66%
Lutschbare Vitamine	bis 44%
Knusper-Weizenkleie	22%
Kindergrieß	bis 30%
Milchnahrung f. Säuglinge	52%
Zwiebackflocken	41%

Selbst Zigaretten und Schnupftabak kommen nicht ohne Fabrikzucker aus. Die Tabakverordnung läßt hier eine Reihe verschiedener Zuckerarten zu – bis zu einem Anteil von 22%.

Die süße Verführung
Die Werbemilliarden der Süßwarenindustrie werden offenbar mit Erfolg investiert, denn ein Branchenblatt konnte jubeln: »Deutsche – Weltmeister im Zuckerwarenverzehr«. Knapp 24 kg Süßwaren ißt der Durchschnittsdeutsche pro Jahr. Für über 10 Milliarden Euro werden in Deutschland jährlich Zuckerwaren produziert, dazu werden noch Süßwaren für ca. 1,7 Milliarden Euro aus den EU-Nachbarländern eingeführt.

Über die bitteren Folgen der süßen Verführung schweigt sich die Werbung freilich aus, über die explosionsartig anwachsenden →ernährungsbedingten Krankheiten, die mittlerweile schon im Kindesalter beginnen. Doch gerade Kinder sind, gemäß der Fachpresse »die Stütze der gesamten Branche«. Ein Großteil des gigantischen Werbeetats richtet sich an die Zielgruppe Kinder und Jugendliche im Alter zwischen fünf und 14 Jahren, die pro Jahr rund eine halbe Milliarde Euro von ihrem Taschengeld für Süßigkeiten abzweigen. Gelegenheit zum Zugreifen haben sie immer und überall – in den Supermärkten, wo Süßwaren bevorzugt im Kassenbereich in bequemer Kindergriffhöhe angeboten werden, an Kiosken und Automaten und selbst am Verkaufsstand in der Schule. Zuckermüsli statt Frühstück, süße Milchschnitte statt Pausenbrot, Cola statt Milch und als Zwischenmahlzeit der Schokoriegel gehören zum Alltag der Kinder und Jugendlichen. So ist es kaum verwunderlich, daß manche Kinder jährlich das Zwei-, Drei- und Vierfache ihres Körpergewichts an Zucker zu sich nehmen, bis zu 400 Gramm täglich.

Schadhafte Zähne, Übergewicht, Appetitlosigkeit, Lernprobleme, emotionale Instabilität und Verhaltensstörungen sind die Folgen solch extremer Fehlernährung, die dem wachsenden Organismus des Kindes bleibenden Schaden zufügt und die Basis schafft für spätere ernährungsbedingte Leiden und Krankheiten. Denn gewöhnlich bleiben die Ernährungsgewohnheiten haften, die man

Zucker

sich in der Jugend erwirbt. Fertigkost und »Junk Food« verstärken die Mängel dieses Ernährungsfehlverhaltens. Die Bevorzugung des süßen Geschmacks scheint angeboren. Doch das →Geschmacksempfinden ist zu einem Großteil durch äußere Einflüsse programmiert.

Wie andere Drogen fungiert auch Zucker als Ablenkung von wahren Bedürfnissen und Problemen. Süßwaren als Erziehungsmittel, als Liebesersatz, als Trostpflaster bei Frustration und Enttäuschung, als Kummerpraline sozusagen, sind nicht nur in der Welt der Kinder gebräuchlich. Die nicht zu unterschätzende psychologische Wirkung von Bonbon, Keks und Schokolade wird denn auch von der Süßwarenwerbung weidlich ausgenützt.

Alternativen zum Zucker
Wer Zucker vom Speiseplan bannt, muß nicht notwendigerweise auf Süßes verzichten. Es gibt eine Reihe von süßen Alternativen – gesunde und ungesunde, die unter dem jeweiligen Stichwort kurz behandelt werden: →Agavendicksaft, →Ahornsirup, →Apfeldicksaft, →Apfelkraut, →Birnendicksaft, →Carob, →Dattelmark, →Honig, →Malzextrakt, →Melasse, →Obstkraut, →Rübenkraut, →Trockenfrüchte, →Zuckerrohrsaft. Die beste Alternative zum Fabrikzucker ist aber frisches →Obst. →Zuckeraustauschstoffe sind sogenannte Zuckeralkohole, die vor allem in »zahnfreundlichen« Süßigkeiten verwendet werden. Immer größerer Beliebtheit im Zeitalter der →Light-Produkte erfreuen sich die künstlichen →Süßstoffe, die unter vielen Markennamen in verschiedenen Mischungen in den Handel kommen.

Praktische Tips
– Zuckerkonsum drastisch reduzieren. Zucker nur wie ein Gewürz einsetzen. Denken Sie immer daran: Der Körper braucht keinen Fabrikzucker.

– Sparsamkeit empfiehlt sich auch bei alternativen Süßmitteln wie Honig, Ahornsirup etc. Sie sind kein uneingeschränkt zu empfehlender Ersatz für isolierte Zucker.

– Achten Sie auf den »versteckten« Zucker in Nahrungsmitteln. Er stellt eine hauptsächliche »Zuckerquelle« in der täglichen Ernährung dar. Übersehen Sie nicht die verschiedenen Bezeichnungen, unter denen Zucker auf den Zutatenlisten erscheint. Kinder sind oft nur schwer von der süßen Droge fernzuhalten. Doch können Sie viel tun, um die »Zuckerschäden« bei Ihren Kindern so gering als möglich zu halten:

– Besprechen Sie mit Ihren Kindern die Schädlichkeit von Zucker und Süßwaren. Klären Sie sie auch über die Werbelügen auf. Mit Kreativität und Geduld können auch Kinder, die bei gesunden Vollwertleckereien die Nase rümpfen und die knallbunten Fabrik-Süßwaren bevorzugen, an gesunde Süße gewöhnt werden.

– Achten Sie auf vollwertige Kost. Heißhunger und Verlangen nach Süßem werden oft durch Eiweißmangel ausgelöst.

– Bevorzugen Sie 100%ige Nußmuse ohne Zucker. Nußcremes wie beispielsweise Nutella enthalten lediglich 13% Nüsse, der Rest ist überwiegend Zucker und Fett.

- Geben Sie statt Geld ein phantasievoll zurechtgemachtes Pausenbrot mit auf den Schulweg – das Geld wird nämlich fast immer in Süßwaren umgesetzt.
- Verzichten Sie auf eingefahrene Gewohnheiten im Zusammenhang mit Zucker. Es ist zum Beispiel nicht nötig, Kindern süße Geschenke mitzubringen. Zu einem gelungenen Fest gehört nicht unbedingt etwas Süßes – schon gar nicht Fabrikzucker. Schenken Sie stattdessen Obst, auch seltenere exotische Sorten, die bei Kindern Aufmerksamkeit erregen.
- Belohnen Sie Ihre Kinder nie mit Süßem. Das Kind assoziiert sonst rasch Zucker mit Glück, Anerkennung und Entspannung – der erste psychologische Einstieg zur Zuckersucht.
- Versuchen Sie, zum Beispiel über Elternbeiräte, zu erreichen, daß der Verkauf von Süßwaren und Limonaden auf dem Schulgelände untersagt wird.
- Und bleiben Sie konsequent, wenn Ihr Kind in eine der geschickt aufgestellten »Bonbonfallen« im Supermarkt tappt. Auch das impulsive Greifen nach allem Verlockenden ist eine Gewohnheit, auf die Sie positiv einwirken können.
- Seien Sie ein gutes Vorbild. Denken Sie immer daran: Fabrikzucker schadet der Gesundheit Ihrer Kinder und Ihrer eigenen Gesundheit.

Zuckeraustauschstoffe. Obwohl sie aus Zuckermolekülen zusammengesetzt sind, liefern Zuckeraustauschstoffe deswegen weniger Energie, (2,4 kcal/g) als Zucker, weil durch geringfügige Änderungen in der räumlichen Anordnung der Saccharidmoleküle der enzymatische Abbau im Verdauungstrakt so langsam erfolgt, daß sie teilweise unverdaut in den Dickdarm gelangen, wo sie von Mikroorganismen vergoren werden und damit in bezug auf die Kalorien nicht ins Gewicht fallen. In größeren Mengen aber, ab ca. 30 Gramm, wirken sie abführend. Sie wirken auch gering bis kaum kariesoerzeugend.
→Fruchtzucker, →Maltit, →Mannit, →Sorbit, →Xylit.

Zuckercouleur (Zuckerkulör), Karamellösung zum Färben von Speisen.

Zuckerrohrsaft wird in getrockneter Form als »Succanat« oder »Ursüße« angeboten. Der Zuckergehalt beträgt 93% – Zuckerrohrsaft sollte deshalb trotz der auf den Packungen aufgedruckten Tabellen der enthaltenen Vitalstoffe nur in geringen Mengen genossen werden. Für Speisen, bei denen ein Süßmittel unentbehrlich ist, stellt er aber durchaus eine Alternative zum Fabrikzucker dar.

Zusatzstoffe →Lebensmittelzusatzstoffe.

Zutatenliste. Auf allen abgepackten Nahrungsmitteln muß eine Zutatenliste vorhanden sein. Der bundesdeutsche Verbraucher hat die Deklarationspflicht aller Zutaten in Nahrungsmitteln einer EG-Richtlinie von 1978 zu verdanken, die gegen den Willen der Food-Lobby seit 1981

Zutatenliste

in deutsches Recht umgesetzt werden mußte und Teil der →Kennzeichnung von abgepackten Lebensmitteln ist.

Die Zutatenliste enthält wertvolle Informationen für den Verbraucher, denn sie gibt Auskunft über Zusammensetzung und Qualität des Produkts.

Natürlich gibt es eine Reihe von gesetzlich geregelten Ausnahmen, zum Beispiel für lose Ware, wie z. B. Brot, für Weine (dem Weinliebhaber bleiben nach wie vor die Chemikalien in seinem edlen Tropfen verborgen) und in eingeschränktem Umfang für Waren, die nicht zur Selbstbedienung bestimmt, aber trotzdem vorverpackt sind, zum Beispiel Feinkostsalate, belegte Brötchen, vorverpackte Wurst- und Fleischwaren und andere. Letztere Ausnahme wird damit begründet, daß der Käufer die Möglichkeit hat, sich beim Verkaufspersonal über die Zutaten zu informieren. Wie unsinnig dieses Argument ist, können Sie selbst testen: Fragen Sie in Ihrem Supermarkt nach, was genau in der Sonderangebotswurst des Tages enthalten ist. Verständnisloses bis feindseliges Schweigen wird die Antwort sein. In offen vertriebenen Lebensmitteln müssen allerdings Farbstoffe (»mit Farbstoff«), Konservierungsstoffe (»mit Konservierungsstoff«), Antioxidationsmittel (»mit Antioxidationsmittel«), Geschmacksverstärker (»mit Geschmacksverstärker«), Schwefeldioxid ab 10 mg/kg (»geschwefelt«), Wachse bei behandeltem Obst (»gewachst«), »geschwärzt« bei behandelten Oliven und Phosphate in Fleischerzeugnissen (»mit Phosphat«), auf einer Begleittafel ausgeschildert sein. Diese Hinweise können auch durch einen Aushang oder sonstige Aufzeichnungen erfolgen, wenn sie als Information zusammen mit allen Angaben einer vollständigen Zutatenliste noch vor dem Kauf an einer Kasse erfolgen.

Ausnahmen gelten für Kakao- und Kakaoerzeugnisse, für Aromen, Kaffee- und Zichorienextrakte, Honig und manche Dauerback- und Süßwaren. Bei abgepackten und offen vertriebenen Nahrungsmitteln und bei Tafelsüßen müssen zusätzlich die Angaben enthalten sein: »mit Süßungsmittel(n)« bzw. »mit Zuckerart(en) und Süßungsmittel(n)«, bei Zusatz von Aspartam »enthält eine Phenylalaninquelle«, bei einem Gehalt von mehr als 10 % Zuckeralkoholen »kann bei übermäßigem Verzehr abführend wirken«, und bei →Tafelsüßen »Tafelsüße auf der Grundlage von ...« und »unter Schutzatmosphäre verpackt«.

Aber auch wenn auf einem abgepackten Nahrungsmittel die Zutatenliste aufgedruckt ist, hat es der Verbraucher nicht leicht. Es ist nicht immer einfach, gewisse Tricks der Nahrungsmittelindustrie zu durchschauen.

Da sind zum einen die Mengenangaben. Die Kennzeichnungsverordnung besagt, daß alle Zutaten in der Reihenfolge ihrer Mengenanteile aufgeführt werden müssen, das heißt die Zutat, von der am meisten enthalten ist, steht an erster Stelle, die Zutat, von der am wenigsten verwendet wurde, an letzter. Genaue Mengen-

Zweifachzucker

angaben in Gramm, Prozent oder Milliliter müssen aber nicht genannt werden. Durch geschicktes Aufteilen kann ein Hersteller nun gewisse, in den Augen des Verbrauchers unerwünschte Zutaten von der ersten Stelle verschwinden lassen. Der von immer mehr Ernährungswissenschaftlern als Hauptfeind gesunder Ernährung angeprangerte →Zucker ist ein gutes Beispiel für eine solche unerwünschte, von der Nahrungsmittelindustrie aber gerne verwendete Zutat. Laut Industrie liebt der Kunde den süßen Geschmack, und zudem ist Zucker eine sehr billige, gewichtsfördernde und nahezu unverderbliche Zutat. An erster Stelle der Zutatenliste aber soll er nicht stehen, denn das würde den Verbraucher, der sich schon mit gesunder Ernährung beschäftigt hat, mit hoher Wahrscheinlichkeit vom Kauf des Produkts abhalten. Also wird die Zutatenliste entsprechend geschönt, indem man mit verschiedenen Zuckernamen jongliert.

Ein Beispiel: Die Zutatenliste eines Müsliriegels, dessen bunte Verpackung dem Käufer gesunde Natürlichkeit verheißt, lautet: Haferflocken, Haselnüsse, gerösteter Reis, Corn Flakes, Fett, Fruktose, Zucker, Dextrose, Maltose, Glukosesirup, Honig, Glyzerin, Rosinen, Apfelstücke, Salz, Emulgator, Lezithin, Aromastoffe, Vitamine. Zucker steht an siebter Stelle, ist also gemäß der Zutatenkennzeichnung ein eher untergeordneter Inhaltsstoff. So jedenfalls glaubt der Käufer, der sich mit den verschiedenen Zuckerarten nicht auskennt. Mit der Bezeichnung »Zucker« ist hier aber nur der Gehalt an Saccharose, der chemischen Bezeichnung für weißen Haushaltszucker, gemeint. Weitere raffinierte, isolierte Zucker, die der Saccharose an Gesundheitsschädlichkeit nicht oder kaum nachstehen, und die in dem Müsliriegel enthalten sind: Fruktose, Dextrose, Maltose, Glukosesirup. Dazu kommt Honig, der zu 80 % aus Zucker besteht. Eigentlich müßte man diese verschiedenen Zuckerarten zusammenzählen. Dann aber würde »Zucker« nicht den siebten, sondern vielleicht den ersten oder zweiten Platz unter den Zutaten dieses Müsliriegels einnehmen – das gesunde Image wäre dahin. Solcher Etikettenschwindel ist in der Kennzeichnungsverordnung leider legal; der Verbraucher muß sich selbst bemühen, die Zutatenlisten richtig zu interpretieren.

Auch viele andere, für die gesunde Ernährung unerwünschte Zutaten müssen in der Zutatenliste aufgeführt sein: Farbstoffe, Konservierungsstoffe und andere chemische Zutaten, deren genaue Bedeutung dem Verbraucher oft verborgen bleibt. Natürlich gibt es auch hier verbraucherfeindliche Möglichkeiten der Verschleierung: zusammen mit dem Klassennamen kann entweder der Zusatzstoff selbst genannt werden oder nur seine E-Nummer. Die genaue Menge der zugesetzten Chemikalien wird ohnehin verschwiegen. Zudem werden die Farb- und Konservierungsmittel mit Nummern verschlüsselt (z. B. Farbstoff E 102). Will man nun wissen, ob es sich bei einer solchen Zutat um eine chemische Substanz handelt, die bei vielen Menschen Allergien verursachen kann, oder um einen harmlosen Rote-Bete-Farbstoff, muß man endlose Listen studieren. (Eine Liste der erlaubten →Lebensmittelzusatzstoffe mit ihren EU-Nummern finden Sie im Anhang dieses Buches, S. 440.) Da man aber nicht mit einem Lexikon zum Einkaufen geht, kann als Faustregel gelten, daß man alle Produkte, die solch undefinierbare Zutaten enthalten, besser im Regal liegen läßt.

Eiligen Käufern aber bleiben die Zutaten seiner Fertignahrung ohnehin verborgen, denn sie sind oft so klein und so geschickt unter Laschen und Falten versteckt auf die Packung aufgedruckt, daß man lange suchen muß, bis man herausfindet, was in einem abgepackten Laib Fabrikbrot oder einer Päckchensuppe alles enthalten ist.

Die Werbung und die bunte Verpackungsgestaltung tun ein übriges, die wirkliche Qualität solcher Nahrungsmittel zu verschleiern. So wird in letzter Zeit, gemäß dem Gesundheits- und Bio-Trend, der sich immer mehr im Bewußtsein der Verbraucher verankert, gerne mit Begriffen wie »gesund«, »Vollwert«, »Milch«, »Joghurt«, »Vitamine«, »Honig«, »Müsli«, »Nüsse«, »Früchte«, »Fitneß« und anderen Begriffen geworben, die dem Verbraucher das gewünschte Image signalisieren. Solche knackigen Sprüche sollen Bonbons, Kekse, süße Riegel, Fertignahrung und andere Industrieprodukte besser an den Verbraucher bringen. Oft aber werden die »gesunden« Zutaten nur herausgestellt, um die »ungesunden« zu übertünchen. Der kritische Blick auf die Zutatenliste hilft manche böse Überraschung verhüten: Die unerwünschten Zutaten wie Zucker und gesättigte Fette überwiegen in vielen Fällen, während die mit Superlativen beworbenen, die für das Image von Fitneß und Gesundheit sorgen, unter ferner liefen folgen. So besteht zum Beispiel »Kinderschokolade« aus gut 40 % Zucker und 20 % Fett, und in »Milchschnitte«, laut Werbung »mit Milch und Honig«, sind ganze 5 % Honig, etwas Milchpulver, dafür aber 40 % Zucker enthalten. Der oben angeführte »Müsli-Riegel« gehört in die gleiche Kategorie, ebenso wie die beliebten »Vitamin-Bonbons« aus Zucker, künstlichen Farb- und Geschmacksstoffen und wenigen, meist synthetischen Vitaminen. Von ihnen kann man guten Gewissens behaupten, daß sie die gesundheitsschädlichste Art der Vitaminaufnahme darstellen, die überhaupt möglich ist.

Zweifachzucker →Disaccharide.

Zwieback →Dauerbackwaren.

Zwiebelgemüse. Gruppe von Gemüsesorten, zu denen →Zwiebeln, Lauch (Porree), →Knoblauch, →Schnittlauch, gehören. Sie sind roh und/oder gekocht verwendbar.

Zwiebeln sind ein beliebtes Gemüse und zudem ein Universalgewürz für alle Speisen außer Süßspeisen. Es sind viele Sorten erhältlich, darunter auch nahe Verwandte der Küchenzwiebel wie Schalotten, Perlzwiebel, Frühlingszwiebel und andere. Am besten sind natürlich frische Zwiebeln, jedoch werden auch geröstete, getrocknete und gemahlene Zwiebeln angeboten.

Anhang

Saisonkalender für Obst und Gemüse

● = Starke Angebote/Haupternte   ○ = Geringere Angebote

Sorte	Jan	Feb	Mrz	Apr	Mai	Jun	Jul	Aug	Sep	Okt	Nov	Dez
Gemüse (inländisch)												
Blumenkohl					○	●	○	○	○	●	○	
Bohnen, grün						○	○	●	○	○		
Bohnen, dick						○	●	○				
Broccoli	●		○								○	●
Chicoree	●	○									○	●
Endivien	○	○				○	○	○	●	●	○	○
Erbsen, grün					○	○	●					
Feldsalat	●	●	●	○	○					○	○	●
Grünkohl	●	○									○	●
Gurken					○	●	●	●	●	○		
Kohlrabi					○	●	●	●	●	○	○	
Kopf-/Eisbergsalat					○	●	●	○	○	○		
Kürbis							○	○	○	●	●	
Lauch	○	○					○	○	○	●	●	●
Maiskolben								○	●	○		
Mangold					○	●	●	○	○	○		
Meerrettich	○								○	●	●	○
Möhren	○	○				○	○	○	●	●	●	○
Paprika							○	●	○	○		
Radieschen					○	○	●	●	●	○		
Rettich	○						○	○	●	●	●	○
Rhabarber				○	●	●	○					
Rosenkohl	○	○							○	●	●	●
Rote Bete	○	○							○	●	●	○
Rotkohl	○	○					○	○	●	●	●	○
Schwarzwurzeln	○	○								○	●	●
Sellerie	○	○					○	○	●	●	●	●
Spargel				○	●	●						
Spinat				○	○	○	●	●	○	○	○	
Spitzkohl				○	●	●	○					
Steckrüben	●	○	○							○	●	●
Tomaten							○	○	●	●	○	

Saisonkalender

Sorte	Jan	Feb	Mrz	Apr	Mai	Jun	Jul	Aug	Sep	Okt	Nov	Dez
Weiß-/Chinakohl							○	●	○	●	●	○
Wirsing	○	○					○	●	○	●	●	○
Zucchini					○	●	●	○	○			
Zwiebeln	○	○				○	○	○	●	●	●	○
Obst												
Ananas									○	○	○	○
Apfel	●	●	●	○	○	○	○	○	●	●	●	●
Aprikosen						○	●	●	●	○		
Birnen	○	○	○	○	○	○	○	●	●	●	○	○
Brombeeren								○	●	●	○	
Clementinen	●	○									○	●
Erdbeeren					●	●	●	○				
Himbeeren						○	○	●	○			
Holunderbeeren									○	●	○	
Johannisbeeren						○	●	●				
Kirschen					○	●	●	○				
Orangen	○	○	○	○	○						○	○
Pfirsiche	○	○	○	○	○	●	●	●	○			
Pflaumen							○	●	●	●	○	
Preiselbeeren									○	●	○	
Quitten									●	●	●	
Stachelbeeren						●	●	●				
Weintrauben						○	●	●	●	●	○	

Anhang

Tabelle der Lebensmittelzusatzstoffe

Die folgende Liste enthält alle von der EU zugelassenen Lebensmittelzusatzstoffe mit ihrer EU-Nummer. Diese Stoffe können in der →Zutatenliste, die allen abgepackten Nahrungsmitteln aufgedruckt sein muß, entweder unter ihrem Namen oder unter ihrer Nummer jeweils zusammen mit dem Klassennamen erscheinen.

Um eine rasche Bewertung der Zusatzstoffe zu ermöglichen, haben wir eine Einschätzung der möglichen Wirkung der einzelnen Substanzen in sechs Stufen vorgenommen. Diese Einschätzung erfolgte nach sorgfältiger Bewertung der momentan zur Verfügung stehenden Informationen. Sie stellt jedoch keine offizielle Bewertung seitens der Gesundheitsbehörden dar. Dennoch kann sie dem Leser, der sich im Irrgarten der E-Nummern oft nicht zurechtfindet, eine Orientierung liefern. Mit Hilfe dieser Tabelle lassen sich harmlose Zusatzstoffe, die natürlichen Ursprungs sind und ohne gesundheitliche Bedenken aufgenommen werden können, von Stoffen unterscheiden, die eventuell Allergien auslösen, den Mineralstoffwechsel stören oder andere Risiken bis hin zum Verdacht, Krebs zu erregen, bergen.

Der Stand der wissenschaftlichen Erkenntnisse bildet sich nicht immer nach einhelliger Meinung und ist zudem ständigem Wandel unterworfen, sobald neue Erkenntnisse und Ergebnisse weiterer Forschung und dokumentierte Fälle von Nebenwirkungen auftauchen. Daher stellt auch diese Liste nur eine Bestandsaufnahme des gegenwärtigen Wissensstandes dar.

Lebensmittelzusatzstoffe

Die Bewertungsskala

○○○○○ harmlos.

●○○○○ unbedenklich. Es sind bislang keine unerwünschten Nebenwirkungen bekannt.

●●○○○ Keine schädlichen Nebenwirkungen bekannt. Es sind aber Nebenwirkungen bekannt, die unerwünscht, aber nicht gesundheitsschädlich sind, z.B. geschmackliche Abweichungen.

●●●○○ Bedenklich. Es bestehen gesundheitliche Bedenken, z.B. für Allergiker.

●●●●○ Riskant. Es sind Gesundheitsrisiken bekannt. Meiden.

●●●●● Sehr riskant. Es sind teilweise schwerwiegende Gesundheitsrisiken bekannt. Unbedingt meiden.

Anhang

Lebensmittelzusatzstoffe mit EG-Nummern

Nummer	Name	Bewertung	Mögliche Wirkung
Farbstoffe			
E 100	Kurkumin	●○○○○	
E 101	Riboflavin	○○○○○	
E 101a	Riboflavin-5-Phosphat	○○○○○	
E 102	Tartrazin	●●●●●	Allergien
E 104	Chinolingelb	●●●●○	Allergien
E 110	Gelborange S	●●●●○	Allergien
E 120	Echtes Karmin (Cochenille)	●○○○○	
E 122	Azorubin	●●●●○	Allergien
E 123	Amaranth	●●●●●	Allergien, in den USA verboten
E 124	Cochenillerot A	●●●●○	Allergien
E 127	Erythrosin	●●●●○	Allergien
E 128	Rot 2 G	●●○○○	
E 129	Allurarot AC	●●●○○	
E 131	Patentblau V	●●●●○	Allergien
E 132	Indigotin I (Indigokarmin)	●●●●○	Allergien
E 133	Brillantblau FCF	●●○○○	
E 140	Chlorophylle	○○○○○	
	Chlorophylline	○○○○○	
E 141	Kupferhaltige Komplexe der Chlorophylle	●●○○○	
	Kupferhaltige Komplexe der Chlorophylline	●●○○○	
E 142	Grün S (Brillantsäuregrün)	●●●●○	Allergien
E 150a	Einfaches Zuckerkulör	●●○○○	
E 150b	Sulfitlaugen-Zuckerkulör	●●●○○	
E 150c	Ammoniak-Zuckerkulör	●●●○○	
E 150d	Ammonsulfit-Zuckerkulör	●●●○○	
E 151	Brillantschwarz BN	●●●●○	Allergien
E 153	Pflanzenkohle (Carbo medicinalis vegetabilis)	○○○○○	
E 154	Braun FK	●●○○○	
E 155	Braun HT	●●○○○	

Lebensmittelzusatzstoffe

Nummer	Name	Bewertung	Mögliche Wirkung
E 160a	Carotine		
	– gemischte Carotine	○○○○○	
	– Beta-Carotin	○○○○○	
E 160b	Annatto; Bixin; Norbixin	○○○○○	
E 160c	Paprikaextrakt; Capsanthin; Capsorubin	○○○○○	
E 160d	Lycopin	○○○○○	
E 160e	Beta-Apo-8'-Carotinal (C 30)	○○○○○	
E 160f	Beta-Apo-8'-Carotinsäure-Ethylester	○○○○○	
E 161b	Lutein	○○○○○	
E 161g	Canthaxanthin	●●●●●	
E 162	Beetenrot (Betanin)	○○○○○	
E 163	Anthocyane	○○○○○	
E 170	Calciumcarbonat	○○○○○	
E 171	Titandioxid	●●○○○	
E 172	Eisenoxide u. Eisenhydroxide	●●○○○	
E 173	Aluminium	●●●○○	evtl. bedenklich bei Alzheimer Krankheit
E 174	Silber	●●○○○	
E 175	Gold	●●○○○	
E 180	Litholrubin BK	●●●●○	Allergien

Konservierungsmittel

Nummer	Name	Bewertung	Mögliche Wirkung
E 200	Sorbinsäure	●●●○○	Geschmacksabweichungen
E 202	Kaliumsorbat	●●●○○	Geschmacksabweichungen
E 203	Calciumsorbat	●●●○○	Geschmacksabweichungen
E 210	Benzoesäure	●●●●●	Allergien
E 211	Natriumbenzoat	●●●●●	Allergien
E 212	Kaliumbenzoat	●●●●●	Allergien
E 213	Calciumbenzoat	●●●●●	Allergien
E 214	Ethyl-p-hydroxybenzoat	●●●●○	Allergien
E 215	Natriumethyl-p-hydroxybenzoat	●●●●○	Allergien
E 216	Propyl-p-hydroxybenzoat	●●●●○	Allergien

Anhang

Nummer	Name	Bewertung	Mögliche Wirkung
E 217	Natriumpropyl-p-hydroxybenzoat	●●●●○	Allergien
E 218	Methyl-p-hydroxybenzoat	●●●●○	Allergien
E 219	Natriummethyl-p-hydroxybenzoat	●●●●○	Allergien
E 220	Schwefeldioxid	●●●●●	Zellschädigungen
E 221	Natriumsulfit	●●●●●	Zellschädigungen
E 222	Natriumhydrogensulfit	●●●●●	Zellschädigungen
E 223	Natriummetabisulfit	●●●●●	Zellschädigungen
E 224	Kaliummetabisulfit	●●●●●	Zellschädigungen
E 226	Calciumsulfit	●●●●●	Zellschädigungen
E 227	Calciumbisulfit	●●●●●	Zellschädigungen
E 228	Kaliumbisulfit	●●●●●	Zellschädigungen
E 230	Biphenyl (Diphenyl)	●●●●●	krebsverdächtig
E 231	Orthophenylphenol	●●●●●	krebsverdächtig
E 232	Natriumorthophenylphenol	●●●●●	krebsverdächtig
E 234	Nisin	●●○○○	
E 235	Natamycin	●●○○○	
E 239	Hexamethylentetramin	●●○○○	
E 242	Dimethyldicarbonat	●●○○○	
E 249	Kaliumnitrit	●●●●●	
E 250	Natriumnitrit	●●●●●	
E 251	Natriumnitrat	●●●●○	
E 252	Kaliumnitrat	●●●●○	
E 260	Essigsäure	●○○○○	
E 261	Kaliumacetat	●○○○○	
E 262	Natriumacetat	●○○○○	
	Natriumdiacetat	●○○○○	
E 263	Calciumacetat	●○○○○	
E 270	Milchsäure	○○○○○	
E 280	Propionsäure	●●●●●	krebsverdächtig
E 281	Natriumpropionat	●●●●●	krebsverdächtig
E 282	Calciumpropionat	●●●●●	krebsverdächtig
E 283	Kaliumpropionat	●●●●●	krebsverdächtig
E 284	Borsäure	●●●○○	
E 285	Natriumtetraborat (Borax)	●●●○○	
E 290	Kohlendioxid	●●○○○	
E 296	Apfelsäure	●○○○○	
E 297	Fumarsäure	●○○○○	

Lebensmittelzusatzstoffe

Nummer	Name	Bewertung	Mögliche Wirkung
Antioxidationsmittel			
E 300	Ascorbinsäure	○○○○○	
E 301	Natriumascorbat	○○○○○	
E 302	Calciumascorbat	○○○○○	
E 304	Fettsäureester der Ascorbinsäure		
	– Ascorbylpalmitat	●●○○○	
	– Ascorbylstearat	●●○○○	
E 306	Stark tocopherolhaltige Extrakte	○○○○○	
E 307	Alpha-Tocopherol	○○○○○	
E 308	Gamma-Tocopherol	○○○○○	
E 309	Delta-Tocopherol	○○○○○	
E 310	Propylgallat	●●●●○	
E 311	Octylgallat	●●●●○	
E 312	Dodecylgallat	●●●●○	
E 315	Isoascorbinsäure	●●○○○	
E 316	Natriumisoascorbat	●●○○○	
E 320	Butylhydroxyanisol (BHA)	●●●●●	krebsverdächtig
E 321	Butylhydroxytoluol (BHT)	●●●●○	Allergien
E 322	Lecithine	○○○○○	
Säureregulatoren, Säuerungsmittel			
E 325	Natriumlactat	○○○○○	
E 326	Kaliumlactat	○○○○○	
E 327	Calciumlactat	○○○○○	
E 330	Citronensäure	○○○○○	
E 331	Natriumcitrate	○○○○○	
E 332	Kaliumcitrate	○○○○○	
E 333	Calciumcitrate	○○○○○	
E 334	L(+)-Weinsäure	○○○○○	
E 335	Natriumtartrate	○○○○○	
E 336	Kaliumtartrate	○○○○○	
E 337	Kaliumnatriumtartrat	○○○○○	
E 338	Phosphorsäure	●●○○○	
E 339	Natriumphosphate	●●●●○	Allergien
E 340	Kaliumphosphate	●●●●○	Allergien
E 341	Calciumphosphate	●●●●○	Allergien
E 350	Natriummalate	○○○○○	
E 351	Kaliummalate	○○○○○	

Anhang

Nummer	Name	Bewertung	Mögliche Wirkung
E 352	Calciummalate	○○○○○	
E 353	Metaweinsäure	○○○○○	
E 354	Calciumtartrat	○○○○○	
E 355	Adipinsäure	●●○○○	
E 356	Natriumadipat	●●○○○	
E 357	Kaliumadipat	●●○○○	
E 363	Bernsteinsäure	●○○○○	
E 380	Triammoniumcitrat	●●○○○	
E 385	Calciumdinatriummethylendiamintetraacetat	●●○○○	

Verdickungs- und Geliermittel

Nummer	Name	Bewertung	Mögliche Wirkung
E 400	Alginsäure	●●○○○	
E 401	Natriumalginat	●●○○○	
E 402	Kaliumalginat	●●○○○	
E 403	Ammoniumalginat	●●○○○	
E 404	Calciumalginat	●●○○○	
E 405	Propylenglykolalginat	●●●○○	evtl. Einfluß auf Mineralstoffresorption
E 406	Agar-Agar	●○○○○	
E 407	Carrageen	●●●●○	
E 407 a	Verarbeitete Eucheuma-Algen	●○○○○	
E 410	Johannisbrotkernmehl	○○○○○	
E 412	Guarkernmehl	○○○○○	
E 413	Traganth	○○○○○	
E 414	Gummi arabicum	●●○○○	
E 415	Xanthan	●●○○○	
E 416	Karaya (Karayagummi)	●●○○○	
E 417	Tarakermehl	●○○○○	
E 418	Gellan	●●○○○	
E 420	Sorbit	●●●○○	bei hohen Dosen Durchfall
	Sorbitsirup	●●●○○	bei hohen Dosen Durchfall
E 421	Mannit	●●●○○	bei hohen Dosen Durchfall
E 422	Glycerin	●○○○○	
E 432	Polyoxyethylen-sorbitan-monolaurat (Polysorbat 20)	●●○○○	

Lebensmittelzusatzstoffe

Nummer	Name	Bewertung	Mögliche Wirkung
E 433	Polyoxyethylen-sorbitan-monooleat (Polysorbat 80)	●●○○○	
E 434	Polyoxyethylen-sorbitan-monopalmitat (Polysorbat 40)	●●○○○	
E 435	Polyoxyethylen-sorbitan-monostearat (Polysorbat 60)	●●○○○	
E 436	Polyoxyethylen-sorbitan-tristearat (Polysorbat 65)	●●○○○	
E 440	Pektin	○○○○○	
	Amidiertes Pektin	○○○○○	

Stabilisatoren und Emulgatoren

E 442	Ammoniumsalze von Phosphatidsäuren	●●●○○	in hohen Dosen Übersäuerung des Magens
E 444	Saccharoseacetatisobutyrat	●●○○○	
E 445	Gylcerinester aus Wurzelharz	●○○○○	
E 450	Diphosphate	●●●●○	Allergien
E 451	Triphosphate	●●●●○	Allergien
E 452	Polyphospate	●●●●○	Allergien

Verdickungsmittel

E 460	Cellulose		
	– Mikrokristalline Cellulose	○○○○○	
	– Cellulosepulver	○○○○○	
E 461	Methylcellulose	●●○○○	
E 463	Hydroxypropylcellulose	●●○○○	
E 464	Hydroxypropylmethyl-cellulose	●●○○○	
E 465	Ethylmethylcellulose	●●○○○	
E 466	Carboximethylcellulose, Natriumcarboxymethylcellulose	●●○○○	
E 470 a	Natrium-, Kalium- oder Calciumsalze von Speisefettsäuren	●○○○○	
E 470 b	Magnesiumsalze von Speisefettsäuren	●○○○○	
E 471	Mono- und Diglyceride von Speisefettsäuren	●○○○○	
E 472 a	Essigsäureester von Mono- und Diglyceriden von Speisefettsäuren	●○○○○	

Anhang

Nummer	Name	Bewertung	Mögliche Wirkung
E 472 b	Milchsäureester von Mono- und Diglyceriden von Speisefettsäuren	●○○○○	
E 472 c	Citronensäureester von Mono- und Diglyceriden von Speisefettsäuren	●○○○○	
E 472 d	Weinsäureester von Mono- und Diglyceriden von Speisefettsäuren	●○○○○	
E 472 e	Mono- und Diacetylweinsäureester von Mono- und Diglyceriden von Speisefettsäuren	●○○○○	
E 472 f	Gemischte Wein- und Essigsäure von Mono- und Diglyceriden von Speisefettsäuren	●○○○○	
E 473	Zuckerester von Speisefettsäuren	●○○○○	
E 474	Zuckerglyceride	●●○○○	
E 475	Polyglycerinester von Speisefettsäuren	●●○○○	
E 476	Polyglycerin-Polyricinoleat	●●○○○	
E 477	Propylenglycolester von Speisefettsäuren	●●○○○	
E 479 b	Thermooxidiertes Sojaöl mit Mono- und Diglyceriden von Speisefettsäuren	●●○○○	
E 481	Natriumstearoyl-2-lactylat	●●○○○	
E 482	Calciumstearoyl-2-lactylat	●●○○○	
E 483	Stearoyltartrat	●●○○○	
E 491	Sorbitanmonostearat	●●○○○	
E 492	Sorbitantristearat	●●○○○	
E 493	Sorbitanmonolaurat	●●○○○	
E 494	Sorbitanmonooleat	●●○○○	
E 495	Sorbitanmonopalmitat	●●○○○	

Säureregulatoren

Nummer	Name	Bewertung	Mögliche Wirkung
E 500	Natriumcarbonate	●○○○○	
E 501	Kaliumcarbonate	○○○○○	
E 503	Ammoniumcarbonate	●●○○○	bei hohen Dosen Durchfall

Lebensmittelzusatzstoffe

Nummer	Name	Bewertung	Mögliche Wirkung
E 504	Magnesiumcarbonate	●●○○○	bei hohen Dosen Durchfall
E 507	Salzsäure	●●●●○	bei hohen Dosen Erbrechen und Verätzungen
E 508	Kaliumchlorid	●○○○○	
E 509	Calciumchlorid	●○○○○	
E 511	Magnesiumchlorid	●○○○○	
E 512	Zinn-II-chlorid	●●○○○	
E 513	Schwefelsäure	●●●●○	in hohen Dosen Verätzungen
E 514	Natriumsulfate	●○○○○	
E 515	Kaliumsulfate	●○○○○	
E 516	Calciumsulfat	●○○○○	
E 517	Ammoniumsulfate	●●●○○	bei hohen Dosen Durchfall
E 520	Aluminiumsulfat	●●●●○	evtl. bedenklich bei Alzheimer Krankheit
E 521	Aluminiumnatriumsulfat	●●●●○	evtl. bedenklich bei Alzheimer Krankheit
E 522	Aluminiumkaliumsulfat	●●●●○	evtl. bedenklich bei Alzheimer Krankheit
E 523	Aluminiumammoniumsulfat	●●●●○	evtl. bedenklich bei Alzheimer Krankheit
E 524	Natriumhydroxid	●●●●○	in hohen Dosen Verätzungen
E 525	Kaliumhydroxid	●●●●○	in hohen Dosen Verätzungen
E 526	Calciumhydroxid	●●●●○	in hohen Dosen Verätzungen
E 527	Ammoniumhydroxid	●●●●○	in hohen Dosen Verätzungen
E 528	Magnesiumhydroxid	●●●●○	in hohen Dosen Verätzungen
E 529	Calciumoxid	●●●●○	in hohen Dosen Verätzungen
E 530	Magnesiumoxid	●●●●○	in hohen Dosen Verätzungen
E 535	Natriumferrocyanid	●●●○○	
E 536	Kaliumferrocyanid	●●●○○	
E 538	Calciumferrocyanid	●●●○○	

Anhang

Nummer	Name	Bewertung	Mögliche Wirkung
E 541	Saures Natrium-aluminiumphosphat	●●●●○	evtl. bedenklich bei Alzheimer Krankheit
E 551	Siliciumdioxid (Kieselsäure)	○○○○○	
E 552	Calciumsilicat	○○○○○	
E 553a	Magnesiumsilicat	○○○○○	
	Magnesiumtrisilicat	○○○○○	
E 553 b	Talkum	●○○○○	
E 554	Natriumaluminiumsilicat	●●●○○	evtl. bedenklich bei Alzheimer Krankheit
E 555	Kaliumaluminiumsilicat	●●●○○	evtl. bedenklich bei Alzheimer Krankheit
E 556	Calciumaluminiumsilicat	●●●○○	evtl. bedenklich bei Alzheimer Krankheit
E 558	Bentonit	●●●○○	evtl. bedenklich bei Alzheimer Krankheit
E 559	Aluminiumsilicat (Kaolin)	●●●○○	evtl. bedenklich bei Alzheimer Krankheit
E 570	Fettsäuren	●●○○○	
E 574	Gluconsäure	○○○○○	
E 575	Glucono-delta-lacton	○○○○○	
E 576	Natriumgluconat	●○○○○	
E 577	Kaliumgluconat	●○○○○	
E 578	Calciumgluconat	●○○○○	
E 579	Eisen-II-gluconat	●●○○○	
E 585	Eisen-II-lactat	●●○○○	

Geschmacksverstärker

E 620	Glutaminsäure	●●●●○	Allergien, »China-Restaurant Syndrom«, (bei Empfindlichen Kopfschmerzen, Taubheits- u. Spannungsgefühle; bei Veranlagung Asthma)
E 621	Mononatriumglutamat	●●●●○	
E 622	Monokaliumglutamat	●●●●○	
E 623	Calciumdiglutamat	●●●●○	
E 624	Monoammoniumglutamat	●●●●○	
E 625	Magnesiumdiglutamat	●●●●○	
E 626	Guanylsäure	●●●○○	
E 627	Dinatriumguanylat	●●●○○	
E 628	Dikaliumguanylat	●●●○○	
E 629	Calciumguanylat	●●●○○	
E 630	Inosinsäure	●○○○○	
E 631	Dinatriuminosinat	●○○○○	
E 632	Dikaliuminosinat	●○○○○	
E 633	Calciuminosinat	●○○○○	

Lebensmittelzusatzstoffe

Nummer	Name	Bewertung	Mögliche Wirkung
E 634	Calcium-5'-ribonucleotid	●○○○○	
E 635	Dinatrium-5'-ribonucleotid	●○○○○	
E 640	Glycin und dessen Natriumsalz	○○○○○	

Trenn- und Überzugsmittel

E 900	Dimethylpolysiloxan	●●○○○	
E 901	Bienenwachs, weiß und gelb	●○○○○	
E 902	Candelillawachs	●○○○○	
E 903	Carnaubawachs	●○○○○	
E 904	Schellack	●○○○○	
E 912	Montansäureester	●●○○○	
E 914	Polyethylenwachsoxidate	●●○○○	
E 927 b	Carbamid	●●●○○	
E 938	Argon	●○○○○	
E 939	Helium	●○○○○	
E 941	Stickstoff	●○○○○	
E 942	Distickstoffmonoxid	●●○○○	
E 948	Sauerstoff	●●○○○	

Süßstoffe

E 950	Acesulfam-K	●●○○○	
E 951	Aspartam	●●●●○	beeinträchtigt Regulation von Hunger und Sättigung. Bei Stoffwechselkrankheit Phenylketonurie zu meiden
E 952	Cyclohexansulfamidsäure und ihre Na- und Ca-Salze – Cyclohexansulfamidsäure – Natriumcyclamat – Calciumcyclamat	●●●○○	beeinträchtigt Regulation von Hunger und Sättigung
E 953	Isomalt	●●○○○	
E 954	Saccharin und seine Na-, K- und Ca-Salze – Saccharin – Saccharin-Natrium – Saccharin-Calcium – Saccharin-Kalium	●●●○○	beeinträchtigt Regulation von Hunger und Sättigung
E 957	Thaumatin	●○○○○	
E 959	Neohesperidin DC	●○○○○	

Anhang

Nummer	Name	Bewertung	Mögliche Wirkung
E 965	Maltit	●●○○○	
	Maltitsirup	●●○○○	
E 966	Lactit	●●○○○	
E 967	Xylit	●●○○○	
E 999	Quillajaextrakt	●○○○○	
E 1105	Lysozym	●●○○○	
E 1200	Polydextrose	●●○○○	
E 1201	Polyvinylpyrrolidon	●●●●○	Allergien
E 1202	Polyvinylpolypyrrolidon	●●●●○	Allergien
E 1404	Oxidierte Stärke	●●○○○	
E 1410	Monostärkephospat	●●○○○	
E 1412	Distärkephosphat	●●○○○	
E 1413	Phosphatiertes Distärkephosphat	●●○○○	
E 1414	Acetyliertes Distärkephosphat	●●○○○	
E 1420	Acetylierte Stärke	●●○○○	
E 1422	Acetyliertes Distärkeadipat	●●○○○	
E 1440	Hydroxypropylenstärke	●●○○○	
E 1442	Hydroxypropyldistärkephosphat	●●○○○	
E 1450	Stärkenatriumoctenylsuccinat	●●○○○	
E 1505	Triethylcitrat	●●○○○	
E 1518	Glycerintriacetat	●●○○○	
	Aktivkohle	○○○○○	

Fit durch gesunde Ernährung

dtv-Atlas Ernährung
Von Gaby Hauber-Schwenk
und Michael Schwenk
dtv 3237

Ursula Fabian
Kochbuch für kluge Köpfe
Rezepte und Ratschläge für eine gesunde Gourmet-Küche · dtv 36097

Heilfasten
Die Buchinger-Methode
Der natürliche Weg zu körperlicher und seelischer Gesundheit
Hrsg. von Maria Buchinger
dtv 36504

Dr. med. Harald Kinadeter
Gesund mit Vitaminen
Der tägliche Vitaminbedarf zum Schutz vor Krankheiten und Umwelteinflüssen
dtv 36512

Marianne Kaltenbach
Vegetarisch für Gourmets
Über 300 Rezepte rund ums Jahr
dtv 36137

Kreativ kochen
Besser, leichter, abwechslungsreicher
dtv 36174

Meine Fischküche
Fische, Schalen- und Krustentiere einkaufen, zubereiten und genießen
dtv 36202

Marianne Kaltenbach
Friedrich-Wilhelm Ehlert
Geflügel
Einkaufen, zubereiten und genießen. Über 250 persönliche und internationale Rezepte · dtv 36151

Michel Montignac
Essen gehen und dabei abnehmen
dtv 36524

Östliche Weisheit für unser westliches Denken

Dem Lauf des Wassers folgen
Zen-Meditationen
Hrsg. von Jean Smith
dtv 36247

Daniel Goleman (Hrsg.)
Die heilende Kraft der Gefühle
Gespräche mit dem Dalai Lama über Achtsamkeit, Emotion und Gesundheit
dtv 36178

Karl-Heinz Golzio
Wer den Bogen beherrscht
Der Buddhismus
dtv 36061

Andrew Harvey
Die Lehren des Rumi
Weisheiten des Herzens
dtv 36235

Ayya Khema
Meditation ohne Geheimnis
dtv 36138
Sei dir selbst eine Insel
Wege zur Emanzipation des Geistes · dtv 36209

Rob Nairn
Mit dem Drachen fliegen
Ruhe und Klarheit durch Buddhismus und Meditation
dtv 36070

Rob Nairn
Auf den Spuren des erleuchteten Drachen
Buddhistische Meditation
dtv 36201

Drukpa Rinpoche
Tibetische Weisheiten
Lebensweisheiten eines tibetischen Meditationsmeisters
dtv 36143

Arthur Sokoloff
Die Kraft der Gelassenheit
Fernöstliche Weisheiten für einen streßfreien Alltag
dtv 36090

Tinch Nhat Hanh
Unsere Verabredung mit dem Leben
Buddhas Lehre vom Leben im gegenwärtigen Augenblick
dtv 36145

Frauenleben

Pang Mei Natasha Chang
**Grüner Tee und
Coca-Cola**
Die Geschichte der Chinesin
Yu-i, von ihr selbst erzählt
dtv 30763

Inge Deutschkron
**Mein Leben nach dem
Überleben**
dtv 30460

Germaine Greer
Die ganze Frau
Körper-Geist-Liebe-Macht
dtv premium 24204
Der weibliche Eunuch
Aufruf zur Befreiung
der Frau
dtv 36196

Verena von der
Heyden-Rynsch
Belauschtes Leben
Frauentagebücher aus drei
Jahrhunderten
dtv 30775

Verena Kast
Die beste Freundin
Was Frauen aneinander
haben
dtv 35091

Eva Kreissl
Die Tante
Eine Frau mit Eigenschaften
dtv 30739

Christian Graf
von Krockow
Die Stunde der Frauen
Bericht aus Pommern
1944 bis 1947
dtv 30014

Manuela Müller-Windisch
**Aufgeschnürt und außer
Atem**
Die Geschichte des
Frauensports
dtv 30774

Claudia Schreiner
**Wenn Frauen zu viel
arbeiten**
Alles erreicht und nicht
angekommen?
dtv 36116

Angelika Schrobsdorff
**„Du bist nicht so wie
andre Mütter"**
Die Geschichte einer
leidenschaftlichen Frau
dtv 11916

Ruth Zucker
»Im Auftrag für Israel«
Meine Jahre als Spionin
dtv 8444
Meine sieben Leben
Autobiographie
dtv 24229

Die Entdeckung der weiblichen Psyche

Jane Adams
»Ich bin noch immer deine Mutter«
Wenn die Kinder erwachsen werden
dtv 8427

Joan Borysenko
Das Buch der Weiblichkeit
Der 7-Jahres-Rhythmus im Leben einer Frau
dtv 36214

Eugen Drewermann
Die Botschaft der Frauen
Das Wissen der Liebe
dtv 36023

Germaine Greer
Der weibliche Eunuch
Aufruf zur Befreiung der Frau
dtv 36196

Arno Gruen
Der Verrat am Selbst
Die Angst vor Autonomie bei Mann und Frau
dtv 35000

Verena Kast
Mann und Frau im Märchen
Märchen psychologisch gedeutet
dtv 35001

Verena Kast
Die beste Freundin
Was Frauen aneinander haben
dtv 35091

Irène Kummer
Ich bin die Frau, die ich bin
Eine lebendige Beziehung zu sich selbst und anderen finden
dtv 35078

Lyn M. Brown
Carol Gilligan
Die verlorene Stimme
Wendepunkte in der Entwicklung von Mädchen
dtv 35133

Polly Young-Eisendrath
Der Kuß der Froschkönigin
Therapie mit Paaren
dtv 35147

Klug mit Gefühlen umgehen

Arthur P. Ciaramicoli
Katherine Ketcham
Der Empathie-Faktor
Mitgefühl, Toleranz,
Verständnis
dtv 24245

Laura Day
P.I. Praktische Intuition
Der Sechste Sinn in Liebe,
Partnerschaft und Beruf
dtv 36207
Mit P.I. zum Erfolg
Praktische Intuition für
Karriere, Reichtum und
Glück
dtv 24183
P.I. in der Liebe
Mit Praktischer Intuition
zu Erfüllung und Glück
dtv 36270

Daniel Goleman
**EQ. Emotionale
Intelligenz**
dtv 36020

Daniel Goleman
EQ²
Der Erfolgsquotient
dtv 36211

Daniel Goleman, Paul
Kaufman, Michael Ray
Kreativität entdecken
dtv 36136

**Die heilende Kraft
der Gefühle**
Hrsg. von Daniel Goleman
dtv 36178

Verena Kast
Neid und Eifersucht
Die Herausforderung durch
unangenehme Gefühle
dtv 35152

Joseph LeDoux
Das Netz der Gefühle
Wie Emotionen entstehen
dtv 36253

Dorothy Rich
Lernspiele für den EQ
So fördern Sie die emotionale Intelligenz Ihres
Kindes · dtv 36226

Lawrence E. Shapiro
EQ für Kinder
dtv 36121

Peter Schmidt
**Die Kraft der positiven
Gefühle**
Mit neuen Mentaltechniken
innerlich frei werden
dtv 36256

Claude Steiner
Emotionale Kompetenz
dtv 36157

Aktuelle Themen im dtv

Michel Baeriswyl
Chillout
Wege in eine neue Zeitkultur
dtv premium 24208

Friedhelm Böpple
Ralf Knüfer
Generation XTC
dtv 36055

Hans-Peter Dürr
Für eine zivile Gesellschaft
Beiträge zu unserer
Zukunftsfähigkeit
dtv 36177

Max Christian Graeff
Cristina Moles Kaupp
Ex! Was die Nation erregte
Skandalgeschichten der
Bundesrepublik
dtv 36115

Angela Grünert
Der längste Weg heißt Frieden
Die Frauen im ersten palästinensischen Parlament
dtv premium 24145

Karin Jäckel
Der gebrauchte Mann
Abgeliebt und abgezockt –
Väter nach der Trennung
dtv 36200

Martin Lell
Das Forum
Protokoll einer
Gehirnwäsche
dtv 36021

Winfried Münster
Der Euro
Fragen und Antworten
zum neuen Europa-Geld
dtv 36133

Christian Nürnberger
Kirche, wo bist du?
Warum läuft die Kirche
dem Zeitgeist hinterher,
statt ihm wesentliche
Impulse zu vermitteln?
dtv premium 24232

Matthias Rüb
Kosovo
Ursachen und Folgen eines
Krieges in Europa
dtv 36175

Armin Thurnher
Das Trauma, ein Leben
Österreichische
Einzelheiten
dtv 36205

Verena Kast im dtv

Verena Kast verbindet auf einfühlsame und auch für Laien verständliche Weise die Psychoanalyse C. G. Jungs mit konkreten Anregungen für ein ganzheitliches, erfülltes Leben.

Der schöpferische Sprung
Vom therapeutischen Umgang mit Krisen
dtv 35009

Wir sind immer unterwegs
Gedanken zur Individuation
dtv 35158

Imagination als Raum der Freiheit
Dialog zwischen Ich und Unbewußtem
dtv 35088

Die beste Freundin
Was Frauen aneinander haben
dtv 35091

Die Dynamik der Symbole
Grundlagen der Jungschen Psychotherapie
dtv 35106

Freude, Inspiration, Hoffnung
dtv 35116

Neid und Eifersucht
Die Herausforderung durch unangenehme Gefühle
dtv 35152

Märcheninterpretationen

Vom gelingenden Leben
Märcheninterpretationen
dtv 35157

Mann und Frau im Märchen
Eine psychologische Deutung
dtv 35001

Wege zur Autonomie
dtv 35014

Wege aus Angst und Symbiose
Märchen psychologisch gedeutet
dtv 35020

Märchen als Therapie
dtv 35021

Familienkonflikte im Märchen
Eine psychologische Deutung
dtv 35034

Glückskinder
Wie man das Schicksal überlisten kann
dtv 35154

Vom Glück, mit der Natur zu leben

»Das Buch ist eins der bezauberndsten,
die ich je in der Hand hatte.«
Hannelore (Loki) Schmidt

Vom Glück, mit der Natur zu leben
Das Tagebuch der Edith Holden
Naturbeobachtungen aus dem Jahre 1906
dtv 36105

In Wort und Bild beschreibt Edith Holden Flora und Fauna ihrer englischen Heimat im Wandel der Jahreszeiten. Alles, was sie auf ihren Spaziergängen und Wanderungen beobachten konnte, hat sie sorgfältig niedergeschrieben, ihre Lieblingsgedichte und Sprüche zur Jahreszeit hinzugesetzt, die Monatsnamen erläutert, die Feiertage gekennzeichnet, vor allem aber ihre Eintragungen mit eigenen Aquarellen von Pflanzen und Tieren illustriert. Blatt für Blatt dieses Tagebuchs zeugt von Edith Holdens Liebe zur Natur und ihrer Begabung, das Erlebte empfindungsreich zu vermitteln.

Die schöne Stimme der Natur
Das frühe Tagebuch der Edith Holden
Naturbeobachtungen aus dem Jahre 1905
dtv 30027

Es war eine kleine Sensation, als man 1988, zehn Jahre nach dem Welterfolg ihres ersten, Edith Holdens zweites, aber früheres Naturtagebuch aus dem Jahr 1905 entdeckte. Auch in diesen Aufzeichnungen erlebt der Leser das Glück, mit der Natur zu leben, durch die genauen und liebevollen Beobachtungen all dessen, was da wächst und blüht, krabbelt und kriecht, läuft und fliegt. Edith Holden hat den Jahreslauf in der Natur mit meisterhaften Aquarellen und Notizen festgehalten, die sie durch Gedichte und Sprüche aus der englischen Literatur ergänzte. Alles zusammen ergibt eine einzigartige, beglückende Darstellung der noch unversehrten Natur – eine eindringliche Mahnung an uns, diese Unversehrtheit zu erhalten.

Naturwissenschaft im dtv

William H. Calvin
Der Strom, der bergauf fließt
Eine Reise durch die Chaos-Theorie
dtv 36077

Wie der Schamane den Mond stahl
Auf der Suche nach dem Wissen der Steinzeit
dtv 33022

Luigi Luca Cavalli-Sforza
Gene, Völker und Sprachen
Die biologischen Grundlagen unserer Zivilisation
dtv 33061

Holk Cruse, Jeffrey Dean, Helge Ritter
Die Entdeckung der Intelligenz
oder Können Ameisen denken?
dtv 33064

Antonio R. Damasio
Descartes' Irrtum
Fühlen, Denken und das menschliche Gehirn
dtv 33029

Paul Davies, John Gribbin
Auf dem Weg zur Weltformel
Superstrings, Chaos, Komplexität
dtv 33076

David Deutsch
Die Physik der Welterkenntnis
Auf dem Weg zum universellen Verstehen
dtv 33051

Hoimar von Ditfurth
Im Anfang war der Wasserstoff
dtv 33015

Hans Jörg Fahr
Zeit und kosmische Ordnung
Die unendliche Geschichte von Werden und Wiederkehr · dtv 33013

Robert Gilmore
Die geheimnisvollen Visionen des Herrn S.
Ein physikalisches Märchen nach Charles Dickens
dtv 33049

Karl Grammer
Signale der Liebe
Die biologischen Gesetze der Partnerschaft
dtv 33026

Helmut Hornung
Astronomische Streiflichter
Sternbilder, Gestirne und ihre Geschichten
dtv 33059

Naturwissenschaft im dtv

Lawrence M. Krauss
»Nehmen wir an, die Kuh ist eine Kugel ...«
Nur keine Angst vor Physik · dtv 33024

Peretz Lavie
Die wundersame Welt des Schlafes
Entdeckungen, Träume, Phänomene
dtv 33048

Sydney Perkowitz
Eine kurze Geschichte des Lichts
Die Erforschung eines Mysteriums
dtv 33020

Josef H. Reichholf
Das Rätsel der Menschwerdung
Die Entstehung des Menschen im Wechselspiel mit der Natur · dtv 33006

Abner Shimony
Der Kampf um den verlorenen Tag
Eine Geschichte des Kalenders · dtv 33067

Simon Singh
Fermats letzter Satz
Die abenteuerliche Geschichte eines mathematischen Rätsels
dtv 33052

Frederic Vester
Neuland des Denkens
Vom technokratischen zum kybernetischen Zeitalter
dtv 33001
Denken, Lernen, Vergessen
Was geht in unserem Kopf vor?
dtv 33045
Unsere Welt – ein vernetztes System
dtv 33046
Crashtest Mobilität
Die Zukunft des Verkehrs
Fakten, Strategien, Lösungen
dtv 33050

What's what?
Naturwissenschaftliche Plaudereien
Hrsg. von Don Glass
dtv 33025

Das neue What's what
Naturwissenschaftliche Plaudereien
Hrsg. von Don Glass
dtv 33010